機能障害からみる

看護過程 ①

呼吸　循環　生体防御　機能障害

今川詢子・長谷川真美 監修

横手芳惠・徳世良重・渋谷えり子・會田みゆき 編集

江川隆子 編集協力

中央法規

は じ め に

　現在，医療が高度化するとともに，地域包括ケアが拡大する中で，患者は入院期間が短縮され，早期に社会復帰を期待される現状があります．このような社会の動きの中で看護職の役割や活動の場が拡大されるにあたり，看護職もその役割の拡大に対応することが求められています．この求めに対応するため，医学，薬学に続き看護学においても能力の質担保のため，2017（平成29）年10月，全国の看護系大学が学士課程での看護師養成教育において共通して取り組むべき内容が"看護学教育モデル・コアカリキュラム〜「学士課程においてコアとなる看護実践能力」の習得を目指した学習目標〜"として策定されました．この中では、看護系人材として求められる基本的な資質能力は，①プロフェッショナリズム，②看護学の知識と看護実践，③根拠に基づいた課題対応能力，④コミュニケーション能力，⑤保健・医療・福祉における協働，⑥ケアの質と安全の管理，⑦社会から求められる看護の役割の拡大，⑧科学的探究，⑨将来に渡って研鑽し続ける姿勢の9項目があげられています．各大学ではこの提言を受け，学部教育と卒業後の看護実践との乖離の解消，根拠に基づいた看護実践のできる能力の向上といった課題を解決するためのカリキュラムの検討が進められているところです．

　これらの動きを見据え，看護職もその役割の拡大に対応できるよう患者の心身の状態を観察・アセスメントし，状況に応じた効果的で多岐に渡る看護援助を実施する必要があります．しかしながら，これまでの医療の場における看護援助は，看護独自の援助を志向しながらも疾患看護から脱却できず，肝硬変患者，胃がん患者など疾患の症状や治療的側面のみにとらわれて患者をとらえることを優先する傾向があったことは否めません．また，多くの看護職は，前述の医療の進歩に伴い医療支援業務に追われ，ただ多忙で自己の看護援助に対するジレンマを感じながら業務をこなしていると聞いております．対象に提供される援助の考え方は疾患からみる看護ではなく，看護学の視点に立って患者を一人の人間として総合的に理解し，そのとき患者のもつ機能障害を科学的な根拠に基づいていることが重要です．看護は患者の疾患を治療する医師の支援の視点だけでなく，患者・家族の生活全体を見据えての健康問題を解決するための支援の視点が必要なのです．そのためには，患者を疾患だけでなく総合的にみることができる質の高い看護職を育てる必要を強く感じているところです．入院期間が短縮され，患者が地域で疾病や障害をもちながら生活することになっている今だからこそ，患者の機能障害や生活の視点をしっかりともち，短い入院期間であっても退院後の患者の生活を見据えて患者を支援できる看護職が求められているといえるでしょう．毎年6万人以上の新人看護職が育っておりますが，受けてきた看護教育課程の在り方により，入職後すぐに役立つレベルに至っている者は少ないことでしょう．

　そこで本書は，疾患から見た看護援助ではなく，看護学の視点に立ち患者を一人の人間として総合的に理解し，患者のもつ機能障害に焦点を当て，科学的な根拠に基づいて看護援助ができるような内容を意図的に組み入れて作成いたしました．

この本を活用してほしい対象は，この本を計画した当初は就職後1～2年目の看護職と想定しておりましたが，完成にあたって内容を概観するに当たり，新人のみならずベテラン看護職，および看護学を学んでいる学生の皆様としたいと思いが変化してまいりました．本書は，根拠に基づいた看護援助が安全・正確・迅速に提供できるよう内容を構成しておりますので，新人の方々には「この看護援助でよいのだ」と自信をもって看護を提供していただくための拠り所として，またベテランの方々におきましては，ご自身の看護援助のふり返りや指導に役立てていただきたいと思っています．

　この本は，3巻で構成され，1巻は、呼吸機能障害と看護，循環機能障害と看護，生体防御機能障害と看護の3章，2巻は，消化・吸収・代謝機能障害と看護，排泄（腎・膀胱）機能障害と看護，調節機能障害と看護の3章，3巻は運動機能障害と看護，感覚・認知機能障害と看護，性・生殖機能障害と看護の3章に分かれています．

　各章それぞれ臨地で多く見られる機能障害を取り上げております．各章においてそれぞれの機能が，生命や正常な成長発達にいかに寄与しているか，その人が培ってきた生活習慣や文化，自己観とどのようにかかわり合っているかを問いながら，看護の対象にとっての各機能の意味をとらえるよう工夫しております．また，機能障害にある人の特性と障害の要因について，それぞれの概念と関連因子を明確にし，看護援助につなげるよう関連図として示しています．さらにそれぞれの機能障害にある人々に特有な看護上の問題を状況設定し，その計画を基礎として個別的看護に発展でき・応用できることを目的に一般的な看護計画を提示しています．特に特徴的なことは状況設定の項の最初のページに，アセスメントのポイント・医療問題（問題の根拠・なりゆき）・考えられる問題点・看護目標・成果・考えられる援助方法・この領域にみられる看護診断の6項目を，多忙時も簡単に学習できるよう一連の表として組み込んだことです．

　本書を活用することにより，皆様が看護学的な視点で，根拠ある看護を迅速かつ効果的に実践していただけることを期待してやみません．

　最後になりましたが，発想から完成まで数年経過し，執筆者の皆様には頻回の追加修正などお願いさせていただきましたことお詫び申し上げます．また，看護診断の見直しなど一手に引き受けてくださいました江川隆子先生，および，この本の作成にお力をいただきました編集者の坂 弘康・星野哲郎氏に深く感謝申し上げます．

2018年 8月

今川 詢子・長谷川 真美

執 筆 者 一 覧

監 修

今川　詢子	東都医療大学ヒューマンケア学部教授 /埼玉県立大学名誉教授
長谷川真美	東邦大学健康科学部教授

編 集

横手　芳惠	岡山県立大学名誉教授
徳世　良重	桂水会岡病院看護部長
渋谷えり子	埼玉県立大学保健医療福祉学部准教授
會田みゆき	埼玉県立大学保健医療福祉学部准教授

編 集 協 力

江川　隆子	関西看護医療大学学長/理事長

執 筆（執筆順）

横手　芳惠	前掲
荒木　玲子	東都医療大学ヒューマンケア学部
肥後すみ子	群馬県立県民健康科学大学看護学部
高井　研一	前・玉野総合医療専門学校
松澤　洋子	東都医療大学ヒューマンケア学部
森本美智子	岡山大学大学院保健学研究科
中井　美鈴	東都医療大学ヒューマンケア学部
田道　智治	西武文理大学看護学部

徳世　良重	前掲
渋谷えり子	前掲
小澤　芳子	天使大学看護栄養学部
中井　美鈴	東都医療大学ヒューマンケア学部
中村　織恵	東都医療大学ヒューマンケア学部
會田みゆき	前掲
國澤　尚子	医療生協さいたま地域社会と健康研究所
徳山美奈子	埼玉医科大学総合医療センター看護部
輿石　光希	ジョインハンズ株式会社
吉田　尚代	さいたま市立病院看護部
畑中　伸子	公益社団法人埼玉県看護協会 県南訪問看護ステーション
須田利佳子	東都医療大学ヒューマンケア学部
市川ひろみ	エンジェル母乳相談室
小川　栄子	さいたま市立病院看護部
笠岡　和子	関西看護医療大学

本シリーズの構成と使い方

各章の「A」で機能障害にある人の特性と障害の要因について，それぞれの概念と関連する因子，看護援助を理解できます．

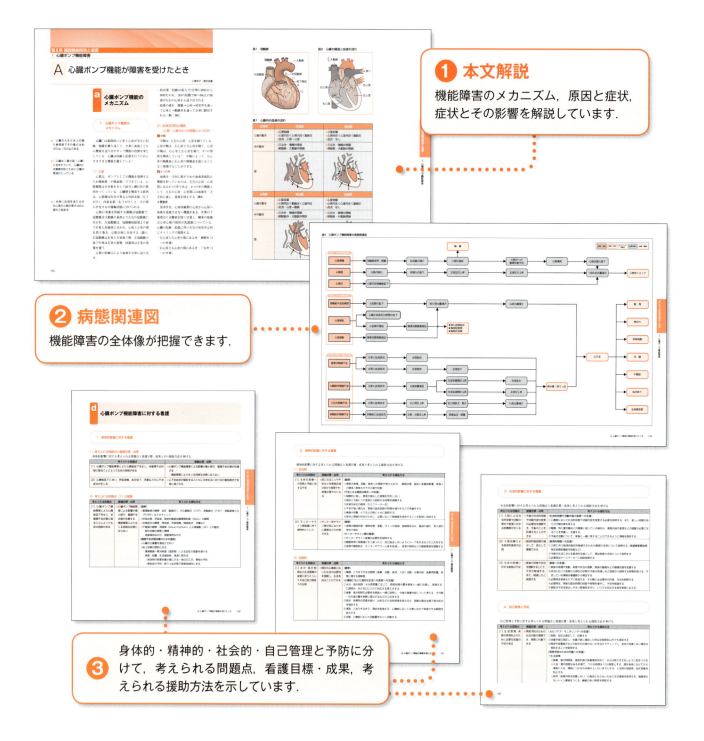

❶ 本文解説
機能障害のメカニズム，原因と症状，症状とその影響を解説しています．

❷ 病態関連図
機能障害の全体像が把握できます．

❸ 身体的・精神的・社会的・自己管理と予防に分けて，考えられる問題点，看護目標・成果，考えられる援助方法を示しています．

B〜 「B」以降から，それぞれの機能障害にある人に特有な問題点から状況設定し，一般的な看護の方向性から看護計画までを示しました．これらをもとに個別的な看護に発展・応用していきましょう．

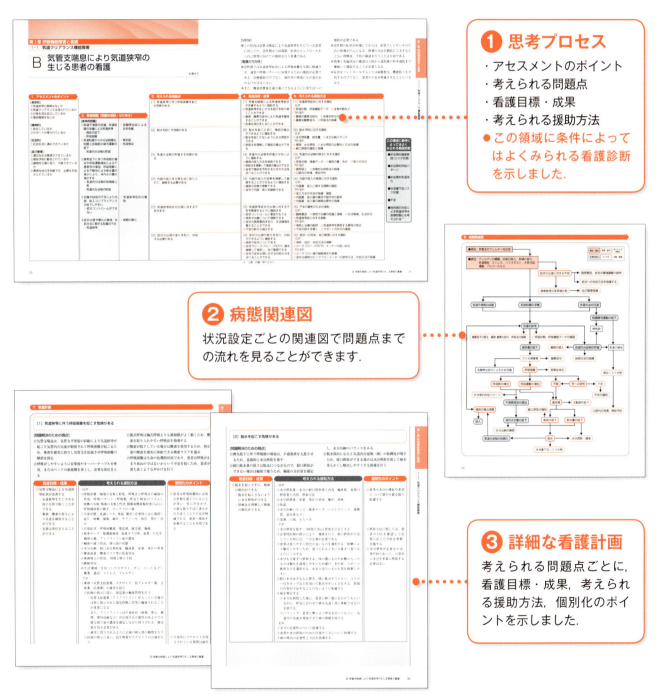

❶ 思考プロセス
・アセスメントのポイント
・考えられる問題点
・看護目標・成果
・考えられる援助方法
● この領域に条件によってはよくみられる看護診断を示しました．

❷ 病態関連図
状況設定ごとの関連図で問題点までの流れを見ることができます．

❸ 詳細な看護計画
考えられる問題点ごとに，看護目標・成果，考えられる援助方法，個別化のポイントを示しました．

注：看護診断については，『T.ヘザー・ハードマン，上鶴重美原書編集：NANDA-I看護診断—定義と分類 2018-2020　原書第11版，医学書院，2018』より抜粋しました．それ以外については，「＊＊」を付けました．

凡例　vii

CONTENTS

はじめに	iii
凡例	vi

第Ⅰ章　呼吸機能障害と看護

1　呼吸機能障害

A 呼吸機能が障害を受けたとき	肥後すみ子，高井研一，横手芳恵	2
a 呼吸機能のメカニズム		3
b 呼吸機能障害の原因と症状		11
c 呼吸機能障害の症状とその影響		15
d 呼吸機能障害に対する看護		20

1－1　気道クリアランス機能障害 … 30

B 気管支喘息により気道狭窄の生じる患者の看護	松澤洋子	30
C 慢性気管支炎による過剰な粘液分泌が換気障害をもたらす患者の看護	荒木玲子，横手芳恵	42

1－2　ガス交換機能障害 … 54

D COPDによって，換気・拡散障害が慢性的に持続している患者の看護	森本美智子	54
E 特発性間質性肺炎（IIP）によりガス交換機能障害のある患者の看護	荒木玲子，横手芳恵	74
F 肺循環障害により肺水腫が生じた患者の看護	中井美鈴	86

1－3　呼吸パターン機能障害 … 94

G ALSにより呼吸運動に障害のある患者の看護	肥後すみ子	94
H 呼吸運動に制限のある患者（気胸による制限）の看護	田道智治	114
I 肺がんの術後，呼吸運動に制限を受けている患者の看護	荒木玲子	122

第Ⅱ章　循環機能障害と看護

1　心臓ポンプ機能障害

A 心臓ポンプ機能が障害を受けたとき	小澤芳子，德世良重	130
a 心臓ポンプ機能のメカニズム		130
b 心臓ポンプ機能障害の定義，原因，症状		133
c 心臓ポンプ機能障害の症状とその影響		137
d 心臓ポンプ機能障害に対する看護		139

B 急性冠症候群（ACS）で経皮的冠動脈インターベンション（PCI）を受ける患者の看護　中井美鈴　144

C 心筋梗塞および狭心症で冠動脈バイパス術（CABG）を受ける患者の看護　158

D 弁膜症で弁置換術を受ける患者の看護　174

E 不整脈で薬物療法を受ける患者の看護　186

F 不整脈でペースメーカー植込み術を受ける患者の看護　中村織恵　194

G さまざまな原因で心不全を起こした患者の看護　中井美鈴　204

2 血流機能障害

A 血流機能が障害を受けたとき　渋谷えり子　212

   a　血流機能障害のメカニズム　212

   b　血流機能障害の原因と症状　217

   c　血流機能障害の症状とその影響　219

   d　血流機能障害に対する看護　220

B 高血圧で生活指導が必要な患者の看護　中井美鈴　232

C 閉塞性動脈硬化症で血栓除去術を受ける患者の看護　244

D 貧血による血流機能障害（酸素運搬機能障害）のある患者の看護　渋谷えり子　252

第Ⅲ章　生体防御機能障害と看護

1 生体防御機能障害

A 保護（バリア）機能が障害を受けたとき　會田みゆき，國澤尚子　266

   a　保護（バリア）機能障害のメカニズム　266

   b　保護（バリア）機能障害の原因と症状　276

   c　保護（バリア）機能障害の症状とその影響　288

   d　保護（バリア）機能障害に対する看護　290

B 褥瘡をもつ患者の看護　徳山美奈子　294

C 感染リスクの高くなる侵襲的処置を受ける患者の看護　奥石光希　308

2 免疫機能障害

A 免疫機能が障害を受けたとき　會田みゆき　316

a	免疫機能障害のメカニズム	316
b	免疫機能障害の原因と症状	320
c	免疫機能障害の症状とその影響	330
d	免疫機能障害に対する看護	341

B ステロイドパルス療法を受け，易感染状態にある患者の看護　　　　　　　　吉田尚代　364

C 免疫機能の安定化（増悪因子の回避）のために生活調整が必要な患者の看護　372

D 隔離を要する肺結核患者の看護　　　　　　　　　　　　　　　　　　　　畑中伸子　380

E 化学療法を受け易感染状態にある ADL が低下した患者の看護　　須田利佳子，市川ひろみ　388

3 ｜ 止血機能障害

A 止血機能が障害を受けたとき　　　　　　　　　　　　　　　　　　　　會田みゆき　400

a	止血機能障害のメカニズム	400
b	止血機能障害の原因と症状	403
c	止血機能障害の症状とその影響	407
d	止血機能障害に対する看護	408

B 出血傾向のある患者の看護　　　　　　　　　　　　　　　　　　　　　　小川栄子　414

第I章

呼吸機能障害と看護

第Ⅰ章 呼吸機能障害と看護

1 呼吸機能障害

呼吸機能が障害を受けたとき

肥後すみ子, 高井研一, 横手芳惠

呼吸機能障害の定義

呼吸には, 生命を維持するための酸素を口や鼻を通して空気中から吸収し, 体内でガス交換を行った後に二酸化炭素を排出するという役割がある. また, ガス交換に関連して体液の酸塩基平衡（pH調整）を正常に保持する役割がある.

呼吸機能障害の要因の1つには, 空気中から酸素を取り入れるため外界の環境に影響を受けやすい. 例えば, 冬季に多く発生するインフルエンザなどの呼吸器感染症, 空気中に飛散したアスベスト繊維や喫煙などの有害物質の吸入による肺がんの発生, 慢性閉塞性肺疾患（chronic obstructive pulmonary disease：COPD）などがある. 2つ目に, 呼吸機能は加齢による生理学的変化を伴う. 2015年のわが国の3大死因の1つに肺炎が第3位を占め, 高齢者に高率であることが報告されている. 高齢になると嚥下機能や呼吸筋の運動機能の低下により誤嚥性肺炎を発症することが多い. 加齢による免疫機能の低下は, 日和見感染や過去に罹患した結核などを再燃させる. 3つ目に, 喫煙やペットに関連した生活習慣である. 喫煙習慣は肺がんの原因になる確率が高いことは一般に知られているが, ペットの場合は動物の毛や排泄物がアレルゲンとなり喘息の誘因となることもある.

以上のように呼吸機能障害の主要な要因を3つ取り上げたが, 身体的な自覚症状と

図1　外呼吸と内呼吸

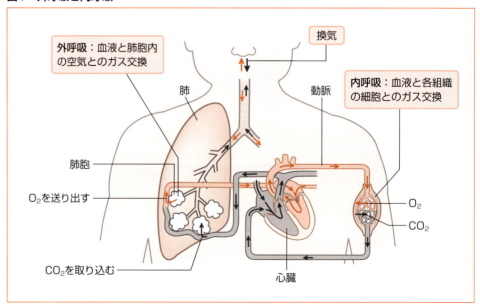

しては病態の程度にもよるが咳嗽，喀痰，呼吸困難，息切れなどが出現し，日常生活動作が困難となったり，心理的な不安や恐怖，社会的にはこれまでの職業の継続を変更せざるを得ないことも発生する．したがって，この章では「呼吸機能障害とは，要因のいかんを問わず，呼吸機能が障害され，健康上の問題が生じている状態」と定義する．

a 呼吸機能のメカニズム

生体は，生命活動を維持するために体内に蓄えられた栄養素を燃焼させて必要なエネルギーを生成している．栄養素の燃焼には酸素を利用し，燃焼後は二酸化炭素を生じる．呼吸には，これらのエネルギー生成のために外界から肺内に酸素を取り入れ，二酸化炭素を外界に排出する外呼吸（肺呼吸）と大循環血液と各組織内で行われる内呼吸がある（図1）．

呼吸器の主要な機能は，上記の外呼吸に関連した気道クリアランス（clearance：浄化）とガス交換，呼吸パターンという3つがある．生体においてはこれら3つの機能が相互に作用し，正常な呼吸を維持している．

1. 気道クリアランス（浄化）のメカニズム

1）気道（図2）

気道（respiratory tract）は外気の出入りする導管部であり，鼻腔に始まり肺胞に至るまでの咽頭，喉頭，気管（trachea），気管支（bronchus），終末細気管支（terminal bronchus）からなる．また鼻腔から喉頭までを上気道（upper airway），喉頭から気管，気管支，終末細気管支を下気道（lower

図2 気道と換気経路

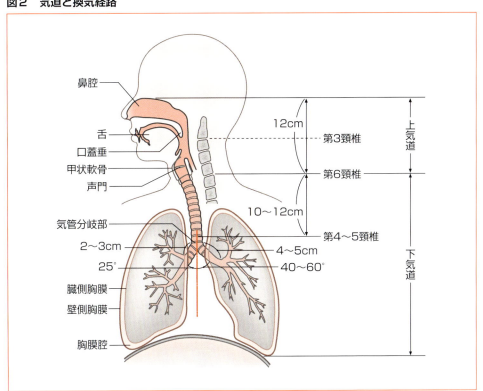

airway）という．

2) 喉頭

　上気道の終末である喉頭は，第6頸椎に相当し声帯を形成している．鼻腔から喉頭までの長さは，成人の場合約12cmである．声帯の下方は気管に連続している．

3) 鼻腔

　外気の入り口である鼻腔は鼻毛が密集しており，吸入気に混入した直径約10μ以上の粉塵の多くを鼻毛に付着させ分泌物と一緒に排除する．

　咽頭，喉頭の内壁は粘膜で覆われており，表面には気道内に進入した異物を付着させる粘液物質がある．粘液の下層には線毛円柱上皮細胞と杯細胞がある．杯細胞から分泌された粘液は気道内を潤している．鼻腔を通過してきた異物はこの粘液に付着し，線毛の波打つような動きに乗って気道入口部に向かって押し出され排除され消化管内に飲み込まれる．

4) 気道

　気道内には咳嗽反射の受容体があり，不快な刺激性物質を吸入したときのくしゃみや誤飲，炎症を感知し気道内を清浄にして安全性を高める働きをしている．しかしこれらの受容体の働きは，老化や意識レベルの低下した状態では抑制される傾向にあり，沈下性肺炎等の発生要因となるため注意を要する．

　また気道内は，静脈叢が豊富に分布しており，一定の温度と湿度を保つ空調機能を備えている．

　下気道は，気管，気管支，細気管支（bronchiole）からなる．気管は第6頸椎の高さから始まり，第4～5胸椎の気管分岐部までで，その長さは成人で，約10～12cmである．気管の太さは，直径約1.3～2.2cmである．

　気管および気管支の外壁は，前面と左右

両側面を15～20個の馬蹄形をした軟骨で囲まれている．これらの軟骨は，吸気時に肺内の圧力が外気圧よりも低下し，この圧力差によって気管内が圧迫され閉塞することを防いでいる．軟骨は，細気管支より末梢にはない．

5) 気管

　気管は，気管分岐部（tracheal carina）において左右の主気管支に分かれる．右主気管支は左気管支よりもやや太く，分岐角度も右主気管支が約25°，左気管支が40～60°で右主気管支のほうが小さく垂直に近い．そのため気管に入った異物は，右気管支に入りやすい．また気管内挿管を行うとき，挿管チューブを深く挿入し過ぎると右主気管支に入ることがあり，挿管チューブの長さや肺野の呼吸音を聴取するなどの注意が必要である．

　右主気管支の長さは約2～3cmで，左気管支は約4～5cmである．それぞれの主気管支は，気管の終着点にある終末細気管支に向かって連続して葉気管支，肺区域気管支へと分岐を繰り返し，各分岐部には名称がつけられている（図3）．

6) 下気道

　下気道の内腔は上気道と同様に粘膜で覆われており，表面は気道内に進入した異物を付着させる粘液物質がある．粘液の下層には線毛円柱上皮細胞と杯細胞[*1]および気管支腺があり，気管支腺からの分泌物は健康人で1日約100mL分泌されている．気管支腺は漿液性の分泌物を生成し線毛部分に分泌しており，気道入口部に向かって線毛運動[*2]をスムーズにさせている（図4）．

　上気道・下気道を含めて気道系の分泌物には，リゾチームやインターフェロン，IgG・IgM・IgAが存在している．リゾチームは細菌の細胞壁を破壊し，インターフェロンはウイルスの増殖を阻止し，IgAはウイルスの進入を予防する働きがある．

★1 杯細胞（goblet cell）
　気道や腸の粘膜上皮にある粘液分泌細胞で，分泌液は糖タンパクが主成分である．分泌液は粘稠性で粉塵などの異物を付着させ，粘膜表面を保護している．線毛はない．

★2 線毛運動
　粘稠性の分泌液に付着させた異物を咽頭側に向けて一方向へ同調運動を行い，異物を気道内から排除する働きがある．

図3 気道分岐からのガス交換域の構造

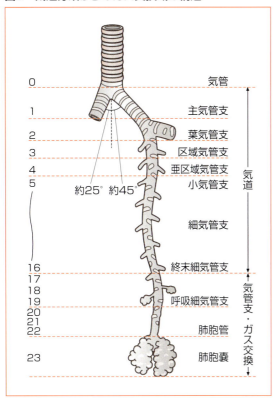

図4 気管支内壁（粘膜）の構造

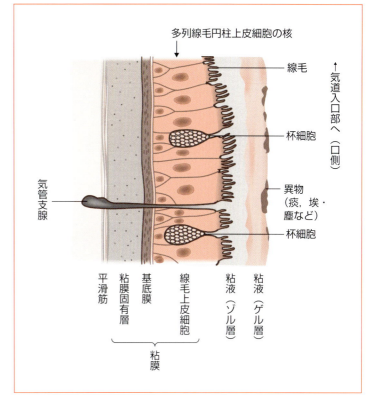

7) 気管支

細気管支から終末細気管支にかけては，杯細胞と線毛円柱上皮細胞が少なくなりクララ細胞といわれる無線毛上皮細胞が多くを占めている．

喉頭から肺胞までの間は，以上のような防御機構により微生物学的には無菌状態を維持している．

8) 肺胞

肺胞部（alveolar）は，終末細気管支がさらに分岐して呼吸細気管支に連続し，肺胞道を経て肺胞に達する．呼吸細気管支（respiratory bronchiole）は，気道と肺胞の移行部分といわれている．肺胞の多くは肺胞道に形成されるが，呼吸細気管支にも多少みられる．

肺胞は直径0.2〜0.5mmのほぼ球形をした袋状を呈している．肺胞の内腔は肺胞上皮細胞で覆われており，この細胞はⅠ型肺胞上皮細胞とⅡ型肺胞上皮細胞がある．Ⅰ型肺胞上皮細胞は，肺胞でのガス交換に関与しており，肺胞上皮細胞の95％を占めている．残りの5％はⅡ型肺胞上皮細胞で，表面活性物質（肺サーファクタント）を産生し分泌している．

肺サーファクタントは液層を呈しており腔内を覆い，表面張力を生じさせ呼気時の肺胞虚脱を防止している（図5）．

また肺胞の内腔には骨髄単球由来のマクロファージが存在し，気道内から侵入してきた約1μ内外の細菌の貪食や異物の分解，免疫応答作用を担っている．肺胞マクロファージは，酸素分圧100mmHgで最も活発に活動するという特徴があるが，低酸素状態においてはその活動性が低下する．また喫煙や免疫抑制剤の内服中，高血糖状態，大気汚染状態の環境下でも肺胞マクロファージの貪食能や殺菌能力が低下するため，肺炎などの合併症が生じないよう注意深い

図5 ガス交換

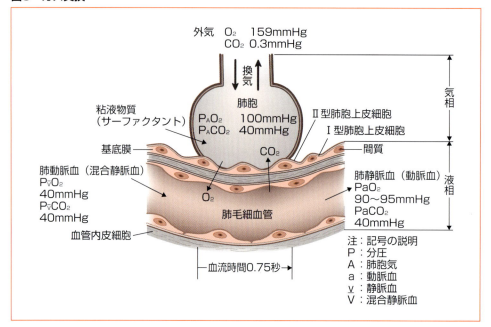

観察と援助が必要となる．

　肺胞外壁の基底膜と肺胞をとりまく毛細血管内皮細胞の境には，間質が位置している．間質内にも肺胞マクロファージが存在し，細菌などの異物の破壊・排除を行っている．

2. ガス交換のメカニズム (図5)

　肺の主要な機能であるガス交換は，肺実質である呼吸細気管支・肺胞道（alveolar duct）・肺胞（alveolar）で行われる．肺胞の外側は，上記の肺胞上皮細胞の外側を基底膜が覆っている．肺胞道には多くの肺胞がブドウ状に密集し，肺胞嚢（alveolar sac）を形成している．

　ガス交換に関連する主要な機能は，換気（ventilation），肺胞での拡散（ガス交換：gas exchange）とガスの輸送である．

1) 換気 (ventilation)

　換気とは，気道内を出入りする酸素と二酸化炭素の動きである．安静時の健康な成人では，1回の呼吸で約500mLの空気を吸い込み，そして呼出している．これを1回換気量という．健康な成人の1分間の呼吸回数（換気回数）は，平均12～16回である．例えばある成人の呼吸回数を12回とすると1分間の換気量は500mL×12回＝6,000mLで，気道から肺胞までを満たしていることになる．

　しかしガス交換が行われる場所は肺胞部であることから，気道内の吸入気はガス交換に関与しない．ガス交換に関与しない吸入気量を解剖学的死腔あるいは死腔換気量といい，健康な成人の場合で約150mLである．実際にガス交換に関与する換気量は肺胞換気量（alveolar ventilation）といい，1分間の肺胞換気量は次の式で表わされる．

(1回換気量－解剖学的死腔量)×1分間の呼吸数

　したがって健康な成人の場合，1分間の肺胞換気量は（500－150）×12＝4200mLとなる．

　呼吸困難や"浅くて速い呼吸"は，1回換気量が少なくなるので解剖学的死腔が多

くなり，ガス交換の効率は悪くなる．ガス交換に関与しない解剖学的死腔量は無駄なように思えるが，胸腔内圧の変化や肺胞の弾性など，気道の気流抵抗の役割を担うことでガス交換を適正に保つ働きをしている．

2）拡散（ガス交換：gas exchange）

肺胞気の酸素（P_AO_2）と肺毛細血管内を流れる二酸化炭素（P_VCO_2）とのガス交換は，肺胞壁と直接接している肺毛細血管壁との膜を通してガス濃度の高いほうから低いほうへ移動することによって成り立つ．これを拡散という（図5）．

外気中（大気圧760mmHg）から吸入した吸入気の酸素分圧は159mmHgであるが，気道内を通過し肺胞気となるまでに酸素分圧は100mmHg（P_AO_2）に変化する．肺胞気の酸素分圧は肺毛細血管内の酸素分圧よりも高いので，拡散は肺胞から肺毛細血管内へと平衡に達するまで移動し続ける．

ガス交換の時間は正常な肺胞では，酸素が平衡状態になるまで0.25秒を要する．肺毛細血管内の血液が，肺胞壁と直接接して通過する時間は0.75秒である．ガス交換は，その接触時間内で完了することになる．

酸素化された肺静脈血（100～105mmHg）と動脈血（95mmHg）の酸素分圧は，同量ではない．その原因として以下の2つが考えられる．1つは，ガス交換は正常な場合でも心拍出量の2％は，ガス交換をしないで肺毛細血管を通過し肺静脈に入る．2つ目は，気管支循環系の静脈血の一部が肺静脈に入るか心筋を還流した静脈血の一部が直接左心房に流入するために生じる．これをシャント（短絡）という（図6）．

二酸化炭素分圧の拡散の機序は，酸素分圧の移動と同様である．しかし酸素分圧に比べて二酸化炭素分圧は肺胞気が40mmHg，毛細血管内では46mmHgで分圧差は小さい．二酸化炭素分圧は，肺毛細血管内から肺胞内へ移動する．拡散する速さは，炭酸ガスの性質から酸素の場合よりも

図6　左右シャント（短絡）

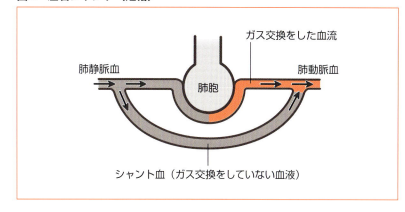

はるかに速く，ガスの移動は迅速に行われる．

肺胞気と肺毛細血管内血液とのガス交換の効率に影響する要因は，肺胞気側では吸気ガスの組成や呼吸商[★3]，ガス分布（肺気量分画[★4]）などがある．肺毛細血管側では，肺胞壁と直接接している毛細血管壁および間質のガス拡散能力，血液中のガスの組成や血流速度などである．

間質（interstitial）は，肺胞壁の基底膜と肺胞をとりまく毛細血管内皮細胞との境に位置している．間質はコラーゲンやエラスチン，線維芽細胞，筋細胞など種々の細胞，弾性線維，間質内神経（J型受容体），肺胞マクロファージを含む結合組織からなる．間質の働きには，結合線維の産生や肺毛細血管を介して行われる肺の代謝作用への関与，神経系が関与する肺胞壁の支持と水分クリアランスなどがある．間質が肥厚したり，線維化すると拡散能力が低下する．

3）ガスの輸送（gas transport）
1 酸素

肺胞で拡散を終えた肺静脈血は左心房に入り，左心室から大循環として全身の各組織に送り出される．酸素は，動脈血中に遊離酸素と結合酸素という型で存在する．遊離酸素の量は，ガス分圧とガスの溶解度によって決まる．例えば38℃の動脈血100mL中に溶解酸素は，酸素分圧1mmHgにつき

★3 呼吸商（respiratory quotient：RQ）
一定の時間内に体内に摂取した酸素量と呼出した二酸化炭素量の比率（CO_2/O_2）．安静時の平均RQ値は，0.8である．

★4 肺気量分画（lung volume）
呼吸するときに出入りする空気量のことで，1回換気量，予備吸気量，予備呼気量，残気量の4つが基本容量となる．スパイロメトリーで測定する．

図7 酸素解離曲線

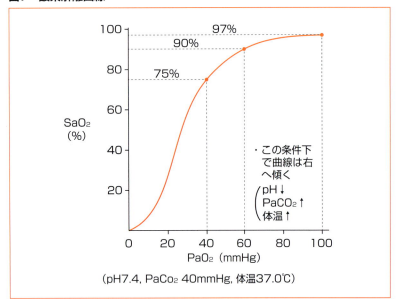

(pH7.4, PaCO₂ 40mmHg, 体温37.0℃)

0.003mL溶解している．健康な成人の動脈血100mL中の溶解酸素量は，酸素分圧を100 mmHgとして計算すると0.003mL×100＝0.3mLということになる．

結合酸素は，酸素とヘモグロビンとが化学的に結合したものである．ヘモグロビンは，1gにつき酸素は最大限1.34mLと結合することができる．健康な成人の血液100mL中のヘモグロビン量は15gであり，血液100mLに対して酸素を1.34mL×15＝20.1≒20mL運搬することができる．以上のことから酸素輸送は，大部分が結合酸素によって行われている．

酸素分圧の変化に対して何%のヘモグロビンが酸素と結びついているか（SaO₂）は，酸素解離曲線で知ることができる（図7）．この曲線で重要なことは，酸素分圧（PaO₂）[★5] 60mmHgまでの低下であればヘモグロビン（Hb）と酸素（O₂）との結合に大きな障害はない．しかし酸素分圧（PaO₂）60mmHg以下になるとヘモグロビン（Hb）と酸素（O₂）との結合は，急激に減少するため注意が必要になる．酸素解離曲線は血液のpHの低下や体温の上昇で曲線は右にシフトし，酸素分圧（PaO₂）に対する酸素飽和度は低下する．

以上のことから末梢組織への必要な酸素供給量には，結合酸素と遊離酸素だけでなく，酸素分圧（PaO₂），酸素飽和度（SaO₂），ヘモグロビン濃度，心拍出量が影響している．

2 炭素ガス

炭酸ガスは，末梢組織で産生され，肺毛細血管を介して拡散によって血中に移動する．炭酸ガスの一部は，血漿中に二酸化炭素（CO₂）と炭酸（H₂CO₃），カルバミノCO₂として存在し，もう一方では赤血球内に拡散し赤血球内の炭酸脱水素酵素の作用を受けてHCO₃⁻という4つの型となって肺毛細血管へと輸送される．

健康で正常な代謝活動が行われている場合，炭酸ガス（PaCO₂）は，酸塩基平衡を維持できるように呼吸中枢の働きによってバランスよく肺胞壁から拡散される．

その結果体液は，常に一定のpH（7.35〜7.45）を保つことができる．酸塩基平衡[★6]に関与している緩衝系はいくつかあるが，その90%は重炭酸緩衝系である．pHと重炭酸緩衝系の関係は，ヘンダーソン-ハッセルバルヒ（Henderson-Hasselbalch）の式によって表わされる．

$$pH = 6.1 + \log \frac{[HCO_3^-]}{[H_2CO_3]}$$

この式の分母［H₂CO₃⁻］は，血中に溶解している二酸化炭素分圧（PaCO₂）に比例する．二酸化炭素分圧（PaCO₂）は肺胞換気量に反比例し増減するので，この式の分母を呼吸性因子という．分子の［HCO₃⁻］は，代謝性因子といわれ，主に腎臓で調節している．この分子［HCO₃⁻］は代謝性因子だけでなく，呼吸性因子や二酸化炭素濃度にも関与している．健常者では［HCO₃⁻］は25mEq/L，［H₂CO₃］は1.25mEq/Lで，その比は20：1を維持しpHは7.35〜7.45に保たれる．

換気障害で分母の［H₂CO₃］が大きくな

★5 血液ガスの単位
酸素分圧は圧力なので，mmHgを用いるが，Torr（トル）を用いることもある．1mmHg＝1Torrである．

★6 緩衝系の働き
酸やアルカリを中和して水素イオン濃度［H⁺］を一定にして，pHの変動を抑えることであり，これを緩衝作用という．

表1 酸塩基平衡障害の原因疾患

	血液ガス	原因疾患	代償の方向
呼吸性アシドーシス	pH↓, PaCO₂↑	●肺の拡張障害が原因：胸郭形成術, 上気道閉塞 ●重症化状況でのPaCO₂が上昇：肺気腫, 肺炎, 肺がん, 喘息 ●中枢神経抑制薬：鎮静薬, 麻酔薬, 睡眠薬	HCO₃⁻↑
呼吸性アルカローシス	pH↑, PaCO₂↓	●低酸素血症による過換気の結果：肺線維症, 心不全, 肺炎 ●精神的：過換気症候群, ヒステリー, 不安 ●中枢神経疾患：脳血管疾患	HCO₃⁻↓
代謝性アシドーシス	pH↓, HCO₃⁻↓	●下痢, 糖尿病性ケトアシドーシス, 急性・慢性腎不全	PaCO₂↓
代謝性アルカローシス	pH↑, HCO₃⁻↑	●胃酸喪失による：嘔吐 ●H⁺喪失による：原発性アルドステロン症 ●カリウム欠乏症 ●重症脱水	PaCO₂↑

＊正常値＝pH：7.4±0.05, PaCO₂：40mmHg, HCO₃⁻：24.0mEq/L

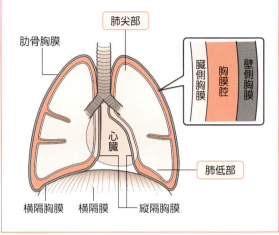

図8 胸膜と硬膜腔

ると, pHは小さくなり呼吸性アシドーシスになる. さらに換気障害が続きPaCO₂が高い状態が続くと, 腎臓で[HCO₃⁻]を再吸収し代謝性の代償機能が働く. その結果[HCO₃⁻]が血中に増加し, PaCO₂が高い状態でpHは改善に向かう代償性呼吸性アシドーシスが生じる. 逆に換気が増大し[H₂CO₃]が小さくなると, pHは大きくなり呼吸性アルカローシスになる.

酸塩基平衡に影響する代謝性因子を表わす指標では, 過剰塩基（BE：base excess）が用いられる. BEとは, 生体を正常のpHに戻すために要する酸または塩基の量のことで正常値は±2mEq/である. BEがプラスに傾くと代謝性アルカローシス, マイナスに傾くと代謝性アシドーシスとなる（表1）.

3. 呼吸パターンのメカニズム

呼吸運動（respiratory movement）の主要な働きをしているのが外肋間筋（external intercostal.m）と横隔膜（diaphragm）である. 呼吸運動に関連するしくみは, 以下の通りである.

1）胸膜

肺は, 肺を覆う側の肺胸膜（visceral pleura）（臓側胸膜ともいう）と胸郭内面や横隔膜側を覆う壁側胸膜（parietal pleura）の2枚で覆われている. 胸膜間は腔を形成しており, 胸腔（胸膜腔：pleural cavityともいう）という. 胸腔は少量の胸膜液（胸水：pleural fluidともいう）で満たされており, 呼吸運動を行うときは重要な役割を果たしている. 胸膜液は壁側胸膜で産生・漏出され, 肺胸膜から吸収される. 胸腔内は吸息および呼息に関係なく常に陰圧に保たれているが, 重力の影響を受けて内圧差は不均等[★7]である. 肺底部は, 肺尖部よりも陰圧が低い（図8）.

また胸膜に分布する神経では, 肺胸膜には知覚神経はなく, 壁側胸膜には求心性の知覚神経を含む肋間神経と横隔膜神経が分布している. 激しい咳嗽時や気管支の胸痛

★7 胸腔内圧
正常範囲は安静状態で大気に比べて吸気時−6～−8 mmH₂O, 呼気時−2～−4 mmH₂Oである.

図9 呼吸運動による肋間筋と横隔膜の動き

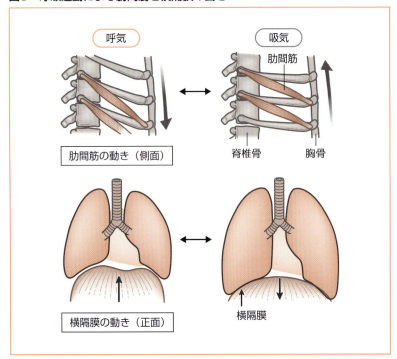

等は，後者によるものである．

2）胸郭運動

左右の肺は，胸郭によって保護されるように囲まれている．胸郭は，前方に胸骨，後方に胸椎があり肋骨によって連結している．肋骨間には肋間筋が覆っており，下方には横隔膜がある．

呼吸は，胸郭運動によって吸息（inspiration）・呼息（expiration）呼吸を行うことによって成り立つ．吸息時には横隔膜が収縮して下方に下がり，外肋間筋も収縮することで肋骨を挙上し胸郭が広がる．吸気時に胸腔内圧は陰圧を増し，外気を肺内に流入する．呼気時は，横隔膜と外肋間筋が弛緩し，横隔膜はドーム上に盛り上がり，肋骨は下がって拡散された肺胞気を呼出する（図9）．

吸息と呼息は，後述するヘーリング－ブロイヤー（Hering-Breuer）反射によって安定して一定の間隔で行われる．

3）呼吸調節機構

健常者では，脳幹部にある呼吸中枢から一定のリズムと回数を呼吸運動として指令を出すことによって，呼吸を意識することなく行っている．呼吸中枢には，呼吸調節中枢，吸息中枢，呼息中枢や呼吸運動に関係する協調中枢などがあり，主に神経性および化学性の刺激を受けて調節機構が働いている（図10）．

呼吸を調節している基本的な流れは，呼吸中枢（respiratory center）からの規則的な刺激が呼吸運動系の神経に伝達され，肋間筋と横隔膜の運動によって吸気と呼気を行うことである．肋間筋内にある筋紡錘や腱紡錘は筋の収縮状態を感知する受容体であり，肋間筋が運動することによって筋の張力の変化を感知し，求心性に神経伝達が生じて呼吸中枢を刺激し呼吸運動に寄与している．

さらに肺胞の内容量は，健常者では吸気量と呼気量を一定に保てるように，吸息中枢と呼息中枢によって自動的に調節されている．吸気によって肺胞が膨張すると末梢気管支や肺胞壁にある肺伸展の圧受容体が膨張を感知する．ある一定の量に達したらそれを自己制御しようとする反射が，迷走神経を介して求心性に延髄に伝達され吸息中枢の興奮を抑制し，呼息中枢が刺激されて呼気が開始される．呼気によって肺胞が縮小すると呼息中枢を抑制する．この働きをヘーリング－ブロイヤー（Hering-Breuer）反射といい，神経性調節に依存している．

4）酸塩基平衡

ガス交換の拡散によって送り出された動脈血の酸素分圧（PaO_2）や炭酸ガス分圧（$PaCO_2$），H^+濃度は，酸塩基平衡によって一定に維持できるよう調節されている．この酸塩基平衡のバランスは，拡散に必要な肺胞内容量の増減にも影響を与える．酸塩基平衡を正常に保とうとする化学調節機構には，次の2つが関与している．

図10 呼吸の調節機構　　　　　　　　　　　　　図11 末梢性化学受容体

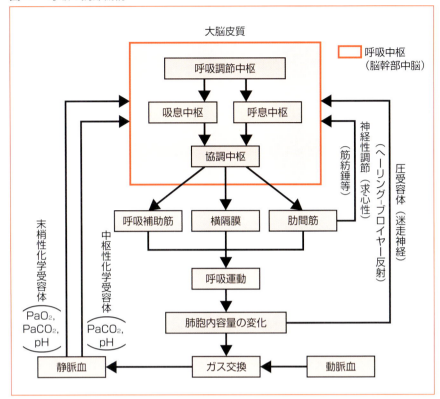

　その1つは，中枢性化学受容体である．この受容体は延髄の腹側に存在し，延髄を還流する血液や第4脳室の髄液中のPCO$_2$，H$^+$濃度の変化を感知し呼吸中枢を刺激する．血液中のPCO$_2$が変化すると髄液中のPCO$_2$も変化するが，重炭酸イオンは血液脳関門を通過しにくい．そのため，血液中の重炭酸イオンが変動しpHが低下しても髄液中のpHはすぐには変動しない．

　2つめは，末梢性化学受容体である．この受容体は，総頸動脈の分岐部にある頸動脈小体と大動脈弓部にある大動脈小体にあり，血液中のPaO$_2$，PaCO$_2$，pHの変動を感知している．頸動脈小体からの刺激は舌咽神経，大動脈小体からは迷走神経を介して呼吸中枢に伝えられる．この受容体は低酸素状態に対して感受性が高く，PaCO$_2$に対しては感受性が低い（図11）．

b 呼吸機能障害の原因と症状

　呼吸機能障害について，図12で示した．

1. 気道クリアランスの機能障害

　気道クリアランスの機能障害の原因は，以下のものがあげられる．
①感染源となる病原微生物の進入による気道粘膜の損傷，局所的・全身的炎症（肺炎，気管支炎，上気道炎，インフルエンザ，気管支拡張症など）
②大気汚染・喫煙や毒性のある化学物質の吸入によるもの（喘息，喫煙，アレルギー

図12 呼吸機能障害のメカニズム

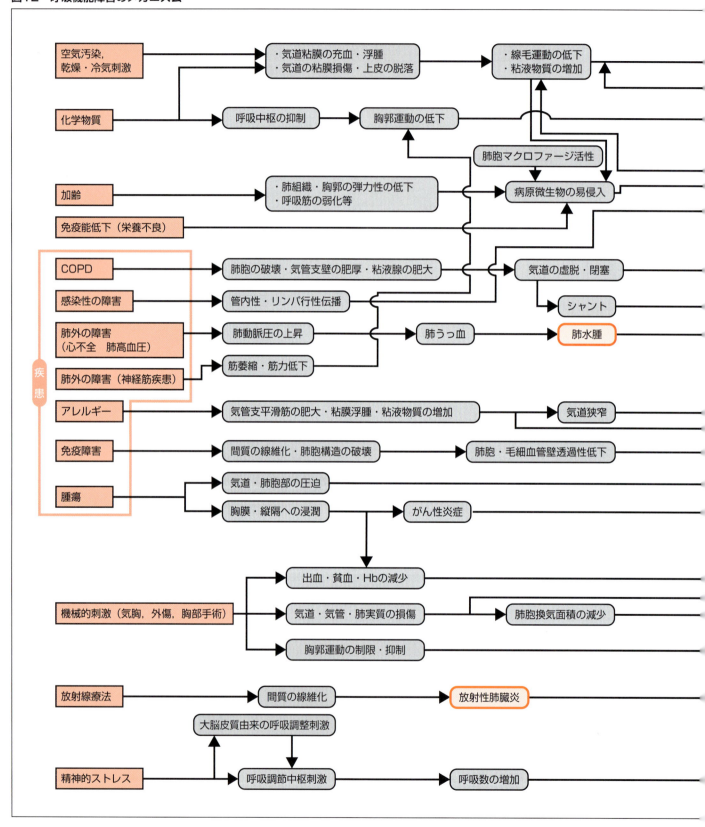

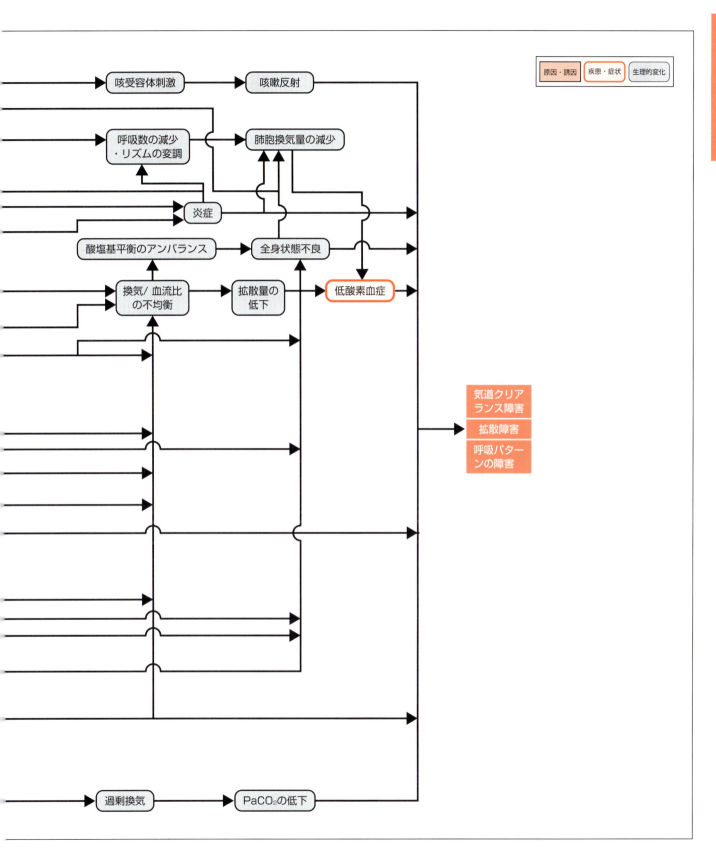

性肺炎など）

③気道の機械的刺激あるいは圧迫によるもの（食物の誤嚥，硬い固形物の誤嚥，肺がん，肺リンパ節腫脹，気管支喘息，胸腺腫，食道がんなど）

気道クリアランスの機能障害が生じると，気道粘膜の刺激や損傷，炎症によって気道粘膜下層の杯細胞や気管支腺を刺激して粘液物質の分泌が促進される．そのため咳嗽反射が誘発され，咳嗽（cough）とともに喀痰（sputum）が喀出される．

しかし発熱や体力の消耗が激しい場合は，体内の水分不足により粘稠性の痰となり喀出が困難となる．痰喀出のために激しい咳嗽を繰り返し，胸痛（chest pain）と血痰（bloody sputum）を伴うことがある．

また疾患によっては，喀血（hemoptysis）が生じる．胸痛は気胸や急性肺塞栓症の場合，急激に生じ，肺がんや結核などでは徐々に進行的に出現してくる．

気道圧迫や気道粘膜の浮腫があると，気道狭窄・閉鎖が生じて喘鳴（wheeze）や会話をするとき声がかすれる嗄声（hoarseness）を伴うことがある．

---

2. ガス交換の機能障害

ガス交換の機能障害の原因は，以下のものがあげられる．

①手術による肺切除や圧迫，病巣による肺の換気容量の減少（肺葉切除，気胸，肺気腫，肺線維症，肺がんなど）

②吸入した肺胞気と肺毛細血管内血液（肺動脈血）とのガス分圧の差によるもの（肺水腫，無気肺，一酸化炭素中毒など）

③拡散面積の減少によるもの（肺内シャントの増加，気胸など）

④肺胞・肺毛細血管壁の透過性の低下によるもの（間質性肺炎，肺水腫，肺線維症，膠原病，塵肺，肺毛細血管のうっ血・圧

上昇，肺胞壁の浮腫など）

⑤ヘモグロビン量の減少と循環血液量の低下によるもの（貧血，心不全，大出血など）

ガス交換の機能障害では，換気，拡散，血流障害が単一あるいは複合的に関連し症状が出現する．たとえば換気障害によって肺内換気容量が減少すると拡散量も減少し，低酸素血症による呼吸困難（dyspnea）やチアノーゼ（cyanosis）が生じる．低酸素血症が長期におよぶとばち状指（clubbing）を認めるようになる．

また換気障害は認められなくて拡散障害があるだけでも低酸素血症は生じ，同様の症状が出現することがある．

---

3. 呼吸パターンの機能障害

呼吸パターンの機能障害の原因は，以下のものがあげられる．

①呼吸調節中枢の抑制および破壊による神経系の伝達障害によるもの（頭部外傷，脳腫瘍による圧迫，脳幹部梗塞，脳幹部出血，脳炎，麻酔・麻薬による中毒，発熱など）

②慢性的な呼吸中枢の感受性低下による（肥満，Pickwick症候群など）

③胸腔内圧の変動によるもの（気胸，胸水貯留など）

④呼吸筋の筋力低下による肺の換気容量の減少（疲労，薬物中毒，疼痛，筋萎縮性側索硬化症，重症筋無力症など）

⑤身体的・精神的ストレスによるもの（過剰換気症候群，ヒステリー，不安神経症，てんかんなど）

呼吸パターンに機能障害が生じると，呼吸運動の低下や促進するような変化が生じ，肺内の換気容量に影響を与える．そこで呼吸制御機構により呼吸筋や補助筋が働くことになり，そのためのエネルギーの消耗は

大きく，全身的疲労あるいは呼吸筋の疲労を生じることがある．

このとき必要な肺内の換気容量を得るために呼吸運動による呼吸数の増加が生じるが，吸気が浅くて速い呼吸運動となるため必要な換気容量を十分に得られず呼吸困難が生じる．また身体的疲労は，不安を伴いストレスとなって呼吸困難をもたらすこともある．

さらに呼吸パターンは情動の変化によっても影響を受け，呼吸中枢が刺激されて呼吸運動が促進される．その結果，呼吸数が増加するとともに過剰換気，喘鳴を生じ呼吸困難を訴える．このとき血中の$PaCO_2$は低下しており，同時に血中カルシウム（Ca），カリウム（K）が減少するためテタニー症状が出現する．

(肥後すみ子，高井研一)

C 呼吸機能障害の症状とその影響

日々の生活の中で呼吸は意識することなく営まれている．時には，負担のかかる活動や緊張・興奮で，息切れ，荒い呼吸，咳などが生じ呼吸を意識させられる．しかし，呼吸機能障害によって生じる症状は，その持続や強さの程度によっては生活者に苦痛をもたらし不安感を抱かせる．そして，急激な酸素不足の状態では，死の危険と恐怖感に苛まれる（表2・3）．

また，持続的な酸素供給不足は，全身の細胞・組織の活性を低下させる一方で，その症状は生活行動を狭め，会話の困難や自己像を傷つけるなどして生活全般を乱し脅かすこととなる．また，症状は患者の体力を消耗し，倦怠感による呼吸運動を抑制してガス交換を妨げ，障害を助長して悪循環をもたらす．呼吸機能障害の進行による慢性呼吸不全の状態は，肺性心となり，やがて心不全による終末期を迎える（図13）．

呼吸器は，身体の中で最も外部環境に晒されている臓器で，健康体では病原微生物を排除できるが，呼吸器に障害をもつ場合は感染症を繰り返すことが多く，本人への苦痛のみならず障害を進行させることから，感染予防が重要となる．

呼吸機能障害による代表的な症状には咳・痰，血痰，喀血，喘鳴，呼吸困難，チアノーゼ，胸痛，胸水，ばち状指があり，以下に各症状のメカニズムと影響を述べる．

表2 動脈血ガス分析の基準値

PaO_2（動脈血酸素分圧）	80〜100mmHg
$PaCO_2$（二酸化炭素分圧）	35〜45mmHg
SaO_2（動脈血酸素飽和度）	95〜100%
pH	7.35〜7.45
HCO_3^-（重炭酸イオン）	22〜24mEq/L
BE	−2.5〜+2.5mEq/L

表3 動脈血液ガス基準値に基づく症状発現の目安

低酸素血症：PaO_2の低下		高二酸化炭素血症：$PaCO_2$の上昇	
50mmHg以下	頭重，傾眠，不整脈，微弱，血圧低下，チアノーゼ	15mmHg以上	傾眠，発汗，羽ばたき震戦，腱反射の低下
40mmHg以下	意識障害，けいれん	30mmHg以上	頭痛，嘔気，CO_2ナルコーシスに陥ると意識レベル低下，見当識障害，昏迷
30mmHg以下	脳組織および心筋機能の不可逆的障害	40mmHg以上	瞳孔の散大，乳頭浮腫

(奥宮暁子，角田直枝編：新ナーシングレクチャー 呼吸器系の症状・疾患の理解と看護．pp62-63，中央法規出版，2013より一部改変)

図13　慢性肺性心のメカニズム

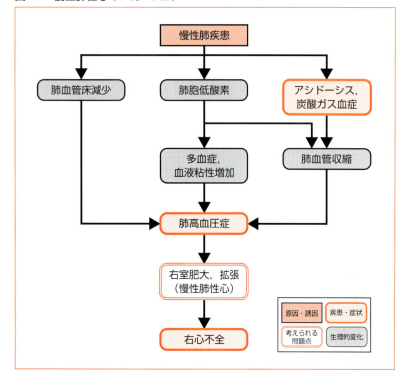

1) 咳・痰

　気道クリアランス（清浄）を保つ生体の反応としての咳嗽は，気道内の粘液分泌物や異物（脱落した細胞，吸入された細菌やほこり）などの刺激物を排除しようとして生じる反射で，声門を閉鎖して気道内圧を高め，呼吸筋（肋間筋・横隔膜）の強い緊張と声門の開大により，急速に呼気を排出することによって生じる．同時に排出されるものが喀痰である（表4）．

　咳嗽の持続は呼吸筋を疲労させ，ガス交換の効率を低下させることとなり，肺動脈圧を高めて心臓に負担をかける．また，睡眠・休息を妨げるなどして体力を消耗させる[*1]．

　喀痰は，粘性や分泌量によっては水分・電解質バランスを乱すこともある．また，痰の貯留は感染を助長し，発熱を伴う場合はさらに体力を消耗させる．

　繰り返される咳・痰の喀出は，咽頭痛や呼吸筋の疼痛をもたらす．また，咳反射による異常な呼吸パターンは，横隔膜下の胃を刺激して嘔吐を誘発することもある．

　咳や痰の喀出困難による苦痛は，生活行動を著しく制限するばかりでなく周囲への影響から，対人関係を妨げる．

　喀出された痰に病原性微生物の混入している場合には，消毒するなど伝搬させない適切な処理が必要となる．

2) 血痰・喀血

　気道や肺の病変による出血が，痰に混じる場合に血痰といい，血液そのものを喀出する場合を喀血という．肺の循環系はガス交換に関与する肺動静脈系と，肺や胸膜への栄養供給のための気管支動脈系があり，血流量の多い後者が出血量も多く，その原因は多彩である．

　出血の程度（持続・量）によっては，貧血・低蛋白血症と浮腫，心不全，さらにはショック状態や血液凝固による気道の閉塞により，窒息などの救命措置を必要とする事態を招くこともある．

　血液の喀痰への混入や喀出は少量であっても本人に不安や恐怖感を抱かせ，その興奮が症状の助長や再発をもたらすこともある．また，血液臭による口腔内の不快は悪心を誘うため速やかにとり除く必要がある．

3) 喘鳴

　喘鳴は，気道の狭窄部を通過するときの空気の振動や，気道に付着している粘稠性分泌物が気流に振動するときに生じるゼーゼー，ヒューヒューなどの呼吸音をいう．この異常な呼吸音は，聴診器なしでも聴かれることが多く，気道の狭窄の程度によっては努力呼吸を必要として換気障害をもたらす．

　代表的には，気管支喘息の気管支平滑筋の収縮や気道粘膜の炎症などでみられ，狭窄が軽度の場合は呼気時に生じるが，中等度以上になると吸気時でも聞かれる．

　狭窄がすすむと呼吸困難が出現し，動脈

★[*1] 1回の咳によるエネルギー消費量は，2kcalである[1]．

表4　喀痰の種類と性状，主要な原因疾患

喀痰の種類	性状	主要な原因疾患
泡沫状痰	泡沫状	肺水腫
漿液性痰	サラサラした透明の痰	肺水腫，細気管支肺胞上皮がん
粘液性痰	半透明で白色，粘稠	かぜ症候群，急性上気道炎，気管支炎，慢性気管支炎，びまん性汎細気管支炎，COPD，気管支喘息，塵肺，肺がん，肺結核
粘膜性膿性痰	粘液性の部分と膿性の部分の混在	気管支炎，気管支拡張症，肺結核
膿性痰	膿性	気管支炎，肺炎，肺結核，肺化膿症
血性痰	血性	気管支拡張症，肺結核，肺真菌症，肺がん，肺梗塞など

（竹川幸惠：疾患・症状別の看護. 石原英樹・他編, 呼吸器看護ケアマニュアル. p32, 中山書店, 2014より）

血酸素分圧（PaO$_2$）が低下する．この状態は長引くにつれて残気量が増え二酸化炭素ガス分圧（PaCO$_2$）を上昇させ，チアノーゼ，意識レベルの低下をきたす．本人にとっては，呼吸の努力の中で窒息への恐怖を抱かせられる．

4）呼吸困難

呼吸による充足感が満たされていないとき，その呼吸運動を不快感や努力感などの呼吸困難として主観的に認識される．「息切れ」は一般的に呼吸困難と同義語としてとらえられている．

呼吸困難の程度を評価する方法としてフレチャー・ヒュージョーンズ（Fletcher-Hugh-Jones）分類がある（表5）．最近ではMRC（Medical Research Council）息切れスケールが使用されるようになってきた（表6）．これら両スケールとも日常動作上の主に歩行時に生じる呼吸困難を客観的に表現した指標である．また主観的に「きつさ」「辛さ」を表現した修正ボルグスケール（図14）がある．

呼吸困難の原因疾患によって出現状況が異なる（表7）．

呼吸困難は，低酸素血症・高炭酸ガス血症・アシドーシス・発熱による換気（労作）の増加，閉塞性肺機能障害・拘束性肺機能障害・肺胞低換気による換気能力の低下，不安・抑うつなどの心因性呼吸困難がある．これらの原因によって，その影響の範囲，程度が異なり，対処方法が異なるが，いずれの場合も呼吸困難の訴えは重要なサインである．

5）チアノーゼ

口唇，爪床，耳朶，頬部などの皮膚や粘膜が暗紫色になる状態をいう．毛細血管内の還元ヘモグロビンが5 g/dL以上になると出現し，観察によって色調の変化を確認できる．チアノーゼは中枢性と末梢性に分類される．中枢性チアノーゼは，動脈血の

表5　Fletcher-Hugh-Jones 呼吸困難重症度分類

I度	同年齢の健康者と同様の労作ができ，歩行，階段昇降も健康者なみにできる．
II度	同年齢の健康者と同様に歩行はできるが，坂，階段の昇降は健康者なみにはできない．
III度	平地でさえ健康者なみには歩けないが，自分のペースでなら1マイル（1.6km）以上歩ける．
IV度	休みながらでなければ50ヤード（46m）も歩けない．
V度	会話，着物の着脱にも息切れがする．息切れのため外出できない．

A 呼吸機能が障害を受けたとき　17

表6 MRCの息切れスケール

Grade 0	息切れを感じない.
Grade 1	激しい運動で息切れを感じる.
Grade 2	平地での急ぎ足，または軽い坂道を歩いて上るときに息切れを感じる.
Grade 3	平地歩行でも同年齢の人より歩くのが遅い，または自分のペースで平地歩行をしていても立ち止まって息継ぎをする.
Grade 4	平地を数分間，または100m弱，歩行しただけで息継ぎをする.
Grade 5	息切れがひどくて外出できない，または衣服の着脱でも息切れがする.

表7 呼吸困難の出現状況と原因疾患

出現状況	原因疾患
突発発症	自然気胸，肺塞栓症，胸部外傷，気管内異物，心筋梗塞など
急速に進行	気管支喘息，緊張性気胸，重症肺炎，急性呼吸窮迫症候群（ARDS），急性間質性肺炎，急性好酸球性肺炎，過敏性肺炎，慢性呼吸不全の増悪，急性左心不全，心タンポナーデなど
徐々に進行	肺線維症，COPD，気管支喘息，転移性肺がん，慢性肺塞栓症，悪性胸膜中皮腫，塵肺など

（竹川幸恵：疾患・症状別の看護．石原英樹・他編，呼吸器看護ケアマニュアル．p33，中山書店，2014より）

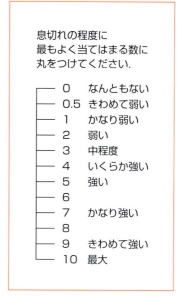

酸素化が不十分なため動脈血酸素含量が低下し発現する．末梢性チアノーゼは，動脈血酸素含量は正常であるが，末梢組織で毛細血管内の循環障害によって末梢での酸素消費量が増大し，還元ヘモグロビンが増加するために発生する（表8）．

6）胸痛

胸痛とは胸部（両鎖骨から肋骨弓までの，前面は胸骨から背面にわたる肋骨と，肩甲骨，脊柱により区切られた胸郭表面と内部）に生じる痛みで，その組織の異常を自覚させる身体からのサインである．その部位の知覚神経終末が刺激されて生じる．肺実質や臓側胸膜（肺表面）には痛覚がないため，炎症や病変で痛みが生じることはないが，その周辺に波及して壁側胸膜，横隔膜などから痛みが知覚される．

痛みは表在性疼痛と内臓性疼痛があり，前者は皮膚，筋肉，骨神経などの損傷による鋭い痛みで，部位を特定しやすい．後者は心臓，大動脈，肺，食道などに生じ，部位が特定しにくい鈍痛が多い．

痛みはその強度，部位，起こり方，誘因，随伴症状などにより原因疾患やその程度を推定できることがある（表9・10）．

胸痛が生じると患者は苦痛から息をひそめ，反射的に胸郭の動きを抑制する．そのため胸痛の存在は呼吸機能を抑制して体内への酸素摂取を妨げるため速やかな対応を必要とする．

7）胸水

壁側胸膜と臓側胸膜に囲まれる胸膜腔には，呼吸運動による摩擦を低くするために胸膜液（20 mL以内）があるが，その液が増して胸水として貯留した状態をいう．

胸膜液は壁側胸膜で濾過産生され，毛細血管の圧較差によって臓側胸膜に吸収され一定に保たれている．その均衡がくずれる因子には，漏出液となる静脈圧の上昇・膠質浸透圧の低下があり，滲出液となる毛細管透過性の亢進・胸膜リンパ系障害とがある．前者を代表する疾患がうっ血性心不全で，後者では結核性胸膜炎やがん性胸膜炎にみられる．滲出液は蛋白，フィブリンな

表8　チアノーゼの分類

分類	分布	原因	主な疾患・状況
中枢性	皮膚・粘膜 （舌，口腔粘膜，四肢末梢，爪床など）	●動脈血酸素飽和度の低下 ・肺疾患 ・先天性心疾患 ・肺胞低換気 ・吸入気酸素分圧の低下	・呼吸器疾患 ・先天性心疾患，肺動静脈瘻 ・原発性肺胞低換気症候群，中枢神経抑制薬 ・高地
		●ヘモグロビン異常	●異常ヘモグロビン血症
末梢性	末梢の皮膚 （四肢末梢，爪床など）	末梢血管床の循環不全，血管れん縮：酸素量ではなく酸素供給の減少（低酸素症）	●心拍出量減少（心原性ショック，うっ血性心不全など） ●寒冷曝露のよる血管れん縮（レイノー現象など） ●血管閉塞（閉塞性動脈硬化症，バージャー病など）

（棚井千春：視診と触診．落合慈之監，石原照夫編，呼吸器疾患ビジュアルブック．p34，学研メディカル秀潤社，2011より）

表9　胸痛の分類

表在性胸痛	●胸部の皮膚，筋肉，骨，神経などの損傷によるもので，痛みは鋭く局在的で，病変部位を特定しやすい ●主として体性知覚神経から脊髄神経へと伝達される
内臓性胸痛	●胸郭内臓器である心臓，大動脈，肺，食道など，あるいは腹部臓器などから生じる胸痛で，鈍痛で局在が不明瞭であることが多い． ●主として交感神経，副交感神経（迷走神経）を介して脊髄後角へと伝達される

（多賀収・他：胸痛．木村謙太郎，松尾ミヨ子監，Nursing Selection1　呼吸器疾患．p67，学研，2003より一部改変）

表10　胸痛の原因疾患

心疾患	狭心症，心筋梗塞，大動脈弁膜症，僧帽弁逸脱症候群，肥大型心筋症，バルサルバ（Valsalva）洞動脈瘤破裂，急性心膜炎
大動脈疾患	解離性大動脈瘤，胸部大動脈瘤
肺，気管支，胸膜，縦隔の疾患	肺塞栓症，気管支炎，肺炎，胸膜炎，自然気胸，縦隔気腫，縦隔腫瘍，肺がん
胸壁の疾患	帯状疱疹，乳腺炎，乳腺症，乳がん，筋肉痛，肋骨骨折，骨腫瘍，肋軟骨骨結合（ティーツェ〈Tietze〉症候群）
脊椎，脊髄の疾患	脊椎圧迫骨折，脊椎炎，脊髄腫，脊椎・脊髄腫瘍
消化器疾患	食道スパスム，食道炎，マロリーワイス（Mallory-Weiss）症候群，食道がん，食道破裂，胆石，胆嚢炎，急性膵炎，胃・十二指腸潰瘍
その他	心臓神経症

（多賀収・他：胸痛．木村謙太郎，松尾ミヨ子監，Nursing Selection1　呼吸器疾患．p68，学研，2003より一部改変）

どを多く含むことから漏出液と鑑別される．

　胸水の貯留は胸痛，咳，胸部重圧感を伴うことがあり，原因によっては急激な増加をきたすことがある．呼吸面積を狭め呼吸状態を悪化させる場合は緊急な排液が必要となる．しかし，滲出液の排出は血液中の栄養成分の喪失となるため身体の消耗衰弱をきたすことから注意を要する．

8）ばち状指

　ばち状指は，指の末端部で血管が増生し，血流が増大して結合組織が増殖した結果，爪甲基部が盛り上がり指先が太鼓のばちのような状態になる（図15）．

　ばち状指をきたす疾患にはいろいろあるが，肺疾患では気管支拡張症，肺膿瘍，膿胸などにみられる．しかし，腫大が顕著でない限り，自覚症状としての訴えは乏しい．

A 呼吸機能が障害を受けたとき　19

図15 ばち状指

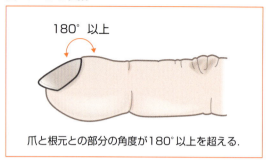

爪と根元との部分の角度が180°以上を超える．

d 呼吸機能障害に対する看護

　呼吸は，人間が誕生の産声を発してから一生を終えて息をひきとるまでの，生命活動の基盤をなす機能である．そこで，呼吸機能障害を持つ患者の看護は，障害をもって生活する人に関わる上で優先性を判断するために，その障害の程度と影響範囲を第一に把握する必要がある．また，どのような治療状況にあっても，患者とその家族を主体とする看護は，呼吸機能の自己管理と予防をサポートする方向を図16のように展開していく．

● VIEW
　何らかの要因で呼吸器系の疾患により呼吸機能障害の症状を呈する患者に対して，呼吸器機能の改善を図ることを目的に症状緩和や心理的ストレス，回復過程に向けた看護を目的として行う，一連の看護である．

● 看護の方向性
　呼吸機能障害による症状に適切に対処することで症状が軽減あるいは緩和されるような看護を行う．また，症状が軽減されると心理的・社会的にも回復の見通しが可能となるが，その過程の支援には家族および医療チームの連携が重要である．

図16 呼吸機能障害と看護の全体像

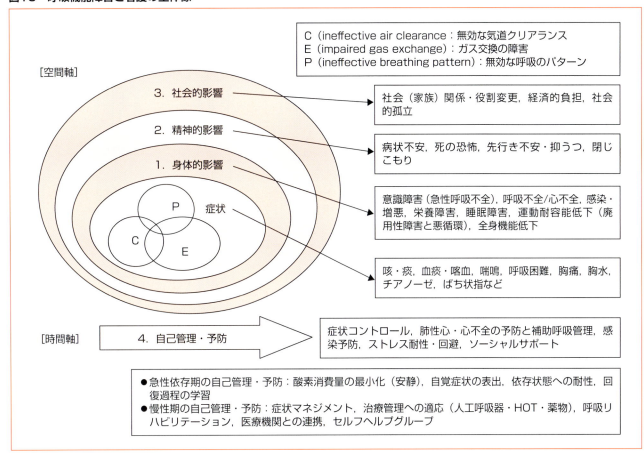

1. 身体的影響に対する看護

1）考えられる問題点と看護目標・成果

身体的影響に対する考えられる問題点と看護目標・成果と考えられる援助方法を挙げる．

考えられる問題点	看護目標・成果
[1] 換気障害・ガス交換・呼吸運動障害に関連した呼吸困難が生じる	●適切なガス交換によって呼吸困難が改善する 　1）分泌物や異物を除去し，気道を確保する 　2）適切なガス交換が行われるよう対処行動ができる 　3）呼吸が規則的で，楽になる
[2] 運動耐容能が低下し，日常生活に制限が生じる	●日常生活動作を保持できる 　1）呼吸筋力を高め保持する 　2）全身の体力維持・増進のため適度な運動を行う 　3）耐容能に沿って日常生活を維持できる
[3] 易感染状態にある	●感染が起こらない 　1）鼻腔，口腔を清潔に保つ 　2）清潔な療養環境を整える

2）考えられる問題点［1］の看護

考えられる問題点	看護目標・成果	考えられる援助方法
［1］換気障害・ガス交換・呼吸運動障害に関連した呼吸困難が生じる	● 適切なガス交換によって呼吸困難が改善する	〈観察〉 ①咳嗽・喀痰：頻度，時間帯，持続時間，体位，発生状況（体動時，会話時，臥床時など），随伴症状（発熱，胸痛など），呼吸音の聴取，喫煙の有無，喀痰の性状，喀痰喀出困難度，喘鳴，倦怠感 ②血痰・喀血：血液の性状（鮮紅色，暗赤色，泡沫混入，量，回数），意識レベル，チアノーゼ，バイタルサイン（血圧，脈拍，呼吸数，体温），PaO_2，貧血，悪心・嘔吐 ③呼吸困難：バイタルサインの変化，呼吸パターン（リズム，深さ，呼気・吸気の状況，呼吸の仕方〈口すぼめ，努力様〉持続時間，随伴症状 ④胸痛：部位，痛みの性質，程度，持続時間，呼吸パターンとの関連，外形の変化 ⑤胸水：胸部圧迫感，呼吸音の聴取，呼吸状態（浅表性，速迫），胸水排液中（排液の性状，量，創部の状態），胸部X線 ⑥肺機能検査（スパイログラム）：肺活量（%VC），1秒率（%FEV1） ⑦精神・意識状態：興奮，不穏，記銘力，見当識障害，意識障害
	1）分泌物や異物を除去し，気道を確保する	〈介入〉 ①効果的な排痰を促す 　● 喀痰や分泌物の貯留部位を聴診器で確認後，全身状態を考慮して可能な体位ドレナージ，胸部のバイブレーション，タッピング，スクイージング，ハフィングなど効果的な方法を選択する ②咳嗽による胸部痛や疲労を予防するために過度の咳嗽反射は避ける ③喀痰や分泌物の粘性を高めないように水分を補給する（右心負荷のある場合は，水分の過剰摂取を避ける） ④頻発する咳嗽は嘔吐を誘発させることもあり，食直後の吸入は避ける 　● 吸入は薬効が最大となるように呼吸と同調させて実施する 　● 気管挿管や人工呼吸器を装着している場合は，吸入の噴霧量を調節し十分に吸入できるように実施する 　● 喀痰や分泌物の粘性を高めないように気管内の湿度を保つ ⑤口腔・鼻腔からの吸引を行うときは，一時吸引の原則を遵守する 　● 気管挿管や人口呼吸器装着している患者の分泌物の吸引は，無菌操作で行い，粘膜の損傷を起こさないように注意する ⑥血痰の喀出後は，口腔内の血液臭による不快感を含嗽して除去する 　● 喀血は肺結核などでみられるが，消化管出血による吐血（コーヒー様）と判別する 　● 喀血の場合，血液凝固による気道閉塞や誤飲に注意する 　● 喀血の出血部位が明らかな場合は，その部位を下にして安静を保持し，冷罨法による止血に努め再喀血を予防する 　● 血痰や喀血に対する不安や恐怖の緩和に努める
	2）適切なガス交換が行われるよう対処行動ができる	〈介入〉 ①自身の呼吸状態を意識し，ゆっくりと落ちついて指導に沿った呼吸法（腹式呼吸，口すぼめ呼吸など）を行う ②呼吸運動を妨げる窮屈な衣服や寝具の重たい掛物は避ける ③胸郭の可動域や柔軟性を改善するためのストレッチ体操を行う（呼吸リハビリテーションを参照） ④動作の間に休息を入れ，ゆっくりと行動することを心がけるよう指導する ⑤必要時に医師の指示による酸素吸入療法を確実に実施する ⑥ガス交換障害の原因疾患に対する治療・処置を医師と共同で対処する（各論参照） ⑦呼吸困難が強度な場合の対処法を医師と共有しておく

		⑧安楽な呼吸の体位を患者の希望を取り入れて調整する
		⑨患者の支えとして家族に呼吸困難時の対処を理解してもらい協力を得る
	3) 呼吸が規則的で，楽になる	〈介入〉 ①患者自身が最も楽な呼吸ができるような体位を工夫する 　●リラクセーション（半座位，前傾座位など） ②胸痛による呼吸抑制を避ける 　●痛みの原因によっては医師の処方に沿って鎮痛薬，鎮静薬を用いる．この場合，呼吸抑制や血圧低下に注意する 　●冷湿布により炎症を抑え，温湿布により局所の循環を促進して腫脹を和らげるなど疼痛を緩和させる ③呼吸症状や緊張・ストレスによる呼吸の乱れに対して自覚してコントロールできるような呼吸法を獲得する 　（例）腹式呼吸，口すぼめ呼吸など ④腹部膨満による横隔膜を圧迫するような腸内ガスの貯留や便秘を予防する ⑤呼吸パターンの異常を早期に発見し，適切に対処する

3) 考えられる問題点［2］の看護

考えられる問題点	看護目標・成果	考えられる援助方法
［2］運動耐容能が低下し，日常生活に制限が生じる	●日常生活動作を保持できる	〈観察〉 ①労作時および安静時の呼吸困難の程度（フレチャー-ヒュー-ジョーンズの分類），息切れ（MRC息切れスケール），NYHAの分類，呼吸数の増加，呼吸のリズム，補助呼吸筋の使用，血圧の変動，脈拍数の変化 ②日常生活動作（ADL）の自立度，労作の所要時間 ③食事の摂取状態（食欲，摂取量）体重の変動，血液検査：TP ④受けている治療の継続：薬物療法，酸素療法，リハビリテーション
	1) 呼吸筋力を高め保持する	〈介入〉 ①実施時間と運動回数（運動量）を決めて下記の運動を行う 　●呼吸訓練として口すぼめ呼吸，腹式呼吸の方法を習得し，回数を決めて毎日行う（気胸や肺気腫のある患者は医師の指示のもと実施する） 　●胸鎖乳突筋や斜角筋，僧帽筋の筋力強化のために首の前後左右の屈伸運動を行う 　●上肢を動かすことで肩関節の回転，広背筋，大胸筋を動かす運動を行う
	2) 全身の体力維持・増進のため適度な運動を行う	〈介入〉 ①全身の持久力トレーニングを行う．患者が無理をしない程度でできる運動を取り入れる 　●椅子に座ったままの足踏み・下肢運動，歩行，ボール投げ，エルゴメーター，トレッドミルなど ②継続できるように音楽を聴く，ゲーム感覚を取り入れるのもよい
	3) 耐容能力に沿って日常生活を維持する	〈介入〉 ①日常生活を維持するために食事による適切な栄養状態を保持する 　●蛋白質，エネルギー量などバランスのよい食事の必要量を摂取する 　●高齢者の場合，水分が不足しがちのため適切な水分を摂取できるように準備・指導する ②段階的にADLの拡大を図る 　●移動，清潔・更衣のセルフケア，食事，排泄などの動作を介助から自立に向けて段階的に評価を行いながら行う

Ⓐ 呼吸機能が障害を受けたとき　23

4）考えられる問題点［3］の看護

考えられる問題点	看護目標・成果	考えられる援助方法
［3］易感染状態にある	●感染が起こらない	〈観察〉 ①バイタルサイン：発熱の有無，脈拍，呼吸数 ②疲労感，咳嗽と喀痰の有無，食欲不振，脱力感，異常な呼吸音の有無 ③血液検査：CRP，WBC，Hb，微生物学的検査（痰培養，血液培養） ④口腔内の汚染状況：唾液や喀痰の付着，口臭，舌苔，粘膜の乾燥，不快感等 ⑤室温のコントロール，湿度のコントロール（室内の乾燥の有無） ⑥ベッド周辺や室内の衛生環境 ⑦手洗いの励行，清潔ケアの実施状況
	1）口腔内および全身を清潔に保つ	〈介入〉 ①毎食後，含嗽・歯磨き，義歯の手入れを行う．必要物品は，患者の機能に応じて準備する ②全身の皮膚ケアや頭髪のケアは，計画的に実施し，自立に向けてケアの援助方法を工夫する ③清潔ケア中の呼吸状態や疲労度に注目し，適切な援助を行う
	2）清潔な療養環境を整える	〈介入〉 ①居住空間は，常に清潔に清掃する執拗があるが，特に寝具類は清潔に心がける必要がある ②室温は22〜25℃前後に保てるようにコントロールする ③湿度は，60%前後を保持できるように加湿器などを用いてコントロールする ④掃除や外出の時は，マスクを着用指導する．また，排泄後や外出からの帰宅時は手指衛生，手洗い，含嗽をすすめる ⑤たばこの煙，香料，植物の花粉などは気道の刺激となるため室内に持ち込まない ⑥痰喀出が多い患者の場合，定期的にゴミ箱を清掃する ⑦感染している人との接触は避ける

2．精神的影響に対する看護

1）考えられる問題点と看護目標・成果

精神的影響に対する考えられる問題点と看護目標・成果と考えられる援助方法を挙げる．

考えられる問題点	看護目標・成果
［1］呼吸困難への不安，死の恐怖感が持続的潜在的にある	●不安や恐怖を軽減し，安心して療養生活ができる 1）不安や恐怖の原因となる症状や思いを表出できる 2）現状を受け止め，効果的な対処行動をとることができる
［2］思うように行動できないことに対するいらだちや自尊心の低下を招きやすい	●精神的安定を得て，意欲的に闘病生活に臨むことができる 1）現状の病状を理解し，受け入れ，前向きに治療に参加する 2）日常生活行動でできることを維持し，工夫によって改善の可能性を見出す

2）考えられる問題点［1］の看護

考えられる問題点	看護目標・成果	考えられる援助方法
［1］呼吸困難への不安，死の恐怖感が持続的潜在的にある	●不安や恐怖を軽減し，安心して療養生活ができる	〈観察〉 ①感情表現の仕方（緊張感，いらだち，焦り，無力感など），注意散漫・集中力低下，言動・行動の変化 ②食事摂取量，睡眠状態，バイタルサイン ③検査や治療の受け入れ，家族や面会人の支え，家族の言動や感情表現，セルフケアの変化
	1）不安や恐怖の原因となる症状や思いを表出できる	〈介入〉 ①患者に寄り添い，ゆっくりと話を聴く時間を設ける ②患者の話しやすい環境を準備する ③患者の訴えに傾聴し，共感的態度で接する ④患者とかかわる機会を多くして関心を示し，信頼関係を築く ⑤家族との情報交換を密にする
	2）現状を受け止め，効果的な対処行動をとることができる	〈介入〉 ①医師により病状の説明を受け，自身の置かれている状況を認識してもらう 　●患者の理解の程度を把握し，支援する ②正確な情報を提供する ③患者の訴えやニーズを傾聴し，一緒に解決策を見出す ④不安の内容によっては医療チームで連携して対処する ⑤患者を側面でサポートできる家族の教育を行う

3）考えられる問題点［2］の看護

考えられる問題点	看護目標・成果	考えられる援助方法
［2］思うように行動できないことに対するいらだちや自尊心の低下を招きやすい	●精神的安定を得て，意欲的に闘病生活に臨むことができる	〈観察〉 ①疾患をどのように受け止めているのか ②身体的機能による変化をどのように感じているのか ③日常の表情・活気の有無，疲労感の有無，食欲の変化，睡眠状況，無力感 ④「無理」などの自己否定的な発言や自分に対する過小評価 ⑤ボディイメージの変化，社会的役割の変化 ⑥過去の困難な出来事に対する経験 ⑦周囲のサポートの有無
	1）現状の病状を理解し，受け入れ，前向きに治療に参加する	〈介入〉 ①コミュニケーションを十分にとり，信頼関係を築く ②患者が訴えやすい雰囲気，安楽な姿勢を保持できるような環境を準備する ③患者の訴えに傾聴する ④患者自身の闘病生活に対する思いや自身のニーズを具体的に把握し，患者の思いに寄り添う ⑤患者の思いを受け止め，ニーズを達成できるように支援する
	2）日常生活行動でできることを維持し，工夫によって改善の可能性を見出す	〈介入〉 ①日常生活面で苦痛に感じていること，不便に感じていることを点検し，解決できるように支援する ②必要によっては，医療チームで支援する

Ａ 呼吸機能が障害を受けたとき　25

3. 社会的影響に対する看護

1）考えられる問題点と看護目標・成果

社会的影響に対する考えられる問題点と看護目標・成果と考えられる援助方法を挙げる.

考えられる問題点	看護目標・成果
[1] 対人関係が妨げられ社会的孤立が生じるおそれがある	●これまでの対人関係を維持でき，社会参加ができる 1）家族および交友関係者のサポート体制を得られるように支援する 2）病状の回復に向けて，意欲時に治療に取り組める
[2] 退院後，日常生活行動に対して家族の支援なしで行動できるか自信がもてない	●身近な日常生活上の行動で「できること」と「できないこと」を整理して，支援を求める 1）呼吸機能に負担をかけずに行えるADLの工夫をする 2）家族の理解と協力を得て患者の支援体制を整える

2）考えられる問題点［1］の看護

考えられる問題点	看護目標・成果	考えられる援助方法
[1] 対人関係が妨げられ社会的孤立が生じるおそれがある	●これまでの対人関係を維持でき，社会的孤立が起こらないようサポートが受けられる	〈観察〉 ①感情表現の仕方（いらだち，無力感など），言動・行動の変化，家族や交友関係者との面会，日中の過ごし方，食事摂取量，睡眠状態，家族や面会人の支え，セルフケアの低下，家族の言動や感情表現 ②呼吸器症状（咳嗽，喀痰，呼吸困難など），バイタルサイン
	1）家族および交友関係者のサポート体制を得られるようにする	〈介入〉 ①体力の維持・増進のために許可されている範囲でリハビリテーションを継続する ②病状が安定しているときには，屋内や屋外への散歩を行い気分転換する ③患者の孤立感を予防するためにキーパーソンを把握し，定期的な面会をアプローチする ④患者の趣味や関心のあることを把握し，日常の楽しみを作る
	2）病状の回復に向けて，意欲時に治療に取り組める	〈介入〉 ①呼吸器症状を軽減し，体調が安定するように計画的な日課を患者と一緒に作成し，実行する ②患者の努力に励ましの声かけを行い，モチベーションを維持できるように支援する

3）考えられる問題点［2］の看護

考えられる問題点	看護目標・成果	考えられる援助方法
［2］退院後，日常生活行動に対して家族の支援なしで行動できるか自信がもてない	●身近な日常生活上の行動で「できること」と「できないこと」を整理して，支援を求める	〈観察〉 ①ADLの自立度，患者の回復に向けたやる気の程度 ②家族構成と家族間の人間関係，家族構成員の役割，キーパーソン ③患者と家族の人間関係，サポート体制の程度 ④家族の健康状態 ⑤社会資源活用の有無 ⑥患者および家族が望む生活
	1）呼吸機能に負担をかけずに行える	〈介入〉 ①動作時の留意点として下記の内容を指導する

	ADLの工夫をする	●ゆっくりとしたペースで，呼気に合わせて動作を行う ●途中に休憩を入れ，呼吸を整えてから次の動作を行う ●手すりや椅子などを利用できるように適切な位置に設置して環境を整える ●衣類は着脱しやすい物を選ぶ
	2）家族の理解と協力を得て患者の支援体制を整える	〈介入〉 ①家族の協力が得られる場合，患者の病状に関する知識や対応技術を確認し，理解を深めてもらう ②家族のサポート体制に対する不安を傾聴する ③家族のサポート力に応じた患者支援の協力を求める ④社会資源の活用を紹介する．特に患者が独居の場合は，重要な情報となる

4. 自己管理と予防

1）考えられる問題点と看護目標・成果

自己管理と予防に対する考えられる問題点と看護目標・成果と考えられる援助方法を挙げる．

考えられる問題点	看護目標・成果
[1] 急性増悪を起こすおそれがある	●自己管理の方法を理解し，実施できる 　1）症状をコントロールするための自己管理の方法を述べることができる 　2）危険因子について理解し，行動できる
[2] 易感染の状態にある	●感染を予防できる 　1）感染に対する知識をもつ 　2）感染を予防する方法を理解し，実践できる

2）考えられる問題点 [1] の看護

考えられる問題点	看護目標・成果	考えられる援助方法
[1] 急性増悪を起こすおそれがある	●自己管理の方法を理解し，実施できる	〈観察〉 ①呼吸症状（呼吸困難，咳嗽，喀痰，チアノーゼ，呼吸パターンなど），処方されている薬物，薬物の毎日の服用・吸入 ②バイタルサイン，活動と休息のバランス，栄養状態，日課としてのリハビリテーションの継続，規則正しい生活，セルフケアの変化
	1）症状をコントロールするための自己管理の方法を述べることができる	〈介入〉 ①症状コントロールために排痰の励行，吸入・服薬管理，ストレス解消，体力つくりの具体的実施方法を説明する ②日課に自己管理の内容を取り入れ，行動する ③適度な運動で基礎体力を維持する ④日常生活行動を維持するためにセルフケアを継続する ⑤外気温や湿度の変化による呼吸器症状への影響を避ける ⑥呼吸困難などの急な対処について医師と事前に打ち合わせを行い共同で対処する（各論参照） ⑦胸郭の可動域や柔軟性を改善するためのストレッチ体操を行う（呼吸リハビリテーションを参照）

Ⓐ 呼吸機能が障害を受けたとき　　27

	2) 危険因子について理解し，行動できる	〈介入〉 ①自己判断で治療（特に薬物療法）を変更しない ②無理な労作は呼吸器症状を誘発する要因になることを理解する ③日常生活リズムの乱れを避ける ④自覚症状の変化を早期に気づき，医療者に報告する ⑤ストレスをためない

3）考えられる問題点［2］の看護

考えられる問題点	看護目標・成果	考えられる援助方法
［2］易感染の状態にある	●感染を予防できる	〈観察〉 ①感染症に対する知識の有無 ②感染を予防するための知識の有無 ③患者および家族の理解力と実施する意欲 ④感染予防対策の実施状況：含嗽，手洗い，マスクの着用など ⑤清潔な環境保持のための心がけ
	1）感染に対する知識をもつ	〈介入〉 ①患者および家族に対して下記の内容を説明し理解を得る 　●感染源発生の要因，感染経路，感染源の遮断 　●感染症発生を回避する方法 ②患者および家族が協力して感染予防に当たることの必要性 　●感染症発生の予防，感染拡大の予防 ③発熱や酸素消費量の増加による体力消耗は，易感染の要因に関連 ④感染症発症が予測される症状，徴候 　●発熱，咳嗽と喀痰，下痢，悪心・嘔吐等
	2）感染を予防する方法を理解し，実施できる	〈介入〉 ①食後は，口腔ケアとして歯磨き，義歯の洗浄を行う ②室内掃除や外出時，来客者の訪問時等はマスクを着用する ③含嗽と手洗いを励行する 　●手洗いの方法は，日常的手洗いと衛生学的手洗いの方法を徹底する 　●手拭きのタオルは共有しない 　●手洗いのタイミングは，排泄後，食事の前，外出から帰室・帰宅後に必ず励行する ④医療用カテーテル等の挿入時は，挿入部の観察，洗浄，消毒を適切に行う ⑤トイレでの排泄後は，排泄物の適切な洗浄と手洗いを十分に行う ⑥入浴やシャワー浴，清拭によって全身の皮膚や頭髪の清潔を保つ ⑦室内の乾燥を予防するために適切な方法で加湿を行う 　●加湿器を使用する場合は，加湿器の清潔を保つ ⑧抵抗力を温存するために栄養のバランスを考慮した食事を摂取する ⑨呼吸機能の改善に向けた適度な運動を行い，体力を保持する

（肥後すみ子，横手芳恵）

〈引用文献〉
1）新井治子編：看護データブック．医学書院，1998
2）厚生労働統計協会編：国民衛生の動向　2016/2017．厚生の指標（増刊）63（9）：64，2016

〈参考文献〉
1）木村謙太郎，松尾ミヨ子監：Nursing　Selection1 呼吸器疾患．pp8-24，学研，2003
2）佐藤昭夫，佐伯由香編：人体の構造と機能　第2版．pp80-102，医歯薬出版，2003
3）下正宗・他編：コアテキスト1　人体の構造と機能．pp195-215，医学書院，2003
4）日野原重明・他監：呼吸器疾患看護マニュアル．pp11-25，学研，1995
5）本間日臣編：呼吸器病学．pp22-32，100-107，144-150，225-228，217-223，医学書院，1983
6）福井次矢，奈良信雄編：内科診断学，第2版．p768，医学書院，2001
7）谷本普一，諏訪邦夫編：ベッドサイドの呼吸管理．p194，南江堂，1993
8）落合慈之・他監：呼吸器疾患ビジュアルブック．学研メディカル秀潤社，2011
9）甲田英一・他監：呼吸器疾患—疾患の理解と看護計画．学研メディカル秀潤社，2013
10）奥宮暁子・他：新ナーシングレクチャー　呼吸器系の症状・疾患の理解と看護．中央法規出版，2013

memo

第Ⅰ章 呼吸機能障害と看護

1-1 気道クリアランス機能障害

B 気管支喘息により気道狭窄の生じる患者の看護

松澤洋子

1. アセスメントのポイント

[身体的]
①気道狭窄の徴候はないか
②気道クリアランスは保たれているか
③日常生活は自立しているか
④感染徴候はないか

[精神的]
①安定しているか
②サポートが得られているか

[社会的]
①社会生活に適応できているか

[自己管理]
①適切な生活管理ができているか
②感染予防行動をとれているか
③薬物を正確に吸入，内服できているか
④異常な状況を判断でき，必要な対処がとれているか

2. 医療問題（問題の根拠・なりゆき）

[身体的問題]
①気道平滑筋の収縮，気道粘膜の浮腫による気道狭窄
　▶換気の低下
　▶呼吸困難
●気道粘膜からの分泌物増加，粘膜上皮細胞の線毛運動の低下
　▶気道内分泌物の貯留

②換気低下に伴う呼吸数の増加や呼吸運動増加による不感蒸泄の増加，呼吸困難による不動性による飲水量の減少により，体内水分量が減少する
　▶気道内分泌物の粘稠度上昇
　▶気道内分泌物の貯留

③知識や技術の不足により内服，吸入コンプライアンスが低下しやすい
　▶症状コントロールができない

④症状出現や悪化の徴候，対処方法に関する知識の不足
　▶気道狭窄

▶低酸素血症による生命危機

▶無気肺
▶気道感染

▶気道狭窄症状の頻発

▶病態の悪化

3. 考えられる問題点

[1] 気道狭窄に伴う呼吸困難を起こす危険がある

[2] 脱水を起こす危険がある

[3] 気道分泌物が貯留する危険がある

[4] 内服や吸入を日常生活に取り入れて，継続する必要がある

[5] 気道狭窄症状の出現に対する不安がある

[6] 症状の出現や変化を知り，対処する必要がある

[VIEW]

- この状況は気管支喘息により気道狭窄を生じている患者に対しての、急性期から回復期、症状のコントロールから自己管理に向けての援助を行う看護である

[看護の方向性]

- 急性期では気道狭窄症状による呼吸困難を早期に軽減させ、通常の呼吸パターンに回復するための援助が必要である。治療援助だけでなく、副作用の発現にも注意を払わなければならない
- また、酸素消費量を最小限にできるように日常生活への援助が必要である
- 急性期の症状が回復してからは、症状コントロールのための指導が中心になる。指導の方法を個別に工夫するとともに理解度、手技の確認を行うことは大切である
- 指導と実施状況の確認は入院から退院後の外来通院まで継続して援助することが必要となる
- 症状をコントロールすることは病態悪化、機能低下を予防するだけでなく、患者の不安を軽減させることにつながる

4. 看護目標・成果	5. 考えられる援助方法
[1] 気管支喘息による気道狭窄症状が改善するように援助する ● 気道狭窄を生じさせる因子を取り除くことができる ● 薬剤、酸素の投与により気道を確保することができる ● 安楽な体位をとることができる	[1] 気道狭窄症状に対する援助 O-P ● 呼吸状態、呼吸機能データ　● 全身状態など TP/EP ● 薬物の確実な投与　● 安楽な体位の指導 ● 確実な酸素投与　● 呼吸法の指導
[2] 脱水を起こさずに、喀痰の喀出ができるように援助する ● 脱水を起こさないように水分摂取ができる ● 排痰法を理解して喀痰の喀出ができる	[2] 脱水予防に対する援助 O-P ● 水分摂取量、排泄量　● 水分出納バランス TP/EP ● 補液、水分摂取　● 水分摂取の必要性と方法の指導 ● 経口摂取の援助と指導
[3] 気道内分泌物を貯留させないように援助する ● 薬剤の吸入方法を実施できる ● 排痰法を理解して喀痰の喀出ができる ● 自宅で感染を予防するための方法を述べることができる	[3] 気道内分泌物の除去に対する援助 O-P ● 呼吸状態、検査データ　● 喀痰の量・性状　● 吸入の状況 TP/EP ● 薬剤吸入　● 効果的な排痰法の指導 ● 口腔内の保清、感染予防
[4] 内服や吸入の効果を理解して継続することができるように援助する ● 薬剤の効果が理解できる ● 自宅で内服・吸入を継続できる	[4] 内服や吸入の実施に対する援助 O-P ● 内服薬・吸入に関する理解の確認 TP/EP ● 吸入方法や手技の指導・確認 ● 内服薬・吸入薬の薬効や副作用の説明 ● 内服薬・吸入薬の継続必要性の指導
[5] 気道狭窄症状の出現に対する不安を軽減するように援助する ● 症状コントロールに意欲がもてる ● 病気や治療について理解できる ● 症状の誘発要因を知り、生活環境を整えることができる ● 不安の訴えが減少する	[5] 不安の緩和のための援助 O-P ● 闘病意欲　● 病気や治療の知識と理解　● 生活環境、生活状況 ● 気道狭窄症に対する言動 TP/EP ● 病気と治療の説明　● 気道狭窄を誘発する要因の除去 ● 不安の訴えを聞く　● サポートの存在の確認
[6] 症状の出現や変化を知り、対処ができるように援助する ● 病気や症状について知る ● 自宅でピークフロー値を継続して測定し、自己管理できる ● 自宅で症状出現に対する対処方法を述べることができる	[6] 症状への対処・自己管理に対する援助 O-P ● 病気・症状・対処方法の理解 ● ピークフローメーターの扱い状況 TP/EP ● ピークフロー値の継続測定の指導 ● 症状出現時のピークフローメーターの使用方法、対処方法の指導

＊：治療・処置に関わるもの

この領域に条件によってはよくみられる看護診断

- 非効果的健康管理（リスク状態）
- 非効果的呼吸パターン
- 非効果的気道浄化
- 体液量不足リスク状態
- 不安
- 急性期の炎症による気道狭窄は医療問題とも考えられる＊＊

6. 病態関連図

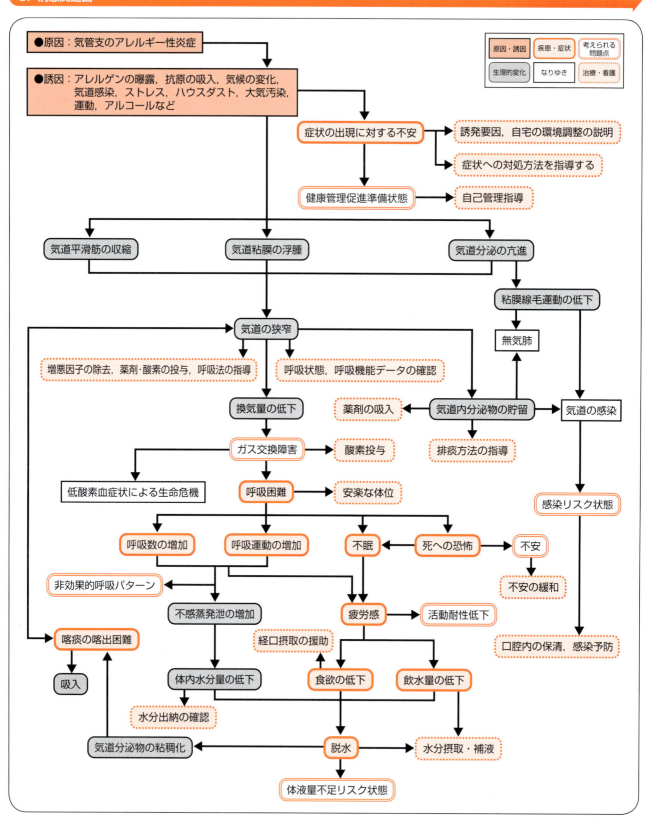

7. 看護計画

[1] 気道狭窄に伴う呼吸困難を起こす危険がある

[問題解決のための視点]

☆気管支喘息は，気管支平滑筋の収縮により気道狭窄が起こり気管内の気流が制限されて呼吸困難が起こるため，薬剤を確実に投与し気管支を拡張させ呼吸困難の解消を図る

☆呼吸がしやすいように安楽枕やオーバーテーブルを使用，またはベッドの頭部側を挙上し，安楽な体位をとる

☆腹式呼吸は胸式呼吸よりも横隔膜がよく動くため，酸素を取り入れやすい呼吸法を指導する

☆酸素が低下している場合は酸素を使用するため，指示量の酸素を確実に供給できる酸素マスクを選ぶ

☆呼吸困難は生命の危機的状況であり，患者は呼吸が止まり死ぬのではないかという不安を抱くため，患者が落ち着くような声かけを行う

看護目標・成果	考えられる援助方法	個別化のポイント
●気管支喘息による気道狭窄症状が改善する ・気道狭窄を生じさせる因子を取り除くことができる ・薬剤，酸素の投与により気道を確保することができる ・安楽な体位をとることができる	**O-P** ①呼吸状態：喘鳴の有無と程度，呼吸音と呼吸音の減弱の程度，呼吸パターン（呼吸数，呼気と吸気のリズム），咳嗽の有無，喀痰の有無と性状，経皮的動脈血酸素飽和度（SpO_2），呼吸補助筋の動き，ピークフロー値 ②全身状態：意識レベル，体温，脈拍（必要時には心電図），血圧，咳嗽，顔貌，顔色，チアノーゼ，体位，発汗・冷汗 ③自覚症状：呼吸困難感，倦怠感，疲労感，胸痛 ④検査データ：肺機能検査，血液ガス分析，血算，生化学，胸部X線，アミノフィリン血中濃度 ⑤輸液の滴下状況，挿入部の状態 ⑥水分出納：経口水分摂取量，輸液量，尿量，発汗の程度 ⑦酸素流量，酸素マスク等の装着状況 ⑧薬液吸入の状況：：時間と吸入手技 ⑨睡眠状況 ⑩生活環境：住居（ハウスダスト，ダニ，ペットなど），職業，過労，ストレス，アレルゲン **T-P** ①薬剤（気管支拡張薬，ステロイド，抗アレルギー薬，去痰薬，抗菌薬）の確実な投与 ●医師の指示に従い，指定量の輸液管理を行う ・気管支拡張薬（アミノフィリン）が入っている場合は特に指示された規定時間に均等に輸液されることが重要になる ・また，アミノフィリンは中毒症状（頭痛，悪心，動悸，期外収縮など）が出現する可能性があるので可能な限り血中濃度を測定しながら投与される．測定値を知る必要がある ・確実に投与されるように点滴の刺入部の観察を行う ●医師の指示に従い，抗生物質やステロイドの点滴を行う	●患者は呼吸困難時には死の恐怖を感じていることが多い．常に声をかけ，可能な限りそばに誰かが付き添うことで不安が軽減される．家族へ援助を依頼することも有効である ●全身的にステロイドが投与されている期間は副作

Ⓑ 気管支喘息により気道狭窄の生じる患者の看護　33

・投与時間は指示に従い均等になるようにする
・抗生物質はアレルギー症状（即発性・遅発性）の出現に注意する
・ステロイドによる副作用にも注意が必要となるが、適宜患者にも指導を行う
● 医師に指示に従い、薬液吸入（喀痰溶解薬、気管支拡張薬など）を行う
・患者の状態に合わせて、確実に吸入するための援助を行う
・吸入器の管理を行う
● 投薬が経口に変更されてからは、確実に内服するための援助を行う
② 患者が安楽な体位を保持するための援助を行う
● 身体を締め付けるものを除去する。安楽な寝衣に更衣できるとよい
● ファーラー位：ベッドの頭側を挙上する。背部や体幹にクッションや枕を入れる
● 起座位：オーバーテーブルを用いる。テーブルの上に毛布やクッションを置く
● 上体を起こした姿勢が長く続くと殿部や仙骨部に負担がかかるので、クッションやマットなどで除圧する工夫が必要になる。また膝下のベッドを挙上したりクッションや枕を入れるとよい
③ 酸素投与
● 十分加湿されるようにコルベン等に蒸留水を補充する
● 患者に合わせてマスクや経鼻カニューレを調節する

E-P
① 薬剤の必要性について指導する
② ステロイドの投与中は副作用（消化器症状の出現、高血糖など）について指導する
③ 吸入の必要性と手技について指導する
④ 内服薬について指導する
⑤ 呼吸法について指導する
● 衣服や下着の締め付けをゆるめる
● 腹式呼吸（腹部に手を当てて腹部が膨らむことを確認する
● 口すぼめ呼吸

用の出現が予測されるが、特に糖尿病の既往がある場合は血糖値のコントロールが必要になる。呼吸困難時には経口摂取が不安定になるので摂取量の把握と血糖値の測定を行う。また患者に合わせた食事指導を行う

● 患者によって安楽に感じる体位はさまざまである。横隔膜を下げ胸郭を広げて酸素が取り入れやすく、患者が楽な体位がとれるように、患者の意見を聞きながら工夫するとよい。座位もベッドの頭側を挙上するよりベッドから下肢をおろした姿勢のほうが保持しやすいことも多い。その際、下肢が床につくとより安定する。届かない場合は台などを準備する。また、椅子に座る姿勢も好まれる

● 安楽な姿勢も長時間におよぶと苦痛に感じられる。適宜体位が変えられるように援助するとよい

● 酸素マスクのゴムや経鼻カニューレによる圧迫が生じて潰瘍に至ることがある。指示量の酸素を確実に投与するために、患者の訴えを聞き、耳や鼻中隔を観察することが必要になる。ゴムやチューブにやわらかいガーゼや綿花を巻く、頬部にテープで固定するなどの工夫をする

[2] 脱水を起こす危険がある

[問題解決のための視点]

☆換気低下に伴う呼吸数の増加は，不感蒸泄を亢進させるため，意識的に水分摂取を促す

☆経口飲水量の低下は脱水につながるので，経口摂取ができない場合は輸液で補うため，輸液の合計量を測定

し，水分出納のバランスをみる

☆脱水傾向になると気道内分泌物（痰）の粘稠度が増すため，経口摂取ができる場合は水分摂取を促して痰を柔らかくし喀出しやすくする指導を行う

看護目標・成果	考えられる援助方法	個別化のポイント
●脱水を起こさずに，喀痰の喀出ができる ・脱水を起こさないように水分摂取ができる ・排痰法を理解して喀痰の喀出ができる	**O-P** ①水分摂取量：水分の経口摂取量と内容，輸液量，食事の摂取量と内容，摂取方法 ②水分排泄量：尿量，発汗の状況，嘔吐，排痰 ③体温 ④水分出納バランス：検査データ（ヘマトクリット，電解質，尿比重など） ⑤意識，口渇，ふらつき **T-P** ①水分摂取を促す：1時間に50mL程度を目安とする ②必要時医師の指示により，補液を行う：経口摂取が不足している時には，十分な量が必要である ③食事は食べやすく消化の良いものを選択する．咳嗽により嘔吐しやすいため，食べられるときに少量ずつ食べるように工夫する ④水分も少量ずつ摂取する．味の濃いものや炭酸の入ったものは嘔吐を誘発しやすいため避け，水や茶・スポーツ飲料などを選択する．あまり冷たいものも胃を刺激しやすい ⑤特に水分は手もとに置き，吸い飲みやストロー，ストロー付きカップなどを用いて飲みやすい工夫をする．容器の内容が不足することのないように配慮する ⑥痰を喀出する 　●水分を摂取した後に，患者に軽く腹圧をかけてもらいながら，呼気に合わせて痰を気道上部に移動させるのを助ける 　●ハフィング：患者に勢いよく呼気を吐いてもらい，気道内の気流を増加させて痰の移動を助ける **E-P** ①水分の必要性について指導する ②食事や水分摂取のための注意や工夫について指導する ③痰の喀出の必要性と方法を指導する	●食事や水分の嗜好や希望について聞き可能な限り配慮する ●摂取方法に関しては，患者のADLを確認して必要に応じた介助を判断，実施する ●水分摂取が必要なのは，発作時であって，日常的に水分を多量に摂取する必要はない

B 気管支喘息により気道狭窄の生じる患者の看護　　35

[3] 気道分泌物が貯留する危険がある

[問題解決のための視点]

☆呼吸数の増加や呼吸運動増加による不感蒸泄の増加や飲水量の減少は，気道内分泌物の粘稠度が増すので，可能であれば飲水を促す

☆気道内分泌物の貯留は気道を狭窄させるので，排痰法を指導する

☆患者が自力で排痰することが困難な場合は，ネブライザーや噴霧器による気管支の拡張を図る

看護目標・成果	考えられる援助方法	個別化のポイント
●気道内分泌物を貯留させない ・薬剤の吸入方法を実施できる ・排痰法を理解して喀痰の喀出ができる ・自宅で感染を予防するための方法を述べることができる	**O-P** ①呼吸状態：呼吸パターン（呼吸数，呼気と吸気のリズム），呼吸音と呼吸音の減弱の程度，喀痰貯留音の有無と程度，経皮的動脈血酸素飽和度（SpO_2） ②喀痰：量と性状，色調，臭い ③咳嗽の状況：咳嗽の方法，体位，胸筋や腹筋の疼痛の有無 ④呼吸困難感の有無と程度，倦怠感の有無と程度 ⑤吸入の状況と手技：指示薬剤の薬効，実施状況 ⑥検査データ：血液ガス分析，血算，生化学，胸部X線 ⑦口腔内の清潔保持状況 **T-P** ①医師の指示により薬剤吸入を行う ●喘息発作時には主に気管支拡張薬と喀痰融解薬による吸入が指示される．吸入指示（時間，回数）を患者の起床から就寝までに均等に実施する．呼吸困難を感じると患者は自己判断して指示時間以外でも吸入を希望したり実施することがあるが，特に気管支拡張薬では過剰実施により副作用が生じるので実施に際して指導することが必要である ●吸入器はウルトラソニックネブライザーを用いることで，より肺胞まで到達する．また，可能な限りゆっくり深く吸入しなければ肺胞まで到達しないので，患者に努力を促す必要がある ●呼吸困難から自身での実施が難しい場合が多い．吸入器のセッティングから実施まで，患者の状況に合わせて必要な援助を判断する．患者の状態が回復したら必要性や方法について指導を行う ②排痰法の指導と援助を行う ●喘息では呼気時に気管支が狭窄して呼気が吐きにくくなるため，効果的な咳嗽ができにくい．腹式呼吸や心窩部から腹部を両手で抱えるようにして咳嗽を促すことで比較的少ない努力で喀出できる．咳嗽が頻回に及ぶと腹筋に疼痛を生じることも多いが，腹部を抱えて支えることで疼痛も緩和される ●呼吸困難により安楽な体位が限られることが多いが，可能であれば体位ドレナージやスクイージングを取り入れる． ●患者の状態が回復したら，排痰法について指導する	●患者の状態により使用される薬剤はさまざまである．副作用について知る必要がある ・気管支拡張薬：動悸や頻脈，振戦など ・去痰薬：胃腸障害，頭痛，眩暈，悪心，食欲不振，など ●ネブライザーも器械により噴霧量が異なる．過剰に噴霧する必要はないが作動を確認しなければならない ●また，薬剤を吸入することで呼吸が更に苦しくなったように感じ，患者が吸入を拒否することがある．噴霧量を少なくするなどして実施できるように配慮する ●喀痰の性状は通常白色で粘稠．しかし感染により黄色〜緑色，膿様などの喀痰が見られる．性状の変化を把握しなければならない

③口腔内の清潔を保つ
●患者の状態に合わせた清潔のための援助を判断する
●呼吸困難が強い場合：安楽な体位のまま含嗽ができればイソジンなど殺菌作用のあるものを用いるとよいが，薬剤の刺激で嘔吐を誘発する場合は茶や水でもよい．ガーグルベースンなどの物品を準備する．
●患者の状態が回復したら歯磨きや薬剤による口腔ケアを実施する
●日常生活に継続して取り入れられるように指導する

E-P
①喀痰喀出の必要性について指導する
②効果的な排痰法について指導して継続的に実施できるように援助する
③口腔は気道の入り口であることを自覚して清潔が保持できるように指導する
④家族にも必要性と方法を説明する

●含嗽のための薬剤もさまざまなものがある．患者の嗜好というだけではなく，たとえばヨード剤にアレルギーのある患者ではイソジンは禁忌である．患者の意見を聞き可能な限り実施できるような選択を医師と相談する

---

[4] 内服や吸入を日常生活に取り入れて，継続する必要がある

[問題解決のための視点]

☆気管支喘息は，長期の薬物治療が必要となるため，患者が自己判断で服薬量を変えたり，中止したりしないように，服薬の必要性と服薬方法を指導する

☆慢性期には副腎皮質ステロイドの吸入をすることが多いので，使用方法を指導する

☆発作時に落ち着いて対応できるように，本人と家族（や同僚）にも対応を指導する

看護目標・成果	考えられる援助方法	個別化のポイント
●内服や吸入の効果を理解して継続することができるように援助する ・薬剤の効果が理解できる ・自宅で内服・吸入を継続できる	O-P ①内服薬，貼付薬や吸入薬に関する知識 ②生活状況，受診状況 ③服薬・吸入コンプライアンス ●これまでの内服状況：内服薬の種類，内服時間 ●これまでの吸入状況：吸入薬の種類，吸入方法，吸入手技 T-P ①内服や吸入を継続するための方法を患者とともに話し合う：患者の生活に取り入れる方法を，具体的に調整する ②内服薬や貼付薬に対する理解を確認する ●ステロイドを内服する場合は，副作用の出現に注意する ●症状が軽減しても自己判断で中止しない ③吸入薬に対する理解を確認する ●長期管理薬（コントローラー）：連日使用して症状を制御する．発作出現時に使用しても効果がない ●発作治療薬（リリーバー）：症状のあるときに頓用で使用する．1日の使用回数が3回を超えるような場合は受診する ●口腔内に薬剤が付着するため，吸入後には必ず含嗽を	●患者の生活状況を考慮して指導する（発作時に備えて家族にも指導する） ・規則正しい生活をしている場合は，内服や吸入をどこに取り入れるとよいか決めるとよい ・不規則な生活をしている場合は，確実に実施できるための方法を患者と調整する必要がある（タイマーの利用やチェック方法など）

する
④吸入の方法や手技を確認する
  ●定量噴霧型吸入器（MDI）：呼吸と同調させゆっくり吸入する必要がある．振って残量を確認する
  ●ドライパウダー吸入（DPI）：勢いよく一気に吸入する．使用回数を確認して新しい薬剤ディスクに交換する
⑤薬剤の指導は，薬剤師に依頼してもよい
⑥外来看護師にも連携を依頼する
E-P
①内服薬や貼付薬について薬効や副作用，継続の必要性について指導する
②吸入薬について薬効や吸入方法，継続の必要性について指導する
③喘息日誌の利用法について指導する
④家族に発作時の対応を指導する

・喘息日誌の薬剤使用欄を利用するとよい
●吸入手技に合わせて指導する
・高齢者など，呼吸を定量噴霧式吸入器とうまく同調させられない場合は，医師の指示に従い吸入補助具（スペーサー）を用いるとよい
・肺活量が少ない場合は，吸入補助具からの吸入やドライパウダーの吸入回数を増やす必要がある

---

[5] 気道狭窄症状の出現に対する不安がある

[問題解決のための視点]

☆呼吸困難は生命の危機的状況であり，患者は呼吸が止まり死ぬのではないかという不安を抱くため，患者が落ち着くような説明と声かけを行う

☆発作時の対応を，家族や関わりのある周囲の人にも理解してもらえるように指導する
☆患者の苦痛を理解・支援する

看護目標・成果	考えられる援助方法	個別化のポイント
●気道狭窄症状の出現に対する不安を軽減する ・症状コントロールに意欲がもてる ・病気や治療について理解できる ・症状の誘発要因を知り，生活環境を整えることができる ・不安の訴えが減少する	O-P ①気管支喘息とその治療についての知識 ②症状の誘発因子についての知識 ③生活環境，生活時間 ④サポートの有無 ⑤気道狭窄症状に対する言動や思い T-P ①気管支喘息とその治療について知る 　●喘息教室やパンフレット，ビデオなどの利用 ②誘発因子を避ける 　●必要に応じてアレルゲンを確定するための検査を行う 　●アレルゲンが判明している場合は，これを避けることの必要性と方法を指導する 　●ウイルスや細菌の感染による症状の増悪を防ぐための方法を指導する 　●アスピリンや非ステロイド性抗炎症薬（NSAIDs）により発作が誘発されることがあるので，市販薬の内服には十分注意を要することや，他科・他院での受診時には自己申告する必要がある 　●運動による症状出現が見られる場合は，発作治療薬の予防的に吸入する	●患者によって生活環境は大きく異なる．また，自宅以外の職場や学校に誘発因子が存在することもある．現状を正確に把握することが必要で，それに合わせた対策や指導を考慮する ●同様に患者によってアレルゲンはさまざまである．具体的に避ける方法を患者とともに考える必要がある． ●指導方法：患者が既に持っている知識や経験，患

●心理的なストレスが発作の誘因となることもあるので，心理面への配慮も必要である
③生活環境を整える
●生活環境の清浄化：室内の掃除をこまめに行い，寝具・家具・衣類などから動物性のもの（羽毛や毛皮など）を排除する．観葉植物も望ましくない場合がある
●ペットは飼わない：特に室内での飼育は避け，動物や鳥類との接触には注意する
●禁煙：能動喫煙だけでなく，受動喫煙も影響は大きい
●大気汚染物質：生活地域が望ましくない環境にある場合（工場や幹線道路の周辺，排気や煙にさらされる地域など）は転居も考慮する
●化学物質：スプレー類，塗料や油などの揮発性物質の吸引は気道粘膜を刺激するので避ける
④サポートの存在を確認する
●精神的な支えと成りうる存在：家族，同僚，友人など
●緊急時に援助を依頼できる存在：隣人，緊急時の連絡方法など
●かかりつけ医，訪問看護師や民生委員など
⑤不安の訴えを聴く
●症状の出現だけでなく，生活に加わるさまざまな制限を，患者は社会生活に適応することの障害と考えやすい．症状はコントロール可能であることや，長くつきあっていくことの苦労に理解を示し，ゆっくりと関わる

E-P
①気管支喘息とその治療について指導する
②誘発因子を避け，生活環境を整える必要性について指導する
③必要に応じて援助を依頼することの重要性について指導する
④家族，同僚，友人にも指導する

者の理解度に合わせて，その方法を工夫しなければいけない．集団だけでなく個別に指導するとともに，理解できたか確認する

●患者が不安を抱えて生活しながら治療を継続していくために，家族や周囲の人々の理解や協力が不可欠である
●知識を得たからといって患者の不安が軽減するとはいえない．患者それぞれの思いに触れることが大切になる

---

[6] 症状の出現や変化を知り，対処する必要がある

[問題解決のための視点]

☆患者の変化や症状を把握する（日常生活，仕事，通勤，時間，季節，気象条件，治療内容，服薬，発作など）

☆患者が自己管理できるように指導する

☆患者が体調の変化や自覚症状，ピークフロー値を意識し，気道狭窄の早期発見・早期治療ができるように指導する

看護目標・成果	考えられる援助方法	個別化のポイント
●症状の出現や変化を知り，対処ができるように援助する ・病気や症状について知る	O-P ①気道狭窄の症状 ②ピークフロー値やピークフローメーターに関する知識 ③ピークフローメーターの取り扱い状況 ④気管支狭窄症状に関する知識	

B 気管支喘息により気道狭窄の生じる患者の看護　39

・自宅でピークフロー値を継続して測定し，自己管理できる ・自宅で症状出現に対する対処方法を述べる	⑤症状出現時の対処方法に関する知識 **T-P** ①ピークフロー値を継続して測定するための方法を患者とともに話し合う ●毎日決まった時間に測定することが必要．ピークフロー値は日内変動するため，通常1日2回（起床時と夕方もしくは就寝時）測定する ②ピークフローメーターの取り扱い手技を確認する ●同じ姿勢で測定する．息を吐く速さが重要なので，吐ききる必要はない ③ピークフロー値の評価と自己管理 ●3回測定した最高値を喘息日誌に記録する ●標準値もしくはその80％以上の自己最良値を基準として評価する ●自己最良値から20〜30％の低下で喘鳴を自覚，30〜40％の低下で呼吸困難を呈する．たとえ症状がなくても注意を要し，発作治療薬を使用する ④喘息症状出現時の対処 ●発作治療薬が1日3回以上必要になったり，使用後2〜3時間で症状が出現する場合は早期に受診する ●呼吸困難を自覚したらただちに受診して治療を受ける **E-P** ①喘息日記の記載（日常生活，仕事，通勤，時間，季節，気象条件，治療内容，服薬，発作など）を指導し，自己管理の自覚を促す ②ピークフロー値の測定意義とピークフローメーターの使用方法を指導する ③気管支狭窄症状出現時の対処法について指導する	●ピークフロー値は個人の呼気努力によるので，努力が不足している場合には測定値が指標となりにくい．手技が習得できるまで丁寧な指導が必要になる ●年齢と身長をもとにした標準値が示されているが，個人差が出る．治療の指標は，この標準値の80％以上だが，症状消失後2〜3週間程度たって安定した値が得られるようになった頃の値を自己最良値とする ●喘息日記を記載することによって，状態を客観的に評価し，自己管理の自覚を促す

〈参考文献〉
1）関口恵子・他編：根拠がわかる症状別看護過程．pp15-28，南江堂，2016
2）新見明子編：根拠がわかる疾患別看護過程．pp75-98，南江堂，2016
3）浅野浩一郎・他：系統看護学講座 専門Ⅱ 呼吸器．p64，pp176-181，315-321，医学書院，2015
4）高橋仁美・他編著：フィジカルアセスメント徹底ガイド 呼吸．p125，中山書店，2011

memo

第Ⅰ章 呼吸機能障害と看護
1-1 気道クリアランス機能障害

C 慢性気管支炎による過剰な粘液分泌が換気障害をもたらす患者の看護

荒木玲子，横手芳惠

1. アセスメントのポイント

[身体的]
① 呼吸状態
- 呼吸数，リズム，深さ，呼吸雑音の有無，SpO$_2$
- 喘鳴，咳嗽の程度
- 動脈血ガス分析データ
- 胸部X線

② 気道内分泌物の程度
- 喀痰の量・性状・喀出状態
- 喀痰による呼吸困難の有無

③ ADLの程度と変化
- 排痰や呼吸困難による日常生活の制限の程度
- 体重減少の有無と程度

④ 感染の徴候の有無
⑤ 睡眠の状態

[精神的]
① 病状の認識の程度
② 疾患・予後に対しての患者の思い
③ 社会復帰・役割意識における患者の思い

[社会的]
① 家族・周囲の理解と協力の有無
② 社会における患者の役割と継続状況
③ 刺激因子（特に禁煙）からの回避状況

[自己管理]
① 効果的な呼吸方法および排痰法の習得および活用
② 感染予防行動の理解度と実施状況
③ セルフマネジメントおよびセルフケア能力
- 気道浄化に関する行動（禁煙，排痰等）の実施状況
- 薬物の自己管理状況

2. 医療問題（問題の根拠・なりゆき）

① 慢性的な炎症が繰り返されることにより，主気管支から終末細気管支領域での分泌細胞の増生・肥大が起こり，粘液分泌の過剰となることによる気道のクリアランスの低下に伴うガス交換障害

- 肺機能障害の進行（閉塞性呼吸機能障害）
- 換気障害
- 気道閉塞
- 呼吸困難
- 低酸素状態

② 分泌物の喀出困難による粘稠性喀痰の貯留と気道浄化能の低下による細菌（主に肺炎球菌・インフルエンザ菌）感染の再燃

- 気管支炎の増悪・肺炎の合併
- 免疫力の低下
- 感染症の増悪
- 呼吸困難の悪化

③ 頻回な咳嗽による呼吸仕事量の増大にともなう活動意欲の低下と消化管刺激による食欲低下による栄養状態の低下にともなう活動耐性の低下

- 呼吸困難による活動耐性の低下
- 体力の消耗
- 栄養状態の低下
- セルフケア不足

3. 考えられる問題点

[1] 粘稠性痰の喀出困難による気道のクリアランス低下に伴うガス交換障害

[2] 痰の貯留による気道浄化能低下に伴う感染症の増悪のリスク

[3] 栄養状態の低下と活動に十分な酸素化ができないことによる活動耐性低下

[VIEW]

●気道の慢性的な炎症により，気道壁の損傷と修復が繰り返されることで気道壁の構造が変化して起こる分泌物の増加による気道浄化能の低下を防ぎ，悪化と合併症の発症を防ぐ

[看護の方向性]

◆身体の酸素化を促すため，効果的な排痰を促し気道のクリアランスを図り，体力の消耗を最小限にする
◆症状コントロールのために必要な自己管理能力，セルフケア能力を高める援助を行う

第Ⅰ章 呼吸機能障害と看護

1-1 気道クリアランス機能障害

4. 看護目標・成果	**5. 考えられる援助方法**
[1] 排痰を促し，効果的な呼吸を行うことで低酸素状態が改善するよう援助する ●効果的なガス交換が図れる ●排痰法が実施できる ●呼吸困難が改善する	[1] 効果的な排痰を促し，低酸素を起こさないような呼吸活動維持への援助 O-P ●呼吸状態，SpO_2 ●痰の性状・量，排痰の状態 ●呼吸困難の有無と程度 T-P ●酸素を取り込みやすい呼吸法を実施し，酸素化を促す ●排痰を促し，気道浄化を行う ●呼吸しやすい体位の工夫を行う ●呼吸運動を妨げないような衣服を選択する ●喀痰喀出困難時には，体位ドレナージや呼吸理学療法を行う ●室内環境を整える（温度，湿度の調整・室内空気の清浄化） E-P ●ガス交換を促す呼吸法の指導を行う ●排痰の必要性と効果的な排痰法の指導を行う ●禁煙指導
[2] 感染の増悪や合併症予防のために必要な援助を行う ●感染予防行動が実施できる ●清潔を保つことができる ●栄養状態が適正に保てる ●禁煙ができる	[2] 感染予防のための行動を理解し，実施できる援助 O-P ●感染徴候の早期発見 ●栄養状態の把握 ●感染予防についての理解状況 T-P ●清潔行動（口腔ケア・手洗い・含嗽など）を励行する ●環境整備を行う ●高カロリーで消化のよい食品の摂取を促す ●感染を悪化させる要因の排除を行う E-P ●感染予防のための生活上の注意について説明する
[3] 低酸素状態を起こすことなく日常生活動作（ADL）を行うことができるよう援助する ●ADLを拡大する ●体力の消耗を防ぐ ●セルフケアの向上を図る ●栄養状態が低下しない	[3] 栄養状態の低下，低酸素状態による消耗性疲労による日常生活動作（ADL）の低下を予防・維持するための援助 O-P ●ADLの程度 ●呼吸困難の発生頻度 ●栄養状態の把握 ●睡眠状態・食欲の有無 T-P ●呼吸困難出現時の動作を工夫する ●体力の消耗を防ぐ援助を行う ●栄養状態の低下を防ぐ E-P ●呼吸困難を起こさないADLについて指導する ●栄養状態を整える必要性を指導する ●呼吸困難が生じた際の対処方法について説明する

この領域に条件によってはよくみられる看護診断

●非効果的気道浄化

●非効果的健康管理

●活動耐性低下

＊：治療・処置に関わるもの

C 慢性気管支炎による過剰な粘液分泌が換気障害をもたらす患者の看護　43

1. アセスメントのポイント

2. 医療問題（問題の根拠・なりゆき）

3. 考えられる問題点

[4] 呼吸困難や継続治療による日常生活，社会復帰の制限による自尊感情の低下に伴う非効果的自己健康管理

4. 看護目標・成果

[4] 日常生活，社会復帰制限に対する不安による自尊感情の低下に伴う非効果的自己健康管理
- 呼吸困難による行動制限へ不安が表出できる
- ボディイメージの変化に伴う不安が表出できる
- 周囲への協力・理解を求めることができる

5. 考えられる援助方法

[4] 疾患やADL制限に伴う不安への援助

O-P
- 疾患や治療に対する認識
- 呼吸困難の発生頻度
- 家族や周囲のサポートシステム
- 自己管理の実施状況

T-P
- 本人の思いが訴えやすい環境をつくる
- 不安の訴えを傾聴する
- 咳嗽に対し，家族・周囲の理解を促す
- 呼吸困難出現時の対応方法を工夫し，自己コントロールできるようにする
- サポート体制の調整を行う
- 社会復帰のための調整を行う

E-P
- 不安があれば，いつでも話すよう伝える
- 家族や職場の人などに，サポートの必要性と方法を説明する
- 症状をコントロールすることで，日常生活を支障なく過ごせることを説明する

＊：治療・処置に関わるもの

Ｃ 慢性気管支炎による過剰な粘液分泌が換気障害をもたらす患者の看護

6. 病態関連図

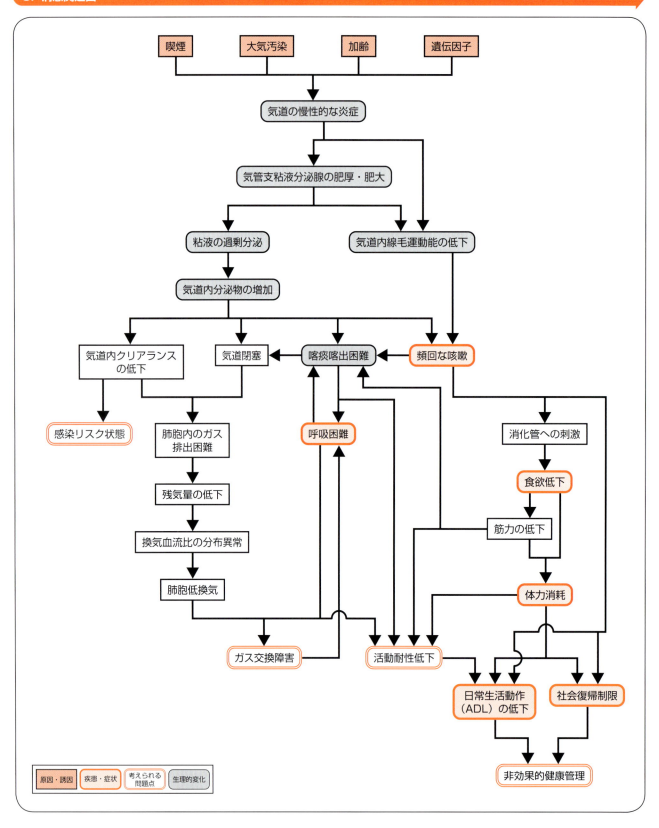

7. 看護計画

[1] 粘稠性痰の喀出困難による気道のクリアランス低下に伴うガス交換障害

[問題解決のための視点]

☆効果的な排痰法を身につけ，自分で気道の浄化ができるようにする

☆効果的なガス交換ができるよう呼吸機能のメカニズムを理解し，呼吸困難が生じないような生活ができるようにする

看護目標・成果	考えられる援助方法	個別化のポイント
●排痰を促し，効果的な呼吸を行うことで低酸素状態が改善する ・効果的なガス交換ができるようになる ・効果的な排痰法ができる ・気道の浄化が図れる ・呼吸困難が改善する ・低酸素状態が改善する ・SpO₂が90％以下にならない	**O-P** ①呼吸状態：呼吸数，リズム，パターン，深さ，呼吸雑音の有無，息苦しさ，SpO₂（経皮的動脈血酸素飽和度） ②気道内分泌物の有無，喀痰量と性状，喀出状況 ③排痰の実施状況 ④労作時の息切れ，呼吸困難の有無 ⑤胸部X線 ⑥血液ガス分析のデータ ⑦水分出納バランス **T-P** ①咳嗽・喀痰習慣を身につける ●毎食後，就寝前に排痰を行う（痰の量に応じて回数を増やす） ●聴診器を用いて痰の貯留部位を聴き取り，呼吸状態を理解できるようにする ●痰の貯留部位により，体位ドレナージを行う（表1） ②去痰薬の内服管理と，吸入薬の管理を行う ●咳嗽を行う15〜20分前に，吸入を行うと喀痰の粘稠度が緩和され，排痰を効果的に行うことができる ③呼吸困難改善のため，安楽な体位の工夫，呼吸運動を妨げない衣服・寝具の選択を行う ④室内環境を整える ●室温：27℃前後（夏季），22℃前後（冬季），湿度50〜60％（夏季・冬季） ●室内空気の清浄化 ⑤脱水予防と喀痰喀出を容易にするために，水分を十分に摂取する ⑥禁煙を継続できる **E-P** ①慢性気管支炎の病態が理解できるよう指導する ●気道の炎症により，痰の分泌が促進している状態がイメージできる ●痰の性状・量の観察を行い，日々の変化の管理ができる ②呼吸法の指導を行う ●腹式呼吸：一般的な呼吸法。利き手を腹部にのせ軽く圧迫し，腹筋を意識しながら行う．圧迫は，腹部の運	●慢性気管支炎の進行度による気道への影響を考慮する ●呼吸機能に影響を与える生活習慣（喫煙や仕事）や呼吸困難に対する患者の反応を考慮する ●体力が低下し，痰の喀出が困難な患者には家族による介助法の指導を行う（下部胸郭介助法が最も一般的で，咳嗽の際に下部胸郭の肋骨弓に介助者の手を当てて，呼気時に胸郭を下方・内下方に圧迫し排痰をさせる）

C 慢性気管支炎による過剰な粘液分泌が換気障害をもたらす患者の看護　47

表1　体位ドレナージ

痰の部位	方法	体位と痰の位置
両上葉肺尖部	45°のセミファーラー位. 両肩甲部から中央, 鎖骨部にかけて排痰介助.	
両上葉の区	水平背臥位をとらせ膝の下に枕を入れる. 乳房から鎖骨部にかけて排痰介助.	
右上葉の後区	ベッドは水平. 腹臥位から右に1/4回転起し枕で支える. 右肩甲中央領域の排痰介助.	
左上葉の肺尖後区	ベッドの脚を30°上げるか上体を30度起こす. 腹臥位から左に1/4回転起し枕で支える. 左肩甲中央領域の排痰介助.	
右の中葉	ベッドの脚を30°上げる. 背臥位から右（左）に1/4回転起し枕で支える. 右（左）乳房の上下領域の排痰介助.	40cm
両下葉の上区	ベッドは水平. 腹臥位とし腹部に枕を入れる. 肩甲中央から下方の領域の排痰介助.	
両下葉の前底区	ベッドの脚を50cm上げる. 背臥位. 乳房下方から胸骨弓の最後まで, 排痰介助.	50〜60cm
右下葉の外側肺底区と内側肺底区	ベッドの脚を50cm上げる. 右側臥位. 右腋窩下方から最後までの肋骨部までの排痰介助.	50〜60cm
左下葉の外側肺底区	ベッドの脚を50cm上げる. 左側臥位. 左腋窩下方から最後までの肋骨部までの排痰介助	50〜60cm
両下葉の後肺底区	ベッドの脚を50cm上げる. 腹臥位. あるいは上体をベッドから床に下ろす. 肩甲中央から最後の肋骨部まで排痰介助.	50〜60cm

（渡辺敏・中村恵子監：NEW人工呼吸器ケアマニュアル. p315, 学研, 2000を参考に作成）

動の妨げにならない程度の力を用いる
- ●口すぼめ呼吸：呼気終末陽圧をかけ，気管支の拡張を図る．過呼吸を抑え，呼気時ゆっくりと口をすぼめるように行う
- ③排痰法の指導を行う
  - ●ハフィング法：口唇と声門を開けゆっくり大きく息を吸い，最大吸気量に達した後に一気に息を吐き，気道内の痰を口側へ運ぶ方法を行う．１度に４〜５回行う
- ④環境の刺激要因を避けるよう指導する
- ⑤禁煙指導を行う

---

[2] 痰の貯留による気道浄化能低下に伴う感染症の増悪のリスク

[問題解決のための視点]

☆感染予防の必要性を理解し，予防行動を日常生活に組み込めるような方法を考える

☆感染の徴候が察知できる知識を身につける

看護目標・成果	考えられる援助方法	個別化のポイント
●感染予防の必要性と方法を理解し，感染を起こさない ・感染予防の必要性がわかる ・感染予防行動がとれる ・感染徴候を早期発見できる ・清潔行動がとれる	**O-P** ①バイタルサイン（特に体温・脈拍）の変化，SpO_2（経皮的動脈血酸素飽和度）②呼吸音の性状，肺雑音の有無と種類，程度，部位（**表2**） ③感染徴候（痰の性状・量，咳嗽の有無，鼻汁の有無，インフルエンザ・感冒症状）の有無 ④栄養状態 ⑤胸部X線 ⑥検査データ：白血球数，CRP，好酸球，肝機能，腎機能，喀痰培養の結果，総蛋白，アルブミン（Alb），A/G（アルブミン/グロブリン）比 ⑦慢性副鼻腔炎の有無，口腔内の清潔保持状態，脱水症状の有無 **T-P** ①清潔行動（口腔ケア，手洗い，含嗽など）を励行する ②外出の際は，マスク着用を促す ③喀痰喀出を促す．感染を起こしている場合は，必要時吸引を行い積極的に排痰を促す ④発熱時，医師の指示により解熱剤を用い，冷罨法により解熱を図る ⑤医師の指示による薬物療法を正確に実施する（**表3**） ⑥感染の際は，栄養補給や医師の指示により酸素吸入を行い，体力の消耗を防ぐ ⑦感染者（疑いのある者を含む）からの隔離を行い，感染の伝播と症状増悪を予防する ⑧禁煙が継続できる **E-P** ①感染予防のために必要な生活上の注意を指導する ●帰室後の含嗽・手洗い	●発達段階（老年期，成人期，青年期）により，認知レベル，学習能力には差が生じるため，患者の認知レベル，学習能力を考慮する ●患者の日常生活習慣を把握し，感染予防行動に関する問題の有無を考慮する ●高齢者の場合，感染徴候が現れにくいため，十分な観察を要する

C 慢性気管支炎による過剰な粘液分泌が換気障害をもたらす患者の看護

表2　呼吸音

		呼吸音	聴取音	発生メカニズム
正常音	肺胞音	すーすー	気道内の空気の流れにより発生する.
ラ音	粗い断続性副雑音（弾性ラ音）	水泡音（ブツブツ）	吸気の初期に発生する. 太い気管支に由来する.
	細かな断続性副雑音（弾性ラ音）	捻髪音（パリパリ）	吸気後半から，終末吸気時. 閉塞した末梢気道が吸気後半に，急激に開放することに由来する.
	高音性の連続性副雑音（連続ラ音）	笛様音（ピーピー）	呼気時に発生しやすい.
	低音性の連続性副雑音（連続ラ音）	いびき様音（グーグー）	比較的太い気道で発生する.
その他	胸膜摩擦音	握雪音（ギューギュー）	呼気・吸気両位相.胸膜がこすれあって生じる.
	喘鳴（stridor）	雄鶏の鳴くような高い音	吸気時.上気道の閉塞・胸郭外気道の狭窄が原因で起こる.
	喘鳴（wheeze）	笛を吹くような高調な音	空気が部分的に閉塞したところを通り，震えることによって発生する.
	スクウォーク	（キュー，クー）	吸気時.細気管支に発生する.

表3　有効な抗生物質

		有効抗生物質	製剤名	商品名
肺炎球菌	広域ペニシリン	アンピシリン（ABPC）	ビクシリンS
	複合ペンシリン	ピペラシリンナトリウム（PIPC）	ペントシリン
	第二世代セフェム系	セフォチアム塩酸塩（CTM） セフメタゾールナトリウム（CMZ）	パンスポリンT セフメタゾン
	第三世代セフェム系	セフォタキシム（CTX）	セフォタックス
	第四世代セフェム系	セフピロム硫酸塩（CPR） セフォゾプラン塩酸塩（CZOP）	セフピロム ファーストシン
	カルバペネム系	パニペネム・ベタミプロン（PAPM/BP）	カルベニン
インフルエンザ菌	広域ペニシリン系	ピペラシリンナトリウム（PIPC）	ペントシリン
	β-ラクタマーゼ阻害薬配合ペニシリン	アンピシリンナトリウム	ユナシン-S
	第二世代セフェム系	セフォチアム塩酸塩（CTM）	パンスポリンT
	第三世代セフェム系	セフメタゾールナトリウム（CMZ）	セフメタゾン
	第四世代セフェム系	セフピロム硫酸塩（CPR） セフェピム塩酸塩（CFPM）	セフピロム マキシピーム
	ニューキノロン系	シプロフロキサシン（CPFX） パズフロキサシン（PZFX）	シプロキサン パズクロス
緑膿菌	広域ペニシリン系	ピペラシリンナトリウム（PIPC）	ペントシリン
	第三世代セフェム系	セフタジジム（CAZ）	モダシン
	第四世代セフェム系	セフォゾプラン塩酸塩（CZOP）	ファーストシン
	カルバペネム系	イミペネム/シラスタチンナトリウム（IPM/CS） メロペネム（MEPM）	チエナム メロペン
	ニューキノロン系	シプロフロキサシン（CPFX） パズフロキサシン（PZFX）	シプロキサン パズクロス

- ●外出時のマスク着用
- ●感染が疑われる人，人の多い場所には近づかない
②感染徴候の早期発見ができる知識を指導する
- ●痰の性状・量，体温上昇などから感染の徴候を察知することができる
③口腔ケアの必要性と実施について説明する
- ●毎食後に行う
- ●食物残渣の有無を確認し，歯みがきを促す
- ●義歯の管理ができない場合は，家族が行うよう指導する
④禁煙指導を行う

---

[3] 栄養状態の低下と活動に十分な酸素化ができないことによる活動耐性低下

[問題解決のための視点]
☆栄養状態の低下と低酸素状態による消耗性疲労にともなう日常生活動作（ADL）の低下を最小限にする
☆基本的な日常生活が維持できるようにセルフケア能力を補う方法を考える
☆患者自身が呼吸状態や体力が低下していることを自覚できるようにする

看護目標・成果	考えられる援助方法	個別化のポイント
●低酸素状態を起こすことなく日常生活が営める ・栄養状態が低下しない（改善する） ・疲労を少なくする動き方を体得できる ・呼吸状態が安定し，行動範囲が拡大する ・日常生活に必要な身体能力が低下しない ・活動時，SpO_2が90％以上を保てる	**O-P** ①呼吸困難・活動量・活動範囲・行動の持続時間の程度の把握 ②ADLの状態 ③食事摂取量・栄養バランス・食欲の有無 ④水分出納バランス ⑤咳嗽反射による随伴症状（悪心・嘔吐）誘発の有無 ⑥検査データ：総蛋白，Alb，A/G比 ⑦睡眠状態，疲労感の有無と程度 **T-P** ①エネルギー消費の少ない効率のよい動作を行うようにする ②酸素消費量が増加する動作（歩行・入浴など）は，体調に合わせて行う ③食事前に喀痰喀出を行い，咳嗽による胃部への影響を少なくしてから摂取する ④高カロリー，高蛋白，高ビタミンで消化のよい食品の摂取を促す ⑤一度に必要量が摂取できない場合は，分割食にして摂取する ⑥必要な場合，栄養補助食品の摂取を促す ⑦本人の意思を確認しながら必要なサポートを行う ⑧呼吸運動能低下を防ぐため，呼吸筋トレーニングを行う ⑨入眠前には排痰を促し，安眠できるようにする	●発達段階（老年期，成人期，青年期）により，行動範囲や社会的責任が異なるため，患者の年齢や背景，家族関係，社会的役割などを考慮する ●患者の理解度，生活の自立度，環境，習慣により，セルフマネジメント内容を考える ●疾患の進行度，予後や生活への影響が異なるため，患者の状態を考慮する ●食事内容については，本人の嗜好に合わせて高カロリーで摂取しやすい食品を選択する

E-P

①呼吸困難を起こしやすい動作・効率のよい動作について説明する

②身体能力を低下させない方法を指導する

③体力低下防止のため，栄養状態を整える必要性を指導する

④呼吸困難が生じた際の対処方法を指導する
- ゆっくり行動する
- 呼吸を整えてから動くようにする

---

[4] 呼吸困難や継続治療による日常生活，社会復帰の制限による自尊感情の低下に伴う非効果的自己健康管理

[問題解決のための視点]

☆症状の自己コントロールを促し，日常生活を支障なく過ごせるよう精神的安寧を促す

☆家族や周囲の理解を促し，社会からの疎外感を感じないよう支援する

☆咳嗽や呼吸困難により，それまでの行動ができなくなることによる自尊感情の低下を防ぐ

看護目標・成果	考えられる援助方法	個別化のポイント
●日常生活，社会復帰制限に対する不安を軽減し，疾病による自己の変化を受容できる ・呼吸困難による活動範囲低下を受け入れられる ・予後に対する不安を訴えられる ・頻回な咳嗽によるセルフケア能低下を受け入れられる	**O-P** ①疾患に対する本人の思いの把握 ②本人と周囲の関係 ③患者支援システムの有無 ④自己に対する肯定的/否定的な発言の有無 ⑤呼吸困難の出現頻度と本人の受け止め ⑥自己コントロールの程度 **T-P** ①本人の訴えやすい環境をつくり，患者の訴えを傾聴する ②咳嗽に対し，家族・周囲の人の理解を促す ③自己コントロールの実施状況を確認し，できていることを評価する ④気分転換を図るために，できる範囲で趣味などを行うよう促す ⑤呼吸困難時の不安を受け止め，否定的にならないよう支援する **E-P** ①不安があれば，いつでも話すように伝える ②家族や職場の人などに，サポートの必要性と方法を説明する ②症状をコントロールすることで，日常生活を支障なく過ごせることを説明する ③患者・家族の状況に合わせて，繰り返し個別指導を行う	●自尊感情の保持・向上を考え，本人の意欲を促進させ，体調不良の際は早期に察知できるように状態の把握を行う ●疾患からくる不安だけでなく，年齢や家族構成等の社会的背景から生じる不安についても傾聴し，社会資源の活用も必要である

〈参考文献〉
1）竹田津文俊・他：呼吸器疾患Ⅱ．月刊ナーシング20（4）：99-107，2000
2）木村謙太郎・他：Nursing Selection1　呼吸器疾患．学研，2003
3）日野原重明・他総監：看護のための最新医学講座　第2巻　呼吸器疾患．中山書店，2005
4）高橋章子編：エキスパートナースMOOK17　基本手技マニュアル．照林社，2002
5）福井次矢・他：内科診断学，第3版．医学書院，2016
6）3学会合同呼吸療法認定士認定委員会：3学会合同呼吸療法認定士認定講習会テキスト．2017
7）守安洋子・他：ナースのための薬の事典．へるす出版，2017
8）山口瑞穂子・他監：疾患別看護過程の展開，第5版．学研，2016
9）浦部晶夫・他編：今日の治療薬2017．南江堂，2017
10）医療情報科学研究所編：病気がみえるvol.4　呼吸器，第2版．メディックメディア，2013

memo

第Ⅰ章 呼吸機能障害と看護
1-2 ガス交換機能障害

D COPDによって，換気・拡散障害が慢性的に持続している患者の看護

森本美智子

[VIEW]
●気腫性病変優位のCOPD（慢性閉塞性肺疾患）によって非可逆的な換気・拡散障害を生じ，労作時の呼吸困難が強くなる段階（ステージⅢ）に入った患者に対して，呼

1. アセスメントのポイント

[身体的]
①呼吸困難の程度はどれくらいか
②運動耐容能はどの程度か
③日常生活は自立しているか
④感染徴候はないか

[精神的]
①安定しているか
②心配事はないか

[社会的]
①サポートが得られているか
②社会参加できているか

[自己管理]
①効率のよい呼吸法を活用できているか
②酸素消費量の少ない方法で身の回りの動作を行えているか
③定期的に運動（筋のストレッチ，強化）を行えているか
④感染予防行動を行えているか
⑤薬物を正確に吸入，内服できているか
⑥症状コントロールのためのセルフモニタリングを行えているか

2. 医療問題（問題の根拠・なりゆき）

①呼気時の気道抵抗の増加，肺弾性収縮力の低下による換気効率の低下，呼吸仕事量の増大	●空気とらえこみ現象（air trapping）による肺の過膨張／残気量の増加 ▶最大呼気量の減少 ▶労作時の呼吸困難の増大 ▶運動耐容能の低下 ●低酸素血症への進展 ▶低酸素性肺血管れん縮 ▶合併症（肺高血圧症，右心肥大）
②末梢気道の機能変化による線毛の機能低下，粘液分泌液の貯留	●活動・運動の回避 ▶廃用性身体機能の低下 ▶呼吸筋の低下 ●肺炎 ▶急性増悪 ▶機能低下の助長

3. 考えられる問題点

[1] 労作時に呼吸困難がある

[2] 運動耐容能の低下により日常生活に制限がある：活動耐性低下

[3] 呼吸困難の出現・増悪，非可逆的な機能の低下により生活や症状に対する不安がある

[4] 気道感染が起こりやすい

[5] エネルギー消費の増大により易疲労性，持久力の低下があり，社会生活への不参加，社会的役割の喪失が起こり，閉じこもりや孤立を引き起こしやすい

吸リハビリテーションを中心に患者がセルフマネジメントの質を高めて、機能障害の悪化を予防し、生活機能（活動）を維持できるようにするための看護である

[看護の方向性]
◆患者が自己の状態を理解し、自らのよりよい健康状態を目指し、機能低下に対してセルフマネジメントしながら、自分らしくいきいきと生きていけるようにする
◆そのためには、患者が機能障害や症状をコントロールするために必要な知識や方法を身につけられるように、機能低下に対する恐れや不安を軽減できるように援助する

◆具体的な援助として、①少ない消費エネルギー（酸素摂取量）で効率のよい呼吸を行えるようにする、②呼吸困難に対する不安を軽減する援助とともに運動に対する耐容性を増す援助（教育）を行い、身体機能の低下を予防できるようにする、③酸素の消費量を最小限にした日常生活の方法を身につけられるようにする、④機能低下や症状に対するセルフモニタリングを行い、生活の調整をできるようにする。これらの援助は、患者の機能低下の進行を遅らせ、生活機能を維持していくことにつながるものである

4. 看護目標・成果	5. 考えられる援助方法
[1] 労作時の呼吸困難が軽減するように援助する ●呼吸困難を増悪する因子を取り除くことができる ●効率のよい横隔膜（腹式）呼吸法を習得できる ●筋の柔軟性を確保するストレッチを習得できる	[1] 労作時呼吸困難に関する援助 O-P ●呼吸状態，呼吸機能データ ●全身状態など TP/EP ●呼吸困難をコントロールするための方法 ●体位，食事，便通の調整，リラックス ●呼吸法の指導 ●ストレッチの仕方の指導
[2] 運動耐容能を高めて自立した日常生活ができるように援助する ●日常生活動作の仕方を修正し改善できる ●運動を継続して行うことができる	[2] 運動耐容能に応じた，耐容能を高める援助 O-P ●日常生活動作前，中，後のSpO$_2$値 ●動作のパターン，スピード　など TP/EP ●運動耐容能にあった生活の仕方の指導 ●下肢・上肢の筋力トレーニングの指導
[3] 自宅での生活に対して自信（意欲）をもてるように援助する ●不安のレベルが軽減する ●生活や症状に対する対処方法がわかる（対処方法を説明できる）	[3] 不安の緩和のための援助 O-P ●不安を示す症状 ●対処方法など TP/EP ●不安の緩和 ●対処方法のレパートリーを広げる援助
[4] 感染が起こらないように援助する ●感染予防行動を実施できる ●自宅で感染を予防するための方法を述べる	[4] 感染予防のための援助 O-P ●感染の徴候，予防行動に対する知識 TP/EP ●痰の喀出の指導（ハフィングなど） ●感染予防についての生活指導
[5] 閉じこもり，孤立にならないように援助する ●社会参加，役割を継続して行うことができる ●サポートシステムの存在を理解できる	[5] 閉じこもり，孤立を予防するための援助 O-P ●社会参加の状況 TP/EP ●社会参加，役割の遂行のメリットの説明 ●サポートシステムの把握，紹介

この領域に条件によってはよくみられる看護診断
●ガス交換障害
●不安
●非効果的健康管理
●活動耐性低下

＊：治療・処置に関わるもの

D COPDによって、換気・拡散障害が慢性的に持続している患者の看護　55

6. 病態関連図

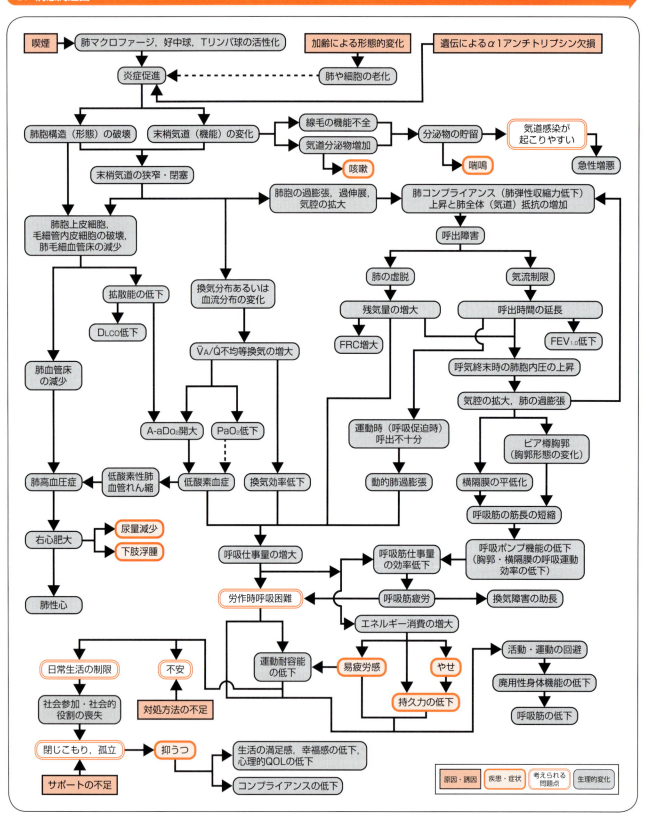

7. 看護計画

[1] 呼気時の気道抵抗の増加・肺弾性収縮力の低下により換気効率の低下，呼吸仕事量の増大があり，労作時に呼吸困難がある

[問題解決のための視点]

☆呼吸困難を増悪する因子を取り除く，強い呼吸困難が生じた場合はなるべくはやく軽減できるようにするなど，呼吸困難をコントロールするように働きかける

☆患者の呼吸状態，呼吸パターンを考慮して指導を行う

☆呼吸法は，患者が自分にあった呼気と吸気時間のパターンを身につけられるように働きかける

☆呼吸法やストレッチの必要性と効果を理解し，生活の中に取り入れられるように指導の方法を工夫する

看護目標・成果	考えられる援助方法	個別化のポイント
●労作時の呼吸困難が軽減するように援助する ①呼吸困難が増悪しない ・呼吸困難を増悪する因子を取り除くことができる ・呼吸困難が生じた場合は，早期に軽減できる ・薬物の確実な内服および吸入ができる ②効率のよい横隔膜（腹式）呼吸法を習得できる（臥位，座位，立位） ③筋の柔軟性を確保するストレッチを習得できる ・継続してストレッチを行うことができる	**O-P** ①呼吸状態：呼吸困難の程度，普段の呼吸パターン（呼吸数，深さ，呼気と吸気のリズム），呼吸音，喘鳴の有無，咳嗽の有無，痰の性状と量，SpO_2（経皮的動脈血酸素飽和度） ②全身状態：体温，脈拍，頭痛，倦怠感，疲労感 ③検査データ：血液ガス分析値（PaO_2，$PaCO_2$），肺機能検査値（$FEV_{1.0}$，$\%FEV_{1.0}$），残気量 ④患者にとって安楽な体位，姿勢 ⑤普段呼吸困難を軽減するために行っている方法 ⑥内服薬，吸入薬に対する知識（作用，副作用）と服薬，吸入の方法 ⑦理解力の程度 ⑧呼吸法の習得に対する意欲 ⑨呼吸補助筋の動き **T-P** ①ゆったりした寝衣を着用する ②適切な温度，湿度，清浄な空気を保つ ③消化のよい発酵しにくい食品を腹八分で摂取し，横隔膜の動きを妨げないようにする ④酸化マグネシウムを内服し，便通を整える ⑤筋肉の緊張を解きほぐし，身体をリラックスする 　●筋肉の緊張をとりリラックスする→筋肉をしっかり緊張させ収縮する→再び筋肉をリラックスする 　　▶意識的に筋肉を緊張させることでよりリラックスすることができ呼吸困難が軽減する ⑥息切れが起こったときには，横隔膜（腹式）呼吸を行い，口すぼめ呼吸により呼気をなるべく延長し，呼吸補助筋をリラックスする ⑦気分をリラックスするために，何か楽しいことを想像するようにする 　●風景を細かく思い出すようにするとよい 　　▶気分がリラックスすることで呼吸は安定し，酸素消費量は軽減する ⑧呼吸困難の強いときは，上半身を何かにもたれかけ，上肢を肩から垂らすことなく，ものの上に置くようにする	●普段，患者が呼吸困難を軽減するために行っている方法を把握して指導する ・患者が効果があると考えている方法を支持しながら，理論的に正しい方法を提示する ●患者の呼吸状態，呼吸パターンを考慮して指導する ・患者が口すぼめ呼吸を自然に行っている場合：口すぼめ呼吸の練習はしない（強制すると努力性呼吸を招き，気道閉塞を増悪させることもある）

D COPDによって，換気・拡散障害が慢性的に持続している患者の看護

（図1）
- できれば膝の上に手をついたり，テーブルに肘をついたりして肩甲骨を固定するようにする
  - ▶上肢と肩甲骨の固定によって，呼吸補助筋の有効性と効率が増加する
- 横になれる場所であれば上半身を挙上した臥位になり，横隔膜の張力を発生しやすくする．頭を下げる前傾姿勢（起座位）をとるのもよい
  - ▶横隔膜の緊張を解き，横隔膜を引き下げ横隔膜の上下の可動範囲を増やし，肺の伸展度を高めるとともに呼吸補助筋の有効性と効率を増加させる

- 患者が呼吸法を継続的に行えるように，パルスオキシメータや鏡による視覚のフィードバックを取り入れる

図1　呼吸困難時の体位

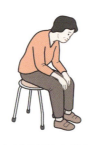
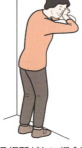
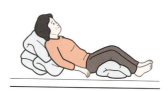

[座る場所がある場合]　　[座る場所がない場合]　　[横になれる場合]

（森本美智子：慢性呼吸不全とともに生きるセルフマネジメント支援．安酸史子・他編，セルフマネジメント，p139，メディカ出版，2015．より）

⑨医師の指示どおり内服，吸入を行い，気管支の拡張を図る
- ドライパウダー吸入器，加圧式定量噴霧式吸入器，ソフトミスト吸入器，それぞれの器具の特徴をふまえたうえで吸入薬を確実に吸い込むことができているかも確認する
- 吸入手段をくり返し指導する（15分程度の指導を3回行えば，9割以上正しく実施できるようになる）

⑩分泌物が多い場合は，痰を定期的に喀出し，気道の閉塞を防ぐ
- 具体的な方法は，「[4] T-P 」，p67参照

⑪できるだけ静かな環境で呼吸法の練習をする
- 音楽を流すのもよい

⑫呼吸法の目的や効果，合理性を患者に説明したうえで，練習を始める

⑬口すぼめ呼吸の練習を1日3回行う（1回に行う練習時間は5〜10分とし，呼吸数20回/分以下を目標として行う）
- 具体的な方法はCOLUMN参照

〈横隔膜（腹式）呼吸の練習〉

⑭呼吸補助筋の使用を最小にするために，横隔膜（腹式）呼吸の練習の前に上部胸郭と肩関節，肩甲帯の筋のリラクセーションを行う（胸鎖乳突筋，斜角筋，上部僧帽筋，肩甲挙筋）

⑮横隔膜（腹式）呼吸の練習は，食後1時間30分以上たってから行い，1日3回行う（1回の練習は5～10分間とする）
● 患者の利き手を上腹部に，他方の手を上胸部にのせ，その上に看護師の手を同様に重ねて行う（図2）

図2　横隔膜（腹式）呼吸の練習

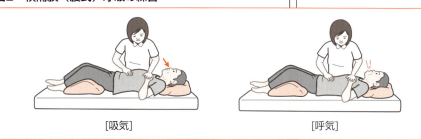

［吸気］　　　　［呼気］

＊具体的な方法はCOLUMN参照

⑯横隔膜（腹式）呼吸の練習を行う際には，「吸って，吸って，吐いて，吐いて，吐いて，吐いて」など，声をかけながら行う
⑰患者が横隔膜（腹式）呼吸のコツをつかめ慣れてきたら，効果を視覚的に確認できるように，パルスオキシメータをつけて行う
⑱看護師は，斜角筋に触れ，斜角筋の収縮で患者の呼吸パターンを把握する
● 利き手の拇指で斜角筋を触れ，反対の手で腹部を触診しておくと，横隔膜呼吸が行えていれば，横隔膜の収縮によって腹部が膨隆し，膨隆の最後に斜角筋が収縮する
⑲横隔膜（腹式）呼吸が臥位で行えるようになったら，座位，立位での練習へとすすめていく

〈ストレッチについて〉
⑳呼吸補助筋のストレッチを5～10回行う（図3）

図3　呼吸補助筋のストレッチ

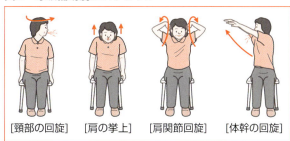

［頸部の回旋］　［肩の挙上］　［肩関節回旋］　［体幹の回旋］

（千住秀明編：呼吸リハビリテーション入門．pp152-158，神陵文庫，1997．より）

● 本間らが提唱した呼吸筋ストレッチ体操を行ってもよい．足を肩幅ぐらいに開き背筋をのばしてリラックスし，6パターンのストレッチ体操を行う（図4）

● ストレッチは，継続して行えるように工夫する
・継続性を考慮して楽しんで行えるようにする
・音楽を取り入れて行うのもよい
・必要であれば，家族にも働きかけて継続できるようにする
・呼吸法とあわせることで，病期のすすんだ患者であっても息切れを生じさせず継続できる
● 労作時呼吸困難の強い患者の場合：
・各運動の間に1～2回の横隔膜（腹式）呼吸をいれる

・座位で行えるストレッチを行う

図4 呼吸筋ストレッチ体操

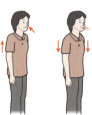 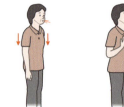 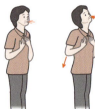 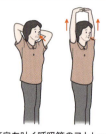

[肩の上げ下げ]　　　[息を吸う胸の呼吸筋のストレッチ]　　　[息を吐く呼吸筋のストレッチ]

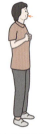 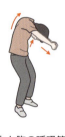 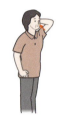 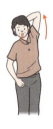 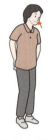 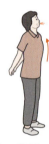

[息を吸う背中と胸の呼吸筋のストレッチ]　　[息を吐く腹部、体側の呼吸筋のストレッチ]　　[息を吐く胸壁の呼吸筋のストレッチ]

(角本貴彦：コンディショニング．改訂第2版 本間生夫監．田中一正・他編，呼吸リハビリテーションの理論と技術，pp209-217，メジカルビュー社，2003．より一部改変)
＊具体的な方法はCOLUMN，p70参照

E-P
①呼吸困難の軽減する体位，姿勢を指導する
②身体をリラックスさせるために，意識的な筋肉の緊張とリラックスのさせ方を指導する（首，肩，腕，足，背中，顔，目）
③吸入方法を確認し，改善点を指導する
④口をすぼめてゆっくりと呼出することで，気道内の陽圧を保ち，気道の虚脱を防ぎ，呼吸数の減少，1回換気量の増大，血液ガス分析値の改善などが期待できることを説明し，口すぼめ呼吸の利点を理解してもらう
⑤口すぼめ呼吸の仕方を指導する
⑥横隔膜（腹式）呼吸は，横隔膜の動きを大きくし，呼吸補助筋の活動を減じ，1回換気量，呼吸仕事率，酸素分圧の上昇などが期待できることを説明し，横隔膜（腹式）呼吸の利点を理解してもらう
　●横隔膜のみで1750～3250mLの換気能力を有している
⑦横隔膜（腹式）呼吸の仕方を指導する
⑧仰臥位で横隔膜（腹式）呼吸が行えるようになれば，座位，立位とステップアップし，横隔膜（腹式）呼吸の指導をする
⑨呼吸パターンと呼吸ステップを協調させるために，短い距離から横隔膜（腹式）呼吸を平地歩行に取り入れて練

習するように説明し，指導する
⑩ストレッチは，継続して行うことでその効果があがることを説明する
⑪ストレッチは胸郭の可動性，柔軟性を改善し，呼吸運動に伴う呼吸仕事量を軽減し，呼吸困難が軽減することを説明する
⑫ストレッチの仕方を指導する
⑬ストレッチは呼吸法と合わせて行うことで息切れを起こさず，継続して行えることを説明する

---

[2] 運動耐容能の低下により日常生活に制限がある：活動耐性低下

[問題解決のための視点]

☆患者の日常生活動作（ADL）を観察し，動作のパターン，スピード，姿勢を評価したうえで指導を行う

☆患者の運動耐容能にあった生活の仕方を身につける（動作の頻度，時間，ペースを患者の運動耐容能に適応させることができるように働きかける）

☆患者の生活範囲，家屋の状況，余暇活動を考慮し，それに応じて動作の仕方を指導する

☆患者の運動強度を把握し，筋力増強運動の内容を判断する

看護目標・成果	考えられる援助方法	個別化のポイント
●運動耐容能を高めて自立した日常生活を維持できるように支援する ①ADLの仕方を修正し，改善できる ・自分の運動耐容能に合わせた行動ができる ・動作の間に休憩を取り入れ，過剰なエネルギーの消耗を避けることができる ②運動耐容能を維持あるいは改善する運動を継続して行うことができる ・呼吸筋の筋力を高める運動を行うことができる ・ADLと関連の大きい下肢，上肢筋肉の運動を行うことができる	**O-P** ①呼吸状態：呼吸困難の程度，呼吸音，喘鳴の有無，咳嗽の有無，痰の性状と量，SpO$_2$値 ②全身状態：体温，頭痛，倦怠感，疲労感 ③ADLの前・動作中・後のSpO$_2$値，心拍数，修正ボルグスケール（Borg scale），呼吸数，呼吸パターンの変化（呼吸が浅くなったり，止めていないか） ④ADLの仕方：スピード，パターン，姿勢 ⑤患者が息切れを感じている日常生活動作，困っていること ⑥患者の生活範囲（坂，階段，頻繁に使用する場所までの距離），家屋の状況（浴槽，トイレ，配置，階段の状況），余暇活動（種類） ⑦運動習慣の有無 ⑧呼吸困難の出現に対する不安感や恐怖感の有無 ⑨患者の運動やトレーニングに対する意欲 ⑩患者の目標としていること，希望（運動，トレーニングで期待する結果） **T-P** ①ADLの評価を，動作前・動作中・動作後のSpO$_2$値，心拍数，修正ボルグスケール（Borg scale），呼吸数，呼吸パターンの変化で行う ②SpO$_2$の低下が起こりやすいとされている息を止めて行う動作，体幹を前傾して行う動作，上肢を挙上する動作は，注意して動作の仕方（スピード，パターン，姿勢）を評価する ③息切れの起こる動作，SpO$_2$の低下が起こる動作，力む	●患者のADLを観察し，動作のパターン，スピード，姿勢を評価したうえで指導を行う ●息切れの程度が強く，SpO$_2$が著しく低下する患者の場合 ・SpO$_2$を90％以上に保ちながら，動作ができるようにする ●患者の生活範囲，家屋の状況，余暇活動を考慮し，指導する ・患者が息切れを感じている動作や息切れがあって困っていることに特に焦点をあてて指導する

D COPDによって，換気・拡散障害が慢性的に持続している患者の看護

動作は呼気に合わせてゆっくり行う

④反復，連続動作で動作の後にSpO$_2$低下の起こることが多い動作では，動作の間に深呼吸をして休憩をいれる

● 横隔膜（腹式）呼吸を習得できていれば，横隔膜呼吸を行う

● 動作終了後は，SpO$_2$が回復するまで休憩をする

〈運動耐容能を維持するための運動について〉

⑤セルフモニタリングの記録の中に運動の実施の項目を設ける

⑥運動を行うことで呼吸困難が生じるのではないかという不安感や恐怖感を把握し，不安を緩和したうえで，運動を勧める

● 不安に対する話の聞き方は「[3] T-P」，p64参照

⑦運動強度は，運動中の息切れ，疲労感と心拍数，呼吸数，SpO$_2$値などから判断する

⑧自覚的な運動強度の指標として修正ボルグスケールなどを活用する

⑨運動中に「かなりきつい」と感じたら，運動負荷量が強すぎると判断する

⑩呼吸困難が強いときは，運動を中止するか，運動強度を1/2にする

⑪家族に運動の必要性を説明し，自宅に帰った後，継続できるように働きかける

〈腹筋，横隔膜の呼吸筋増強訓練について〉

⑫横隔膜（腹式）呼吸の仕方については，[1] 参照

〈下肢・上肢の筋力トレーニングの仕方〉

⑬患者に可能な運動を選択する

● 移動に関与する下肢筋群（特に大腿四頭筋や下腿三頭筋），上肢を使用するADLと関連が大きい筋群（肩関節周囲筋，肘関節筋群）を中心として，選択する

⑭下肢筋群の運動（図5）を最低1セット（10〜15回），2〜3回/週行う

⑮上肢を使用する日常生活動作と関連が大きい筋群（肩関節周囲筋，肘関節筋群）の運動（図6）を最低1セット（10〜15回），2〜3回/週行う

⑯重錘，鉄アレイ，ペットボトルは，軽いもので始める（普通1kgから始める）

⑰すべての動作は，口すぼめによる呼気で行う

⑱運動ごとに横隔膜（腹式）呼吸を1回以上行う

⑲SpO$_2$値が90％以上を維持する強度で，運動を行う

⑳運動に対する患者の努力や頑張りを認める

E-P

①運動耐容能を低下させないために，分泌物が多い場合は痰の喀出を定期的に行っておく必要性について説明する

②痰の喀出方法を指導する

● 方法については，「[4] T-P」，p67参照

● 患者の運動強度を把握し，筋力増強運動の内容を判断する

・患者が具体的な目標や希望をもっている場合

▶ 患者の目標や希望が達成できるように運動内容を考える

● 肺機能は同じでも，呼吸困難感，運動能力には差があるので，個人の運動能力を評価して，患者に合った運動強度で運動を行う

・運動強度については，医師や理学療法士と相談する

● 患者の好みを取り入れて，継続できるようにする

● 理解力の低下している患者の場合は，呼吸筋運動の適応とならない

図5 下肢筋群の運動の例

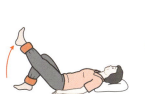
[股関節屈筋群（大腿四頭筋，腸腰筋）の運動]

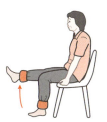
[膝関節伸筋群（大腿四頭筋）の運動]

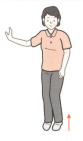
[足関節底屈筋群（下腿三頭筋）の運動]

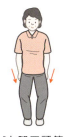
[大腿四頭筋の運動]

＊具体的な方法はCOLUMN，p71参照

図6 上肢筋群の運動の例

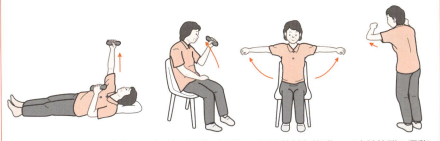

[肩関節屈筋群，肘関節伸筋群の運動]　[肘関節屈筋群の運動]　[肩関節外転筋群の運動]　[上肢筋群の運動]

＊具体的な方法はCOLUMN，p71参照

③息切れやSpO₂の低下の見られる動作については，動作時に息切れやSpO₂の低下を少しでも起こさない動作の方法について指導する
④患者の生活範囲や余暇活動を考慮に入れ，それを行ううえで動作の工夫点を患者と一緒に考える
⑤筋力トレーニングの効果は，4週程度で出現することを説明し，継続することの必要性を理解してもらう
⑥腹筋，横隔膜の呼吸筋の増強トレーニングの仕方を指導する
⑦上肢，下肢筋肉のトレーニングの必要性を説明する
⑧上肢，下肢筋肉のトレーニングの仕方を指導する

[3] 呼吸困難の出現・増悪，非可逆的な機能の低下により生活や症状に対する不安がある

[問題解決のための視点]

☆患者の不安のレベルを把握し，レベルに応じた援助を行う（まずは患者の話や訴えをじっくり聞き，患者の気持ち（感情）に対応し，現時点の不安のレベルを緩和するように働きかける）

☆通常用いている対処方法を確認し，患者にとって有効な対処方法を支え，状況に応じて対処方法のレパートリーを広げられるよう働きかける

☆呼吸困難や非可逆的な機能の低下に対する患者の受け止め方を知り，生活を調整したり，症状をコントロールしたりする方法を指導する（患者が生活や症状をコントロールできるという気持ちをもてるように働きかける）

看護目標・成果	考えられる援助方法	個別化のポイント
●自宅での生活に対して自信（意欲）をもてるように援助する ①不安のレベルが軽減する ・心理的・生理的安楽が増大したと述べる ・有効な対処方法を不安の処理に用いる ②生活や症状に対する対処方法がわかる（対処方法を説明できる） ・生活調整のためのセルフモニタリングができる ・症状コントロールのための自己管理方法がわかる（理解できる）（確実な薬剤の吸入，環境の調整，食事の工夫，便通の調整，外出による気分転換） ・社会的支援の存在を理解できる	O-P ①不安を示す症状・徴候 ●生理的徴候：心拍数増加，血圧上昇（特に収縮期血圧の上昇），手や足先の冷感，呼吸数増加（深さの不整やため息），発汗（手掌，腋窩），声の震え，声の調子の変化，身体の震え，心悸亢進，頻尿，下痢，不眠，顔面紅潮または顔面蒼白，口渇など ●情動的徴候：感情：以下のような感じを述べる ・心配，無力感，神経質，恐怖，自信の欠如，コントロールの喪失，緊張，リラックスできない，現実感がない，不運の予感など ●情動的徴候：行動：以下のような状態を表す ・イライラする，がまんできない，怒りの爆発，泣く，他人のせいにする，自己や他者に対する批判，自発性の欠如，周囲から情報を集めようとするなど ●認知的徴候：集中できない，周囲への注意が欠ける，物忘れ，現在や未来より過去に思いを寄せる，思考の途絶，取り越し苦労など ②呼吸困難や非可逆的な機能の低下に対する患者の受け止め方や捉え方：呼吸困難に対する恐怖，心配，機能低下によって生じた身体や感覚の変化，機能低下が日常生活に及ぼす影響，機能の低下によって支障を受ける患者の目標や趣味・社会生活や役割，症状や生活に対して患者が捉えているコントロール感覚 ③これまでの自己管理の仕方：薬剤吸入の仕方，食事，排泄，気分転換の方法，外出の頻度など ④サポートシステム：重要他者，家族関係，患者がどのようなサポートを誰に期待しているか，どのようなサポートが誰から期待できるか ⑤対処方法：患者にとって有効な対処方法 T-P ①不安を示す症状・徴候から患者の不安のレベルをアセスメントし，不安のレベルに応じた援助を行う ②患者が不快に感じている事柄やその感情を自由に，存分	●患者の不安のレベルを把握し，レベルに応じた援助を行う ・不安のレベルが軽度，

に話せるように患者の話や訴えを聴く
- ●気持ちを遮らず，十分語ってもらい，感情を出し切ってもらう

③話したいときにはいつでも相手になれることを伝え，言葉に出して感じている事柄や感情を表現できるようにする

④患者の感情（気持ち）に対応し，共感的な理解を伝える
- ●言葉として感情を理解したことを患者に伝え，患者から「そうなんです．わかってもらえましたか」という返事があるまで待つ

⑤患者にとって適切なサポートを選択し協力依頼する

⑥患者が現在用いている対処方法を支える

⑦基本的欲求の充足により鎮静と安楽をもたらす援助を行う
- ●ぬるめの湯への入浴，足浴，背部への温湿布（罨法），軽いマッサージ，安楽な体位の保持，温かい飲み物

⑧環境を調整する
- ●静かで快適な環境に整える，プライバシーを確保できるようにする

〈①～⑧を行い，不安のレベルが中等度以下の場合〉

⑨患者がこれまで述べた考えや感情を整理して伝え，確認し，患者が何に不安を抱いているのか，自分を不快に感じさせている真の原因を知ることができるようにする

⑩患者の感じている不安は，真に患者を脅かすものなのか（現実的なものなのか）患者が再評価できるように少しずつ生活や症状に対する説明を行っていく

⑪通常用いている対処方法とその効果を確認し，有効な対処方法を用いることができるようにする
- ●本を読む，問題を話し合う，情報を収集するなど

⑫呼吸困難や非可逆的な機能の低下に対する患者の受け止め方や捉え方を確認し，患者が希望をもてることは何かを考え，非可逆的な機能低下であっても，生活や症状をコントロールできるという気持ちをもてるように指導する
- ●機能低下によってこれから予測されることと患者の希望をつなげられるように話していく

〈生活調整のためのセルフモニタリングと急性増悪の予防〉

⑬患者や家族に具体的な内容（息切れの程度，頭痛，発熱，顔色，口唇色，爪の色，痰の色，性状，痰の量，食欲，食事摂取量，体重，便秘，排尿回数，歩行量，不眠，イライラ，やる気が起こらない，など）を提示して，今までの症状の有無や変化の様子を尋ねる
- ●具体的な内容は，症状の進行や急性増悪による機能低下（低酸素血症，運動耐容能の低下，心臓のポンプ機能の低下，免疫能の低下による感染，栄養状態の低下，運動機能の低下，心理面への影響）を示す徴候のうち代表的なものを選択する

⑭「⑬」で得られた患者や家族の反応から，患者のセルフモニタリングに適している項目や内容を選択する
- ●患者の機能低下の状況と患者と家族の理解力から総合して判断し選択する

中等度の人への援助：
- ▶学習が可能であり，呼吸困難や機能の低下に対する受け止め方を把握して，生活や症状をコントロールする方法を説明する
- ・不安のレベルが強度の人への援助：
- ▶安心感を与えるように患者とともにいる
- ▶静かで刺激の少ない環境を提供する
- ▶患者の話や訴えを聴く
- ▶共感的な理解を伝える
- ▶ゆっくり静かに話す
- ▶現在の対処方法を支える
- ▶不安のレベルが中等度以下になったことを確認してから，コントロール方法の説明を始める

●患者にとって，有効な対処方法を把握し，それを生かした援助を行う
- ・有効でない対処方法を用いている場合：他の対処方法を提示し，替わりの対処方法をみつける

●非可逆的な機能の低下や呼吸困難に対する患者の受け止め方を考慮して指導する
- ・受け止め方が現実的でない人の指導：
- ▶今後予測されることを患者が正しく理解できるように説明する
- ▶患者が何らかの希望を持てるように常に考えて説明する
- ▶生活や症状のコントロールをすることが機能の維持にとって重要であることを説明する

●患者が生活や症状をコン

D COPDによって，換気・拡散障害が慢性的に持続している患者の看護　65

●セルフモニタリングは継続して行うものであるので，患者が継続できるものにする

⑮セルフモニタリングを行うことで，患者が自分の身体への関心が高まっていることを確認し，それを認める（支持する，強化する）言葉かけを行う

⑯セルフモニタリングが始まっても患者の話や訴えをよく聴き，セルフモニタリングを行うことで生じる新たな不安に対応する

〈症状コントロールのための自己管理の方法〉

⑰現在行っている内服薬の飲み方，吸入薬の吸入の仕方を確認する

⑱薬物の作用，副作用についての理解度を確認する

⑲今まで環境の調整，食事の工夫，便通の調整，気分転換をどのように行ってきたのかを聞き，自己管理が行えていたのかを判断する

〈社会的支援の存在の理解〉

⑳社会的支援の存在について，どの程度知っているのかを把握する

E-P

①症状の悪化や急性増悪を予防するには，セルフモニタリングを行い，生活を調整し，機能低下に応じた生活のペースをつかむことが必要であることを説明する

②セルフモニタリングを行いながら，生活を調整することは，自分（患者）にとって負担にならない活動量や生活を自分で把握できることになることを説明する

③セルフモニタリングの内容について，患者および家族に，観察の仕方を指導する

④セルフモニタリングの記録を確認し，改善点を指導する

⑤セルフモニタリングの内容から，どのような変化が生じたときにどのような対処をすればよいのかを具体的に指導する

●生活の調整をする，活動の条件や量を修正する，安静にして様子をみる，主治医に連絡する，受診するなど

⑥自己管理を行うことで，症状をコントロールできることを説明し，具体的な自己管理の方法について指導する

●内服薬，吸入薬，環境，食事，便通，外出による気分転換，など

⑦自己管理する内容が，機能の低下とどのように関連しているのかを説明する

⑧内服薬の飲み方，吸入薬の吸入の仕方について，修正点があれば指導を行う

●吸入薬の確実な吸入の仕方，残量の確認の仕方

⑨どのような社会的支援があり，どのような支援が受けられるのかを説明する

●患者会などでの情報交換や心理的支援，在宅医療サービス事業での機能訓練や状態の観察，機器のメンテナンス，経済的支援，福祉サービスでの生活の支援など

⑩ストレスの多い状況を避けることができないときに用い

トロールできるという気持ちをもてるように働きかける

・患者の中には終始病気のことを考えていたくないと捉えている人もいるので，患者の捉え方を十分に把握した上で，セルフモニタリングについて勧めていく

●患者の理解度に合わせて，セルフモニタリングの内容やチェックの仕方を工夫する

●患者が自分の身体の調子を知るためにどのようなことが目安になると感じているのか，患者の気づきや身体への関心を大切にする

●患者の状況によっては，セルフモニタリングについて家族の協力を得る働きかけを行う

る，不安を遮る方法を説明する
- 呼吸の調整をする（深呼吸をする），肩を降ろす（全身の力を抜く），声の調子をかえる，顔の表情を変える，ゆっくり考える，視点を変える，距離を置いて状況を眺めるようにする

> **[4] 末梢気道の機能変化による線毛の機能低下，気道分泌物の増加・貯留により，気道感染が起こりやすい**

[問題解決のための視点]
☆痰の喀出量，性状，喀出力，栄養状態などを把握し，感染に対するリスクアセスメントを行った上で状態にあわせた指導を行う
☆感染に対する捉え方，感染予防行動に対する知識，こ

れまでの手洗い，含嗽，痰喀出の習慣を考慮して，指導内容を工夫する
☆感染予防行動が習慣化するように働きかける
☆自宅生活の中で行う感染の予防策についても一緒に検討しておく

看護目標・成果	考えられる援助方法	個別化のポイント
●感染が起こらないように援助する ①感染の徴候がない ②感染予防行動を実施できる ・1日4回の含嗽ができる ・外出後，食事摂取前に石鹸を用いた手洗いができる ・就寝前，起床後，その後は状態に合わせた痰の喀出ができる ③自宅で感染を予防するための方法を述べる ・1日の必要摂取カロリーを維持する ・空気が乾燥している日の外出はマスクを着用する ・室内の温度・湿度の調整を行う ・1週間に1回寝具を乾燥する ・秋にインフルエンザワクチンの接種をする	**O-P** ①呼吸状態：呼吸数，深さ，リズム，呼吸音，喘鳴の有無，呼吸困難の程度 ②咳嗽の程度と痰の喀出量，性状，粘稠度，喀出力 ③発熱の有無とその随伴症状：体温，悪寒，頭痛，悪心，倦怠感，疲労感，関節痛，咽頭痛，鼻汁など ④脈拍：頻脈 ⑤検査データ：白血球数，CRP ⑥感染に対する捉え方：気道感染を起こしやすい理由，感染が機能低下（身体）に及ぼす影響 ⑦感染予防行動に対する知識：手洗いの仕方，含嗽の仕方，含嗽の回数，痰の喀出方法，気道への刺激を避ける方法など ⑧これまでの手洗い，含嗽，痰喀出に対する習慣：方法，回数 ⑨気道感染に影響する要因 　●栄養状態：食欲，食事摂取量，体重減少，検査データ（TP，Alb，Hb） 　●環境：室温，湿度，気道刺激物の有無 　●禁煙の有無 **T-P** 〈含嗽の仕方〉 ①1日最低4回（起床時，朝食−昼食の食間，昼食−夕食の食間，就寝前）の含嗽をする ②軽く口を閉じて行う 〈含嗽以外の口腔の清潔の保持〉 ③食事摂取後は歯磨きを行う ④義歯を装着している場合は，外して手入れを行う 〈手洗いの仕方〉 ⑤流水と石鹸で15秒以上の手揉み洗いをする	●痰の喀出量・性状，喀出力を考慮して指導する

D COPDによって，換気・拡散障害が慢性的に持続している患者の看護　67

⑥外出後，食事・食物の摂取前に手洗いをする

⑦流水で手洗いが行えない場合は，擦消毒薬を用いて手指の清潔を保つ

⑧かぶれや手荒れを起こさないように石鹸や消毒薬を選択する

〈痰の喀出〉

⑨分泌物が多い場合は，定期的に痰の喀出を行う（就寝前，起床時，昼食前）

⑩楽な姿勢をとり，吸気をゆっくりと，呼気を強く速く行い，これを3〜4回繰り返して，痰に可動性を与える

⑪大きな吸気に続いて，声帯を開いたまま「ハッ，ハッ」と数回，声がでるようにリズムよく速い呼気を行う

⑫上記，⑩の深呼吸を4〜5回→⑪のハフィングを3〜4回→安静時呼吸2〜3回を行い，痰を喀出する

⑬痰の粘稠度を低下させるために1日1500mLを目安に水分摂取を行う

⑭処方されている薬剤を確実に内服，吸入する

〈環境に対する工夫〉

⑮空気が乾燥しているときに外出する場合は，マスクを着用する

⑯空気の悪い所，喫煙している場所，風邪をひいている人の側を避ける

⑰定期的な換気を行い，清浄な空気を保つ

〈栄養状態を維持する援助〉

⑱患者の嗜好に合ったもので，高蛋白，高脂質食にして，少量で高エネルギーを摂取できるようにする

⑲環境を整え，ゆったりした雰囲気で，ゆっくりと時間をとって食べる

⑳食事の前は，疲労しないように十分な休養がとれるようにする

E-P

①末梢気道の機能変化による線毛運動の低下，気道分泌物の増加・貯留によって感染を起こしやすい状態であることを説明する

②感染が機能の低下（身体）にどのように影響するのかを説明し，感染を予防することの必要性を理解してもらう

③感染予防行動を指導する（清潔を保つことの必要性を説明する）

④手洗い，含嗽の状況を観察し，改善点を指導する

● 痰が多い人，痰を効果的に喀出できない人への指導

・痰量が30〜50mL/日以上，痰の量は少なくても効果的に喀出できない場合には排痰法を指導する

・排痰法：気管支拡張薬をまず吸入し，薬効が十分現れる時間を見計らって（効果発現5〜15分），分泌物の貯留部が肺門より上になるような体位（肺門に対して直角になるような体位）を15〜20分とる．呼気時に分泌物の貯留部周囲に用手肺理学療法（軽打法，振動法，スクイージングなど）を行い，その後咳嗽（ハフィング）を行う

・ネブライザー吸入を行い，痰の粘稠度を低下させてから咳嗽（ハフィング）を行う

● 栄養状態の低下している人には，栄養状態を改善することも考え指導する

・ガスを発生させる炭水化物は避ける

・1回に摂取できる量が少ない場合には，分食をしたり間食をするなどして必要エネルギーを摂取できるようにする

● 感染に対する捉え方，感染予防行動に対する知識を考慮して，指導する

⑤痰の量がいつもより多いとき，切れにくいとき，色調に変化のあるときは，痰の喀出の回数を増やすように説明する

⑥ハフィングの方法を指導する（[1]の口すぼめ呼吸，腹式（横隔膜）呼吸を用いながらできるようにする）

⑦ハフィングを用いることによって，咳嗽によるエネルギー消費を少なくできる（普通の咳は，1回で2kcalの消費）ことを説明し，エネルギー消耗を防ぎながら痰を喀出する必要性を理解してもらう

⑧自宅で感染を予防するために，以下の項目について具体的にどのような方法を用いるかを考えてみるように指導し，生活の中で感染予防を考える必要性を理解してもらう（具体策については一緒に検討する）
- 消化吸収のよい食物で，摂取エネルギーを摂取する
- ビタミンCを豊富に含む飲食物を摂取する
- 加湿器を使用して，室内の乾燥を防ぐ
- 室内の空気を清浄に保つ
- 加湿器等の器具を使用しているときは，器具の洗浄消毒を行う
- 季節にあわせて，室内の温度，湿度の調節を行う
- 寝具は定期的に乾燥する（場合によっては，布団乾燥機を使用する）
- 医師と相談し，秋にインフルエンザのワクチンを接種する
- 風邪気味のときは早めに受診する

- 患者の理解度に合わせて，指導方法を選択する
- 理解度の低い患者には，習慣化するまで方法や時間を示した掛札などをベッドサイドに掛けるなどの工夫をしてもよい
- 呼吸困難が強い場合を考慮し，エネルギー消費を最小限にするような状況に応じた感染予防の方法を指導する

---

[5] エネルギー消費の増大により易疲労性，持久力の低下があり，社会生活への不参加，社会的役割の喪失が起こり，閉じこもりや孤立を引き起こしやすい

[問題解決のための視点]

☆現在の社会生活への参加状況や家庭，地域での役割を把握しておく

☆社会参加を続けることや社会的役割を果たすことを患者がどのように捉えているのかを把握し，機能低下にあわせた社会参加の仕方や役割の果たし方を指導する

看護目標・成果	考えられる援助方法	個別化のポイント
●閉じこもり，孤立を引き起こさないように支援する ①今までの社会参加，役割を継続して行うことができる ・機能の低下に伴って，どのような修正をすれば社会参加，役割の遂行が可能なのかがわかる（方法を述べる） ②サポートシステムの存在	**O-P** ①呼吸困難の程度 ②疲労感の有無 ③検査データ：血液ガス分析値（PaO_2，$PaCO_2$），肺機能検査値（$FEV_{1.0}$，%$FEV_{1.0}$） ④現在行っている社会参加，社会的役割：内容，頻度 ⑤社会参加を続けることや現在の社会的役割を果たすことの捉え方 **T-P** ①社会的支援の存在について，どの程度知っているのかを把握する ②患者が現在持っているサポートシステムを確認する	●機能低下にあわせた社会参加の仕方や役割の果たし方を指導する

D COPDによって，換気・拡散障害が慢性的に持続している患者の看護　69

を理解できる

③状況によっては，家族を含めた話し合いの場をもつ
④今後得ることが可能なサポートシステムを紹介する

E-P

①機能低下とうまく付き合うことで，今まで行っていた活動を継続できることを説明する
  ● ゆっくり行う，回数を減らす，活動の内容を比較的軽いものに変更するなど
②自分の身体や症状について知り，セルフモニタリングしていくことが，客観的に自分の身体を見つめることになり，行動範囲を狭めないうえで重要なことを説明する
③今まで行っていた活動，社会参加，役割の遂行は，諦めるのではなく，どのようにすれば継続して行えるのかをまず考えることが必要であることを説明し，理解を得る
④家に閉じこもるのではなく，外出したり，友人や地域の人と関わったりすることの身体的，精神的メリットを説明する

COLUMN

■口すぼめ呼吸の練習の仕方
● 看護師が患者に口すぼめ呼吸を実際に見せる
● 吸気は鼻で行う
● 呼気は口をすぼめて〔f〕の音か〔s〕の音を作るようにしてゆっくり呼出する（呼吸の音が聞こえるほど口すぼめで抵抗をかけない．
● 吸気と呼気の比率は，1：2以上で行い，徐々に長くして1：5を目標とする（最初は患者の呼吸パターンに合わせながら行い，極端にゆっくりとした呼吸や長い呼気はしない）

■横隔膜（腹式）呼吸の練習の仕方
● 患者に横になってもらいベッドで全身を支持し，膝窩に枕を入れ，腹部周囲筋をリラックスさせて行う
● 患者の呼吸のリズムを乱さないように，呼吸困難を増悪させないように行う
● 患者の利き手を上腹部に，他方の手を上胸部にのせ，その上に看護者の手を同様に重ねる
● 患者の呼吸リズムを確認し，口すぼめ呼吸を行うように患者に指示し，呼気時に軽く腹部を内上方へ圧迫し，呼気を促進する
● 患者に呼気と吸気時の手の動きに意識を集中させる
● 手の動きを感じ取れたら，吸気時に腹部を持ち上げる

ように指示する
● 吸気の途中で，軽く腹部に断続的な圧迫を加え，患者に横隔膜の動きを理解させやすくする
● 呼気は通常，吸気の2倍かけて行う

■座位での横隔膜（腹式）呼吸の練習の仕方
● 足底が着くベッドや椅子を選択し，脊柱を伸展した前傾座位にする
● 上体を支持するために片手を膝外側部に置き，他方の手を腹部に置く
● 呼気時に腹部にあてた手で内上方に軽度圧迫し，呼気を促す
● 吸気は，腹部で手を押すように横隔膜の収縮を促進する

■立位での横隔膜（腹式）呼吸の練習の仕方
● 片手でベッドの枠や手すりなどを支持し，上体を支えた前傾位で行う（鏡を前において，患者自身に呼吸補助筋の活動を理解できるようにして横隔膜（腹式）呼吸の練習をすることもある）

■呼吸補助筋のストレッチの仕方
● 頸部の回旋

息を吐きながら頸部を左右にゆっくり回す.

●肩の挙上
①息を吸いながら肩をすくめるようにしてできるだけ押し上げ，息を吐きながらゆっくり下ろす
②楽にして休む
③前記を10回繰り返す

●肩関節回旋
①両手を肩の上に置き，肘で円を描くように肩を前に回す
②楽にして休む
③肩を後に回す
④楽にして休む
⑤前記を2〜5回繰り返す

●体幹の回旋
①息を吐きながら上肢を肩のレベル以上に振り上げ体幹を回旋し，呼気の終わらないうちに開始肢位に戻す
②楽にして休む
③前記を右，左5〜10回繰り返す

■本間らが提唱した呼吸筋ストレッチ体操の仕方

●息を吸う胸の呼吸筋のストレッチ
①両手を胸の上部にあてて息を吐く
②次に息を吸いながら首を後ろに倒していき，持ち上がる胸を手で押さえるようにして肘を引いていく
③息を吸いきったら首と肘を元に戻して楽に呼吸をする

●息を吐く呼吸筋のストレッチ
①頭の後ろで両手を組んで息を吸い，息を吐きながら両手を上に伸ばしていく
②息を吐ききったら息を吸いながら両手を元の姿勢に戻す

●息を吸う背中と胸の呼吸筋のストレッチ
①胸の前で両手を組み，この姿勢で息を吐く
②息を吸いながら腕を前にのばし背中をまるめていく
③そのままの姿勢で十分に息を吸う
④ゆっくりと息を吐きながら，手と背中を元に戻していく

●息を吐く腹部，体側の呼吸筋のストレッチ
①一方の手を頭の後ろにあて，反対の手を腰にあてて，息を吸う
②吸いきったら息を吐きながら頭にあてた側の肘を持ち上げるように身体を伸ばす

③息を吐ききったら身体を元の姿勢に戻し，楽に呼吸する
④手を逆にして逆の向きへ繰り返す

●息を吐く胸壁の呼吸筋のストレッチ
①両手を後ろで腰の高さで組み息を吸う
②ゆっくり息を吐きながら組んだ両手を腰から離し，下胸・腹を張るように伸ばす
③息を吐ききったら元の姿勢に戻す

■下肢・上肢の筋力トレーニングの仕方

●膝関節伸展股関節屈曲
・関与する筋：股関節屈筋群（大腿四頭筋，腸背筋）
①臥位になり足首に重錘を巻き，両膝を屈曲する
②一方の膝をゆっくりと伸展する
③さらに挙げている下肢の足関節を背屈する.

●座位膝関節伸展
・関与する筋：膝関節伸筋群（大腿四頭筋）
①椅子に座り，足首に重錘を巻き，一側ずつ膝を伸展する
②足関節を背屈する.

●つま先立ち運動
・関与する筋：足関節底屈筋群（下腿三頭筋）
①立位でつま先を床につけ，踵をあげる
②ゆっくり元に戻す
③繰り返す（息切れの軽減や転倒予防のため手でテーブルや椅子を支える）

●スクワット
・関与する筋：大腿四頭筋
①肩幅程度に両足を広げて立つ
②腰を伸ばして立つ
③ゆっくりと大腿の筋が気持ちよくなるまでできるだけ膝を曲げる
④ゆっくりと膝を伸ばす.

●肩関節屈曲
・関与する筋：肩関節屈筋群，肘関節伸筋群
①鉄アレイまたはペットボトルに水か砂を入れたものを両手に持つ
②臥位で両肘を屈曲し，体側につける
③一側ずつゆっくり肩関節を屈曲しながら肘を伸展する

D COPDによって，換気・拡散障害が慢性的に持続している患者の看護

●肘関節屈曲
・関与する筋：肘関節屈筋群
①椅子に座り，鉄アレイまたはペットボトルに水か砂
　を入れたものを手に持つ
②肘を伸ばした状態から肘を曲げる
③右，左交互に行う
●肩関節外転
・関与する筋：肩関節外転筋群
①椅子に座り，鉄アレイまたはペットボトルに水か砂

を入れたものを手に持つ
②両肘を伸ばしたまま上肢を外側に上げる
③両上肢が水平となる高さまで上げたら，ゆっくりと
　元の位置まで戻す
●壁懸垂
・関与する筋：上肢筋群
①立位で壁に肩幅の広さで両手をつく
②肘の屈伸をする.

<参考文献>

1) 日本呼吸器学会COPDガイドライン第4版作成委員会編：COPD（慢性閉塞性肺疾患）診断と治療のためのガイドライン，第4版．pp9-20，58-81，一般社団法人日本呼吸器学会，メジカルビュー社，2013.

2) 日本呼吸ケア・リハビリテーション学会呼吸リハビリテーション委員会，日本呼吸器学会ガイドライン施行管理委員会，日本リハビリテーション医学会診察ガイドライン委員会・呼吸リハビリテーション小委員会，日本理学療法士協会呼吸リハビリテーションガイドライン作成委員会編：呼吸リハビリテーションマニュアル—患者教育の考え方と実践，pp31-40，68-90，91-112，149-152，照林社，2007

3) 日本呼吸ケア・リハビリテーション学会呼吸リハビリテーション委員会ワーキンググループ，日本呼吸器学会呼吸管理学術部会，日本リハビリテーション医学会呼吸リハビリテーションガイドライン策定委員会，日本理学療法士協会呼吸理学療法診療ガイドライン作成委員会：呼吸リハビリテーションマニュアル—運動療法，第2版，pp16-24，35-56，60-62，65-72，75-78，145-171，照林社，2012

4) 佐藤二朗：肺気腫による肺メカニクス—形態と機能．三嶋理晃・他編，肺気腫—病態生理と臨床，pp3-22，金芳堂，1998

5) 千原幸司：肺気腫のchest wallポンプ機能．三嶋理晃・他編，肺気腫—病態生理と臨床，pp37-57，金芳堂，1998

6) 三嶋理晃：肺気腫における気道抵抗，換気／血流の不均等分布．三嶋理晃・他編，肺気腫—病態生理と臨床，pp25-30，金芳堂，1998

7) 長井桂・他：COPDとは．診断と治療101（6）：826-833，2013

8) 佐々木衛・他：COPDの発生機序．医学のあゆみ245（2）：151-154，2013

9) 小川浩正：COPDの臨床所見と生理的背景．医学のあゆみ45（2）：155-158，2013

10) 一之瀬正和：安定期の薬物療法．診断と治療101（6）：855-861，2013

11) 塩谷隆信・他：薬物療法と吸入療法．高橋仁美・他編，動画でわかる呼吸リハビリテーション，pp165-180，中山書店，2006

12) 高橋仁美・他編：動画でわかる呼吸リハビリテーション，pp105-109，119-122，中山書店，2006

13) 柿崎藤泰・他：呼吸運動療法．田中一正・他編，呼吸運動療法の理論と技術，pp114-139，メジカルビュー社，2003

14) 佐竹將宏・他：呼吸運動療法．田中一正・他編，呼吸運動療法の理論と技術，pp140-151，メジカルビュー社，2003

15) 千住秀明：呼吸リハビリテーション入門，第3版．pp20-21，96-113，123-138，152-158，神陵文庫，1997

16) 兵庫医科大学呼吸リハビリテーション研究会編：最新包括的呼吸リハビリテーション．pp115-134，メディカ出版，2003

17) 木田厚瑞：息切れを克服しよう—患者さんのための包括的呼吸リハビリテーション．pp120-125，メジカルビュー社，2002

18) Carpenito LJ，新道幸恵監訳：看護診断ハンドブック．pp107-109，192-197，350-354，医学書院，2011

19) 高木永子監・他編：看護過程に沿った対症看護—病態生理と看護のポイント．pp173-195，学研，2012

20) 森本美智子：慢性呼吸不全とともに生きるセルフマネジメント支援．安酸史子・他，セルフマネジメント，pp136-150，メディカ出版，2015

21) 奥宮暁子：呼吸器系疾患をもつ人への看護．pp46-49，138-141，148-169，中央法規，2003

22) 小島操子：不安を伴った患者への援助技術．臨床看護7（6）：812-819，1981

23) 山崎智子監，野嶋佐由美著：明解看護学双書　精神看護学．pp152-154，金芳堂，1997

24) 樋口康子・他監：看護学双書　精神看護．pp116-119，文光堂，1996

25) 森本美智子・他：慢性閉塞性肺疾患患者の機能障害ならびにストレス認知と精神的健康の関係．日本看護研究学会雑誌25（4）：17-31，2002

26) Morimoto M, Takai K, Nakajima K, et al：Development of the Chronic Obstructive Pulmonay Disease Activity Rating Scale: Reliability, validity and factorial structure. Nursing and Health Sciences 5：23-30, 2003

27) 森本美智子・他：慢性閉塞性肺疾患患者の機能障害と活動能力の関係．日本看護科学学会誌24（1）：13-20，2004

28) 森本美智子：慢性閉塞性肺疾患患者のストレス認知と精神的健康との関連に対処方略が及ぼす影響．日本看護科学学会誌30（2）：13-22，2010

29) 森本美智子：特集COPD患者看護に生かす知識と経験知，精神的な健康を維持するための看護支援—患者が用いている対処方略への着目，呼吸器＆循環器ケア10（6）：24-28，2011

30) 道免和久・他編：最新包括的呼吸リハビリテーション．pp214-215，メディカ出版，2003

31) 高橋仁美，宮川哲夫，塩谷隆信：呼吸リハビリテーション，pp119-122，中川書店，2006

memo

第Ⅰ章 呼吸機能障害と看護

1-2 ガス交換機能障害

E 特発性間質性肺炎（IIP）により ガス交換機能障害のある患者の看護

荒木玲子，横手芳惠

1. アセスメントのポイント

[身体的]
①労作時および日常生活動作（ADL）時の呼吸困難，心負荷症状の有無と程度
②運動耐容能の程度（日常生活の自立度）
③呼吸機能検査：%肺活量（%VC），肺拡散能（DLco），PaO_2，$A-aDO_2$
④低酸素症状（チアノーゼ，ばち状指など）
⑤感染徴候
⑥二次障害・合併症の有無

[精神的]
①病状の認識の程度
②疾患・予後に対しての患者の思い
③社会復帰・役割意識における患者の思い
④HOTに対する理解と不安

[社会的]
①病状の認識の程度
②疾患・予後に対しての患者の思い
③社会復帰・役割意識における患者の思い
④HOTに対する理解と不安

[自己管理]
①自分の症状と変化を客観的に表現できるか
②症状に合わせた日常生活を調整できるか
③感染の予防行動がとれているか
④薬物の自己管理ができているか

2. 医療問題（問題の根拠・なりゆき）

①間質の炎症，線維化が進行し，肺胞動脈血酸素分圧差（$A-aDO_2$）の開大によりガス交換能低下，肺の萎縮・硬化が生じることに伴う換気量の減少

- ● ガス交換能低下・換気量低下に伴う低酸素血症
- ▶ 運動耐容能低下
- ▶ 労作性呼吸困難
- ▶ セルフケア不足

②高度なガス障害が長期化することで生じる低酸素血症・肺動脈圧亢進がもたらす右心負荷増大による心不全

- ● 心不全
- ▶ 肺性心
- ▶ 心仕事量増加

③拘束性換気障害による痰の喀出困難や呼吸困難・低酸素状態の長期化による体力の消耗がもたらす免疫力の低下

- ● 消耗性疲労
- ▶ 易感染状態
- ▶ 栄養状態の低下

3. 考えられる問題点

[1] 換気量低下・ガス交換機能低下による低酸素状態に伴う活動耐性低下

[2] 長期化するガス交換障害に伴う低酸素状態による二次障害の可能性

[3] 喀痰喀出困難や体力消耗による免疫機能低下に関連した呼吸器感染症の可能性

[4] 在宅酸素療法（HOT）導入に対する受け入れ困難と自己管理不足

[VIEW]
- IIPによる低酸素血症のために労作時呼吸困難が生じて日常生活を在宅酸素療法（home oxygen therapy：HOT）で補う段階に入った患者（家族）の看護について，症状コントロールとHOT導入時の看護過程を展開する

[看護の方向性]
- 悪化（心不全）予防と，QOL維持改善のために必要なHOTを受け入れられるように指導する
- HOT管理上の知識・技術を修得して，自分の生活の仕方に適した安全な管理方法を本人家族とともに確立できるよう援助する
- 労作性呼吸困難を自分でコントロールでき，病状や環境の急な変化に対処する方法を身につけられるよう指導する

4. 看護目標・成果	5. 考えられる援助方法
[1] 労作性呼吸困難を起こすことなく日常生活に必要な運動耐容能が維持できる ● 病状の理解・治療の必要性がわかる ● 効果的な呼吸方法が獲得できる ● 呼吸状態に影響する因子がわかる	[1] 労作時に呼吸困難を起こさないような呼吸管理ができるような援助 （O-P） ● 呼吸状態および全身状態　● ADL時の呼吸困難の有無と程度 ● 疾病の理解の程度 （T-P） ● 呼吸管理方法を習得する　● 呼吸訓練・排痰法を実施する ● 呼吸状態を悪化させる因子を排除できる （E-P） ● 呼吸訓練を指導する　● 呼吸困難時の対処法を説明する
[2] 高度のガス交換障害により低酸素状態が長期化することで生じる二次障害（心不全・呼吸不全）を予防することができる ● 低酸素状態を起こさない ● 心臓に過度な負担がない ● 自己モニタリングができる	[2] 二次障害（心不全・呼吸不全）を防ぐ症状マネジメントができるような援助 （O-P） ● 疾病の増悪因子の理解　● 症状マネジメントの遂行状況 （T-P） ● ストレス・疲労を避ける　● 十分な睡眠がとれる ● 服薬管理ができる　● 排便コントロールができる ● 安定した呼吸状態が保てる （E-P） ● リラクセーションの方法を指導する ● 増悪因子・自己コントロールの方法を説明する
[3] 喀痰喀出困難・栄養状態低下による呼吸器感染症の予防ができる ● 感染因子を避ける ● 栄養状態を維持・増進する	[3] 呼吸器感染症の予防に対する援助 （O-P） ● 感染徴候の有無，感染因子からの回避状況　● 栄養状態の程度 （T-P） ● 適正な栄養摂取を勧める ● 感染予防のための衛生行動を徹底する ● 予防接種を促す （E-P） ● 感染予防の必要性と方法を指導する ● 栄養状態と感染予防の関係を指導する
[4] 在宅酸素療法（HOT）導入による生活状況の変化を受容できないためHOTの自己管理困難 ● HOTを受容できる ● HOTの管理ができる ● HOT導入による日常生活の変化に対応できる	[4] HOT導入に伴う日常生活の変化を受容できるような援助 （O-P） ● HOTの受け入れ状況と理解度　● HOT使用時の行動の変化 （T-P） ● HOTの自己管理ができる ● HOT使用時の注意事項を守った行動がとれる （E-P） ● HOTの管理方法を指導する ● HOT使用に適した行動について説明する

この領域に条件によってはよくみられる看護診断
- 非効果的健康管理（リスク状態）
- 活動耐性低下
- ガス交換障害
- 不安

＊：治療・処置に関わるもの

1. アセスメントのポイント

2. 医療問題（問題の根拠・なりゆき）

3. 考えられる問題点

[5] 低酸素状態，HOT導入，長期化・予後不良の疾患がもたらす予後への不安

[6] HOT使用による継続治療に関連した家族および周囲からのサポート不足による孤立感

4. 看護目標・成果	5. 考えられる援助方法
[5] HOT導入・持続する呼吸困難・進行する病状に伴う予後への不安 ● 緊急時の対応がわかる ● 自己管理に自信がもてる ● 自分の気持ちを表現できる	[5] 疾病の予後・死に対する不安が軽減するような援助 O-P ● 表情，発言状況，食欲の有無，睡眠状況 ● 不安行動の有無（イライラ，落ち着きがない，など） ● 自己管理の状況 T-P ● 不安を表現できる ● 緊急時の支援体制を整える ● 効果的な自己管理ができる E-P ● サポート体制について説明する ● 緊急体制について説明する ● 疾病の経過と予後について説明する
[6] HOT導入などの長期化する治療による日常生活の変化・社会役割遂行困難に関連した役割喪失にともなう孤立 ● 治療による社会生活の変化を受容できる ● 社会的役割の変化が受容できる	[6] 社会的孤立を防ぐための援助 O-P ● 社会生活への意欲の程度 ● 周囲の理解度とサポート体制 ● 本人・家族と社会との関係 T-P ● 日常生活と治療のバランスをとる ● HOT使用の生活を楽しむための方法をみつける ● セルフヘルスサポートを知り，参加できる E-P ● セルフヘルスサポートグループを紹介する ● HOT使用の生活について説明する

＊：治療・処置に関わるもの

6. 病態関連図

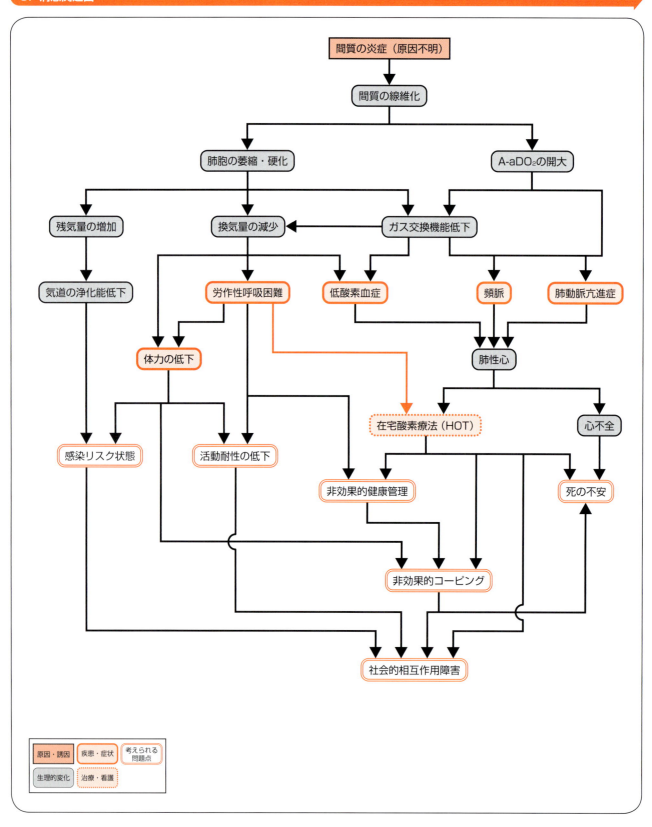

7. 看護計画

[1] 換気量低下・ガス交換機能低下による低酸素状態に伴う活動耐性低下

[問題解決のための視点]

☆日常生活の運動負荷量を調整し，労作時に低酸素を起こさないよう患者とともに目標を設定する

☆酸素療法を実施すると，酸素供給量が増加し呼吸困難は軽減するが，根本的な治療ではないことを踏まえて，生活管理していけるよう援助する

看護目標・成果	考えられる援助方法	個別化のポイント
●低酸素状態を起こさないような日常生活動作(ADL)ができる ・症状が理解でき，治療の必要性がわかる ・自己の運動耐容能を知る ・酸素消費量の少ないADL方法を習得できる ・効果的な呼吸法を習得できる ・日常生活上，低酸素を起こさない	**O-P** ①理解力，意欲，不安の有無，睡眠状態 ②在宅生活に関する情報 　●仕事の性質，家屋の構造・間取り，日常生活における労作，趣味，家族と生活様式，近隣地域での役割と負担の程度，住環境と地形 　●家事：炊事，洗濯，掃除，買い物 　●家族関係，主たる介護者の健康状態 ③日常生活における労作 　●睡眠，食事，排泄，入浴，歩行，階段昇降など 　●呼吸症状の変化：呼吸数・脈拍増加の程度，不整脈の有無，息切れ・呼吸困難感の程度，チアノーゼの有無，乾性咳嗽・喘鳴（fine crackle）の変化，疲労感，頭痛 　●心負荷の程度：浮腫，手のこわばり感，尿量減少，体重変動，頸静脈の怒張 　●呼吸理学療法による換気能力の回復度合い，酸素流量との適合度，労作とパルスオキシメータによる経皮的動脈血酸素飽和度（SpO_2）の変化，呼吸補助筋の動き，腹式呼吸時横隔膜機能の異常（Hoover's sign；呼吸時横隔膜が水平方向に収縮して胸郭下部が内方へ移動する現象）の有無，二酸化炭素蓄積の有無，ばち状指 ④全身状態：体温，脈拍，血圧，顔貌，顔色，倦怠感，体重，身長，BMI ⑤検査データ 　●血液ガス分析値，血液生化学，胸部X線（心胸郭比） 　●呼吸機能検査：肺気量；%VC，%TLC，肺拡散能力；%DLco，DLco/VA，動脈血ガス；PaO_2，$A-aDO_2$） ⑥酸素流量，指示流量の調節状況，デモ用器機による酸素濃縮器の管理状況 ⑦処方された服薬の管理 　●抗菌薬，去痰薬など，心不全には強心薬，利尿薬 **T-P** ①治療プログラム（クリティカルパス）を患者・家族と共有する 　●検査データをみながら労作による変化をチェックし，自覚される呼吸症状とを関連させて理解し，セルフケアできるように進める	●家庭生活に関する情報は家族からも得て，患者の願望と実際，家族の願望を確認する ●住居は一軒家か，アパートは何階か，エレベータの有無，生活は和式か洋式かなど生活全般にわたって本人の労作時呼吸状態を聴取して在宅生活と運動耐容能の程度を知る

E 特発性間質性肺炎（IIP）によりガス交換機能障害のある患者の看護

②運動耐容能を確認
- パルスオキシメータによるSpO2値，必要時携帯心電図計使用，呼吸自覚症状，脈拍の変化）しながら，医師の処方により酸素流量を調整し段階的（シャワー浴→入浴，歩行距離）に時間，労作を拡大する

③呼吸訓練（残存機能の改善）
- リラクセーション
- 腹式呼吸：換気容量の低下があり，肺の線維化が肺底部に強い場合は無理をすると咳嗽を誘発
- 呼気相での動作開始や椅子を活用するなどの労作経済，休息と呼吸の整え方，胸郭・関節可動域の拡大，脚力の強化など，

④在宅生活の目標を患者・家族・医療者と検討する

⑤疾患の安定期を維持できるように気道感染を防ぎ，急変時の前駆症状を認識できるようにする
- 発熱，心不全症状の出現増悪，呼吸困難感・息切れの増悪，チアノーゼ，咳嗽・喘鳴の増加，喀痰の量・性状の変化，頭痛や不眠などについて

E-P
①IIPの病態，症状，治療経過，予後について
②低酸素血症，酸素療法，CO2ナルコーシスについて
③病状と運動耐容能の関係を指導する（患者と主たる介護者）
- 入院経過記録を示しながら，現在の症状とデータの関係を指導する
④自覚症状やデータを自分で記録し，変化の理由が判断できるように指導する
- 在宅酸素療養日誌の記入法，ボルグスケールの使用法など

- 日常の労作と呼吸機能の変化をデータで確認しながら学習課題を進める
- IIPによる炎症の活動性（赤沈値亢進，LDH上昇，肺胞上皮特異マーカーである血清SP-A，SP-D，KL-6上昇）を見ながらプレドニゾロンや免疫抑制薬が医師により処方されるため症状，経過をみて副作用の出現に注意する
  - 急性増悪時は低酸素血症が進行して呼吸困難，胸部X線像にすりガラス影，浸潤影が出現し，ステロイドパルス療法が行われるので注意が必要である
- 急性増悪を繰り返している場合はその要因を明らかにして重点的に生活指導する
- 禁煙を徹底できるようにする
- 重症度分類表（表1参照）

表1　重症度分類

新重症度分類	安静時動脈血ガス	6分間歩行時SpO2
Ⅰ	80Torr以上	
Ⅱ	70Torr以上80Torr以下	90％未満の場合はⅢにする
Ⅲ	60Torr以上70Torr以下	90％未満の場合はⅣにする（危険な場合は測定不要）
Ⅳ	60Torr未満	測定不要

（2015年，特定疾患治療研究事業の指標による）

[2] 長期化するガス交換障害に伴う低酸素状態による二次障害の可能性

[問題解決のための視点]

☆低酸素状態の長期化のため，肺循環・全身への血流状態への影響により心負荷が増大することで，心不全を起こす可能性を視野に援助する

☆心仕事量を増大させる日常生活上の問題を知り，悪化を未然に防ぐ知識と技術の修得を援助する

看護目標・成果

● 二次障害を起こさないで日常生活を過ごすことができる
　・心臓の負荷要因を知り，回避できる
　・労作・睡眠時も低酸素を起こさない
　・自己モニタリングができる

考えられる援助方法

O-P

①運動量と呼吸困難の状態のバランス
②日常生活上の注意事項の順守状況
　● 水分バランス：水分摂取量，塩分摂取量，尿量
　● 姿勢や衣服による圧迫
　● 排泄時のいきみ
　● ADL時の呼吸状態
③適切な薬物の服薬管理，定期受診の必要性
④心負荷の程度
　● 頻脈，不整脈，浮腫，手のこわばり感，尿量減少，体重増加，頸静脈の怒張
　● 胸部X線：心胸郭比
　● 血液データ

T-P

①自己の運動耐容能に合ったADLを身につける
②心負荷の要因を避けることができる
　● 酸素不足にならない（効果的な呼吸法・喀痰喀出の実施）
　● 胸部の圧迫を避ける
　● 体液量の増加を避ける（過剰な塩分・水分摂取しない，体重増加を避ける）
　● ストレス，疲労を避ける
　● 睡眠不足を避ける
③肺高血圧症，心不全の徴候を知り，自己モニタリングできる

E-P

①自己モニタリングの方法を指導する
②薬の副作用について指導する
③ストレス回避のためのリラクセーションの方法を指導する
④家族が介助できる方法を指導する

個別化のポイント

● 呼吸困難の出現をおそれて動かない場合は，廃用症候群になり心肺機能の低下をさらに招くことになるため，患者の状態に合わせた適度な活動の必要性を指導する

E 特発性間質性肺炎（IIP）によりガス交換機能障害のある患者の看護

[3] 喀痰喀出困難や体力消耗による免疫機能低下に関連した呼吸器感染症の可能性

[問題解決のための視点]

☆呼吸器感染症は間質性肺炎を急激に悪化させる要因と

なることを自覚して，予防対処できるように指導する．また，痰の貯留に留意する必要がある

看護目標・成果	考えられる援助方法	個別化のポイント
●気道浄化や栄養状態の改善を行い，呼吸器感染症が予防できる ・気道が清浄に保たれ，咳，痰の増加や感染徴候がない ・感染源から防御できる ・低塩分，高蛋白，ビタミン，必要カロリーの栄養摂取によって標準体重を維持できる ・感染徴候を知り，早期受診の必要がわかる	**O-P** ①咳の回数，喘鳴の増大，喀痰の増加・性状（黄色，緑色，血性），粘性変化，息切れ，呼吸困難感，かぜ症状（食欲不振，悪心，下痢，発熱） ②風邪の流行，家族の上気道感染の有無，マスクの使用，口腔ケア，含嗽・手洗い，室内換気 ③体重減少，食欲不振，睡眠不足，ストレス ④う歯，歯槽膿漏，副鼻腔炎の有無 **T-P** ①気道感染を防ぐ ●鎮咳薬，去痰薬，抗菌薬の処方がある場合は確実に服薬する ●排痰が困難な時は家族の介助を受ける（心不全などで制限がない場合は水分を十分摂取する） ●鼻腔口腔を清潔に保つ．齲歯，副鼻腔炎は歯科耳鼻科を受診し，治療する ●歯磨き，含嗽は顔を上向きにせず，呼吸を抑制しない仕方で行う．朝の苦しいときは無理をせず呼吸が楽になってから行う．カニューレも毎日洗う ②インフルエンザの流行時は医師に相談し予防接種を受ける ●風邪をひいている家族や外出時にはマスクを使用して接触を避ける ③十分な栄養を摂取する ●かたい食品，強い香辛料，冷たすぎや熱すぎは消費カロリーを高め呼吸の負担を増大させる ●1回の食事に時間をかけるより回数を増やす ●便秘予防（横隔膜を押し上げ，息むことで肺毛細血管圧を上昇させて静脈還流を妨げ心肺に負担をもたらす）に野菜を温菜として多くとる． ●食事に，発汗や息切れがある場合は酸素吸入下で食事をする（医師の処方により） **E-P** ①家族に排痰の介助方法を指導する ②高蛋白，高ビタミン，高カロリー，塩分制限の調理法について調理者（本人・家族）に指導する	●咳など症状の持続，食欲不振が生じやすく，栄養低下の状態になりやすい ・栄養状態が悪いほど感染しやすく，回復に時間や経費を必要とするため，栄養管理は重要

[4] 在宅酸素療法（HOT）導入に対する受け入れ困難と自己管理不足

[問題解決のための視点]
☆原因不明の疾患で治療法が確立しておらず，予後不良の疾患であることについて医師からの十分なインフォームドコンセントを得ることが重要である

☆特定疾患治療研究事業の申請やHOTの保険適用申請など，医療制度の利用について各専門職や酸素供給業者との連携が図れるように調整する

☆HOT導入には，チーム医療に家族の参加を促し，家族が可能な介護を納得してできるよう支援する

☆家族の協力が得られるよう家族を含めた支援体制を調整する

看護目標・成果	考えられる援助方法	個別化のポイント
●HOT導入を受容することができ，自己マネジメントできる ・HOT導入の必要性を家族と話し合うことができる ・家族の理解，協力が得られる ・HOTが受容できる ・HOTの自己管理ができる	**O-P** ①疾病の理解度，予後の受け入れの程度，拒否的態度の有無 ②在宅での居住条件と生活行動範囲，経済状態 ③主たる介護者の理解と介護力 ④仕事を継続する場合の仕事の性質，職場の支援体制 ⑤酸素供給業者の連携体制の可能性，地域行政サービスと支援の可能性 ⑥自己管理への意欲の有無と程度 **T-P** ①医師の説明のどう受け止めたか，本人の気持ちを自由表現できるよう対応する ●理解できなかったこと，納得できなかったのは何かを丁寧に確認する ●上記について，本人の意思を確認して医師から再度説明するか，看護師からわかるように説明する ●HOTの意義を踏まえた在宅生活のイメージを実現可能な方法で描き，日課が自分で立てられる ②HOT決定過程に患者・家族が参加し，使用者と介護者が利用しやすい機器を選択できるように働きかける ●治療チーム(医師・看護師・理学療法士・作業療法士・栄養士など)で患者の呼吸機能を評価し，酸素使用条件（流量・時間・使用労作）と使用機器を見積もる) ●医療チームとして患者・家族・医療ソーシャルワーカー（MSW）・酸素供給業者と協働して，使用機器と供給体制を検討し，設営前に施行して，本人が納得して利用しやすい機器の選択と設置方法を確認し，決定していく ③必要な学習内容をプログラムし，評価しながらすすめる ●機器（本体，携帯用酸素）の使用方法と管理方法，使用上の注意，医療保険制度，定期受診の必要性，地域支援体制について理解を促す ●機器の構造，設置場所の条件，電源の操作，流量の見方，調節方法，フィルターの取り扱い，チューブの長さ，カニューレの洗浄・破損の確認，携帯用酸素の使用方法，酸素の補充方法，使用中の注意（火気の取り	●疾病の理解が不十分な場合はHOTを適切に管理できないことがある ●本人の意欲がない場合は，その理由を探る（不眠，血中酸素濃度の低下・炭酸ガス上昇による意識状態，経済的理由，家族関係，悲嘆，ボディイメージ障害） ●HOTの酸素供給機器には，酸素ボンベ，酸素濃縮器（膜型・吸着型，携帯用），液化酸素装置，化学発生器があり，それぞれの用途，経済性を知って選択できるために酸素供給業者から情報が得られるようにする ●ボディイメージの不安や酸素消費量の経済面から，経気管投与法など選択情報を提供し，自分にあった方法を選択してもらう ●ビデオやパンフレットなどわかりやすい教材を用意し，患者が関心をもって集中できる方法で理解

E 特発性間質性肺炎（IIP）によりガス交換機能障害のある患者の看護

扱い，停電時の対処方法，外出時のアクシデント時の対処方法)，身体障害者手帳の申請方法，地域のサービスシステム，旅行の際の調整内容と方法など

④治療方針が決定したら，HOT供給業者へ設置を依頼し，外泊を試みて管理に自信が持てるようにする

⑤HOT導入の指導は，患者と家族（介護者）の両者に対し実施する

⑥患者と家族が協力して管理できるよう，患者ができること・できないこと，家族が介護できること・できないことを明確にし，調整を図る

E-P

①患者・家族にHOT機器のメカニズム，使用方法，管理方法を説明する

②学習プログラムに患者・家族・各種専門職種を参加させ，内容を精選する

③学習手段の工夫，評価を患者・家族とともに行う

④患者・家族の希望に沿って，一緒に経費の予測をし，生活の見通しができるようにする

を促す

● 患者の年齢，職業，病歴，性別などを踏まえて学習の方法を選択する

● 理解の程度を確認しながら学習を勧める

● 医師による酸素の処方は24時間使用や睡眠時のみ，特定日常生活労作時など，流量・時間・労作の使用条件などが指示される

● 酸素サーバーによる流量調節時に呼吸困難感の出現に注する

● 酸素管理料は適用する保険区分別に定額であり，酸素使用を抑制しても料金に変わりがないことを理解してもらう

● 家族構成・家族関係，それぞれのライフスタイルが築かれていることに配慮し，家族の信頼関係が発展できるように関わる

● 経済的負担を考慮し，医療保険制度，福祉制度について情報を提供する

---

[5] 低酸素状態，HOT導入，長期化・予後不良の疾患がもたらす予後への不安

[問題解決のための視点]
☆慢性進行性の疾患であり，症状増悪時は死の恐怖を体験していることから患者は不安を潜在的にもち続けていることに十分配慮する

看護目標・成果	考えられる援助方法	個別化のポイント
● 治療・HOTによる疾病の管理の効果を感じることにより予後への不安が軽減する ・予後に対する不安を表現できる ・HOTによる症状コントロールができるという自信がもてる ・緊急時に対処してもらえるという安心感がもてる	**O-P** ①患者－家族関係 ②心情の表現，情動の不安定さ ③睡眠状態，食欲 **T-P** ①不安が表現できる環境を整える ②患者と家族が十分に関われるよう調整する ③家族が患者の不安に対応できるよう関わる ④緊急時の体制，サポート体制を整える ⑤気分転換ができるよう調整する **E-P** ①緊急時の対応について説明する	● 慢性的な不安は抑うつ状態を招き呼吸管理を乱すことがあるため，必要があれば心療内科を受診するなど総合的なアプローチを検討する ● HOT導入の学習課題に過剰な努力を傾けている場合は気持ちの余裕をなくしていることがあり，息抜きやお任せの態度も必要で，家族も同様な反

・家族や医療者，周囲からのサポートがあるという安心感がもてる ・予後に対する不安が軽減する	②いつでも相談できることを伝える	応がある．両者ともに「いつでも相談できる」信頼関係を築くことが必要である

---

[6] HOT使用による継続治療に関連した家族および周囲からのサポート不足による孤立感

[問題解決のための視点]
☆HOT導入の目的を理解して，快適な療養生活の工夫ができるように援助する

☆仕事やライフスタイルの継続のために多様な選択肢を提供し，HOT管理の自信がもてるように，意欲や理解力に添って段階的に指導する

看護目標・成果	考えられる援助方法	個別化のポイント
●家族・周囲のサポート体制を確立し，生活の再構築ができる ・在宅生活に目標がもてる ・HOTによる生活に意欲がもてる ・積極的に活動できる	**O-P** ①生活に対する意欲，行動状況 ②外出回数，セルフヘルプグループへの参加状況 **T-P** ①適度な活動の必要性を理解し，可能な行動拡大に自信がもてるようになる ②HOTや呼吸不全患者の会などのセルフヘルプグループを紹介し，サポート関係がもてるように支援する ③それまでの人間関係の維持と新たな人間関係の構築ができるよう支援する **E-P** ①セルフヘルプグループに関する情報を提供する	●自信喪失や労作による呼吸困難による行動範囲の制限によって，社会との関係が希薄になりつつある場合，または社会的関係が壊れている場合，HOT導入により行動範囲が拡大できることを理解できるようにする ●HOT使用により，行動が制限されないことを理解できるよう支援する

〈参考文献〉
1) 福井次矢・他編：内科診断学，第3版．医学書院，2016
2) 高久史麿・他監：新臨床内科学，第9版．医学書院，2009
3) 木村謙太郎・他監：Nursing Selection　呼吸疾患．学研，2003
4) 工藤翔二編：呼吸器疾患の治療と看護．南江堂，2002
5) 日野原重明・他総監：看護のための最新医学講座　第2巻　呼吸器疾患．中山書店，2005
6) 日野原重明監：チーム医療による在宅酸素療法の実際，第2版．文光堂，1998
7) 総合健康推進財団　在宅酸素療法マニュアル等作成委員会：酸素とともに生きる道―在宅酸素療法患者用マニュアル．文光堂，1995
8) 成井浩司：Q14酸素濃縮器とは．救急・集中治療15（臨時増刊号），2003
9) 社会保険研究所：医科点数表の解釈　平成28年4月版．社会保険研究所，2016
10) 木田厚瑞：在宅酸素療法マニュアル―新しいチーム医療をめざして，第2版．医学書院，2006

第Ⅰ章 呼吸機能障害と看護

1-2 ガス交換機能障害

F 肺循環障害により肺水腫が生じた患者の看護

中井美鈴

1. アセスメントのポイント

[身体的]
①呼吸不全の徴候：呼吸困難感，起坐呼吸，呼吸音の断続性ラ音，呼吸音の減弱，ピンク色の泡沫状痰，咳嗽，喘鳴，呼吸促拍，努力呼吸，チアノーゼ
②循環不全の徴候：頻脈，脈圧低下，末梢冷感，皮膚湿潤，尿量低下
③検査所見：SpO₂低下，動脈血ガス分析，胸部X線（心拡大，胸水貯留，肺うっ血，葉間胸膜肥厚，肺門部の蝶形陰影），心エコー

[精神的]
①呼吸困難および死への恐怖感や不安感
②孤独感

[社会的]
①家族における患者の役割
②社会における患者の役割

[自己管理]
①自己の身体をどのように捉えているか
②治療方法についての理解の程度
③危機的状況における対処方法

2. 医療問題（問題の根拠・なりゆき）

①肺水腫による症状の出現と悪化

●心原性肺水腫

●非心原性肺水腫

②再発を繰り返す
●心原性肺水腫の原因としての心不全

▶肺水腫は，心不全による心原性肺水腫とARDSなどの非心原性肺水腫に分けられ，身体活動の制限が必要とされる
▶心臓のポンプ機能の低下（左心室）や体内水分の過剰
▶肺静脈圧の上昇
▶肺毛細血管の水分が肺間質組織に漏れ，間質および肺胞壁に貯留した状態
▶肺胞内に液が貯留
▶ガス交換機能を失い肺内シャントの形成
▶呼吸困難や起座呼吸などの症状をきたす
▶血管壁の透過性亢進，低アルブミン血症などによる血漿膠質浸透圧の低下，胸腔内の過剰な陰圧，リンパ液の流入する中心静脈圧が高い
▶還流障害
▶低酸素血症を起こす

▶水分バランスが崩れる
▶体重増加や浮腫
▶急激に心不全症状
▶肺水腫

3. 考えられる問題点

[1] 肺循環障害によって肺水腫が悪化する可能性がある

[2] 呼吸循環障害による体力低下やセルフケア不足が起こる可能性がある

[3] 呼吸困難によって恐怖感や不安感が増強する恐れがある

[VIEW]

- 何らかの要因によって肺水腫となり，呼吸困難やそれに伴う活動制限，症状による恐怖感など，急激に身体的精神的変化を伴った患者に焦点をあてた
- 心身の苦痛を抱えながら治療を行っている患者に対し，症状を緩和し心身ともに安寧を保つことができること，症状の悪化や再発を予防するための看護を考えていく

[看護の方向性]

- ◆ 症状が出現した際に，患者の心身の苦痛を軽減できる援助を行うことができる
- ◆ 患者が現在の状態に至った原因を理解し，セルフマネジメントをしながら再発を予防する援助を行う

4. 看護目標・成果	5. 考えられる援助方法
[1] 肺循環障害が改善し，呼吸困難が軽減する ● 呼吸管理により低酸素血症が改善 ● 薬物療法による肺うっ血の改善 ● 非薬物療法による心負荷の軽減	[1] 肺水腫が改善するように，状態を把握し管理をするための援助 (O-P) ● 呼吸状態，起坐呼吸の有無，痰の性状など ● 心機能評価や血液検査データ (T-P) ● 呼吸管理，輸液管理 ● 苦痛の緩和 (E-P) ● 病状の理解
[2] 活動時に呼吸困難が生じない ● 自己の病態を把握し，セルフマネジメントができる ● 心臓の予備能力を考えて行動ができる ● 家族が患者の療養生活を支援できる	[2] 自己の病態を理解し，呼吸困難が生じない行動ができるための援助 (O-P) ● 病態の理解状況 ● 呼吸困難の発生状況の把握 (T-P) ● 症状に応じたADLの介助 ● 食事療法・薬物療法の管理 (E-P) ● 患者・家族へセルフマネジメント指導
[3] 病状について理解し，不安感が軽減する ● 病状に合わせた日常生活が送れ，症状の出現がない	[3] 病状を把握し不安感が軽減するための援助 (O-P) ● 不安・恐怖感を及ぼす状況 (T-P) ● 苦痛の緩和 ● 安心感を与える (E-P) ● 患者・家族へ症状出現時の対処法の指導

この領域に条件によってはよくみられる看護診断

- ● 肺水腫がある状態は，医学範疇であるため，看護診断はあがらないことが多い**

＊：治療・処置に関わるもの

6. 病態関連図

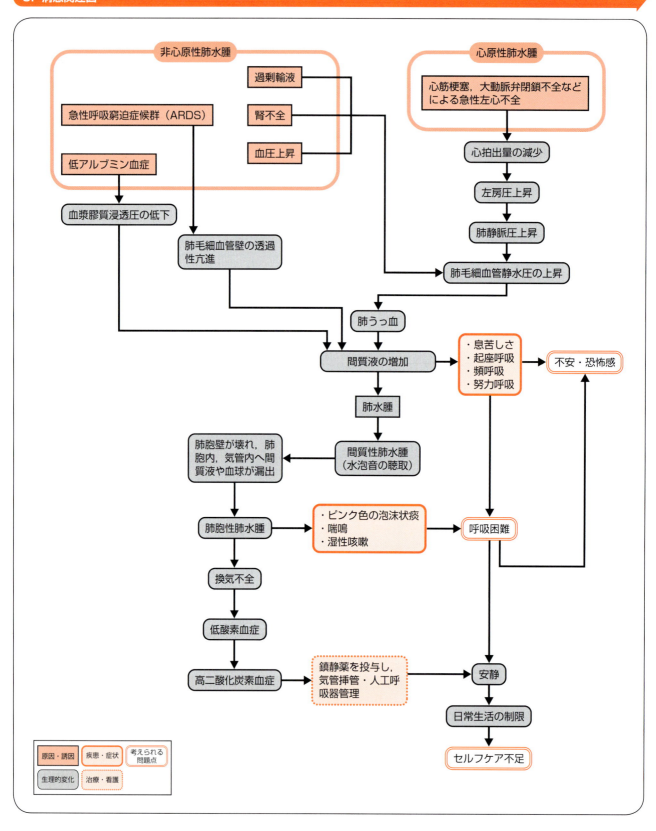

7. 看護計画

[1] 肺循環障害によって肺水腫が悪化する可能性がある

[問題解決のための視点]
☆肺水腫の病状を把握し，状態に応じた管理（呼吸管理，

薬物療法の管理）を行う
☆呼吸困難が発生した時の対処ができる

看護目標・成果	考えられる援助方法	個別化のポイント
●肺循環障害が改善し，呼吸困難が軽減する ・呼吸管理により低酸素血症が改善 ・薬物療法および非薬物療法管理により病状が改善	**O-P** 〈肺水腫のアセスメント〉 ①身体所見：呼吸困難感の程度，呼吸数，呼吸パターン，起座呼吸，喘鳴，努力呼吸，肺野の水泡音，呼吸音の減弱の有無，咳嗽・喀痰の有無，ピンク色の泡沫状痰，痰の喀出困難，チアノーゼ，意識障害 ②動脈血ガス分析 　●間質性肺水腫：低酸素血症のためPaO_2が低下し，過呼吸によって$PaCO_2$が低下する 　●肺胞内肺水腫：高二酸化炭素血症のため$PaCO_2$が上昇，pHもアシドーシスが顕著となる ③胸部X線 　●心原性肺水腫：うっ血像，葉間胸膜肥厚像，肺門部の蝶形陰影，右優位の胸水貯留，心拡大 　●非心原性肺水腫：末梢性の両側びまん性浸潤影（心拡大はなし） ④検査データ：SpO_2，血液一般検査，血算，CRP，血沈 〈循環不全のアセスメント〉 ⑤バイタルサイン：脈拍（頻脈），脈圧低下，血圧 ⑥身体所見：尿量，尿回数，水分出納バランス，皮膚湿潤の有無，体重，浮腫の程度，中心静脈圧，飲水量，輸液量 ⑦その他：心エコー，スワン・ガンツカテーテル **T-P** 〈呼吸管理〉 ①座位もしくはセミファーラー位などの安楽な体位をとる ②確実な酸素投与を行う ③呼吸状態悪化時は，NPPVもしくは気管挿管・人工呼吸器を装着するため，確実な管理を行う ④呼吸を妨げないように吸引する 〈安全管理〉 ⑤確実な輸液管理（利尿薬の使用，輸液量の制限，栄養状態の改善のための輸液など）を行う ⑥確実なモニター管理（心電図モニター，動脈血モニター，スワン・ガンツカテーテル，酸素投与ライン）を行う ⑦ライン類の自己抜去の予防をする ⑧環境整備を行う ⑨正確な与薬を行う 〈苦痛の緩和〉 ⑩必要時は指示に応じた鎮痛・鎮静薬を投与する	●現在の状態を観察によって肺水腫病状を把握し，状態変化を予測する ・間質性肺水腫：肺毛細血管の水分が肺間質組織に溺れて間質および肺胞壁に貯留した状態 ・肺胞内肺水腫：肺胞内にも液が貯留するようになる ●血液検査データでは，心機能（心筋梗塞・心不全所見），腎機能，栄養状態，貧血の有無，感染所見など肺水腫の誘因を把握する ●座位やセミファーラー位は腹部内臓が重力で下垂するため，横隔膜の動きが大きくなり，肋骨の動きも楽になり，肺のうっ血も軽減し，呼吸が楽になる ●薬物療法は確実となる． ・経口摂取が負荷の場合は輸液管理を確実に行う ・肺毛細血管静水圧の上昇に対しては，ジゴキシン，ドーパミン，ドブタミンなどの狭心症

⑪皮膚湿潤や悪寒に対しては，保温，室温調節，衣類調節や清拭などを行う

〈その他〉

⑫血液浄化療法時および補助循環装置使用中の管理を行う

E-P

①病状について理解ができるように説明する

②検査や処置について理解できるように説明する

③呼吸困難が強い時は安静を保ち，安楽な体位をとるように，呼吸困難に陥る前から説明する

④わからないことがあれば，看護師に伝えるよう話し，必要時は他職種と連携を図り対応する

薬や利尿薬の与薬，血漿膠質浸透圧の低下に対しては，アルブミン製剤・新鮮凍結血漿が使用される

・肺毛細血管透過性の亢進に対してはステロイド薬の与薬が行われることもある

---

[2] 呼吸循環障害による体力低下やセルフケア不足が起こる可能性がある

[問題解決のための視点]

☆患者は病状に応じた活動量を把握する

☆何ができて何ができないのかを見極めて支援する．

看護目標・成果	考えられる援助方法	個別化のポイント
●活動時に呼吸困難が生じない ・自己の病態を把握し，セルフマネジメントができる ・心臓の予備能力を考えて行動ができる ・指示された薬物療法，食事療法が実施でき，症状の出現がない ・家族が患者の療養生活を支援できる	**O-P** [1] の観察項目参照 〈セルフケア活動の把握〉 ①自立度 ②ヒュー-ジョーンズ（Hugh-Jones）呼吸困難重症度分類 ③修正ボルグ（Borg）指数 ④心臓機能評価 ⑤指示された薬物療法の時間・容量・用法 ⑥睡眠状況：睡眠時間，就寝と起床時間，中途覚醒の有無，熟眠感の有無，日中の覚醒状況 ⑦病室環境，自宅環境 ⑧社会的役割 ⑨家族の理解度と役割，患者への介入意欲 〈栄養状態の把握〉 ⑩食事中の呼吸困難の発生状況 ⑪食欲の有無 ⑫食事摂取量 ⑬貧血の程度 ⑭検査データ **T-P** ①呼吸困難感，心機能に応じて，ADLの介助を行う ②睡眠をとりやすい療養環境に整備する ③塩分制限食を摂取する ④食事中は安楽で安定する体位（座位・ファーラー位など）をとる ⑤食べやすい食事内容にする ⑥医師の指示に応じた水分量を摂取する ⑦確実に薬物療法が行えるように患者・家族に合った投与	●病状によって活動量が異なる．身体的所見を考慮して，患者にとって負担にならない活動を見極めて，セルフケア能力を妨げない援助を行う必要がある ●感染によっても呼吸状態を悪化させてしまう．栄養状態も低下しているため，感染症にかかりやすく，重症化しやすい ●食事は体力消耗しやすく，呼吸困難を増強させる可能性がある．また，高齢者も多いため，嚥下状態に注意し，体位を工夫して食べやすい食事を提供する ●本人の意思を尊重しなが

方法を提供する
⑧清潔ケアを行う
⑨ベッドから車いすへの移動はあわてず呼吸を整えてゆっくり行う
⑩家族の介入に対する不安などを傾聴する
⑪家族が不安なくケアに介入できるよう，ケア見学→一部介助→見守り介助などと段階を踏みながら行う

E-P
①呼吸困難時や援助が必要なときは，看護師に依頼するように説明する
②患者の病状やセルフケアに関することなどの不安があれば，看護師に伝えるように話す
③患者および家族へセルフマネジメントの必要について説明し，退院までに実践できるように指導する

らできるところは自分で行ってもらう.
● ストレッチャーを使用する際は，ファーラー位がとれるものが良い
● 肺水腫は原疾患により繰り返す可能性がある. 特に高齢者の場合は家族の介入も必要となってくるため，入院中からまずは可能なケアから看護師と一緒に行い，退院後も過剰な負担にならないように指導していく

---

[3] 呼吸困難によって恐怖感や不安感が増強する恐れがある

[問題解決のための視点]
☆身体症状の軽減を図り，不安・恐怖感を軽減する

☆家族も患者の状況によって不安が大きくなるため傾聴し，必要時は他職種とも連携を図っていく

看護目標・成果	考えられる援助方法	個別化のポイント
●病状について理解し，不安感が軽減する ・病状に合わせた日常生活が送れ，症状の出現がない	**O-P** ①身体症状（呼吸困難感の程度など[1]の **O-P** 参照） ②不安・恐怖感を示す生理的変化の有無と程度 ③患者からの表現とその内容 ④表情・態度・行動の変化 ⑤夜間の睡眠状態 ⑥病室環境 ⑦食欲の有無と食事摂取量 ⑧病状の理解度 ⑨過去の医療体験の認識 **T-P** ①恐怖感が強いときは，看護師は声をかけタッチングし緩和に努める ②痛みや息苦しさ，不安に対する，鎮痛・鎮静薬の投与を確実に行う ③そばにいて安心感を提供する ④不安や恐怖感を傾聴する ⑤医師からの説明で不足または理解できなかった情報を提供する ⑥夜間の睡眠が確保できるように環境を整える ⑦家族の負担になりすぎないように，面会および付き添いをしていただく **E-P** ①不安や恐怖感がある時は，医師や看護師，家族の援助を	●肺水腫による呼吸困難は急激に悪化する. それに伴う不安や恐怖感は大きい. 患者の病状に合わせて，日常的にセルフコントロールができ，肺水腫による呼吸困難を起こさないよう指導する ●不安，恐怖感などに対しては塩酸モルヒネが与薬されるが，鎮静効果だけでなく，末梢血管を拡張させ静脈還流を減少させて心臓への負担を緩和させる効果もある. 薬剤の効果とともに，タッチングや患者の状態に合わせたさまざまなリラクセーション法を取り入れていく

F 肺循環障害により肺水腫が生じた患者の看護

求めるように説明する
②家族にも不安や理解できない内容があれば，遠慮せずに
　看護師に話すように説明する
③症状が出現しないためのセルフコントロール方法や，症
　状出現時の対処方法について，患者・家族とともに考え，
　いつでも行動がとれるよう指導する

COLUMN

■医療問題（問題の根拠・なりゆき）

問題の根拠	なりゆき
①肺水腫による症状（呼吸困難，起座呼吸，低酸素血症など）の出現と悪化	●肺水腫は，心不全による心原性肺水腫と，ARDSなどの非心原性肺水腫とに分けられ，以下の状態となり，身体活動の制限が必要とされる． ・心原性肺水腫は，心臓のポンプ機能の低下（左心室）や体内水分の過剰によって起こり，その結果，肺静脈圧の上昇を招き，肺毛細血管の水分が肺間質組織に漏れ，間質および肺胞壁に貯留した状態となる．それが進むと肺胞内にも液が貯留して，ガス交換能を失い肺内シャントを形成するため，呼吸困難や起座呼吸などの症状をきたす． ・非心原性肺水腫は，血管壁の透過性亢進，低アルブミン血症などによる血漿膠質浸透圧の低下，胸腔内の過剰な陰圧，リンパ液の流入する中心静脈圧が高いため還流障害によって起こるものなどがあり低酸素血症を起こす．
②再発を繰り返す	●心原性肺水腫の原因としての心不全は，塩分や水分バランス，運動負荷の程度が重要となる．水分バランスが崩れると体重増加や浮腫が出現し，急激に心不全症状を呈し肺水腫に移行しやすい．入院中から退院後の生活も含めて指導が必要である．
③呼吸困難による恐怖感	●呼吸困難は最も苦しい症状で，死への恐怖感を抱く．不安はさらに呼吸困難を助長し低酸素血症，さらに多臓器不全の引き金になることが多い．
④身体症状から精神的苦痛が増強	●肺水腫の再発を繰り返すことによる苦痛から自信の喪失が起こる．

＜参考文献＞
1）3学会合同呼吸療法認定士認定委員会：第10回3学会合同呼吸療法認定士認定講習テキスト．2005
2）雄西智恵美，秋元典子編：成人看護学周手術期看護論，第3版．ヌーヴェルヒロカワ．2014
3）関口恵子編：根拠がわかる症状別看護過程，改定第2版．南江堂，2010
4）佐藤直樹：心原性肺水腫．日本胸部臨床72（1）：21-27，2013
5）池田雄一郎，西信一：肺水腫．呼吸器ケア10（4）：32-34，2012
6）森山美知子・他編：エビデンスに基づく呼吸器看護ケア関連図．中央法規出版，2012
7）山脇功編：呼吸器疾患ベストナーシング．学研メディカル秀潤社．2009

memo

第Ⅰ章 呼吸機能障害と看護

1-3 呼吸パターン機能障害

G ALSにより呼吸運動に障害のある患者の看護

肥後すみ子

1. アセスメントのポイント

[身体的]
①ALSの進行の程度
②廃用症候群発生の有無
③感染徴候の有無
④セルフケア能力の程度
⑤コミュニケーション手段の確保
⑥介護者の健康状態

[精神的]
①安定しているか
②サポート状況

[社会的]
①社会参加できているか
②キーパーソンは誰か
③社会資源, 社会的支援ネットワークの活用

[自己管理]
①適切な呼吸管理
②緊急時の対応
③状況や希望に沿った日常生活の実現
④介護者の休息

2. 医療問題（問題の根拠・なりゆき）

①人工換気による気道内の乾燥, 気管カニューレの刺激, 線毛上皮細胞の吸引による気道内自浄作用の低下
▶生命の危機
・呼吸困難
・窒息
・低酸素血症

②気管切開創の汚染や吸引操作よる感染の可能性
▶気道損傷
・創感染
・炎症
・疼痛

③陽圧呼吸により胸腔内圧が上昇し, 静脈還流が減少することに関連した合併症
▶人工呼吸器関連の合併症
・無気肺
・血圧低下
・肝機能・腎機能の低下
・肺炎

④上位・下位運動ニューロンが侵されて随意運動に関連した筋麻痺の障害
▶廃用症候群
・嚥下障害
・発声困難

3. 考えられる問題点

[1] 知識や技術不足・環境調整の不備によりHMVの継続困難が生じる可能性

[2] 気道粘膜の刺激増大に関連して気管内に分泌が貯留しやすくなる

[3] CP：気管カニューレや吸引刺激により気道損傷が生じやすい

[4] CP：非生理的な呼吸に関連した合併症

[5] 身体活動性低下と嚥下障害, 言語的コミュニケーション障害が生じる可能性

[6] 介護者の身体的・心理的負担感が生じやすい

[7] 社会生活および活動を制限されることに関連したストレスが生じやすい

[VIEW]
●在宅で人工呼吸器（HMV）を装着している患者の呼吸機能の安定を目的に，生命維持の管理とQOLの向上に向けて援助を行う，一連の看護である

[看護の方向性]
◆適切な呼吸管理をすることによって，安心して在宅での療養生活が維持できるように指導する
◆心理的な葛藤・動揺を克服し，家族とともに患者自身が生き抜く信念をもち生活の中に意味を見出せるよう援助する
◆支援ネットワークを上手に活用しHMVが継続できるようにする

4. 看護目標・成果	5. 考えられる援助方法
[1] ●患者の病状，呼吸管理に関する知識が得られる ●人工呼吸器の適切な取り扱いができる ●緊急時の対処に備える ●医療環境の調整ができる	[1] 病状と呼吸管理に関する知識，緊急時の対応と環境調整に対する援助 O-P ●理解の状況と程度 ●HMV点検方法とトラブル発生時の対処の能力 ●環境調整の実施状況 TP/EP ●患者・介護者が質問しやすい環境作り，わかりやすい説明の工夫
[2] 気道クリアランスを維持できる	[2] 気道クリアランスに対する援助 O-P ●呼吸状態，痰の性状 TP/EP ●吸引と体位ドレナージ
[3] 気道粘膜の損傷が起こらない*	[3] 気道損傷予防に対する援助 O-P ●創部の状態，気管カニューレの操作状況 TP/EP ●気管切開創の適切な処置と気管カニューレの管理
[4] 合併症を予防する*	[4] 人工呼吸器関連合併症に対する援助 O-P ●全身状態，呼吸状態 TP/EP ●異常の早期発見，身体耐久力の維持および強化
[5] ●動作能力に応じたセルフケアの充足 ●他者と話す意欲を失うことなく意思疎通を維持する ●廃用症候群の予防	[5] セルフケア充足に対する援助 O-P ●セルフケア・意志疎通状況 TP/EP ●セルフケア能力に応じた援助 ●コミュニケーション手段の工夫
[6] ●介護者の身体的・心理的疲労感の軽減 ●患者，介護者ともに安心して生活を維持できるような社会的支援体制の整備	[6] 介護者の疲労感軽減に対する援助 O-P ●疲労の自覚症状，言動 TP/EP ●社会資源活用の支援
[7] 患者と介護者それぞれのQOLの向上を目指したストレスの緩和	[7] QOL向上に向けた援助 O-P ●精神状態，意欲の有無，充実感 TP/EP ●社会参加，自己の役割意識を自覚でいるような人間関係作りとイベント企画・参加

＊：治療・処置に関わるもの

この領域に条件によってはよくみられる看護診断

●ASL自体が難病であり呼吸運動障害は病気から来る症状であるため，看護診断は挙げにくい**

●手段（文字盤）等を用いてコミュニケーションがとれていれば問題とならない.（ASLの場合運動ニューロンの障害であるため徐々に会話もできなくなる. そのためのコミュニケーション手段を考えていくのは看護診断ではない) むしろ医療問題である**

●時期による「介護役割緊張」

●在宅での問題を考えている場合には退院指導はない. 入院中の場合で退院する場合は退院指導が必要である**

G ALSにより呼吸運動に障害のある患者の看護　95

6. 病態関連図

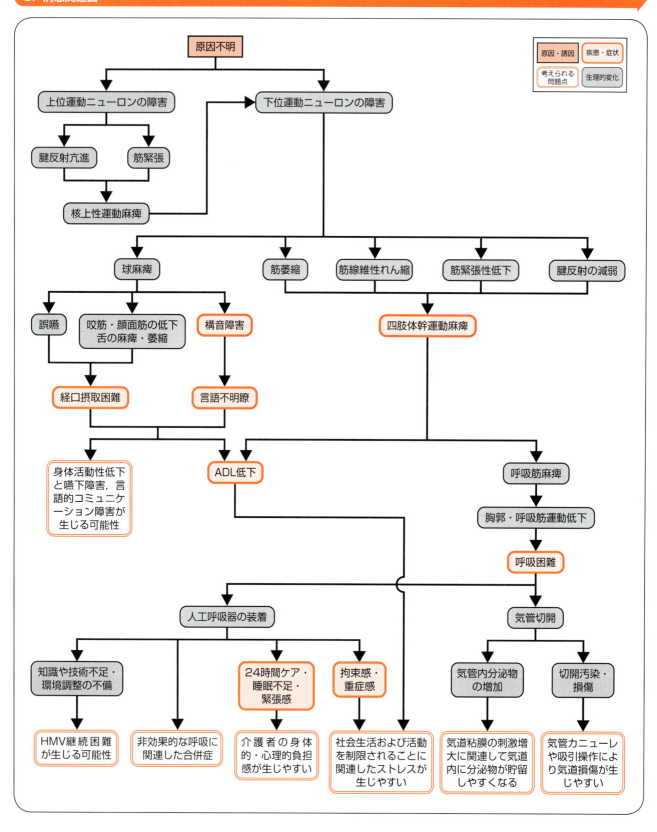

7. 看護計画

[1] 知識や技術不足・環境調整の不備によりHMVの継続困難が生じる可能性

[問題解決のための視点]

☆HMVの準備体制，適切なHMV実施，患者の全身状態，介護者の健康状態に変化はないかアセスメントする

☆介護者の知識やケア技術力を観察し必要な教育・指導をする

看護目標・成果	考えられる援助方法	個別化のポイント
●患者の病状，呼吸管理に関する知識が得られる ●人工呼吸器の適切な取り扱いができる ●緊急時の対処に備える ●医療環境の調整ができる	**O-P** ①知識面：理解の状況，疑問点の表出 ②人工呼吸器の取り扱い方：適切な日常点検と定期点検・フィルター類の交換，トラブル発生時の対処 　●アラームの対応，加温・加湿器の操作は適切か ③緊急時の対処法：患者・介護者からの質問の有無 　●対処法が明確に表示されているか ④環境調整：適切な支援チームの体制，医療機器の供給・処理体制，適切な療養室環境であるか ⑤患者・介護者の不安な表情の有無 **T-P** 〈病状・呼吸管理に関する知識〉 ①病状について適切な理解が得られているか質問し，理解の程度を把握する ②患者・介護者が質問しやすい環境を作り，話を聞く ③医師からの説明が行われるときは看護師も同席し，患者・介護者の受けとめかたを把握する ④患者・家族が理解しやすい説明の工夫をする 　●リーフレット，パンフレットの作成など 　●専門用語の使用は極力避ける 〈人工呼吸器の適切な取り扱い〉 ⑤人工呼吸器の作動状況を点検し，適切な管理ができているか確認する． 　●点検内容：日常点検，定期点検，アラームの対応 ⑥トラブル発生時の対処に不備がないか把握する 〈緊急時の対処法〉 ⑦緊急連絡網を取り決め一覧表を見やすい場所に貼る ⑧緊急連絡時，看護師の対応できる体制を整える ⑨救急車の連絡方法を介護者と打ち合わせておく ⑩人工呼吸器に関する対応として，機器供給会社や関連会社との連携を取り決めておく ⑪緊急事態をあらかじめ患者・介護者に説明しておく 　●急性増悪時の対処の方法を話し合い，インフォームドコンセントを得ておく 　●手動式蘇生バッグの操作方法と消毒・保存方法 　●気管カニューレ交換方法：[3]の「 T-P ⑧⑨」を参照	●患者・家族の理解力と受け入れ方，性格特性を把握しながら進める ●介護者の考えや工夫していることを尊重し，必要な改善点があれば助言する ●患者・介護者の訪問者に対する受け入れ状況を察知しながら対応する ●介護者の希望は最大限に取り入れ，介護者が主体になれるように心がける ●主治医の治療方針や管理方法については，連携を取り合って意見のくい違いで介護者の混乱をまねかないよう配慮しなければならない ●表1「人工呼吸器の日常点検表」参照 ●表2「人工呼吸器の定期点検表」参照 ●表3「アラームの対応」参照

G ALSにより呼吸運動に障害のある患者の看護　97

表1　人工呼吸器の日常点検表

● 人工呼吸器が正常に機能しているかを介護者が毎日確認する

● 設定値を記録する

	実施項目	備考（交換日など）
1	換気モード（　　　），換気量（　　　），換気回数（　　　）吸気時間（　　　），トリガ感覚（　　　）などの設定	
2	低吸気圧アラーム（　　　），最高気道内圧アラームの設定値	
3	回路内圧（気道内圧）値（　　　）	
4	人工呼吸器本体の異常音，発熱，異臭の有無	
5	電源コード，電源プラグの亀裂・破損の有無	
6	加湿器の指定水位と設定温度，毎日の蒸留水の交換	
7	呼吸回路の蛇管・ウォータートラップ内の水分貯留の有無	
8	呼吸回路の蛇管・ウォータートラップのエア漏れ・破損の有無	
9	エアフィルター，バクテリアフィルターの汚染の有無	

表2　人工呼吸器の定期点検表

● 人工呼吸器が正常に機能しているかを看護師・医師が訪問時に確認する

	実施項目	備考（交換日など）
1	換気モード（　　　），換気量（　　　），換気回数（　　　）吸気時間（　　　），トリガ感覚（　　　）などの設定	
2	低吸気圧アラーム（　　　），最高気道内圧アラームの設定値	
3	回路内圧（気道内圧）値（　　　）	
4	人工呼吸器本体の異常音，発熱，異臭の有無	
5	電源コード，電源プラグの亀裂・破損の有無	
6	内部バッテリーの作動と容量確認	
7	呼吸回路の蛇管・ウォータートラップの亀裂・破損・汚染の有無	
8	呼吸回路の蛇管・ウォータートラップ内の水分貯留の有無	
9	加湿器の指定水位と設定温度，毎日の蒸留水の交換	
10	呼吸回路と加湿器の消毒（1回/週以上）	
11	エアフィルター，バクテリアフィルターの汚染の有無	
12	電源コンセントの接続状態，アース端子の接地状態	
13	酸素濃縮器併用の場合，酸素濃度・流量・圧力・フィルターの点検	

〈環境調整〉

⑫支援チームメンバーの構成を検討する：看護師，医師，理学療法士，作業療法士，医療ソーシャルワーカー，ホームヘルパー，ボランティア

⑬定期的なカンファレンスを支援チームでもち，情報交換と療養方針，役割の明確化を確認しあう

● 支援チームのメンバーとの連携は，連絡ノートなどを用いて連絡を密にする

表3　アラームの対応

状況	原因	対応
作動しない	・電源プラグが外れ	▶プラグを差し込む
	・内部バッテリーの電圧低下	▶充電するか交換する
	・ブレーカーの遮断	▶リセットする
気道内圧が高い	・痰の貯留	▶気管内吸引をする
	・回路のねじれ	▶ねじれを直す
	・回路に水の貯留	▶水を捨てる
	・回路の接続の間違い	▶正しく接続する
	・フィルターの目詰まり	▶フィルターを水洗いするか交換する
	・気道内圧警報の設定が低すぎる	▶医師に連絡（設定値を増加）
	・換気が自発呼吸に同調していない	▶医師に連絡（トリガ感度の変更）
	・一回換気量が多すぎる	▶医師に連絡（設定値の変更）
気道内圧が低い	・回路の接続部のゆるみ・外れ	▶接続し直す
	・回路の亀裂，破損	▶回路を交換する
	・気道内圧チューブの外れ	▶気道内圧チューブを接続する
	・低気道内圧警報の設定が高すぎる	▶医師に連絡（設定値を低く）
	・一回換気量が少ない	▶医師に連絡（設定値を増加）
	・トリガ感度が鈍い	▶医師に連絡（トリガ感度の変更）
	・気管カニューレと回路接続部の外れ	▶接続する
	・気管カニューレのカフ圧の不足	▶カフに空気を追加する

⑭HMVに必要な医療機器と器材類，衛生材料等の供給と処理についてかかわる医療施設，供給会社との連携をとる（材料の補給，メンテナンス，故障時の対応，代替機の手配など）

⑮療養室は，必要な医療機器が安全で使いやすいように配置の工夫をする

⑯医療機器に使用する契約電気容量が適切であることを確認し，必要なコンセントの数を確保する

⑰室内は清掃しやすく，人の動線を配慮して整頓する

E-P

①患者・介護者のニーズによっては，ALSの患者会や家族の会を紹介し，患者・介護者の情報交換や交流の場となることを説明する

② 人工呼吸器の取り扱い方や連絡網は，誰が見ても活用できるように誰の目にもとまるところに表示するなどの指導をする

G ALSにより呼吸運動に障害のある患者の看護

[2] 気道粘膜の刺激増大に関連して気管内に分泌物が貯留しやすくなる

[問題解決のための視点]

☆気管内に分泌物が貯留する原因を取り除き，分泌量を少なくできるような工夫をする

☆患者の苦痛を最小に，安全に吸引できる技術を修得しておく

看護目標・成果	考えられる援助方法	個別化のポイント
●気道クリアランスを維持できる	**O-P** ①呼吸状態：呼吸数，呼吸の深さ，リズム，喘鳴の有無，肺の呼吸音，肺雑音の有無 ②喀痰の性状・量・色・粘稠度 ③動脈血ガス分析値，SpO_2 ④水分摂取量 **T-P** ①痰が粘性なときは，吸入し痰を柔らかくして喀出を促す ②吸入回数は，喀痰の性状によって決める ③人工呼吸器からの加湿は十分であることを確認する ④人工呼吸器の蛇管に水滴があったら除去する ⑤カニューレの先端が気道粘膜に接触しないようにカニューレの位置の固定を安定させる 〈吸引〉 ⑥吸引は，口腔内，カフ上部および気管内を行う ⑦カテーテルは鼻腔・口腔用と気管用を区別する ⑧必要な容器を準備する 　●複数回使用する鼻腔・口腔用と気管用カテーテルを個別に消毒する消毒液（8％エタノール添加消毒液）入り容器 　●吸引前後にカテーテル内洗浄用の滅菌蒸留水の容器2つ 　●付着した痰をふき取る消毒綿（消毒用アルコール）容器1個 ⑨事前に手洗いを行い，利き手にゴム手袋を装着する ⑩吸引圧を100〜200mmHgに調節する ⑪1回の吸引時間は，10〜15秒で行う ⑫カテーテルを挿入するときは，吸引圧をかけないように把持部分のカテーテルを折り曲げる ⑬吸引するときは，カテーテルを左右に回旋させながらゆっくり引き出す ⑭気管内カニューレの吸引用カテーテルは，無菌操作する必要があるため滅菌された鑷子で把持する ⑮カテーテル内外に付着している消毒液は，滅菌蒸留水で洗い流してから吸引を開始する ⑯カテーテルの外側に付着した痰は，消毒綿で拭き取る ⑰カテーテル内に付着した痰は，滅菌蒸留水で洗い流す ⑱吸引後はゴム手袋を外し，手洗いを行う ⑲吸引に用いる消毒液や蒸留水を入れる容器は，1回/日は交換し，煮沸消毒する ⑳消毒液や蒸留水も1回/日交換するが，汚染が認められる	●吸引時のカテーテルの交換や消毒液の交換，使用材料の滅菌方法などは，それに費やす労力や経済性を含めて介護者の選択しやすいように情報を提供する ●吸引の手技そのものが分泌物の増加を招くこともあるので，患者の分泌物増加の誘引となっているものはないか検討する ●分泌物の増加は夜間の睡眠の妨げや窒息の原因となるため，その患者にあった入眠時の吸引の仕方を検討する必要がある

ときはその度に交換する

㉑吸引後は肺の呼吸音を聴取し，痰による雑音がないことを確認する

㉒また呼吸状態が安定するまで確認する

〈体位ドレナージ〉

㉓痰の喀出困難のある場合や起床時と就寝前に行い，食後2時間は避ける

㉔楽な姿勢（側臥位）で，背部または前胸部にバイブレーターをかけるかスクイージングを行う

E-P

①水分摂取量の不足が生じないようにする

②定期的に感染予防のために口腔ケアを行う

③吸引の手技そのものが痰の増加を招くこともあるので，適切な技術で行う

④吸引時のカテーテルは，喀痰の場所を確認し挿入する

⑤気管内吸引は，無菌的操作を徹底する

⑥定期的な体位変換が排痰に効果的であることを説明する

---

[3] CP：気管カニューレや吸引刺激により気道損傷が生じやすい

[問題解決のための視点]

☆創部感染や気道の損傷を最小にできるよう工夫する

☆創部は無菌的に操作することを徹底する

☆気管カニューレは正しい位置に安定し，患者の違和感がないように処置を行う

☆介護者の処置の仕方や緊急時の対処方法をアセスメントし，必要であれば指導する

看護目標・成果	考えられる援助方法	個別化のポイント
●気道粘膜の損傷が起こらない	O-P ①気管切開創の状態：創部の発赤・腫脹・出血・疼痛・膿性分泌物の有無 ②カフ状態：カフの破損の有無，圧の測定 ③カニューレと人工呼吸器の接続状態：ねじれ，つっぱり T-P 〈気管切開創の包交〉 ①創部の消毒は，最低1回/日行う ②事前に手洗いし，無菌的に操作する ③処置中の刺激で咳嗽反射が生じやすいので，包交を行う前に痰を十分吸引する ④気管切開創周辺の汚れを拭き取る ⑤創部は，滅菌綿棒に消毒液を含ませて消毒する．このとき消毒液を含みすぎると気管内に消毒液が流入するので，消毒液の絞りぐあいを加減する ⑥滅菌したY字切り込みガーゼ（図1）を当てる．痰による汚染があるときは適宜交換する	●患者の体格によって気管の深さは異なる．気管カニューレと気道壁が接触しないようにするためには，Y字切り込みガーゼを数枚重ねてカニューレを正しい位置に固定するなどの工夫を行う ●気管切開孔から喀痰の流出が多い場合は，アセスメントし原因を除去する

G ALSにより呼吸運動に障害のある患者の看護

図1 気管カニューレとY字切り込みガーゼ

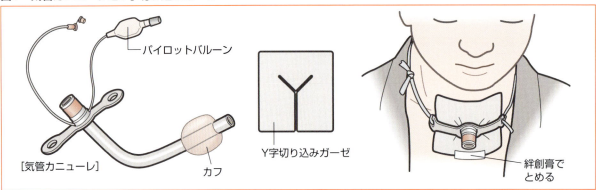

パイロットバルーン
[気管カニューレ]
カフ
Y字切り込みガーゼ
絆創膏でとめる

〈気管カニューレの交換〉
⑦医師が，交換間隔を決めて実施する
⑧気管カニューレの脱落などトラブルが発生したときは，医師以外でも緊急処置として交換を行う
- 実施前に手洗いし，無菌的操作で実施する
- 交換前に，気管内の吸引を十分に行う
- 交換用の気管カニューレは，カフの空気漏れや破損はないか確認する
- 気管カニューレに固定用の帯を取り付け，挿入部にキシロカインゼリーを塗布する
- 使用中の気管カニューレのカフ内空気は注射器で抜く
- 使用中の気管カニューレをカーブに沿って，抜去する
- 気管切開創は消毒液（イソジン液かオスバン液など）を滅菌綿棒に含ませ，創中心から外側に向かって消毒する
- 気管壁を損傷しないようにカーブに沿ってゆっくり新しい気管カニューレを挿入する
- 気管カニューレ下にY字切り込みガーゼを当て，カニューレ帯を結ぶ
- カフに必要量の空気を注入する

⑨カニューレ帯は帯と首の間に指が2本入る位で，緩すぎずきつ過ぎずに結ぶ

〈カフ圧〉
⑩3回/日，カフ内圧計で測定する（図2・3）
⑪カフ内圧計がない場合，パイロットバルーンが耳たぶくらいの柔らかさであるかを確認する

(E-P)
①使用する必要物品は適切に滅菌されているか，気管切開創包交の方法やカフ圧の確認は適切であるか，介護者の実施している状況から必要であれば指導する．
②体位変換は，カニューレと人工呼吸器の蛇管が引きつれやカニューレのねじれが生じないように注意して行う
③創部に触れる部分のY字切り込みガーゼは，無菌的に操作する
④気管カニューレは，常に予備を準備しておく

- 使用しているカニューレの種類によって交換の仕方が変わるので医師に確認する

図2 カフ内圧測定計

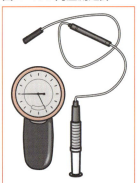

＊内圧は20〜22mmHg以下に保つ

- カニューレ帯の締め具合は，一般的には指2本入るくらいといわれている．しかし気管カニューレ先端の接触やカニューレの安定状況によって違ってくる

図3 適切なカフの位置

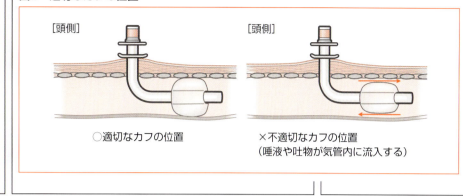

○適切なカフの位置　　×不適切なカフの位置
　　　　　　　　　　　（唾液や吐物が気管内に流入する）

[4] CP：非生理的な呼吸に関連した合併症

[問題解決のための視点]
☆全身状態の異常の早期発見に務め，医師の治療方針・変更は，情報を得ておく
☆予測される合併症は関連する検査結果の推移を把握し，予防あるいは出現を遅くするための対策を立てる

看護目標・成果	考えられる援助方法	個別化のポイント
●合併症を予防する	**O-P** ①全身状態：体温，脈拍，呼吸，血圧，発汗の有無，測定していれば尿量または尿回数，皮膚の乾燥の有無，口腔粘膜の乾燥の有無，排便の状況，食事摂取状況と量 ②無気肺状態：呼吸困難，チアノーゼ，動脈，血液ガス分析（PaO_2，$PaCO_2$），SpO_2 ③肝機能状態：総ビリルビン，アルブミン，AST（GOT），ALT（GPT）などの血液検査結果，食欲・倦怠感の有無 ④肺炎徴候の有無：発熱，脈拍の増加，呼吸数，呼吸困難，肺雑音の有無，動脈血ガス分析（PaO_2，$PaCO_2$），SpO_2，肺X線，喀痰の性状 ⑤ストレス：感情の表出の有無，イライラ感，消化管出血の有無：便の色，胃部痛，食欲の有無など **T-P** 〈全身状態に対して〉 ①毎日の健康状態の経過を把握できるように健康管理日誌（表4）を作成し，記録する ②体温，脈拍，呼吸，血圧値，測定していれば尿量または尿回数，排便回数，食事状況と量を1回/日介護者が測定可能な時間を決めて実施する ③医師の定期診察を受け，健康管理日誌を見てもらい診察の参考に活かす	●毎日の健康状態は，介護者が測定可能な時間を調整して決める ●健康状態のチェックは，介護者の介護能力によって内容項目を決め，看護師が訪問するときには看護師が測定して記入してもよい ●健康管理日誌は，支援チーム全員と家族，患者間で共有して活用できるように話し合いで決める

表4　健康管理日誌の例

日付	時間	体温	脈拍	呼吸	血圧	回数	便回数	食事状況	備考
6/30	10:00	37.0	90	20	124/70	8	1	食欲good	気分良好

〈ストレッチ体操〉

④全身の循環状態の維持，免疫機能維持，呼吸筋耐久力の維持，肺・胸郭コンプライアンスの維持・改善の目的で自動・他動運動を行う

⑤手足の関節と筋肉運動
  (1) 仰臥位で行う
  (2) 足指，足関節，膝関節，股関節の屈伸と回旋
  (3) 両下肢を股関節から90°に持ち上げ，膝関節も90°に屈曲させ介助者は足底部から抵抗をかけ屈伸運動
  (4) 手指，手首，肘，肩関節の屈伸と回旋

⑥頸部，肩，背部の筋肉運動
  ●起座位またはファーラー位で行う場合
    (1) 肩の上げ下げ：息を吸いながら両肩をゆっくり持ち上げ，次にゆっくり息を吐きながら肩の力を抜いて戻す
    (2) 胸のストレッチ：ゆっくりと両肘を後方に引き下げながら息を吸い，次にゆっくりと息を吐きながら元に戻す
    (3) 背部の筋肉運動：両手を組んで胸の高さで前方に伸ばしながら，背中を丸めるようにしてゆっくりと息を吐く．吐き終わったらゆっくり息を吸いながら背筋を伸ばす

⑦胸と腰の回旋運動
  ●臥位で行う場合
    (1) 側臥位になり，息を吸いながら上になった上肢とともに胸と腰を身体とは反対方向に回旋する．次に息を吐きながら元に戻す
    (2) 仰臥位となり，ゆっくりと息を吸いながら胸と腰を持ち上げる．次に息を吐きながら元に戻す

⑧肋骨の捻転
  (1) 仰臥位で行う．息を吸いながら両肩と上腕を頭のほうへ引き上げる
  (2) 次に息を吐きながら両手で胸の横を軽く圧迫しながら息を吐く

〈ストレス予防〉

⑨人工呼吸器の作動に関したトラブルが，ストレス要因とならないようにする
  ●定期点検：[1] の T-P ⑤参照
  ●ケアにかかわる人は，使用方法を熟知する

⑩ストレスとなる要因を表出できるように，患者のペース

●体操は朝・夕の2回が望ましいが，体力にあった運動量を決定し，計画的に行う．

●理学療法士の介入がある場合は，運動内容や運動量を相談しながら進める

でコミュニケーションを図る

⑪ゆとりある態度で接する

⑫ストレス予防として，日常生活の過し方の中に患者の希望を取り入れ実施する：[7] の T-P ①～⑧参照

E-P

①健康管理日誌は日々の身体状況の変化がわかるように，気づいたこと・変化があったことも記入するように介護者に指導する

②医師が行う診察や検査結果は，わかりやすく患者・介護者に説明してもらい，患者・介護者が自己管理できるように指導する

③患者・介護者ともに運動の必要性を理解してもらい，方法を指導する

④運動中は，呼吸困難や疲労感，筋肉痛の有無を観察しながら行うよう指導する．過剰の運動負荷は，筋力の低下を招くことがあることを説明する

⑤身体の異常を知覚した場合は，中止する

⑥介護者とともに運動することは，患者の生きる励みにもなることを話し，協力を得る

---

[5] 身体活動性低下と嚥下障害，言語的コミュニケーション障害が生じる可能性

[問題解決のための視点]

☆自立して行える部分と援助の必要な部分をアセスメントし，計画を立てる

☆筋肉疲労の負荷は，病状を悪化させるため疲労感が出ない程度に自立支援する

☆発声に関連する筋力低下を遅らせるための運動と，話す意欲を失わないよう患者の希望を取り入れたコミュニケーション手段を検討する

☆メリハリのある生活リズムを工夫し，日課に筋力低下予防，関節運動，全身の循環を促進する体操を取り入れる

看護目標・成果	考えられる援助方法	個別化のポイント
●動作能力に応じたセルフケアの充足 ●他者と話す意欲を失うことなく，意思疎通を維持する ●廃用症候群を予防する	O-P 〈セルフケア〉 ①全身状態の変化の有無：血圧，脈拍，呼吸数・リズム・呼吸困難の有無，体温など ②顔の表情，可動筋の変化の有無 ③食事の形態や摂取方法，食事量，誤嚥の有無，食事中の疲労感，るいそうの有無，TP（総蛋白）値 ④安全・安楽な排泄方法の選択，尿量・尿回数 ⑤腹部膨満感の有無，便秘の有無 ⑥清潔・整容の保持：頭髪，洗面，口腔ケア，皮膚の清潔ケア，更衣 ⑦1日の生活リズムの状況：日中起きて過ごす，散歩，過ごし方など ⑧ベッドと車いすの移動動作の方法はスムーズか	●患者の行う動作を観察し，可動筋の程度を把握する ●患者・介護者が実施しやすい方法や工夫していることを尊重する ●介護者の負担になっていることはないか把握する

〈コミュニケーション〉

⑨会話することで呼吸困難，疲労感はないか

⑩患者・介護者は，現在のコミュニケーション手段で不自由していないか，満足はどれくらいか

⑪緊急時の連絡方法は，確保されているか

⑫介護者は患者のペースに沿ってコミュニケーションができているか

〈廃用症候群〉

⑬現在できている動作に変化はないか

⑭四肢の関節拘縮の有無

⑮褥瘡発生の徴候の有無

T-P

〈全身状態に対して〉

① [4] の T-P ①② （表4）を参照

〈食事〉

②必要な1日の摂取カロリーを概算し，バランスのよい栄養を摂取できているか把握する

③不足している場合はその原因を明らかにし，指導を行う

④胃瘻を造設している場合

● 食事開始前に口腔，気管内の吸引を行う

● 指示されているフード量を体温程度（37〜38℃）に暖める

● 注入開始時の体位は，頭部を30°以上挙上し胃の通過状況によって体位の角度を調節するか，フードスタンドの高さを調整する

● 胃瘻周辺部に炎症がある場合は，主治医へ報告する．一般には皮膚の消毒液（ヂアミトールやオスバン，ヒビテングルコネートなど）を用いて消毒し，アズノール軟膏を塗布する

● 胃瘻チューブの交換はチューブの型によって異なり，主治医が行う

⑤鼻腔からの経管栄養の場合

● 食事前の吸引と食事の準備は，胃瘻を造設している場合の T-P を参照

● 注入開始前に胃チューブが胃内にあるか，聴診器を胃部に当て，注射器で空気を約5mLすばやく注入し確認する

● 注入開始時の体位は，胃瘻の場合に準じる

● 注入終了後は，決められた微温等を注入し，チューブ内にフードが残らないように洗い流す

● 胃チューブの交換は主治医が定期的に行う

⑥経口摂取をする場合

● 胃ろう，鼻腔からの経管栄養の場合でも患者の希望があれば食事に対する満足を満たすために，経口からの食事を準備する

● 経口食を開始する前に気管カニューレのカフが十分に機能していることを確かめる

● 食事内容や量は，患者の希望や咀嚼状況によって決める

● 便秘をしているときは腹部膨満などがあるので，腹部症状を患者に確認しながら滴下数を調節する

● 消毒液による皮膚のかぶれに注意する

● 経口摂取する場合は，嚥下能力を加味する必要がある

● 嚥下ができず，経口摂取の希望がある場合は，味覚によって食の満足度を高める工夫などが必要と

〈排泄〉
⑦患者の希望，皮膚の性質，介護者の希望等を勘案して排泄手段を決める
⑧膀胱留置カテーテルを挿入している場合は，尿道口やカテーテルの接続部を清潔に保つ
⑨入浴しない日を除いて，毎日陰部洗浄を行う
　●少量のボディソープと微温湯を用いて行う
　●終了後は，皮膚を十分に乾燥させる
⑩便秘時は，腹部マッサージや温罨法を試みる．頑固な便秘は，主治医と相談し対処法を決める
〈清潔〉
⑪清潔習慣を取り入れ入浴や清拭を計画的に行う
⑫起床時と眠前の洗面と口腔ケアを行う
〈移動動作〉
⑬人工呼吸器装着後も間欠的な離脱が可能な時期は，極力下肢筋力の低下を予防し歩行を行う．この場合，主治医や理学療法士と相談する
⑭筋力レベルから介助の程度を判断する
⑮移動動作は患者とタイミングをあわせて行う
⑯介護者が実施している方法を把握し，負担が大きい方法であればより安全で安楽に行える方法を患者・介護者の意見も取り入れて指導する

〈コミュニケーション〉
⑰緊急時，他者にすぐ伝達できるサインを決める
　●スイッチ式のサイン，ブザー（手や足，肘で押す，呼気で吹く，舌で押える，接触するなど）
　●皮膚表面の動きやまばたきで察知する
⑱患者の話を根気強く聞こうとする態度を示す
⑲患者が聞き取りやすい言葉で，話しかける
⑳患者が答えているときに早合点して，患者の意思表示しているのを中断させない
㉑患者の訴えや話は，最後まで聞いてから答える
㉒患者のペースで聴く
㉓患者が答えやすい質問の仕方を工夫する
〈「はい」しか意思表示のできない患者の場合〉
㉔YES，NOで答えられる質問の仕方を工夫する
㉕一度に2つ以上の質問は避ける
〈廃用症候群〉
㉖［4］の T-P ①⑧を参照
㉗日中は車いすなどで起きて過ごす
〈褥瘡予防〉
㉘夜間は適切な時間間隔で体位変換を行う
㉙シーツのしわ，湿った寝具は避ける
㉚ベッド上での座位は，腰部の皮膚のズレ，摩擦が生じるのでギャッチアップするとき，注意する
E-P
①経口摂取は，疲労感が出現しない程度で食する

なる
●紙オムツを使用する場合は，皮膚のかぶれやアレルギーの有無に留意する

●温罨法を行う場合，ハッカ油を用いるなど工夫してみる

●口腔ケアは，上気道感染から肺炎を引き起こすこともあり丁寧に行う

●夜間は就寝前に十分な吸引を行うと朝の起床まで睡眠を取ることも可能である
●コミュニケーションの手段（表5・6参照）

第Ⅰ章 呼吸機能障害と看護

1-3 呼吸パターン機能障害

G ALSにより呼吸運動に障害のある患者の看護　107

表5　コミュニケーション手段

名称	特徴	適応
スピーチバルブ	カニューレと人工呼吸器のジャバラの間に装着すると，発声できる．	人工呼吸器装着後まもなく，ある程度呼吸筋の動きが残っている場合．
スピーチカニューレ	気管切開していても発声が可能なタイプのカニューレ．	人工呼吸器を全日装着しなくても良い場合で，かつある程度呼吸筋の動きや口蓋・口唇筋などの動きが維持されている場合．
筆談	話したいことを筆記する．	球麻痺および呼吸筋麻痺が早期に進行し，四肢筋力が維持されている場合．前腕の保持や，フェルトペンの活用などで，筋力低下後もある程度までは用いることができる．
サインの取り決め	視線・まばたき・指の動きなどに意味付けをしておく．	視線・まばたきなどは比較的維持されるので，決まったメッセージを伝えるには，長期にわたって有用．
表・カード	生理的欲求などは，表にして，介助者が指差し，療養者が合図をすることで意思の疎通を図る．	誰が介助しても，最低限の生理的欲求を理解することができる．合図を確認しておけば，療養期間で有用．
透明文字盤（Etran）	透明の塩ビ板に50音や数字などを書きいれ，文字盤を通して療養者と介助者が視線を合わせて合図することで文字を拾い文章にする．	眼球運動が維持されていれば，使用可能．さまざまな文章が伝達でき，かつ場所を選ばない．しかし，介助者にも練習が必要．また，表内にマークを入れ，簡単なメッセージはマークで伝達することもできる．
ボディサイン	身体の動きで意思を伝える．	残存機能の程度により，伝達内容量が変化する．
コミュニケーションエイド	室内設置タイプ．コンピューターソフトとして開発されているものが多い．	コンピューターの入力方法さえ確保できれば，全期間で有用．スイッチ類の活用など，さまざまな補助具により入力方法が工夫できる． これらは作成した文書が発声されるため，スピーカーフォンを用いて電話もかけられる． また，コンピューター画面に入力することでファックスもそのまま送付できる．
意思伝達装置・電子メール	基本的には意思伝達装置同様，コンピューターに入力し，電話回線やLANを用いてメッセージを送る．	

（厚生省特定疾患「特定疾患患者のQOL向上に関する研究」班：人工呼吸器装着を装着しているALS患者の訪問看護ガイドライン．p57，2000より）

②食事中の誤嚥や嘔吐の発生に備えて，吸引がいつでもできるように準備しておくよう指導する

③脱水，便秘予防に水分摂取が不足しないよう必要な水分量を示し指導する

④移動動作の介助で介護者の負担が大きい場合は，移動の補助用具などを紹介する

⑤コミュニケーション手段を変更する必要がある場合，どのような方法を選択するか話し合っておく

⑥選択した方法は早めに訓練を開始し慣れておく

⑦パソコンは意思伝達手段として有効な方法であるため，身体的機能低下が生じる前から技術的に使用できるようにしておくほうが望ましいことを患者・介護者に指導する

表6　コンピューター入力支援機器

名称	適用	特徴
上肢支持具	重力に対して，前腕の保持が困難であるが，支えればキーボードか活用できる場合に有効である．	キーボード操作がしやすいように前腕を支える支持具．
同時打鍵のないキーボード	細い棒などを用いるとキーボードタッチが，比較的安易にできる場合に有効である．	いろいろな種類があるが，シフトキーなどと他のキーの同時打鍵が不必要になっている．
トラックボール	マウスを握れないが，ボールを転がすことが可能な場合に有効である．	ボール操作によって，マウスポインターと同じ作業ができる．他にも，いろいろな形のマウスポインターが市販されている．
マウスエミュレーター	マウスなどの微細な調整運動がむずかしい場合で，身体の一部分の動きが確保されている場合に有効である．	頭部にポインターをつけてその動きを読み取るタイプや，バーの微妙な動きを読み取るタイプ，キーになっているものもあり，機能に合わせて選択可能である．
マウスキー機能	キーを打鍵できるが，マウスの作動は難しい場合に有効である．	テンキーを利用してマウスの機能を代用するソフトウェア．
符号化法入力機能（モールスコード）	スイッチを自在に使え，スイッチの押し方で信号が作れる場合に有効である．使用可能なスイッチによっても適応が制限される．	スイッチの押し方によって，長短などの信号を汲み合わせることで新たな信号を作り出していく方法．
走査法入力機能（スキャン法）	かなり重度の運動障害があっても，スイッチさえ押すことができれば操作可能な方法である．特に，ステップ走査法は，走査のタイミングを合わせることが難しい場合でも対応可能である．	モニター上にオンスクリーンキーボードが提示され，そのキーボードからキーを選択して文章を構成する方法．カーソルが自動でキーボード上を動く自動走査と，スイッチを用いてキーを選択するステップ走査法がある．

（厚生省特定疾患「特定疾患患者のQOL向上に関する研究」班：人工呼吸器装着を装着しているALS患者の訪問看護ガイドライン．p57，2000より）

---

[6] 介護者の身体的・心理的負担感が生じやすい

[問題解決のための視点]

☆社会資源をうまく運用し，介護者の負担を軽減できるよう指導する

☆具体的な情報を患者と介護者に提供し，必要なサービスが受けられるよう援助する

看護目標・成果	考えられる援助方法	個別化のポイント
●介護者の身体的・心理的疲労感の軽減 ●患者，介護者ともに安心して生活を維持できるような社会的支援体制の整備	**O-P** 〈介護者の疲労度〉 ①自覚症状：倦怠感，頭痛，動悸，食欲不振などの有無 ②血圧の変動，脈拍の変化の有無 ③健康管理 の方法 〈介護者の心理的負担の度合〉 ④顔の表情，動作，声のトーン ⑤心理的負担に関連する言動 〈その他〉 ⑥介護者の日課 ⑦介護者を支援しているキーパーソンの存在の有無 ⑧介護者の楽しみ，やすらぎが満たされているか ⑨経済的負担を感じていないか ⑩現在活用している社会資源に不足はないか ⑪支援チームメンバーとの人間関係は円滑か	●介護者の感じる疲労感・負担感の程度は，感じ方に個人差があるのであくまでもその個人を尊重する ●介護者のプライバシーの侵害にならないように留意する必要がある

⑫活用している支援サービスは，有効に機能しているか

T-P
①介護者の負担になっている原因を明らかにする
②介護者が負担に感じているケア，必要としているサービスを検討し，患者・介護者が納得できる人的・物的・設備面の支援計画を立てる
③公的ヘルパーで支援が十分でない場合は，ボランティアの導入を検討する
④支援チームメンバー間の役割を明確にする
⑤人的支援は，介護者の休息が取れるように支援体制を組む
⑥介護者の訴えを尊重し，誠実な対応を心がける
⑦疑問や不安に対しては，早めの解決策を講じる
⑧介護者はどのような健康管理をしているのか，また健康状態を把握しておく
⑨血圧・脈拍の変動や動悸を知覚している場合は，医療機関を受診するように助言する
⑩家族内で介護者のキーパーソンとなる人の存在の有無を確認し，介護者がキーパーソンにどのような関係を期待しているか把握する
⑪居住区域内で必要な時に活用できるレスパイト施設の情報を得て，いざというとき活用できるように準備しておく

E-P
①介護は介護者一人で背負い込むのではなく，社会資源を上手に活用するよう指導する
②介護者の休息や用事のためのレスパイト施設の活用は，事前の申し込みを計画的にする必要があることを指導する
③支援チームメンバーには，患者・介護者の希望や日頃感じていることを伝え問題解決していけるように助言する

● 社会資源の支援サービスに関して最終的な判断は，患者・介護者であることを忘れてはならない
● 社会資源の支援サービスを説明するときには，患者・介護者の理解力に応じて，説明をわかりやすく工夫する
● 患者の直接的なケア以外の家事援助に関するサービスは，患者・介護者の希望を最優先する

---

[7] 社会生活および活動を制限されることに関連したストレスが生じやすい

[問題解決のための視点]
☆患者・介護者がそれぞれのアイデンティティを確認し，尊重しあう支援体制つくりを患者・介護者とともに考える

☆患者・介護者が生きがいや心の張りを感じ，生活の幅が広がるよう援助を行う

看護目標・成果	考えられる援助方法	個別化のポイント
● 患者と介護者それぞれのQOLの向上をめざしたストレスの緩和	**O-P** ①精神面：いらだち・うつ状態の有無 ②意欲の欠如・否定的言動の有無 ③患者・介護者間のかかわり：患者・介護者間のコミュニケーション，暴言，無視の有無 ④患者・介護者それぞれの生きがい・楽しみ・関心事の有無 ⑤患者・介護者それぞれの個人的時間の有無 ⑥インフォーマルなサポートの有無：家族，親戚兄弟，友	● 患者・介護者によっては訪問者の出入りを好まない，負担に感じている場合もある．そのため時期を見計らいながら患者・介護者とのよい人間関係を形成することは急務である．看護師自身が患者・介護者に受け入れてもら

人，仕事仲間など

⑦物理的生活環境の変化：部屋の中の物の配置，清掃，部屋の明るさなど

⑧患者・介護者の外出機会の有無

T-P

〈ストレスに対して〉

①患者・介護者が話し合える関係づくりをする

②患者・介護者の話をよく聴き，理解を示す

③ストレス解決への相談を受け，必要であれば専門家への連絡をするなど，適切な対応をする

〈時間的ゆとり〉

④社会的資源がうまく機能しているか検討する

● [6]の T-P ②〜⑤参照

⑤公的サービスで不足する人材として家族や親戚，友人等の協力を得る

⑥患者自身は，時間をどのよう使いたいか話し合い工夫する

●テレビ，読書，インターネット（ホームページの作成），仕事など

●俳句，短歌，日記をつけるなど

⑦介護者が一人で過ごす自由な時間を設ける

●これまで続けていた習いごと，外出，読書などでリフレッシュできること

⑧患者・介護者が共有できる時間を工夫する

●一緒に過ごすお茶の時間，TVを見る，たわいのない話をする

●イベントを企画する：家族の誕生日をともに祝う，車いすでの散歩，季節の変化や文化的行事を楽しむ

〈役割意識〉

⑨家族内で患者が担える役割を分担し，患者自身が自覚できるように関わる

E-P

①インフォーマルなサポートとして関係する人々と話し合いをもち，事前スケジュールを立てると患者・介護者の予定も組みやすくなる

②イベントの企画は患者が関心あること，興味のあることを大事にする

③ALSの会や関連する会を紹介し，情報交換や集いに参加することで，問題解決の助けになることを指導する

④家族内での患者の役割については，患者自身が父親や母親，夫，妻，あるいは家族の一員として存在していること，そのこと自体が役割であることに意味を見出すことができるように関わる

えるような関係作りをすることが大切である

●ストレスの感じ方は，個人によって感じ方に違いがある．患者・介護者の個人的な感じ方を受け止めることが重要である

●インフォーマルなサポーターの存在は重要であるが，強制にならないよう十分に気をつけなければならない

COLUMN

■上位・下位運動ニューロンのシステム

大脳

上位ニューロン

骨格筋

下位ニューロン

脊髄

〈参考文献〉
1) 厚生省特定疾患・特定疾患患者の生活の質（QOL）の向上に関する研究班「人工呼吸器装着者の訪問看護研究」分科会：人工呼吸器を装着している
　ALS療養者の訪問看護ガイドライン，2000
2) 道又元裕編：新人工呼吸器ケアのすべてがわかる本．照林社，2014
3) 木村謙太郎，松尾ミヨ子編：Nursing Selection 1 呼吸器疾患．学研，2006
4) 甲田英一・他編：Super Select Nursing　呼吸器疾患―疾患の理解と看護計画．学研メディカル秀潤社，2013
5) 奥宮暁子・他：新ナーシングレクチャー　呼吸器系の症状・疾患の理解と看護．中央法規出版，2013
6) アメリカALS協会：ALSと共に生きるALSマニュアル．日本メディカルセンター，2001
7) 岡崎美智子，小田正枝編：看護技術実習ガイド2　在宅看護技術―その手順と教育支援，第2版．メヂカルフレンド社，2003
8) 石原英樹・他編：呼吸器看護ケアマニュアル．中山書店，2014
9) NANDA, NOC, and NIC Linkages，藤村龍子・他訳：看護診断・成果・介入，第2版．医学書院，2006

memo

第Ⅰ章 呼吸機能障害と看護

1-3 呼吸パターン機能障害

H 呼吸運動に制限のある患者（気胸による制限）の看護

田道智治

1. アセスメントのポイント

[身体的]
①原因機序
- 原発性自然気胸：長身でやせた20歳前後の若年男性に多い．喫煙者に多い
- 続発性自然気胸：COPD，間質性肺炎，気管支喘息，肺結核などを基礎疾患とする
- 外傷性気胸：胸に刃物が刺さったり，交通事故で折れた肋骨が肺を傷つけたりする場合など
- 医原性気胸：鎖骨下静脈穿刺，経胸壁針生検，人工呼吸管理中の圧損傷など

②検査所見
- 理学所見：胸部聴診上，患側の呼吸は減弱ないし消失，打診上鼓音，患側胸郭運動の低下
- 胸部X線検査またはCT検査にて肺の虚脱

③症状
- 胸痛：急激に起こる患側の胸痛で肩に放散する
- 呼吸状態：肺の虚脱の程度により異なる

④全身状態および合併症
- バイタルサイン
- 動脈ガス分圧
- 酸素飽和度
- 合併症の徴候：緊張性気胸，再膨張性肺水腫，術後合併症

[精神的]
①不安の訴えの有無
②言動，表情
③睡眠状態

[社会的]
①学校，職業，活動

[自己管理]
①病態の理解
②治療の方法と必要性の理解
③自己管理能力の獲得状況

2. 医療問題（問題の根拠・なりゆき）

①呼吸困難，低酸素血症をきたすリスク ▶ 循環不全，呼吸不全，生命の危機，精神的苦痛に結びつく

②治療に伴う合併症発生のリスク（再膨張性肺水腫，胸腔ドレーン挿入合併症，術後合併症） ▶ 呼吸困難に結びつく

3. 考えられる問題点

[1] CP：肺虚脱によるガス交換障害により低酸素血症をきたすリスクがある

[2] CP：治療に伴う合併症が発生するリスクがある

[3] 治療に伴いセルフケア行動に支障が出る

[4] 呼吸困難による不安がある

[5] 活動の制限が守れず，再発のリスクがある

[VIEW]
●緊急手術を要する特殊な気胸：緊張性気胸

[看護の方向性]
◆空気の漏出部分が一方向弁となり，胸腔内へ一方的に空

気が漏出し，加速度的に胸腔内が陽圧になった気胸．胸腔内圧が異常に高まり静脈還流が阻害され，循環不全，呼吸不全を呈する．放置すればショック状態になり，生命の危機に陥る

4. 看護目標・成果	5. 考えられる援助方法
[1] ●緊張性気胸を早期発見し対処する* ●虚脱した肺が再膨張しガス交換が改善する* ●症状による苦痛が軽減する*	[1] 緊張性気胸の早期発見，早期対応するとともに，治療を遂行し呼吸状態の評価，また症状および治療に伴う苦痛を軽減するための援助 O-P ●緊張性気胸の症状の早期発見　●呼吸困難の観察 ●胸腔ドレナージの管理 T-P ●緊張性気胸発生時の早期対応　●酸素療法（医師の指示のもと） ●心身の安静により酸素消費量を減少させる　●胸腔ドレナージの管理 E-P ●緊張性気胸の徴候と報告の必要性　●呼吸困難時の安楽な呼吸方法 ●酸素消費量を増大させない方法　●治療の必要性
[2] ●合併症が発生しない* ●合併症を予防，早期発見する*	[2] 合併症を予防，早期発見するための援助 O-P ●再膨張性肺水腫の早期発見　●ドレーン挿入合併症の早期発見 ●術後合併症の早期発見 T-P ●再膨張性肺水腫発生時の早期対応 ●ドレーン挿入合併症の予防，発生時の早期対応 ●術後合併症の予防，発生時の早期対応 E-P ●合併症の徴候と報告の必要性
[3] セルフケアが十分に行える	[3] 決められた安静度の範囲で活動を調整できるための援助 O-P ●ADLの程度 T-P ●決められた安静度の範囲で活動量を調整する ●状態に合わせて日常生活援助を行う E-P ●安静度の範囲の活動の必要性
[4] 不安が軽減する	[4] 不安を軽減するための援助 O-P ●不安の有無，内容 T-P ●不安の傾聴，共感，受容　●気分転換活動 E-P ●気胸とその治療のメカニズムについて説明し，呼吸困難は軽減することを伝える ●必要時，医師の指示のもと薬物療法を行う
[5] ●再発の予防行動ができる ●気胸が再発しない	[5] 再発の予防行動ができるよう患者教育を行うための援助 O-P ●原因機序，精神的，社会的情報の収集 E-P ●喫煙習慣がある患者には禁煙指導をする ●社会活動が制限を受けるため治療法について正しく理解してもらう

＊：治療・処置に関わるもの

この領域に条件によってはよくみられる看護診断

●ガス交換障害

●不安

●退院指導**

●治療に伴うセルフケア不足はADLケア**

●呼吸運動の制限は，気胸という病気による症状のため看護診断はあがらないことが多い**

●非効果的健康管理（リスク状態）

H 呼吸運動に制限のある患者（気胸による制限）の看護　115

6. 病態関連図

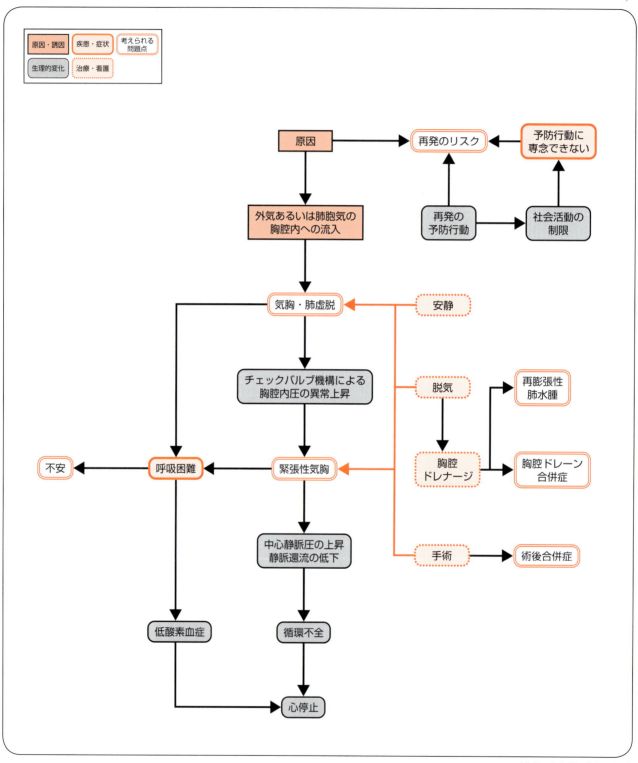

（文献2を参考に筆者が作成）

7. 看護計画

[1] CP：脱虚脱によるガス交換障害により低酸素血症をきたすリスクがある

[問題解決のための視点]

☆発症初期は換気障害のため呼吸困難，激痛でショック症状を伴うこともあるため，注意深い観察が必要である

☆効果的な酸素供給を図ることができるよう呼吸方法や体位の工夫への援助が大切である

☆脱気目的で胸腔ドレーンを挿入する場合は準備と介助を行い，ドレナージ中はドレーンの管理を行う

看護目標・成果	考えられる援助方法	個別化のポイント
①虚脱した肺が再膨張しガス交換が改善する ②症状による苦痛が軽減する ③緊張性気胸を早期発見し対処する	**O-P** ①バイタルサイン：呼吸，脈拍，血圧 ②呼吸障害の有無，程度 ③呼吸の関連症状：呼吸音，肺雑音の有無，胸郭の動き ④酸素飽和度 ⑤血液ガス分析 ⑥胸部X線 ⑦咳嗽の有無，随伴症状 ⑧喀痰の有無・性状，随伴症状 ⑨疼痛の有無 ⑩胸腔ドレーン挿入時は，ドレーンの観察 　●穿刺部の縫合糸が外れていないか 　●カテーテルを固定しているドレッシング剤の剥がれの有無 　●ドレーンの深さ（抜けていないか） 　●ドレーンのねじれ，屈曲の有無，挿入位置より胸腔ドレーンバッグが低い位置にあるか 　●吸引圧は指示通りか 　●カテーテル・ドレーンの排液量・性状 　●空気漏れの有無 ⑪緊張性気胸の症状の有無 　●胸痛，乾性咳嗽，頻呼吸，呼吸困難，チアノーゼ，突然の血圧低下・頻脈，頸部静脈怒張 　●胸部診察にて患側の鼓音，肺胞呼吸音の減弱，声音振盪 　●胸部X線像にて高度の肺虚脱，縦隔の健側偏位，患側の横隔膜の下降 **T-P** ①緊張性気胸の発症が疑われる場合は，医師に報告し指示に従う 　●迅速に穿刺，胸腔ドレナージによる脱気を行う ②安静を促す ③深呼吸を促す ④負荷をかけないような排痰法を練習する ⑤排痰法を練習する ⑥体位の工夫：ファーラー位，セミファーラー位，患者が	●原因機序，指示された治療法に応じて選択する ●緊張性気胸が発症していないか観察する（自然気胸の発症時に好発）

H 呼吸運動に制限のある患者（気胸による制限）の看護　117

好む安楽な体位
⑦医師の指示のもと，酸素を投与する
⑧リラクセーションをうながす
⑨胸腔ドレナージの異常発見時は医師に報告し指示に従う
⑩クランプする場合は長時間にならないようにする

E-P
① O-P の報告と必要性を説明する
②安静，胸腔ドレナージの必要性と注意点を説明する

---

[2] CP：治療に伴う合併症が発生するリスクがある

[問題解決のための視点]　　　　　　　　　　　　　　　　　　☆合併症の予防，早期発見，早期対応につとめる
☆治療開始時は，再膨張性肺水腫に注意する

看護目標・成果	考えられる援助方法	個別化のポイント
●合併症が発生しない ・再膨張性肺水腫：再膨張から2時間以内の咳嗽，胸痛，喘鳴，泡沫状喀痰，副雑音がない ・ドレーン挿入合併症：疼痛コントロールができる．感染，皮下気腫が発生しない ・術後合併症：無気肺，肺炎，創感染が発生しない	O-P ①再膨張性肺水腫の症状の有無 　●再膨張から2時間以内の咳嗽，胸痛，喘鳴，泡沫状喀痰，副雑音の有無 ②ドレーン挿入合併症の症状の有無 　●疼痛：部位，程度 　●感染：挿入部の感染徴候 　●皮下皮腫：範囲，ドレーンの空気漏れ ③術後合併症の有無 　●無気肺，肺炎，創感染の発生の有無 ④バイタルサイン：呼吸，脈拍，血圧，体温，SpO_2 ⑤検査データ：血液ガス分析 T-P ①再膨張性肺水腫：発生が疑われる場合，医師に報告し指示に従う（酸素，副腎皮質ステロイド，利尿薬，必要時人工呼吸器の装着） ②ドレーン挿入合併症の発生が疑われる場合には医師に報告し指示に従う 　●疼痛：固定を確実に行う 　●必要時，鎮痛薬を使用する 　●皮下気腫：範囲のマーキング ③術後合併症：発生が疑われる場合，医師に報告し指示に従う E-P ①異常が生じた場合は，看護師に報告するように説明する ②痛みを我慢しないように説明する ③清潔の必要性を説明する	●実施された治療法に応じて選択する ●呼吸困難，安静，胸痛，咳などによる日常生活動作（ADL）への影響に応じて援助を行う ・なお，ドレーンが挿入されていることを理由に安静度は制限されない．ドレーン留置中であっても積極的な離床がすすめられる

[3] 治療に伴いセルフケア行動に支障が出る

[問題解決のための視点]
☆個々の安静度に応じた日常生活行動を支援する
☆安静を維持しながら，必要な体動を促すことが肺の再
拡張につながる
☆過度な安静を保持することは，筋力低下につながる

看護目標・成果	考えられる援助方法	個別化のポイント
①決められた安静度の範囲で活動を調整できる ②ADLの縮小を最小限に抑える	**O-P** ①ADLの程度 　●呼吸困難による影響 　●治療による影響 **T-P** ①ベッド周囲の環境を整える ②決められた安静度の範囲で活動量を調整する ③ADLでは過度に負担がかからないように援助する ④患者の状態に合わせた生活援助を行う ⑤必要に応じて，水封での歩行やポータブル低圧持続吸引機使用での歩行が可能か医師に相談する **E-P** ①排気を促進するためには，適度な活動も必要であることを説明する	●呼吸困難，安静，胸痛，咳などによる日常生活動作への影響に応じて援助を行う ・なお，ドレーンが挿入されていることを理由に安静度は制限されない．ドレーン留置中であっても積極的な離床が進められる

[4] 呼吸困難による不安がある

[問題解決のための視点]
☆患者は，呼吸困難感による生命が脅かされる体験，疾患と治療による疼痛，行動の制限，再発の可能性など
さまざまな要因により不安をいだきやすく，要因ごとに軽減を図る
☆不安は呼吸困難を助長するため，軽減に努める

看護目標・成果	考えられる援助方法	個別化のポイント
●不安が軽減する	**O-P** ①呼吸困難，疼痛の有無・程度 ②再発の可能性があることへの受け止め方 ③今後の生活への不安 ④家族の不安（若年者が多いため） ⑤不安の有無，内容 ⑥気胸とその治療法の理解度 ⑦睡眠時間，熟眠感 ⑧食欲の有無 ⑨不安への対処行動の有無・内容・効果 ⑩薬物療法の有無・内容・効果 **T-P** ①呼吸困難の軽減については，[1] に準ずる ②患者の不安が軽減するよう，不安を表出する機会を設け，傾聴，共感，受容の姿勢で接する	

H 呼吸運動に制限のある患者（気胸による制限）の看護

③気分転換活動を行う
④医師の指示のもと，薬物療法を行う

E-P
①気胸とその治療のメカニズム，予後について説明し，呼吸困難は軽減することを伝える
②不安があるときは，看護師に伝えるよう説明する

●気分転換活動は，患者の趣味・嗜好と，安静の程度に応じて選択する

---

[5] 活動の制限が守れず，再発のリスクがある

[問題解決のための視点]

☆発症年齢が若く再発率が高いことから，日常生活動作（ADL）において注意する点を患者によく理解しても

らう

☆ADLや社会生活への適応が無理なく進むように心身両面からの支援を継続していく

看護目標・成果	考えられる援助方法	個別化のポイント
①再発の予防行動ができる ②気胸が再発しない	**O-P** ①原因機序 　●原発性自然気胸：長身でやせた20歳前後の若年男性に多い．喫煙者に多い 　●続発性自然気胸：肺気腫などのCOPD，気管支喘息，肺結核などを基礎疾患とする 　●外傷性気胸：胸に刃物が刺さったり，交通事故で折れた肋骨が肺を傷つけたりする場合など 　●医療性気胸：鎖骨下静脈穿刺，経胸壁針生検，人工呼吸管理中の圧損傷など ②社会的状況：学校，職業，活動 ③自己管理能力：病態の理解，治療の方法と必要性の理解，自己管理能力の獲得状況 **T-P** ①理解できる表現で説明し，恐怖や不安を与えない ②一方的な指導にならないように患者の社会的，精神的背景を把握したうえで患者教育を行う ③患者が疲労しないように時間を考えて指導する **E-P** ①喫煙習慣がある患者には禁煙指導をする ②社会活動が制限を受けるため予防行動について正しく理解してもらう 　●航空機への搭乗は治癒後1年未満であれば主治医に相談する 　●スキューバダイビングは，エキスパートダイバー以外は永久に禁止する 　●過激な労働や運動は避ける 　●手洗い，マスクの着用・含嗽の励行などの感染予防を行う 　●強く咳き込まないよう指導する	●突発性気胸の好発年齢は10～30歳代であり，活動性の高い年齢層であることから，再発予防に専念しにくい ・一方的な指導にならないように患者の社会的，精神的情報を把握したうえで患者教育を行う

COLUMN

■医療問題（問題の根拠・なりゆき）

問題の根拠	なりゆき
①呼吸困難，低酸素血症をきたすリスク ● 本来は気体のない胸腔内に胸膜から空気が入り，肺が虚脱し，肺の伸展性の減少から肺の換気障害により呼吸困難が出現し，低酸素血症をきたすリスクがある ● 続発性自然気胸では，基礎疾患の存在のため軽度の気胸でも呼吸困難が高度となる ● 肺虚脱が中等度以上であれば，胸腔ドレナージが必要となる．ドレーン管理が不十分だと有効なドレナージが行えない可能性がある ● 緊張性気胸では，対応が遅くなると死の危険性が増大するため，緊急処置の必要性を判断する	▶ 循環不全，呼吸不全，生命の危機，精神的苦痛に結びつく
②治療に伴う合併症発生のリスク（再膨張性肺水腫，胸腔ドレーン挿入合併症，術後合併症） ● 再膨張性肺水腫：高度の気胸を急速に再膨張させる場合や長期にわたって虚脱していた肺を再膨張させる場合に起こりやすい ● 胸腔ドレーン挿入に伴う合併症：ドレーン挿入の合併症として，疼痛，感染，皮下気腫などがある ● 術後合併症：再発を繰り返す気胸，緊張性気胸では手術治療が必要な場合がある．手術では，ブラ・ブレブ切除と胸膜癒着処理が行われる．術後合併症として，無気肺，肺炎，創感染がある	▶ 呼吸困難に結びつく
③治療に伴いセルフケア行動に支障が出る ● 安静により行動が制限される ● 持続胸腔ドレナージにより行動が制限される	▶ 精神的苦痛，社会生活の制限に結びつく
④呼吸困難による不安 ● 呼吸困難は生命の危機を感じさせ，不安を増強させる	▶ 精神的苦痛に結びつく
⑤再発のリスク ● 特に内科的治療では再発率が高い．再発予防として喫煙や過激な労働や運動，スキューバダイビング，強い咳き込み，航空機への搭乗（治癒後1年程度）などが禁忌となるが，突発性気胸の好発年齢は10～30歳代であり，活動性の高い年齢層であることから，再発予防に専念しにくい	▶ 身体的苦痛，社会活動の制限に結びつく

〈参考文献〉
1) 甲田英一・他監：Super Select Nursing呼吸器疾患—疾患の理解と看護計画. pp133-139, 学研メディカル秀潤社, 2013
2) 森山美知子・他編：エビデンスに基づく呼吸器看護ケア関連図. pp92-99, 中央法規出版, 2012
3) 石原英樹・他編：呼吸器看護ケアマニュアル. pp195-200, 中山書店, 2014
4) 井上智子・他編：病期・病態・重症度からみた疾患別看護過程+病態関連図, 第2版. pp2-13, 医学書院, 2012

第Ⅰ章 呼吸機能障害と看護
1-3 呼吸パターン機能障害

肺がんの術後，呼吸運動に制限を受けている患者の看護

荒木玲子

1. アセスメントのポイント

[身体的]
①呼吸機能の評価
・手術による肺切除範囲
・呼吸数，リズム，深さ，呼吸雑音の有無，SpO₂
・気道内分泌物の有無，喀痰の量・性状・喀出状態
・呼吸困難感の有無と程度
・動脈血ガス分析
・胸部X線
②呼吸運動の状態
・胸郭の動き
・術式（肋間開胸術）による呼吸筋，神経への影響
・肩関節可動状態
・創部痛の有無，程度
・ドレーン挿入の有無
③肺がんの進行度（切除範囲とリンパ節郭清の程度）と今後の治療方法
④ADLの程度と変化
⑤睡眠の状態

[精神的]
①手術および術後回復に対する患者の思い
②疾患・予後に対しての患者の思い
③社会復帰・役割意識における患者の思い

[社会的]
①家族に対する患者の役割
②社会における患者の役割

[自己管理]
①効果的な呼吸方法の習得および活用
②感染予防行動の理解度
③セルフマネジメントおよびセルフケア能力

2. 医療問題（問題の根拠・なりゆき）

①手術による肺胞容積の減少，創痛やドレーン挿入による呼吸運動の制限，喀痰喀出力の低下による気道内分泌物の貯留

● 呼吸機能の障害
▶ 換気障害
▶ 低酸素状態
▶ 呼吸パターンの変化

②呼吸筋・神経の切断による胸郭運動能の低下，創部痛，ドレーン挿入による肩関節可動域の低下

● 胸郭・肩関節可動域の低下
▶ 呼吸運動機能の低下
▶ 上肢の機能低下
▶ ADLの低下

3. 考えられる問題点

[1] 手術による肺胞面積の減少・呼吸運動制限に伴う換気障害・ガス交換障害に関連した低酸素状態

[2] 手術による呼吸筋・神経の切離に伴う機能障害に関連したセルフケア不足

[3] 呼吸困難や継続治療に伴う日常生活，社会復帰の制限によるストレス

[VIEW]

●手術に伴う換気量の低下や呼吸筋や神経の切離による上肢の機能障害および疼痛による呼吸状態の低下を最小限にし，低酸素状態の発生を防ぐ

[看護の方向性]

◆手術による身体の変化（肺胞面積の減少，呼吸筋や神経の切離による上肢の機能障害等）に対応し，継続治療をふまえた日常生活の再構築ができるような関わりをする

4. 看護目標・成果	5. 考えられる援助方法
[1] 低酸素状態を起こさないような呼吸法を実施するよう援助する ●肺の再膨張により，換気量が回復する ◉効果的なガス交換が図れる ●呼吸運動制限が減少する ●SpO₂を95%以上を保つ	[1] 低酸素を起こさないための効果的な呼吸運動への援助 （O-P） ●呼吸状態，SpO₂ ●胸郭の動き・呼吸パターン ●呼吸困難の有無と程度 （T-P） ●深呼吸法を実施し，胸郭運動を促進する ●排痰を促し，気道浄化を行う ●呼吸しやすい体位の工夫を行う ●創痛・ドレーン挿入部痛などの疼痛コントロールを行う ●ドレーンの管理を確実に行う（ドレーン抜去まで） （E-P） ●効果的な呼吸運動の指導を行う ●疼痛コントロールのための方法を指導する
[2] 呼吸運動および肩関節運動障害改善への援助を行う ●運動プログラムを実施する ●術前の日常生活に近づける	[2] 呼吸運動・肩関節の可動域維持，回復のための援助 （O-P） ●疼痛の有無・程度 ●胸郭運動・肩関節の可動状態 （T-P） ●疼痛コントロールを行う ●胸郭全体の柔軟運動を行う ●上肢の運動（自動運動，他動運動）を行う ●日常生活動作（ADL）の工夫を行う （E-P） ●疼痛コントロールの方法を説明する ●運動プログラムを説明する
[3] 手術による身体の変化を理解し，セルフマネジメントができるよう援助する ●継続する治療（再発予防）の必要性を理解する ●術式による身体の変化を理解する ●セルフマネジメントができる	[3] 社会復帰に向けて，自己管理方法獲得への援助 （O-P） ●疾患や手術，治療に対する認識 ●呼吸困難・疼痛の発生頻度 ●サポートシステム ●睡眠状態・食欲の有無 （T-P） ●呼吸困難出現時の対応方法を工夫する ●サポート体制の調整を行う ●社会復帰のための調整を行う （E-P） ●手術にともなう肺の機能低下について説明する ●肺がん術後の化学療法について説明する ●呼吸困難が生じた際の対処方法について説明する

＊：治療・処置に関わるもの

この領域に条件によってはよくみられる看護診断

●肺がんの手術後（急性期）は，身体変化をきたす時期であるため治療が優先される時期でもある．そのため手術に関連して起こる症状に対しては，ADLケアである＊＊

第Ⅰ章 呼吸機能障害と看護

Ⅰ-3 呼吸パターン機能障害

Ⅰ 肺がんの術後，呼吸運動に制限を受けている患者の看護　123

6. 病態関連図

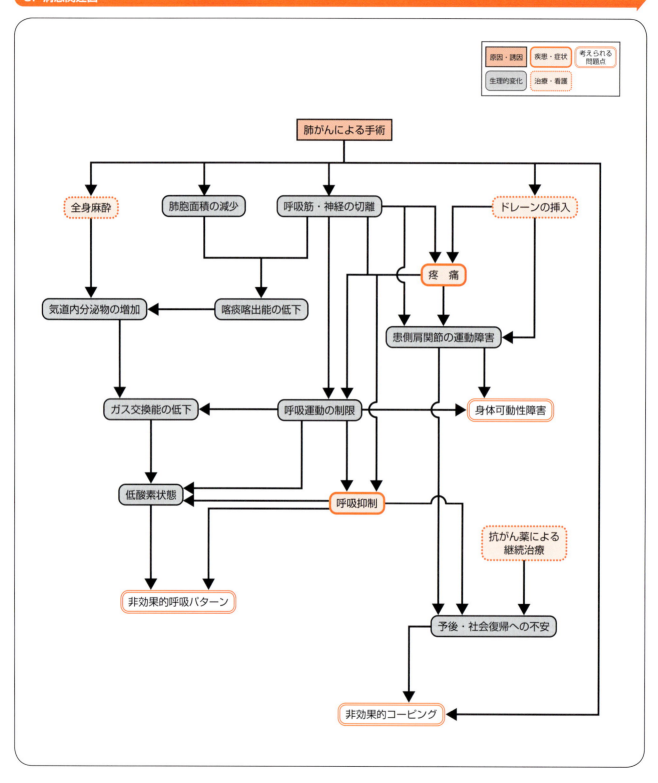

7. 看護計画

[1] 手術による肺胞面積の減少・呼吸運動制限に伴う換気障害・ガス交換障害に関連した低酸素状態

[問題解決のための視点]
☆術前からの呼吸練習により，呼吸法を身につけておき，術後はその方法を想起しながら実施する
☆呼吸運動を制限している要因（手術範囲，創痛，ドレーンなど）を考慮した呼吸法の援助を考える
☆呼吸運動制限による不安や創痛に対する精神面への支援を行いながら実施する

看護目標・成果	考えられる援助方法	個別化のポイント
●低酸素が起こらないような効果的な呼吸運動ができる ・肺の再膨張が十分にされ，換気量が増加する ・効果的なガス交換ができるようになる ・呼吸運動の制限がなくなる ・酸素飽和度（SpO_2）が95％以上を保つことができる	**O-P** ①呼吸状態：呼吸数，リズム，パターン，深さ，呼吸雑音の有無，息苦しさ，経皮的動脈血酸素飽和度（SpO_2） ②胸郭の動き，横隔膜運動の状態 ③気道内分泌物の有無，喀痰量と性状，喀出状況 ④疼痛の有無，程度，部位 ⑤血液ガス分析のデータ ⑥冷感，チアノーゼの有無 ⑦ドレーンからの排液量と性状，呼吸性移動の有無，挿入部の状態 **T-P** ①換気量を保つために以下の援助を行う 　●定期的な深呼吸，腹式呼吸の実施 　●喀痰喀出の励行 　　・咳嗽運動による喀痰喀出 　　・体位ドレナージ，スクイージング 　　・ネブライザー 　　・十分な水分の摂取 ②疼痛緩和の援助 　●鎮痛薬の使用 　●安楽な体位の工夫 　●深呼吸，咳嗽，喀痰喀出時の創部圧迫 ③ドレーンの管理を確実に行う **E-P** ①術前から深呼吸法の必要性を説明し，訓練しておく ②創痛を我慢しないよう説明する ③安楽な体位を患者とともに考える ④喀痰喀出の必要性と方法を説明する	●肺がんの部位，進行度により肺の切除範囲が異なるため，患者の肺がんの程度を考慮する ●術前の呼吸機能や呼吸機能に影響を与える生活習慣（喫煙や仕事），術式などにより，術後の肺の残存機能に違いが生じるため，患者の状態を考慮する ●発達段階（老年期，成人期，青年期）により，身体面の予備力や侵襲に対する反応が異なるため，患者の背景に応じて考える

Ⅰ 肺がんの術後，呼吸運動に制限を受けている患者の看護

[2] 手術による呼吸筋・神経の切離に伴う機能障害に関連したセルフケア不足

[問題解決のための視点]

☆患者の機能障害に合わせた呼吸運動や日常生活に支障のない動作を考える

☆機能向上あるいは維持のための効果的な呼吸方法を理解してもらう

☆日常生活に組み込めるような方法を考える

看護目標・成果	考えられる援助方法	個別化のポイント
●運動プログラムを指導し，自主的に行えるようにする ・機能障害に応じた運動プログラムがわかる ・運動プログラムの実施が毎日の日課になる ・疼痛の出現が少ない動作を身につける ・術前の日常生活に近づける	**O-P** ①患側上肢や肩の関節可動域 ②体動時の疼痛の有無，程度 ③日常生活動作の状況 ④活動時の呼吸状態，疲労感 ⑤退院後の生活過程 **T-P** ①疼痛コントロールを行う ②正しい姿勢を保持する ③胸郭の柔軟運動を行う ④上下肢の運動を行う（手術直後は他動運動，徐々に自動運動を行う） 　・首，肩関節の運動 　・上肢の運動 　・胸郭を広げる運動 ⑤日常生活，家事動作の工夫を行う ⑥適切に休養をとるように促す ⑦生活環境を整える **E-P** ①回復状況に応じた運動プログラムを指導する ②毎日継続して行うよう説明する ③痛みは我慢しないよう説明する	●発達段階（老年期，成人期，青年期）により，運動能力には差が生じるため，術前の患者の運動能力を考慮する ●患者のADLの状態を確認し，できる動作とできない動作を明らかにし，できない動作について工夫する ●患者の認知レベル，学習能力に応じた指導内容にする

[3] 呼吸困難や継続治療に伴う日常生活，社会復帰の制限によるストレス

[問題解決のための視点]
☆抗がん剤による継続治療の必要性を理解してもらう
☆手術によって変化した身体の状態を理解し，その変化
に応じて生活を変化させることを考える
☆患者に必要なサポートシステムを考える

看護目標・成果

● 再発予防や自己管理の必要性を理解し，自己管理ができる
- 継続する治療（再発予防）の必要性を理解する
- 術式による身体の変化を理解する
- 症状マネジメントができる
- セルフマネジメントができる

考えられる援助方法

O-P
①自覚症状・他覚症状の有無
②疾病や手術・治療に対する受けとめ方
③不安を示す言動，表情
④家族間の関係，問題の有無
⑤キーパーソンの有無
⑥社会的役割
⑦サポートシステムの有無
⑧睡眠状態，食欲

T-P
①医師から十分な説明が受けられるよう調整する
②継続治療に伴う不快症状の出現の可能性やその対処方法を患者とともに考える
③術後の経過をふまえた社会復帰のプログラムを患者・家族とともに計画する
④継続治療や社会復帰のためのサポートシステムを構築する
⑤患者が自己管理できるために必要な情報を提供する
⑥患者が不安や疑問などの感情を表出しやすい環境を提供する

E-P
①継続治療の必要性や方法などを説明する
②患者・家族が必要とする情報を患者・家族の状況に応じて説明する
③疑問な点は遠慮なく聞くよう伝える
④医療従事者は，いつでも支援する準備があることを伝える

個別化のポイント

● 発達段階（老年期，成人期，青年期）により，家族内での役割，社会的役割が異なるため，患者の年齢や背景，家族関係などを考慮する

● 患者の理解度，生活の自立度，環境，習慣により，セルフマネジメント内容を考える

● 疾患の進行度，手術の方法により，予後や生活への影響が異なるため，患者の状態を考慮する

<参考文献>
1) 北島政樹・他編：系統別看護学講座　別巻臨床外科看護各論．医学書院，2011
2) 雄西智恵美・他編：成人看護学　周手術期看護論．ヌーヴェルヒロカワ，2009
3) 林直子・他編：成人看護学　急性期看護Ⅰ　概論・周手術期看護．南江堂，2010
4) 高木永子監：看護過程に沿った対症看護—病態生理と看護のポイント．学研メディカル秀潤社，2010
5) 甲田英一・他監：呼吸器疾患—疾患の理解と看護計画．学研メディカル秀潤社，2013
6) 長谷川雅美・他監：疾患と看護過程実践ガイド．医学芸術社，2007

第II章

循環機能障害と看護

第Ⅱ章 循環機能障害と看護
1 心臓ポンプ機能障害

A 心臓ポンプ機能が障害を受けたとき

小澤芳子，徳世良重

a 心臓ポンプ機能のメカニズム

1. 心臓ポンプ機能のメカニズム

★1 心臓の大きさは人の握り拳程度でその重さは約200g～300gである

★2 心臓は二重の袋（心囊）に包まれていて、心囊内には摩擦を防ぐために少量の漿液が入っている

★3 全身に血液を送り出す左心室の心筋の厚さは右心室の3倍ある

心臓[*1]は規則的に心室と心房が交互に収縮・弛緩を繰り返して，全身に血液とともに酸素を送り出すポンプ機能の役割を果たしている．心臓は収縮と拡張を行うためにさまざまな機能を備えている[*2]．

1）心筋

心筋は，ポンプとしての機能を発揮するため横紋筋（不随意筋）でできている．心筋細胞は介在板を介して結合し網目状の筋肉をつくっている．心臓壁を構成する筋肉は，心筋層は向きの異なる外斜走筋（左下がり），内斜走筋（右下がり）と，その間に介在する中層輪状筋に分けられる．

心筋に栄養を供給する動脈は冠動脈で，冠動脈は大動脈の基部より左右の冠動脈に分かれ，左冠動脈は，冠動脈起始部より前下行枝と回旋枝に分かれ，心房と心室の間を取り巻き，心筋全体に分布する（図1）．右冠動脈は右室と左室後下壁，左冠動脈の前下行枝は左室の前壁，回旋枝は左室の栄養を養う．

心筋の収縮力により血液を全身に送り出す．

- 拍出量：拍動は成人で1分間に60回から80回行われ，1回の拍動で60～80mLの血液が左右の心室から送り出される
- 血液の流れ：静脈→心房→房室弁を通って心室に→動脈弁を通って全身に駆出される（表1・図2）

2）血液逆流防止機能（心房・心室の4つの部屋と4つの弁）

1 中隔

中隔は，左右の心房・心室を隔てている．心房中隔は，右心房と左心房を隔て，心室中隔は，右心室と左心室を隔て，4つの部屋を構成している[*3]．中隔によって，左心系の動脈血と右心系の静脈血を混じることなく循環することができる．

2 4つの弁

血液を一方向に流すための血液逆流防止機能を担っているのは，左右の心房・心室間にある4つの弁である．4つの弁の機能として，左右の心房・心室間には血液を一方向に流し，逆流を防止する（表2）．

- 房室弁

房室弁は，心室収縮期に心室から心房へ血液を逆流させない機能がある．弁葉の下端部分には腱索が固く付着し，腱索の他端は心室心筋の指状の乳頭筋についている．心臓の収縮・拡張に伴い左右の房室弁は同じタイミングで開閉する

- 左心房と左心室の間にある弁：僧帽弁（2つの弁葉）
- 右心房と右心室の間にある弁：三尖弁（3つの弁葉）

図1　冠動脈

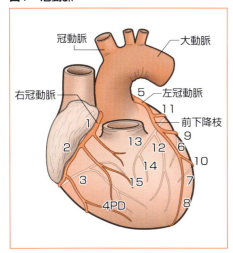

図2　心臓の構造と血液の流れ

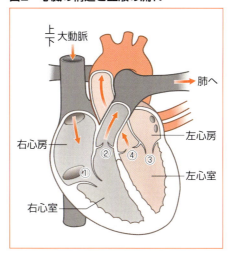

表1　心臓内の血液の流れ

心周期	充満期	緊張期
心筋の動き	●心室弛緩 ●心室内圧＜心房内圧＜動脈圧 ●血流：心房→心室	●心室収縮 ●心房内圧＜心室内圧＜動脈圧 ●血流：なし
弁の動き	●三尖弁・僧帽弁開放 ●肺動脈・大動脈弁閉鎖	●三尖弁・僧帽弁閉鎖 ●肺動脈・大動脈弁閉鎖
図		

心周期	駆出期	弛緩期
心筋の動き	●心室収縮 ●心房内圧＜動脈圧＜心室内圧 ●血流：心室→動脈	●心室弛緩 ●心房内圧＜心室内圧＜動脈圧 ●血流：なし
弁の動き	●三尖弁・僧帽弁閉鎖 ●肺動脈弁・大動脈弁開放	●三尖弁・僧帽弁閉鎖 ●肺動脈・大動脈閉鎖
図		

表2 血液逆流防止機能

右室	【肺循環】 大静脈→右心房→①→右心室→②→肺動脈	①三尖弁	右心房と右心室の間にある
		②肺動脈弁	右心室から肺動脈へとつながる肺動脈口にある
左室	【体循環】 肺静脈→左心房→③→左心室→④→大動脈	③僧帽弁	左心房と左心室の間にある
		④大動脈弁	左心室から大動脈へとながる大動脈口にある

● 大動脈弁

大動脈弁は心室の拡張期に閉じて肺動脈や大動脈から心室内に血液を逆流させない機能がある．それぞれの弁は半月形をした3つの弁からなる．半月弁には，腱策や乳頭筋のような支持組織の構造はない．弁は，心室収縮期に心室から駆出される血液で開き，心室拡張期の肺動脈や大動脈の血液の逆流によって閉じる．心臓の収縮・拡張に伴い左右の動脈弁は同じタイミングで開閉する．

・大動脈の入り口にある弁：大動脈弁
・肺動脈の入り口にある弁：肺動脈弁

3）心拍動

心臓の拍動は心臓の自動性と自律神経に支配されている．

心臓の自動能として右心房の上大静脈開口部の付近にある洞結節からの電気刺激が心房内を通って房室結節に伝導され，その後ヒス束→左右脚束→プルキンエ線維→心内膜→心外膜へ伝えられ，心筋の収縮が起こる．

1 心臓の自律性（刺激伝導系）

心臓には特殊な心筋細胞が存在し，拍動のための信号を心臓全体に伝え，心臓が収縮・拡張を一定のリズムで規則正しく拍動している．このシステムを刺激伝導系という（図3）．

● 洞（房）結節

上大静脈が右心房につながる部分の心房壁に洞結節があり，1分間に60回から100回のインパルスを発生させ，全体の拍動のリズムを決めている．

● 房室結節

洞房結節からの刺激は，右心房の心内膜下にある房室結節に伝えられ，心房の筋肉が収縮し，心房内の血液が心室へと送られる．

● ヒス束

心房と心室を連絡する特殊心筋線維束（房室束）で，心房と心室の接続がされている場所である．心房と心室の収縮を同期する役割を担っている．

● 脚束

ヒス束は心室中隔の上縁で刺激は左脚・右脚に分かれ，心室中隔の両側を心尖部に向かって刺激を送る．

● プルキンエ線維

プルキンエ線維は，左右の心室の心内膜下にある線維で，ヒス束→左右脚からの刺激を受け，心内膜側から心外膜側へ刺激を伝える．心室の筋全体に刺激が送られ，心

図3 刺激伝導系

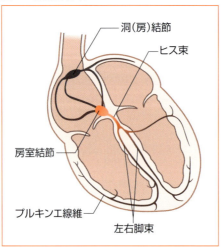

表3 交感神経の機能

部位	交感神経	副交感神経（迷走神経）
洞（房）結節	心拍数増加	心拍数減少
心房	収縮力・伝達速度の増加	収縮力・伝達速度の減少
洞室結節	伝達速度の増加	伝達速度の減少
冠動脈	拡張	収縮

室の収縮は、心室中隔から心尖部、ついで心基部へ波及する。

2 心臓中枢による拍動調節機能

心臓の働きを調整する最上位中枢は、視床下部および延髄にあり、自律神経系を介する刺激によって調整されている。心臓に分布している神経は、交感神経と副交換神経（迷走神経）である。

●交感神経

交感神経は心房に分布し、交感神経の緊張は心拍動数の増加、刺激伝導速度の促進、収縮力の増強、興奮性の亢進など心臓の機能を促進する。

●副交感神経（迷走神経）

副交感神経は、心房内で神経叢をつくり、節後線維が洞結節あるいは房室結節に分布している。副交感神経（迷走神経）の緊張は、心拍動数の減少、刺激伝導速度の低下、収縮力の減弱、興奮性の低下など心機能を抑制する（表3）。

●心臓反射

延髄にある心臓中枢は、体内の各部から情報に反応し、適応できるように心臓の機能を調節している。

・大動脈・頸動脈による反射：大動脈・頸動脈の圧が上昇すると、大動脈弓部、頸動脈洞にある伸展受信器が血管壁の伸展により興奮し、心臓抑制中枢を緊張させて脈拍数を減少させる
・感覚刺激による反射：激しい痛み、冷刺激、眼球圧迫、鼻粘膜等の感覚刺激は、心臓の抑制中枢を興奮させて心拍数を減少させる
・高位中枢の影響：激しい情動の変化によっても心拍数が増加する。心配、恐怖などで交感神経が緊張し、心拍数が増加する
・頸動脈小体反射：血中のCO_2が増加すると、頸動脈小体（化学受容器）がCO_2を感受して、反射的に心拍数を増加させる

4）心臓ポンプ機能を決定する因子

1 前負荷

心臓が収縮を開始する前に送られる血液のことで血液量が多いと収縮力は強くなる。ポンプ機能が障害されると1回拍出量が低下する。

2 後負荷

血液が全身に駆出される際に心臓にかかる負担のことである。末梢血管の収縮、弁の狭窄などによって負荷は増大する。

3 心筋収縮力

心筋が収縮して、左心室から全身に血液を拍出する力のことをいう。自律神経や薬剤、などにより変化し、心筋疾患では低下する。

4 心拍数

心拍数の増加により、1回心拍出量は低下し、心拍出量は減少する。

b 心臓ポンプ機能障害の定義、原因、症状

心臓ポンプ機能障害（図4）とは、収縮機能低下によるもの、逆流防止機能や心臓の自動能機能に障害が起こる状態をいう。

図4 心臓ポンプ機能障害の病態関連図

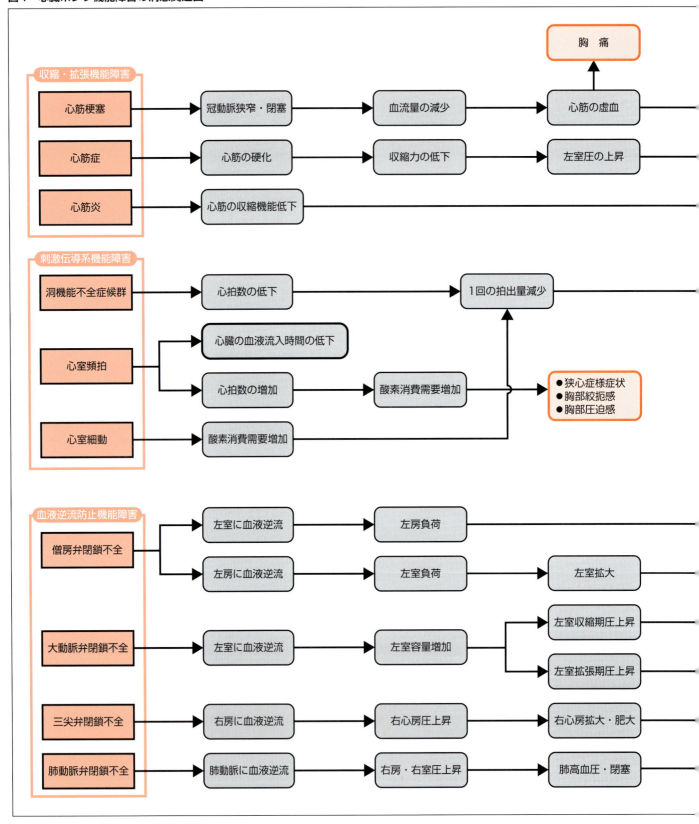

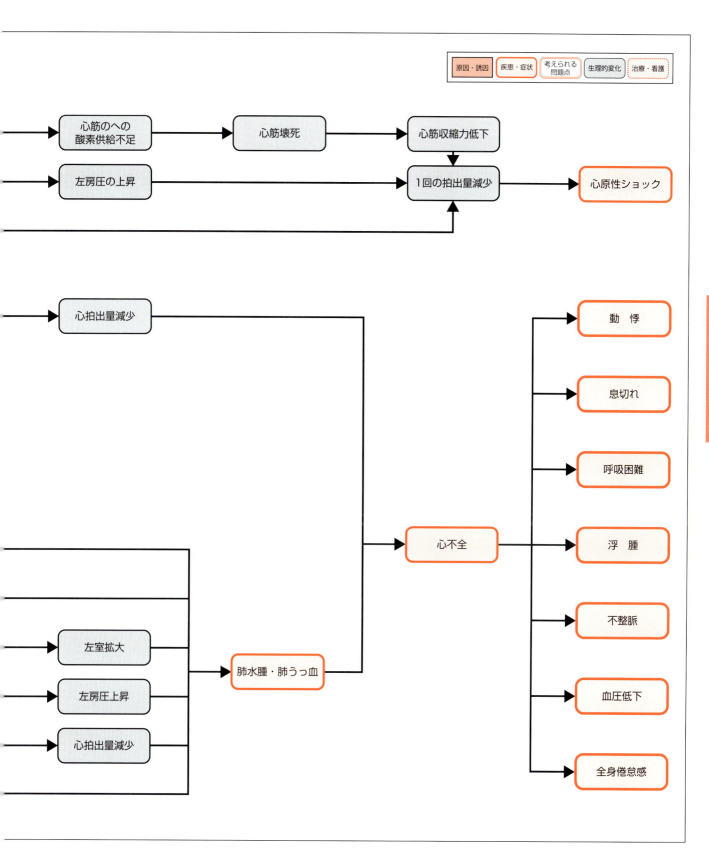

これらが障害されると呼吸器，腎・肝臓などの主要臓器・組織が障害され，生命の危機的状況に陥る.

1. 収縮・拡張機能障害

ポンプ機能の中で大きな役割を担っているのが，心筋の収縮・拡張機能である. 心筋の収縮機能の原因は以下の通りである.
①心筋自体が変化して起こる心筋症：肥大型心筋症（閉塞型・非閉塞型），拡張型心筋症，拘束型心筋症
②心筋の炎症：特異性心筋炎，非特異性心筋炎
③心筋の虚血・壊死：心筋梗塞，狭心症など
④心膜の変性：心内膜炎・心外膜炎
　これらの原因によって，心筋の収縮力の低下，心筋の拡張力低下が生じて，心拍出力が低下する
　心筋の収縮・拡張機能の障害を代償するために拍出回数が増加する. そのため心筋の変化，ポンプ機能が低下すると動悸，息切れ，呼吸困難などの症状がみられる.

2. 血液逆流防止機能障害

血液逆流防止機能の障害は，以下の通りである.
①中隔の欠損により，動脈血と静脈血が混じりあい，酸素運搬量が減少する（心房中隔欠損症，心室中隔欠損症）
　・心房に中隔の欠損がある場合は，肺でガス交換をした動脈血が左心房から右心房へ逆流し，酸素運搬量が減少する. また，左心房から右心房への血液が逆流することにより，右心房から右心室容量負荷が加わり，右心室肥大を引き起こす. また，右心室から肺動脈への血液量が増加して，肺の負担が増え，肺動脈圧が高まる（心房中隔欠損症）
　・心室に中隔の欠損がある場合は，左心室から右心室への逆流により右心室の圧負荷が生じ，肺血流の増大および両心室の容量負荷がかかり，右心室肥大，左心室肥大が起こる（心室中隔欠損症）
②4つの弁に閉鎖不全が起こると血液の逆流が生じる. 血液の逆流を受けた部位は，容量負荷により，肥大・拡大となる
　・**大動脈弁閉鎖不全**：大動脈弁の不十分な閉鎖により，大動脈から左心室に血液が逆流し，左心室肥大などが起こる
　・**僧帽弁閉鎖不全**：僧帽弁の不十分な閉鎖により，収縮期に左心室から左心房へ血液が逆流し，肥大・拡大と肺循環系にうっ血が起こる
　・**三尖弁閉鎖不全**：三尖弁の不十分な閉鎖により，右心室から右心房へ血液が逆流し，右心房圧が高まり，右心室・右心房が肥大・拡大する
　・**肺動脈弁閉鎖不全**：肺高血圧症に合併して起こるが，機能的に特別な問題は見られない

3. 心拍動の機能障害
（刺激伝導系機能障害）

刺激伝導系機能障害は心筋拍動のリズムに変調をきたし，心筋の収縮機能に影響を及ぼす. 臨床症状としては不整脈として現れる.
　刺激伝導系の機能障害の種類は以下の通りである.
①刺激生成異常（洞結節の刺激生成異常，異所性刺激生成異常）
②興奮伝導障害
③「①②」の混合型によって起こり，心臓の調律に異常をきたす
　その原因は障害の種類によって異なる.

1）刺激生成異常

■1 洞結節の刺激生成異常（洞性徐脈，洞性頻脈，洞性不整脈）

洞結節からの刺激の発生が速かったり，遅かったりまたは不規則な場合をいう．

①**洞性徐脈**：洞結節からの刺激発生頻度が50～60回/分未満の心拍数を示すもの

②**洞性頻脈**：洞結節からの刺激発生頻度が100回/分以上の心拍数を示すもの

③**洞性不整脈**：洞結節からの刺激発生が不規則で，心拍のリズムが一定ではないもの

■2 異所性刺激生成異常

洞結節以外の部分（心房・房室結節部・心室）から刺激が起こり，不整脈を起こす．

①**期外収縮**：洞結節から発生する刺激の他に他の場所で異常刺激が発生し，基本となる調律の間に心房または心室の興奮が予定より早期に起こる（上室性期外収縮・心室性期外収縮）

②**心房細動（AF）**：心房が無秩序に興奮することで細かく不規則に震える状態となる

③**心房粗動（AFL）**：心房が規則正しく頻回に興奮し収縮し，頻脈が出現する

④**発作性頻拍**

・**上室性頻拍（SVT）**：房室結節よりも上部の異常刺激により，頻拍となる

・**発作性上室性頻拍（PSVT）**：心房または房室接合部を起源として，突然，頻拍となり数分～数時間続いたあとに突然終わる

・**心室頻拍（VT）**：心室性期外収縮が3～4拍以上連発し，頻脈をきたし，有効な心拍出量が得られない

⑤**心室細動（VF）**：心室が無秩序に興奮するために，心室が細かく震え，心室が血液を駆出できない状態になる（致命的な不整脈でただちに電気除細動での治療が必要である）

2）興奮伝導障害

刺激伝導系のどこかの部分で興奮の伝導が障害（遅延・途絶）されることによって起こる．

■1 洞房ブロック（SA block）

洞結節と心房間がブロックされて，刺激が心房に伝導されない．

■2 房室ブロック（AV block）

洞結節から房室結節への刺激が伝導されないことによって徐脈が起こる（程度によりⅠ～Ⅲに分けられる）．

■3 心室内伝導障害

洞結節から発生した興奮は心房から房室結節およびヒス束を通じて心室に伝導されるが，心室内での興奮伝導が正常と異なったものを心室内伝導障害という．

①**右脚ブロック**：右脚の興奮伝導障害をきたし，右室の興奮に遅れが生じる．心室の興奮開始から終了までの時間が延長する

②**左脚ブロック**：左脚の興奮伝導に障害があって，左室の興奮に遅れが生じる．心室の興奮開始から終了までの時間が延長する

C 心臓ポンプ機能障害の症状とその影響

心臓の役割の大きなものとして，肺で酸素化された血液をポンプの役割で全身の主要臓器に送り出すことがある．心臓ポンプ機能障害は，心臓に何らかの障害があって他臓器が必要としている血液を送り出すことができない状態である．主な症状としては以下のことが生じる．

■1 呼吸困難

主に左心室の駆出率が低下することにより，肺に余分な血液が貯留し，ガス交換がうまくいかないと出現する症状である．肺の循環系は血液量増加によって圧上昇が容

第Ⅱ章 循環機能障害と看護

1 心臓ポンプ機能障害

Ａ 心臓ポンプ機能が障害を受けたとき　137

易に起こりやすく，心臓のポンプ機能障害の程度によって労作時に起こる呼吸困難から，安静時でも起こる呼吸困難まで症状の程度もさまざまである．

2 浮腫

心臓ポンプ機能障害が起きると，体循環系への血流量が減少し，腎臓への血流量も減少する．このことにより，腎細動脈からレニンが産生され，アルドステロンの分泌が亢進することにより，腎臓でのNa^+と水の再吸収が促進される．

また，心臓ポンプ機能が低下した状態では，塩分摂取量の増加に伴い血管内のNa^+が増加することによって水分も血管内で増加することと，水分摂取が多くなることで循環血液量の増加を招き，心臓に負担がかかりやすくなる．

3 血圧の低下

心臓ポンプ機能障害からみた血圧調節のための因子として，循環血液量（心拍出量）・末梢血管抵抗・動脈圧の3つがある．特に心臓ポンプ機能障害として，問題となるのは低血圧で末梢血管の拡張による血管内抵抗の低下，循環血流量の減少から起こる．

$I×R＝V$（I：心拍出量，R：末梢血管抵抗，V：動脈圧）

4 心原性ショック

心臓の駆出量低下によって起こるショック症状を心原性ショックという．主な原因は，心臓ポンプの機能障害である（図4）．

心原性ショックを起こす疾患には，心筋梗塞，重症弁膜症，肥大型・拡張型心筋症などによる心不全，致死性不整脈による心不全（などは閉塞性ショック），心タンポナーデがある．

5 易疲労性・倦怠感

心拍出量が減少するために，各組織・臓器への酸素の供給が不十分となり，代謝産物である乳酸が酸化されずに蓄積するために生じる．

図4 左心不全のポンプ機能の失調

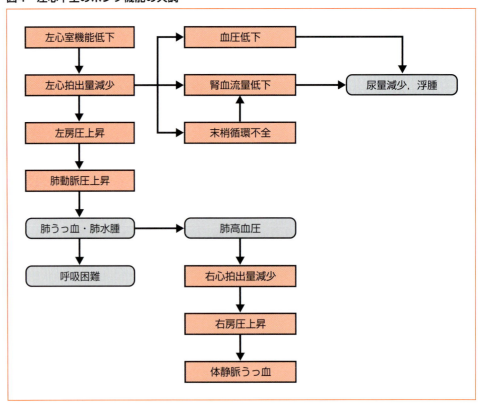

心臓ポンプ機能障害に対する看護

1. 身体的影響に対する看護

1）考えられる問題点と看護目標・成果

身体的影響に対する考えられる問題点と看護目標・成果とその援助方法を挙げる．

考えられる問題点	看護目標・成果
[1] 心臓ポンプ機能障害により心機能低下を生じ，体循環不全状態に陥ることによって生命の危険がある	●心臓ポンプ機能障害による影響が最小限で，循環不全状態が改善する ・機能障害により生じる危険な状態にならない
[2] 心機能低下に伴い，呼吸困難，血圧低下，浮腫などの心不全症状が生じる	●心不全症状が緩和するとともに日常生活における行動制限内で安楽に過ごせる

2）考えられる問題点［1］の看護

考えられる問題点	看護目標・成果	考えられる援助方法
[1] 心臓ポンプ機能障害により心機能低下を生じ，体循環不全状態に陥ることによって生命の危険がある	●心臓ポンプ機能障害による影響が最小限で，循環不全状態が改善する ・機能障害により生じる危険な状態にならない	〈観察〉 ●循環動態の観察：血圧（動脈圧），中心静脈圧（CVP），肺動脈圧（PAP），肺動脈楔入圧（PCWP）などのチェック ●呼吸状態，呼吸音，経皮的動脈血酸素飽和度（SpO_2）の観察 ●自覚症状の観察：倦怠感，呼吸困難，胸部症状，浮腫など ●不整脈の観察：洞調律（sinus rhythm）と心房細動（AF）との鑑別 ・期外収縮の頻度と種類 ・徐脈傾向なのか，頻脈傾向なのか 〈循環不全状態改善のための援助〉 ●心臓の仕事量を増加させない ●床上安静が原則となる ・環境整備－寒冷刺激（温度差）による血圧の変動を避ける ・検査・処置・生活援助時，保温に努める ▶排泄時の努責を最小限にする－体位の工夫，便秘の予防 ▶感染症の予防－肺うっ血状態で易感染傾向にある

3) 考えられる問題点［2］の看護

考えられる問題点	看護目標・成果	考えられる援助方法
［2］心機能低下に伴い，呼吸困難，血圧低下，浮腫などの心不全症状が生じる	●心不全症状が緩和するとともに日常生活における行動制限内で安楽に過ごさせる	〈観察・援助〉 ①呼吸困難 　●観察：呼吸音，努力呼吸の有無 　　・顔色，口唇色，爪床色，末梢色の観察 　　・末梢冷感の有無 　　・経皮的動脈血酸素飽和度（SpO$_2$）のチェック 　　・検査データチェック（主に血液ガス） ②浮腫：水分出納のチェック 　●in：食事における間接水分量，食事以外の直接水分量を分け，厳密に測定を行う 　●out：基本的には，膀胱留置カテーテルを留置し，時間ごとの尿量を測定 　●検査データチェック：電解質，腎機能など 　●水分制限のある場合，制限内にとどめる 　●体重測定 ③低血圧 　●観察：循環動態の観察：心電図，動脈圧モニター 　　・スワン-ガンツ・カテーテルを用いて，心内圧・心拍出量・心係数の測定チェック 　　・血圧・脈圧の観察 　　・意識状態・精神状態の観察 　　・血栓・塞栓症状の観察 　●心身の安静 　　・床上安静が原則（ただし低血圧状態での長時間安静は，血栓を作りやすくなるので注意） 　　・安静が続くことによって起こる，精神的ストレスの緩和 　●体位の工夫 　　・肺うっ血のある場合：頭部の挙上．起座位とし，うっ血の軽減を図る 　　・低血圧により，心拍出量が低下している場合：下肢を挙上して，右心への血液量を増加させる． ④心原性ショック 　●観察：ショックの5P 　　・皮膚蒼白（pallor）＋チアノーゼ，下肢冷感 　　・虚脱（prostration）＋意識混濁・低下 　　・冷汗（perspiration） 　　・脈拍触知不能（pulselessness） 　　・呼吸不全（pulmonary defielency） 　●ショック状態に対する対処：緊急事態に移行する可能性が高いことを，素早く認知する 　　・気道確保，必要に応じ気管内挿管 　　・人工呼吸・心臓マッサージ 　　・心室細動等緊急処置を要する不整脈出現時は，ただちに除細動 　　・緊急事態への処置と平行して，対症処置を施行 　●不安の緩和：死の恐怖がある．意識明瞭なことも多く，不用意な言動を避ける

2. 精神的影響に対する看護

精神的影響に対する考えられる問題点と看護目標・成果と考えられる援助方法を挙げる.

1）急性期

考えられる問題点	看護目標・成果	考えられる援助方法
[1] 生命の危機への恐怖と予後に対する不安	●気になることや不安などを患者自身が自分で表現でき，表情が穏やかになる	〈観察〉 ●患者の表情，言動，病気への理解や受け止め方，睡眠状態，食欲と食事摂取量，家族との関係と家族の中での立場や役割 〈不安となる要因の除去への支援〉 ①傾聴的に接し，患者が表出した感情を否定しない ②現状と今後につて医師から説明する時間を調整する ③安楽な体位の確保（セミファーラー位） ④不安が強い場合は，家族の面会回数や時間を増やすなどの考慮をする ⑤検査や処置，ケアなどの時に十分に説明する ⑥身体と情緒の安定のために，必要に応じて鎮静薬を使用することを医師に相談する
[2] モニターやライン類装着に伴う精神的ストレス	●モニター音やライン類が気にならずに睡眠などの休息できる	〈観察〉 ●夜間の睡眠状態，精神状態，言動，ラインの屈曲，接続部ゆるみ，輸液の漏れ，刺入部の発赤や固定 〈モニターやライン類の管理〉 ①モニターやライン装着の必要性を説明する ②睡眠時等に無意識に引っ張ったり，自己抜去しないようにループを作るなどの工夫をする ③夜間や睡眠時は，モニターやアラーム音を低減し，室温や照明などの睡眠環境を調整する

2）回復期

考えられる問題点	看護目標・成果	考えられる援助方法
[1] 水分・塩分制限など生活習慣の変更に伴うストレスや自己効力感低下の出現	●現在の心機能に応じた生活の必要性を理解し，生活を送ることができる	〈観察〉 ●職種，これまでの生活習慣（食事，活動，排泄，入浴）活動・仕事内容，食事摂取量，疾患に関する理解度 〈心機能に応じた適切な生活への変更への支援〉 ①水分・塩分制限：水分摂取量に応じて，摂取時間や量を患者と一緒に計画し，実施する．口渇時は，氷片を口に入れて対応する等工夫する ②食事：塩分制限の必要性を家族と一緒に説明し，今後の食事内容について考える．その際一日の塩分量を実際に提示するなどの工夫をする ③排泄：排便時の怒責を避け，出来るだけ自然排便を試みるが，困難な場合は緩下剤の処方を検討する ④清潔：入浴できるまで，清拭を実施する．心機能に応じて次第に自分で実施できる範囲を拡大する ⑤活動：心機能に応じた活動量をもとに活動する

3. 社会的影響に対する看護

社会的影響に対する考えられる問題点と看護目標・成果と考えられる援助方法を挙げる.

考えられる問題点	看護目標・成果	考えられる援助方法
[1] 入院による社会的役割や活動の喪失や変更に対する危機感が生じる	●今後の社会的役割や活動内容の変更の必要性を理解でき，今後のことを計画することができる	〈社会的役割や活動内容の変更への支援〉 ①心機能に応じた社会的役割や活動内容を変更する必要を説明する．また，新しい役割のあり方や解決策を考える ②職種，特に重労働などの職業に就いている場合は，業務内容の変更などの調整が必要になることを考慮し，支援する. ③今後の活動について，家族と一緒に考えることができるように情報を提供する
[2] 入院治療による経済的負担の出現	●経済的負担感が減少して，安心して療養できる	〈経済的側面への支援〉 ①入院に伴う経済的負担を軽減するための資源の活用について説明する（高額療養費制度，特定疾患医療給付制度など） ②今後の生活における経済的支援として，福祉制度の活用について説明する ③必要時はケースワーカーに相談依頼する
[3] 生命の危機に対する家族の不安	●家族が疾患や状況を理解することで，不安が軽減する．また，軽減したと表現する	〈家族への支援〉 ①家族の表情や言動，疾患や状況の理解，家族の睡眠などの健康状態を把握する ②状況に応じて医師から現在の状態や今後の見通しなど医師から説明する時間を設ける．不足している情報は看護師から補足する ③必要時は家族もケアに参加する．その際には必要性や内容，方法を説明する ④必要時は，家族の面会時間の回数や時間を増やし，不安を軽減する ⑤家族が不安を表出しやすい雰囲気を作り，いつでも対応する旨を家族に伝える

4. 自己管理と予防

自己管理と予防に対する考えられる問題点と看護目標・成果と考えられる援助方法を挙げる.

考えられる問題点	看護目標・成果	考えられる援助方法
[1] 生活習慣，疾患の再発防止のために必要な知識の不足がある	●再発予防のための生活行動が理解でき，実際に行動できる	〈セルフケア・モニタリングへの支援〉 ①毎朝，血圧は測定して，記録する ②体重を毎日測定し，体重が急に増加した時は定期受診以外でも受診する ③風邪や尿量減少などの症状の出現がないかを自分でチェックし，症状が改善しない場合は受診することを説明する 〈再発予防のための行動への支援〉 ①生活習慣 ●食事：塩分制限食，過食を避け体重増加を防ぐ．水分は取りすぎないように気をつける ●入浴：湯の温度はぬるま湯で，つかる時間は10分程度とする．湯を身体にかけてから湯船に入る．湯船につかるのは胸の上くらいまでとする．入浴時の温度差，血圧変動を防止する ●排泄：排便の時は怒責しない．心負担とならないために洋式便器を使用する．温度差のないトイレ環境をつくる．繊維の多い野菜を摂取する

- 活動と休息：早朝の運動は避け，通勤はラッシュを避けて，座って通勤できる環境をつくる．なるべく平地を歩き，長い階段や坂道がある場合は，エスカレーターやエレベーターを使用する．適した時間と運動内容で実施する．十分な睡眠時間と休息時間を確保する
- 寒冷刺激への対応：外出する際にはかけ物や上着の利用など服装の工夫，暖房器具の活用をする
- 性生活：主治医に相談する
- 禁煙：できれば吸わない，難しい場合には数本から始めるか，煙を深く吸わない
- 嗜好品：飲酒は適量にとどめる．コーヒーや紅茶のカフェインは飲み過ぎに気をつける

②内服薬の管理
- 患者と家族に薬剤の作用と副作用を説明する
- 決められた時間と量を守る
- 朝は薬の効果が薄れるので注意する
- 薬は飲み違えないように小分けや家族にも確認してもらうなどの工夫をする
- 飲み忘れた場合，飲み忘れ分だけ内服する
- 内服時間前後には激しい運動はしない

③ストレスコントロール
- ストレスとの付き合い方や趣味などで気分転換を図る
- 規則正しい生活を送る

④緊急時の対応
- 呼吸困難時は楽に呼吸ができるように，枕や布団を使って上体をあげる
- 夜間の息苦しさや発作，内服しても効果がない時，急に体重が増加した時には受診する

⑤定期的受診
- 症状がなくても定期受診は忘れないようにする．もし来れない場合は，早目に受診する

⑥感染の予防
- 外から帰ってきたら手洗いの励行，含嗽する
- 人が多い所ではマスクをつける

⑦その他
- 旅行や出張は事前に医師に相談する
- 旅行は余裕あるスケジュールをつくる
- 内服薬は必ず持参する

- 人生設計や価値観の変更がスムーズに行える
  ①仕事以外での趣味や活動に参加するなど，生きがいをもつ．また，同じ疾患の人との交流の機会をもつ
  ②自分のパーソナリティを見直し，病気とうまく付き合っていく方法を考える
  ③心機能に応じた生活調整できるように家族の協力を得る

〈参考文献〉
1）医療情報科学研究所編：病気がみえるvol2 循環器，第4版．メディックメディア，2017
2）森山美知子，木原康樹，宇野真理子，中麻規子編：エビデンスに基づく循環器看護ケア関連図．中央法規出版，2017
3）落合慈之監，山﨑正雄・他編：循環器疾患ビジュアルブック，第2版．学研メディカル秀潤社，2017
4）道又元裕監，窪田博・他編：見てわかる循環器ケア─看護手順と疾患ガイド．照林社，2013

第Ⅱ章 循環機能障害と看護
1 心臓ポンプ機能障害

B 急性冠症候群（ACS）で経皮的冠動脈インターベンション（PCI）を受ける患者の看護

中井美鈴

1. アセスメントのポイント

[身体的]
①胸部症状がないか
②バイタルサインに変化はないか

[精神的]
①安定が保たれているか
②ストレスになり得る要因を抱えていないか

[社会的]
①家族の協力と理解が得られているか
②社会生活に適応できるか

[自己管理]
①心臓リハビリテーションの必要性を理解し，積極的に行えているか
②自分の発作を理解し，対処ができるか
③日常生活での注意点が理解できているか
④冠動脈拡張術が理解できているか
⑤疾患の理解ができているか

2. 医療問題（問題の根拠・なりゆき）

①心筋梗塞による合併症	
●心原性ショック	▶心拍出量が低下し，全身諸組織の血流障害
●心機能の悪化	▶心拍出量の低下，拡張終期圧の上昇，肺うっ血
	▶低心拍出量症候群，心不全
●心破裂・乳頭筋不全	▶心タンポナーデ，致死的状態
●心室瘤	▶心不全，不整脈
②PCIの合併症出現	
・心筋梗塞による合併症の他に，カテーテル検査・治療中や治療後に合併症が出現し，状態が悪化する可能性がある	
●冠動脈穿孔	▶心タンポナーデ，ショック
●急性冠閉塞	▶急性心筋梗塞（再梗塞）
●カテーテル穿刺部位の出血・内出血	▶出血・血腫・末梢の血流障害
●不整脈	▶心室性期外収縮，房室ブロック
	▶広範囲心筋梗塞の場合には心室頻拍（VT）・心室細動（VF）などの致死性不整脈の合併
●造影剤アレルギー	▶悪心や膨隆疹，急性喉頭浮腫，気管支痙れん
	▶ショック状態
●腎機能の悪化	▶急性腎不全
●止血のための圧迫固定による末梢循環不全	▶圧迫部位から末梢側の循環不全，しびれ
●治療に伴う不安，緊張，疼痛や止血のための圧迫固定による迷走神経反射症状（詳細はp146，表1参照）	▶悪心・嘔吐，生あくび，冷汗，血圧低下，脈拍低下

3. 考えられる問題点

[1] CP：ACSにより循環動態が悪化する可能性がある
●低心拍出量症候群
●急性冠閉塞
●不整脈
●心不全
●心破裂

[2] CP：PCIによる合併症を起こす可能性がある
●出血・血腫
●不整脈
●急性冠閉塞
●造影剤アレルギー
●腎機能悪化

[3] 社会復帰に向けたセルフケア行動実施に関連する自己効力感低下の可能性がある

[VIEW]
- この状況はACSがPCIを受ける際の術前後の援助，退院に向けての援助を行う，一連の看護である

[看護の方向性]
- ◆心臓病というと命と直接結びつくイメージのある疾患であるため，疾患の正しい知識をもち，心身の安静が保てるように援助する
- ◆自己の発作を理解し，異常時に正しい対処ができるように指導・援助する
- ◆PCI後，個々にあった日常生活での注意点や服薬の指導をし，再発を最小限にできるよう援助する

4. 看護目標・成果	5. 考えられる援助方法
[1] ACSの合併症を起こすことなく循環動態が安定し，心臓リハビリテーションを実施することができる*	[1] 急性合併症に対する援助 **O-P** ● バイタルサイン・水分出納のチェック ● 胸部症状の有無・程度 ● モニター監視（心電図，スワン-ガンツ・カテーテルデータ） ● 血液データ（心筋酵素：CPK，CK-MBなど） **T-P** ● 確実な薬剤の与薬 ● 安静度にあった体動・ケアの援助 **E-P** ● 異常時の対応への指導
[2] PCIの合併症が出現しない．もしくは早期発見できる* ● 出血・血腫 ● 不整脈 ● 急性冠閉塞 ● 造影剤アレルギー ● 腎機能悪化	[2] PCIの合併症に対する援助 **O-P** ● バイタルサイン・水分出納のチェック ● 出血・血腫の有無 ● 末梢血流の確認 **T-P** ● 安静保持の援助 **E-P** ● PCIの一連の流れを説明（表1「入院診療計画表」参照）
[3] 社会復帰に向けた日常生活改善のための動機づけができ，自己管理行動をとることができる ● 疾患・治療内容の理解 ● セルフマネジメント ● 食事 ● 服薬 ● 運動 ● 禁煙	[3] 心臓リハビリテーション，退院に向けた援助 **O-P** ● 病態の理解 ● これまでの生活習慣 ● 社会復帰に向けた不安 **T-P** ● 心臓リハビリテーション ● 不安を表出できる雰囲気づくり **E-P** ● 退院指導（表2「退院指導パンフレット」参照）

＊：治療・処置に関わるもの

この領域に条件によってはよくみられる看護診断
- ●PCI後の看護は医療問題（共同問題）であるため，あがらないことが多い**
- ●退院においては，退院指導を行う**
- ●看護診断なし**

B 急性冠症候群（ACS）で経皮的冠動脈インターベンション（PCI）を受ける患者の看護

表1　医療問題（問題の根拠・なりゆき）

①心筋梗塞による合併症	
●心原性ショックを起こす	●広範囲の梗塞や多枝病変によって心拍出量が低下し，脳をはじめとする全身諸組織の血流障害が起こり，正常な細胞活動が維持できなくなった状態に陥る
●心機能が悪化する	●心筋の壊死が心筋収縮機能の低下を引き起こし，心拍出量の低下，拡張終期圧の上昇，肺うっ血をきたす．また，カテーテル治療を行うことにより，輸液や造影剤使用によって，より心負荷がかかる ▶低心拍出量症候群，心不全
●心破裂・乳頭筋不全を起こす	●心筋梗塞発症後2週間以内に梗塞部に亀裂を生じて破裂する．乳頭筋断裂では僧帽弁逆流を生じて急性心不全を引き起こす ▶心タンポナーデ，致死的状態
●心室瘤を起こす	●壊死が心内膜・心筋層にまで及ぶと心室瘤を形成し，心拍出量が著しく低下する ▶心不全，不整脈
②PCIの合併症出現	**心筋梗塞による合併症の他に，カテーテル検査・治療中や治療後に合併症が出現し，状態が悪化する可能性がある**
●冠動脈穿孔を起こす	●カテーテル治療中にガイドワイヤーの操作などにより，冠動脈の血管壁に損傷が起こり穿孔を起こすことがある ▶心タンポナーデ，ショック
●急性冠閉塞を起こす	●拡張した直後に血管が閉塞してしまう．治療後6時間以内に発生することが多い ▶急性心筋梗塞（再梗塞）
●カテーテル穿刺部位の出血・内出血を起こす	●カテーテル穿刺部位は橈骨動脈・大腿動脈・上腕動脈で行われるが，抗血小板薬や抗凝固剤を使用するため出血が起こりやすい ▶出血・血腫・末梢の血流障害
●不整脈が出現する	●心筋虚血やカテーテル先端の機能的刺激，電解質バランス変化により，心室性期外収縮，房室ブロックなどが出現．広範囲心筋梗塞の場合には心室頻拍（VT）・心室細動（VF）などの致死性不整脈を合併する
●造影剤アレルギーが出現する	●冠動脈造影，治療に用いられる造影剤によるアレルギー反応として，悪心や膨隆疹，急性喉頭浮腫，気管支痙攣などが起き，ショック状態に陥ることがある
●腎機能が悪化する	●造影剤は腎臓から排泄されるため，腎機能が悪いと体内に残り毒性を発揮するため腎機能を悪化させる ▶急性腎不全
●止血のための圧迫固定による末梢循環不全が起こる	●カテーテル穿刺部位の出血や血腫が起こらないように圧迫固定時に圧を掛けるため動脈触知ができずに末梢循環不全を起こす可能性がある ▶圧迫部位から末梢側の循環不全，しびれ
●治療に伴う不安，緊張，疼痛や止血のための圧迫固定による迷走神経反射症状が起こる	●治療に伴う不安，緊張や疼痛によって治療中から圧迫解除後に発生する ▶悪心，嘔吐，生あくび，冷汗，血圧低下，脈拍低下

6. 病態関連図

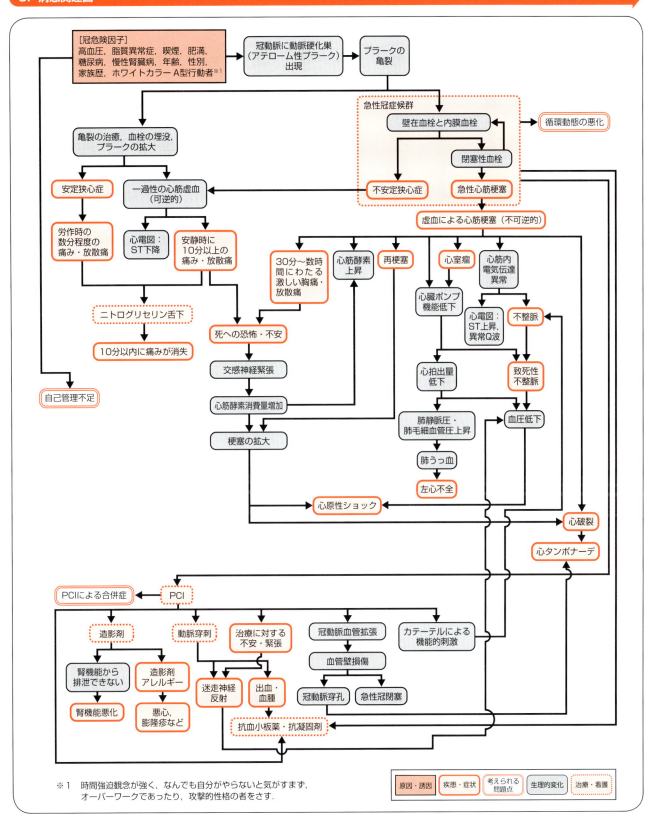

※1 時間強迫観念が強く，なんでも自分がやらないと気がすまず，オーバーワークであったり，攻撃的性格の者をさす．

7. 看護計画

[1] ACSにより循環動態が悪化する可能性がある

[問題解決のための視点]
☆異常の早期発見と患者の苦痛を取り除くように努める

看護目標・成果	考えられる援助方法	個別化のポイント
●不整脈・心不全などの合併症が早期に発見され，適切な治療・処置を受け，循環動態が改善する ●胸痛が緩和され，再度梗塞が起こらない ●安全を確保して，リハビリテーションがすすめられる	**O-P** ①バイタルサイン：血圧，脈拍，体温，呼吸酸素飽和度 ②心電図変化・モニター監視：STが基線に戻る，Q波・冠性T波の出現 ③胸部症状の有無・程度（VAS，NRS，フェイススケールなど） ④水分出納のチェック ⑤検査データ：CPK，CK-MB，LDH，AST（GOT），心筋トロポニンT，電解質の変化 ⑥血算データ：白血球，赤血球，Hb，HcT，PLT ⑦動脈圧モニター ⑧スワン-ガンツ・データ：PAP（肺動脈圧），CVP（中心静脈圧），心拍出量，PAWP（肺動脈楔入圧），心係数 ⑨肺雑音の有無，呼吸困難の有無 ⑩四肢冷感，チアノーゼ，顔面蒼白，皮膚湿潤の有無 ⑪胸部X線：肺うっ血の有無，心胸比 ⑫排便の状態：便の性状・量，努責の有無 ⑬精神状態：言動の観察，睡眠状態 **T-P** ①確実な薬剤の与薬 ②指示量の酸素投与 ③安静度に合った体動・体位変換の介助・安楽な体位の工夫 ④心臓リハビリテーションに沿ったADLの拡大 ⑤食事制限・飲水制限の実行 ⑥排便コントロール：緩下薬などによる便通の調整 ⑦胸痛時，心電図（12誘導）チェック ⑧精神的サポート ⑨清潔の保持 ⑩療養環境の整備 **E-P** ①病態の説明をする ②安静度の説明：安静の必要性，自己判断で動かないことなどを説明する ③異常時（胸部症状出現時など）には，ナースコールをするように説明する	●梗塞範囲・部位による合併症のリスクの違いを把握し，観察をする ●症状が改善すると，自己判断で安静度を拡大しようとする患者もいるため，理解力の低下している場合，家族の協力などを求め，症状の出現の有無を確認し理学療法士と連携を図りながら，ADLを拡大する

[2] PCIによる合併症を起こす可能性がある

[問題解決のための視点]

☆術前より，わかりやすくオリエンテーションを施行し，理解を得られるようにする

☆患者の全身状態を把握し，異常の早期発見に努める

看護目標・成果	考えられる援助方法	個別化のポイント
●患部（カテーテル刺入部・抜去部）の安静が保て，出血・血腫がない ●止血のための圧迫固定中，末梢の血流が確保できチアノーゼや感覚異常が起こらない ●造影剤使用による腎機能低下などの副作用が起こらない ●感染徴候がない ●異常時，看護師に伝えることができる	**O-P** ①バイタルサイン：血圧，脈拍，呼吸，体温 ②心電図変化：ST変化の有無，不整脈の有無 ③胸部症状の有無・程度：再梗塞の可能性 ④尿量，尿比重：比重が1.020以下で造影剤が身体から抜けた目安とする ⑤検査データ：白血球・CRP上昇の有無，Hb低下の有無，BUN・Cr上昇の有無，CPK・CK-MB上昇の有無 ⑥カテーテル穿刺部位の出血，疼痛の有無 ⑦動脈触知の有無，左右差の確認：検査前に動脈触知部の確認とマーキングをし，それとの比較 ⑧末梢循環不全の有無：チアノーゼ，しびれ，痛み，冷感 ⑨造影剤の副作用の有無：発赤，掻痒感，悪心，ショック症状 ⑩迷走神経の反射症状：圧迫固定中の徐脈，血圧低下 ⑪安静は守られているか：腰痛等の有無 ⑫精神状態：患者の表情，訴え **T-P** ①胸痛発作出現時に12誘導心電図でチェックする ②確実な薬剤与薬：抗凝固薬，造影剤を排出するための補液 ③安静保持の援助：カテーテル穿刺部による 　●上肢使用（橈骨動脈・上腕動脈）の場合：更衣の援助，力をかけないよう説明，必要時シーネ固定 　●下肢使用（大腿動脈）の場合：仰臥位を保持し下肢を曲げないよう説明，腰痛時体位変換や湿布等の工夫，必要時抑制施行 ④血腫出現時マーキング：増減のチェック ⑤尿量が保てるよう飲水を促す ⑥苦痛・不安の介助：声かけ，安楽枕等の使用 ⑦感染防止：カテーテル刺入部の清潔操作の徹底 **E-P** ①治療の結果について説明する：医師よりの説明後の補足，パンフレットに治療部や狭窄部位を表示 ②安静の必要性を説明する：動脈の穿刺であること，圧迫部位を曲げないように説明 ③異常時にナースコールができるように指導する	●安静の理解が得られない人には，家族の協力を促し，必要時は固定や抑制を行う ●過度の緊張のある患者には不安を和らげるよう接し，バイタルサインの変化等に注意して観察を行う ●腎機能の悪い患者は尿比重の下がりを特に注意して観察し，必要時医師の指示をあおぐ ●心機能の悪い患者は補液と尿量を注意して比較し，心不全症状が起こらないよう観察をする

B 急性冠症候群（ACS）で経皮的冠動脈インターベンション（PCI）を受ける患者の看護　149

[3] 社会復帰に向けたセルフケア行動実施に関する自己効力感低下の可能性がある

[問題解決のための視点]
☆入院前の生活習慣を把握し適切な自己管理方法を指導する

☆疾患とその治療内容を理解した上での生活習慣改善の必要性を意識づける

看護目標・成果	考えられる援助方法	個別化のポイント
●疾患・治療内容が理解でき自己管理の必要性とその方法が説明できる ●早期に社会復帰ができる	**O-P** ①これまでの生活習慣：食生活(塩分・脂肪摂取量など)，喫煙など ②既往歴の状況：糖尿病，高血圧，脂質異常症など ③仕事・運動の内容：心負荷となり得る労作があるかどうか ④ストレスとその解消方法の有無：仕事や家庭における立場・役割による精神的負担があるかとそれを解消する解決策があるか ⑤疾患・治療の受け止め方・理解度 ⑥患者の性格 ⑦社会復帰する上での不安・心配事 ⑧家族の協力体制・関係 **T-P** ①話しやすい環境・雰囲気作りをする ②生活習慣の改善策について話し合う ③心臓リハビリテーションなどを通し活動量を調整する ④社会復帰に向けての対応策について話し合う **E-P** ①退院指導：疾患・治療内容・運動療法・自己管理方法(セルフモニタリング等) などパンフレットを使用 (表2・3) ②栄養指導：栄養士による専門指導など ③服薬指導：薬剤師による専門指導など ④禁煙指導 ⑤異常時・緊急時の対応についての指導	●これまでの生活習慣を考慮して指導する ・食生活では外食などは控え減塩食・低カロリー食をすすめる ・禁煙方法など個別の指導をする ●退院指導用パンフレットにPCIの結果を書き込み疾患・治療の理解を得る ●必要によっては家族など周囲の人への指導を行い，協力を得る ●既往歴のある場合はその疾患の是正を図る：食事療法，運動療法，薬剤治療 ●セルフモニタリング：症状，体重，血圧，運動時の自己検脈，日々の体調などを手帳などに記録する．外来受診時に医師に見せる

表2　入院診療計画書

<table>
<tr><th colspan="2" rowspan="2"></th><th rowspan="2">入　院　日</th><th colspan="2">検査当日</th><th rowspan="2">退　院　日</th></tr>
<tr><th>検査前</th><th>検査後</th></tr>
<tr>
<td rowspan="1">検査・処置</td>
<td>

8時30分に家族と一緒に来院して下さい.

（ただし，検査・治療が2回目以降で集団での説明を希望されない方は10時来院となります）

来院後　①集団で医師より説明があります
　　　　②検査（心電図・レントゲン・採血）
看護師の指示があるまで，病室でお待ちください.

☆両足の付け根・腕の毛を剃って来てください

☆両手足の動脈に印をつけます
☆身長・体重を測定します
</td>
<td>
検査時間は約1〜2時間です.

☆時計・指輪・ヘアピン・入れ歯等は外してください

☆化粧も落としてください
</td>
<td>
☆検査終了後，血圧・出血の有無等確認します

☆異常を感じたら，直にナースコールをしてください

☆止血は3〜6時間圧迫します

☆検査に使用した造影剤を身体から出すために水分を多めにとってください

☆尿検査をしますので，排尿の都度，看護師に知らせてください
</td>
<td>
［カテーテルを刺した部位について］

☆痛みがある場合は必ず申し出ください

☆傷が乾いていて，赤くなければ，絆創膏は剝がしても大丈夫です

☆傷が乾燥してないときには，市販の消毒薬で消毒しカットバンを貼って様子をみてください
</td>
</tr>
<tr>
<td>薬・点滴</td>
<td>
☆現在の内服薬を見せて下さい

☆薬の事で何か質問があれば，
　その際に申し出下さい
</td>
<td>
☆検査前に点滴をします

☆内服は指示に従って内服してください
</td>
<td>
☆点滴は尿検査の結果で終了します

☆内服は指示に従って内服してください
</td>
<td>
☆次回診察日までの薬がでます

☆薬剤師から薬の説明があります
</td>
</tr>
<tr>
<td>行動・入浴</td>
<td>
制限はありません.

☆剃り忘れた方は申し出てください
</td>
<td>
制限はありません.

☆連絡があるまで，病室でお待ちください
</td>
<td>
［足からの場合］
出血の恐れがありますので，仰向けのまま安静にしてください.
尿は仰向けのまま，尿器でとっていただきます.
尿の管を入れる場合もあります.
医師が止血を確認したら，動けるようになります.

［手からの場合］
穿入部の安静だけで，行動制限はありません.
</td>
<td>
☆退院後は元の生活と同じで構いません

☆胸部症状やカテーテルを刺した場所に異常を感じた場合には，直に病院に連絡ください

☆軽い運動を心がけてください

☆入浴は翌日からになります
</td>
</tr>
<tr>
<td>食事</td>
<td>
☆1600kcal・塩分7gの食事になります

☆水分制限はありませんが，ジュースなど甘いものは控えてください
</td>
<td>
☆水分は検査2時間前から禁止となります

☆検査が
午前の場合は朝食止め，
午後の場合は朝食は半分，昼食止めになります
</td>
<td>
☆検査後30分で水分が，1時間で食事開始となります

☆足からの場合，食事も仰向けに寝たままで召し上がっていただきます
</td>
<td>
☆減塩食に心がけましょう
</td>
</tr>
<tr>
<td>他</td>
<td>
☆準備していただく物：①T字帯1枚，②バスタオル1枚，③水飲みまたはストロー

☆検査説明後，承諾書に署名・捺印されましたら，看護師に渡してください
☆検査の順番は夕方決まります　ご家族に連絡してください
</td>
<td>
☆ご家族の方は検査が午前の場合　8：30までに，午後の場合11：00までに来院してください

☆緊急対応のため，検査時間が遅れる場合がありますのでご了承ください
</td>
<td>
☆医師から検査結果について説明させていただきます

☆説明の時間は，その都度連絡いたします

☆医師の診療状況によって，お待ちいただくこともあります．時間のない方は申し出ください
</td>
<td>
☆次回の診察について，看護師から説明があります.

☆退院時間は9：30になっております．ご協力をお願いいたします
</td>
</tr>
</table>

入院診療計画書　　病名　　虚血性心疾患

☆検査中は、話ができます
☆気分が悪くなったときなど、遠慮なく申し出てください

○○○○○○○○○○○○センター
循環器内科　　　　○○○○

表3　退院指導パンフレットの例

心筋梗塞・狭心症の患者様へ

1．心臓の役割と冠動脈

　酸素や栄養は血液によって全身に運ばれています．血液の通り道である血管をホースとすると，そこに血液を送る原動力となるポンプの役割をしているのが心臓です．心臓にも心臓自身を養うための血管があり，「かんむり」のような形をしているので「冠動脈」と呼ばれています．冠動脈は大きく分けて3本の血管から構成されています．

2．狭心症・心筋梗塞とは

（1）狭心症

　冠動脈が動脈硬化や血管の震えなどの原因により狭くなり，心臓に酸素や栄養が十分いきわたらなくなると，「胸が痛い」「胸が締め付けられる」などの症状が出てきます．これが「狭心症」という病気です．

（2）心筋梗塞

　「心筋梗塞」とは冠動脈が詰まってしまい，その血管によって栄養されていた心臓の筋肉が死んでしまう状態をいいます．

　「狭心症」とは血管が細いことが問題で心臓の機能にほとんど問題がないのに対して，「心筋梗塞」は心臓の筋肉自体が死んでしまい，心臓の機能そのものが悪くなってしまいます．

　症状としては，胸痛発作の時間が15分以上と長い，ニトログリセリンを服用しても発作がおさまらないなどの違いがあります．心臓の力自体が弱くなってしまい，心不全や不整脈といった状態に陥ってしまうこともあります．

3．狭心症・心筋梗塞になりやすい人

①加齢
②家族に同じ病気を持っている人がいる
③喫煙
④高血圧
⑤脂質異常症（高脂血症）
⑥糖尿病
⑦肥満
⑧運動不足
⑨ストレス

「狭心症」「心筋梗塞」にかかってお薬を飲み始め，カテーテル治療を受けたからといってもう起こさないわけではありません．病気をそれ以上進ませないことが重要です．それでは今後，病気を進ませないためには何に気をつければいいのでしょうか？

表3 つづき

4. 狭心症・心筋梗塞を起こしやすくしている病気について

(1) 高血圧とは？

　高血圧の診断基準は，上が140mmHg，下が90mmHg以上です．

　それではなぜ血圧が高いといけないのでしょうか？　それは，動脈硬化を進めることになってしまうからです．また心臓に負担がかかるため，心臓の力自体を弱めてしまう原因になることもあります．血圧が高くなる理由としては，遺伝的なもの，塩分のとりすぎ，肥満，アルコールのとりすぎ，喫煙などさまざまなものがあります．年齢によって多少差はありますが，血圧が高ければ高いほど狭心症，心筋梗塞で死亡する率が高くなることがわかっています．

(2) 脂質異常症（高脂血症）とは？

　脂質異常症（高脂血症）とは血中のコレステロールや中性脂肪が高いことをいいます．これらの血液中の脂肪の異常は，やはり血管を傷つけ動脈硬化を進ませる大きな原因の1つであることがわかっています．悪玉コレステロールの上昇（LDL値140mg/dL以上），中性脂肪の上昇（TG値150mg/dL以上），善玉コレステロールの低下（HDL値40mg/dL未満）に当てはまった場合に診断されます．具体的には空腹時に採血をして検査しますが，LDLコレステロールが140mg/dL以上，HDLレステロールが40mg/dL未満，トリグリセライド（TG）が150mg/dL以上のときとしています．

(3) 糖尿病と肥満とは？

　「糖尿病」とは，血液中に含まれる糖分が正常より高くなってしまうことにより全身の血管が痛めつけられる病気です．糖尿病の合併症とは？

　　　　①狭心症・心筋梗塞（心臓の血管が傷つく）

　　　　②目の血管が痛むことによる網膜症―失明の恐れ

　　　　③腎臓の血管が痛んでしまう糖尿病腎症―血液透析が必要になる場合もある

　　　　④神経に影響が出てくる糖尿病神経症―痛み，しびれ，壊死―四肢の切断が必要になる
　　　　　場合もある

　糖尿病の診断基準―下記のいずれかの場合，糖尿病型と判定します．

　　　　・随時血糖（いつでもよい）が200mg/dL以上の時

　　　　・空腹時血糖（FPG）が126mg/dL以上の時

　　　　・75g経口ブドウ糖負荷試験（75gOGTT）の2時間値が200mg/dL以上の時

　糖尿病の指標は，血糖値やヘモグロビンA1c（HbA1c）などがあります．血糖値はその日の食事や運動などによって変わりますがHbA1cは約1カ月間の血糖値の動きを教えてくれるものです．正常値は6.5%以下です．

　「肥満」とは，脂肪組織が過剰に蓄積した状態をいいます．

　余分な脂肪が1kg増えると，心臓はさらに1kmの長さの血管に血液を送らなければならなくなります．BMIという指標があり体重（kg）を身長（m）の2乗で割ったものです．この値が25%以上で肥満とされています．

　　例：体重70kg，身長160cmの場合，70÷（1.6×1.6）＝27.3となり肥満であることがわかります．

表3　つづき

5. 飲酒と喫煙

　アルコールは適量なら害にならないことが確認されています．適量とはアルコールの量として1日20～30mL以内です．おおよその目安としてはビール大瓶1本，日本酒なら1合，ウイスキーならダブルで1杯がアルコール30mLになります．

　タバコは百害あって一利なしです．喫煙は血圧上昇・脈拍数上昇・血管の収縮・善玉コレステロールの減少・一酸化炭素の増加を起こさせ，動脈の損傷，心臓の肥大，そして冠動脈の狭窄・閉塞につながる原因になります．1日10本以上の喫煙が冠動脈疾患の危険性を約2倍増やしたという報告もあります．また禁煙により1年で予防効果が出るといわれています．どうしてもやめられない人のためにニコチンガムやテープなどもあります．

6. 食事について

（1）食事のとり方

- ・カロリーをとりすぎない
- ・バランスのとれた栄養をとる
- ・規則正しく食事する
- ・ゆっくり食べる
- ・塩分，脂っこい料理を控える
- ・お菓子，ジュース，アルコールは控える

（2）高血圧の食事（表）

　減塩，減量そして節酒が効果的です．塩分摂取量は1日6g以下にしましょう．酢やこしょうなどの香辛料をうまく使うのもコツのひとつです．

（3）脂質異常症（高脂血症）の食事

　コレステロールを上げる原因となる卵や肉の脂身，鳥肉の皮，バター，マヨネーズ，クリームなどは控えましょう．

　摂取するコレステロールが100mg増えると，血液中のコレステロールは8～10mg/dL増えるといわれて

表　主な食品に含まれる塩分

食品名	塩　魚		干　魚		漬　物		甘辛せんべい	チーズ	つくだ煮		かまぼこ	ベーコン	みそ（みそ汁1杯）	しょうゆ	ウスターソース	マヨネーズ
	塩ザケ	タラコ	目刺し	シラス干し	たくあん	梅干し			のりつくだ煮	イカ塩辛						
分量	1切れ 60g	1腹 60g	3尾 25g	大さじ1 5g	3切れ 20g	1個 10g	5枚 50g	1切れ 20g	大さじ1 25g	大さじ1 25g	$\frac{1}{3}$本 40g	1枚 15g	大さじ $\frac{2}{3}$ 12g	大さじ1 18g	大さじ1 16g	大さじ1 14g
含む食塩	4.9g	4.0g	0.8g	0.6g	1.9g	2.0g	0.6g	0.6g	2.5g	4.0g	1.0g	0.4g	1.4g	3.0g	1.4g	0.3g

表3 つづき

います.

（4）糖尿病の食事

総カロリー摂取量を下げることが基本となります.

1日の摂取すべき総カロリーは，理想体重（身長(m)×身長(m)×22）×25〜30kcal/日です.

7. 運動について

運動療法には，冠動脈疾患の危険因子である病気の改善だけでなく，ストレス解消や生活の質を高めるといった効果もあります.

急激な運動ではなく，ゆっくりと大きく体を動かす疲れにくい運動を，じんわり汗ばむ，またはいくらでも続けられる程度，30分連続して行い，1日30〜60分を目標としましょう．できれば毎日続けると理想的です.

心不全や不整脈など合併症のある方には，運動がかえって悪く働くこともありますので，担当医に必ず相談してから運動を行うようにしてください.

8. 薬について

（1）自分の薬の数と名前・その作用を正確に覚え服用しましょう

（2）体の調子が良くなったり悪くなったりしたからといって薬を止めてはいけません

（3）処方された以外の薬を飲むときは医師に相談しましょう

（4）外出するときは必ず余裕を持って薬を持っていきましょう

〈ニトロ製剤（発作をやわらげる薬）について〉

・常時，身の回りにおくようにして，発作が起きたらすぐ舌下するか，または噴霧しましょう

・1回の発作で次の量を服用しても効果が現れない場合は，すぐに医師に連絡をとってください

ニトロペン®—3錠，ニトロール®—2錠，スプレー2噴霧

9. 日常生活について

・朝は急に飛び起きたりせずゆっくり起き上がりましょう

・便秘にならないようにし，排便はゆっくり時間をかけ，息まないようにしましょう

・浴室は温めておき，38〜40度のぬるめのお湯で長湯しないようにしましょう

・ストレスがたまらないように，趣味や運動などをうまく利用して，リラックスする時間をとるようにしましょう

・職場復帰は医師と相談し徐々に開始するのがいいでしょう

・家事は少しづつはじめ，無理のない体勢で行うことを心がけましょう

10. 発作が起きてしまったら

安静にし，ニトロ製剤を持っている方は，すぐに服用しましょう．それでもおさまらないときや回数が増えてきたり，ちょっとしたことでもすぐ起こすようになったりした場合はすぐに病院に連絡し受診するようにしましょう.

COLUMN

■急性冠症候群（acute coronary syndrome：ACS）とは

冠動脈粥腫の破綻と血栓形成が主因である不安定狭心症（UA）や急性心筋梗塞（acute myocardial infarction：AMI）は同じ病態であることから，両者を合わせて急性冠症候群とよぶ．30分以上持続する胸痛を認め，心電図上でST変化，心筋マーカー（血清トロポニンなど）が陽性であれば，急性心筋梗塞と診断される．心筋マーカーは発症数時間以内の場合は陰性であることもあり，症状と心電図変化の早期診断が重要である．心電図変化では，ST上昇型心筋梗塞（NSTEMI）とST上昇型心筋梗塞（STEMI）を判別する．ST上昇型の場合には，赤血球とフィブリンが主体の新鮮な血栓によって急速に冠動脈が閉塞されている場合が多いといわれており，一刻も早い冠動脈の再開通が必要となる．心筋壊死とそれに伴う合併症としては，心不全，ショック，不整脈，心破裂が挙げられる．急性心筋梗塞では，経皮的冠動脈インターベンション（PCI）が有用であり，ST上昇型心筋梗塞の場合，発症12時間以内にPCIを行うことが主流となってきた．

■経皮的冠動脈インターベンション（percutaneous cardiopulmonary support：PCI）とは

カテーテルを用いて侵襲的に冠動脈の狭窄病変を改善させる血行再建の方法で，動脈硬化によって狭くなった血管を内側から拡張して，冠動脈の流れを回復させることを目的としている．方法はロータブレータとステントがある．

ロータブレータ 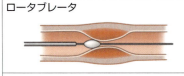	ダイヤモンド粒が埋め込まれた卵型ドリルが高速回転して，かたい病変部のみを削る方法．病変部の石灰化が強い場合等に用いる
ステント 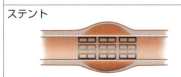	狭窄部位にバルーンと抱き合わせたステントを挿入し，バルーンを広げることでステントとともに狭窄部を広げ，ステントを留置する方法．現在は細胞増殖抑制作用のある薬剤溶出性ステントdrug eluting stent（DES）が主流

〈参考文献〉
1) ハートナーシング編集室：ハートナーシング2008年秋季増刊　実践循環器ケアマニュアル，メディカ出版，2008
2) 吉田俊子・他：系統看護学講座専門分野Ⅱ「循環器」成人看護学3，医学書院，2015
3) 粟田政樹・他：はじめての心臓カテーテル看護―カラービジュアルで見てわかる！，メディカ出版，2014

memo

第Ⅱ章 循環機能障害と看護

1 心臓ポンプ機能障害

B 急性冠症候群（ACS）で経皮的冠動脈インターベンション（PCI）を受ける患者の看護　157

第Ⅱ章 循環機能障害と看護
① 心臓ポンプ機能障害

C 心筋梗塞および狭心症で冠動脈バイパス術（CABG）を受ける患者の看護

中井美鈴

1. アセスメントのポイント

[身体的]
①心不全徴候（術前・術後を通して）はないか
②多臓器への影響はないか
③不整脈の出現はないか

[精神的]
①疾患，手術に対する不安はないか
②術後せん妄の出現はないか
③退院，社会復帰に関するストレス・不安を抱えていないか

[社会的]
①日常生活で注意すべき点が理解されているか
②家族などに患者の状況が理解され，協力を得られているか

[自己管理]
①抗凝固療法とその管理が理解できているか
②正しい日常生活管理ができているか

2. 医療問題（問題の根拠・なりゆき）

[手術前]
①手術前に心筋虚血が進行する
▶心筋梗塞，心不全，致死性不整脈

[手術後]
②CABG後の合併症出現
● 心筋梗塞・虚血
● 低心拍出量症候群
▶多臓器不全（MOF）
● 不整脈
● 術後出血
● 心タンポナーデ
▶血圧低下，脈拍減少，心拍数増加，奇脈，呼吸困難など
● 呼吸器合併症（無気肺・肺炎）
● 脳梗塞
● 腎機能障害
● 創感染
▶敗血症
● 創部痛
● せん妄

③退院後の再発の危険性
＊162頁，表1参照

3. 考えられる問題点

●手術前
[1] CP：手術前の管理不足による心筋梗塞，心不全，不整脈を発症する可能性がある

[2] 手術に対する不安がある

●手術後
[3] CP：術後梗塞部位による心負荷，手術侵襲，体外循環，麻酔の影響により心不全を起こしやすい

[4] CP：術後心負荷，手術侵襲，電解質異常により不整脈が出現しやすい

[5] CP：体外循環による影響や抗凝固療法により出血や心タンポナーデを起こしやすい

[6] CP：術後体外循環や低心拍出量症候群（LOS）に起因した多臓器不全が出現しやすい

[7] CP：術後細菌に対する抵抗力が低下し，また，カテーテルの留置によって細菌の侵入を容易にさせているため感染を起こしやすい

[8] CP：退院へ向けての自己管理不足により，心不全症状が出現する可能性がある

[9] 処置，治療，回復過程，退院後の生活に対しての不安がある

[VIEW]

●冠動脈バイパス術（coronary artery bypass grafting：CABG）は冠血管の閉塞部および狭窄部より末梢にバイパスを作成して結構の改善を図り，退院に向けて，血流を維持していく自己管理能力を指導，援助する

[看護の方向性]

◆手術前は病気と手術への理解，受容に対する援助と術前の不安に対する援助をする

◆手術直後は著明な心機能低下，致死性不整脈，多臓器不全（脳梗塞，うっ血性心不全）に対しての急性期の援助をする

◆回復期，社会復帰においても再狭窄の予防のため，動脈硬化の進行をおさえ，患者の生活習慣，社会背景そのものをみつめ指導する

4. 看護目標・成果	5. 考えられる援助方法
[1] 状態が悪化することなく手術を受けることができる*	[1] 手術に向けた身体面への援助 O-P ●バイタルサイン測定 ●胸部不快感の有無 ●呼吸状態・栄養状態の把握 T-P ●薬剤の確実な与薬 ●呼吸状態・栄養状態を整える ●感染予防 E-P ●術前訓練の指導
[2] 手術に対する疑問が解決され，不安が少しでも軽減し手術を受けることができる	[2] 手術に向けた心理面への援助 O-P ●理解力 ●表情・不安言動の有無 T-P ●疑問点，不安が表出できるような傾聴 E-P ●手術前オリエンテーション
[3] 手術後早期に血行動態が安定し，心不全症状は最小限で経過し悪化なく改善する*	[3〜7] 手術後合併症に関する援助 O-P ●バイタルサイン・水分出納バランス ●心電図モニター ●スワン-ガンツ・カテーテル ●創部痛の有無・程度（VAS・フェイススケール） ●呼吸困難感の有無 ●痰の性状と色，量 ●四肢冷感・チアノーゼ・皮膚湿潤の有無 ●ドレーンの排液量・性状・色 ●血液データ，胸部X線検査 T-P ●薬剤の確実な与薬 ●ドレーン管理 ●創部の清潔管理 ●状態に合わせたセルフケアの援助 E-P ●自覚症状があるときは報告するよう説明する ●状態に合わせて早期離床を促す
[4] 電解質がコントロールされ重症不整脈が出現しない*	
[5] 凝固因子が正常化し，創部出血がなく，心タンポナーデが出現しない*	
[6] 循環血液量が保て，腎血流量，脳血流量が維持でき，症状が出現しない*	
[7] 循環血液量および酸素飽和度が良好で創部の清潔が保たれ，創部感染が起こらない*	
[8] 現在の心機能について把握しながら心臓リハビリテーションを行うことができ，心不全症状の出現がない*	[8] 心臓リハビリテーションに対する援助 O-P ●バイタルサイン，心不全症状の有無 ●安静度 ●理解力 T-P ●心臓リハビリテーションに沿ったセルフケアの援助 E-P ●心臓リハビリテーションに合わせてADL拡大していくよう指導する
[9] 手術後の状態を理解し，退院後の生活について不安がなく退院ができる	[9] 退院に向けた援助 O-P ●退院に向けての疑問・不安 ●病態についての理解度 T-P ●退院に向けて生じた疑問や不安について傾聴し，疑問に対してはできるだけ解決できるようにする E-P ●退院に向けて不安や疑問があれば看護師に伝えるように説明する

*：治療・処置に関わるもの

この領域に条件によってはよくみられる看護診断

●CABGは治療であるため，医療問題の範疇である。そこから起こる看護援助も医療問題の範囲内のものである**

●体液量平衡異常リスク状態

●退院に向けては，退院指導を行う**

●看護診断なし**

C 心筋梗塞および狭心症で冠動脈バイパス術（CABG）を受ける患者の看護 159

6. 病態関連図

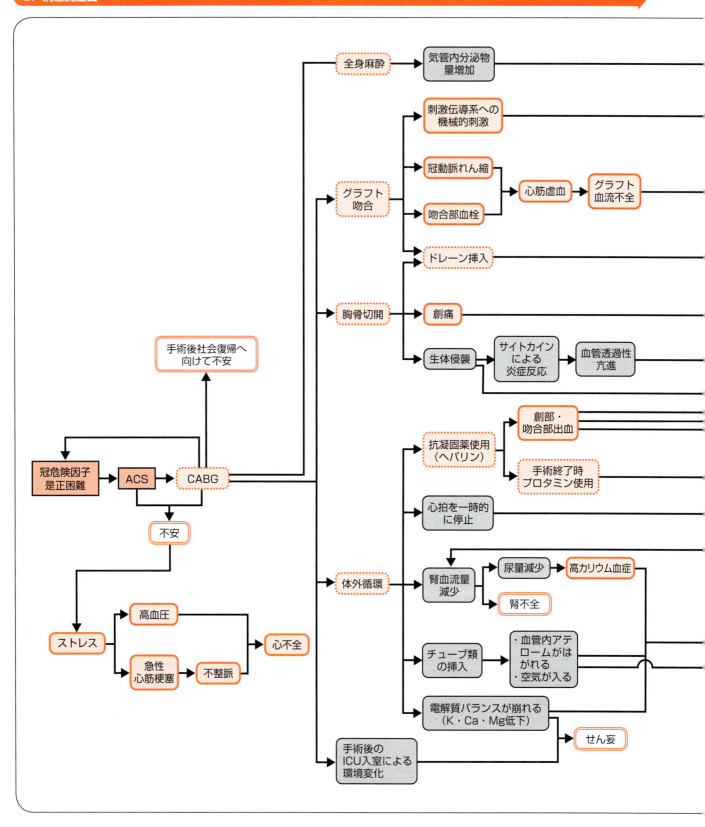

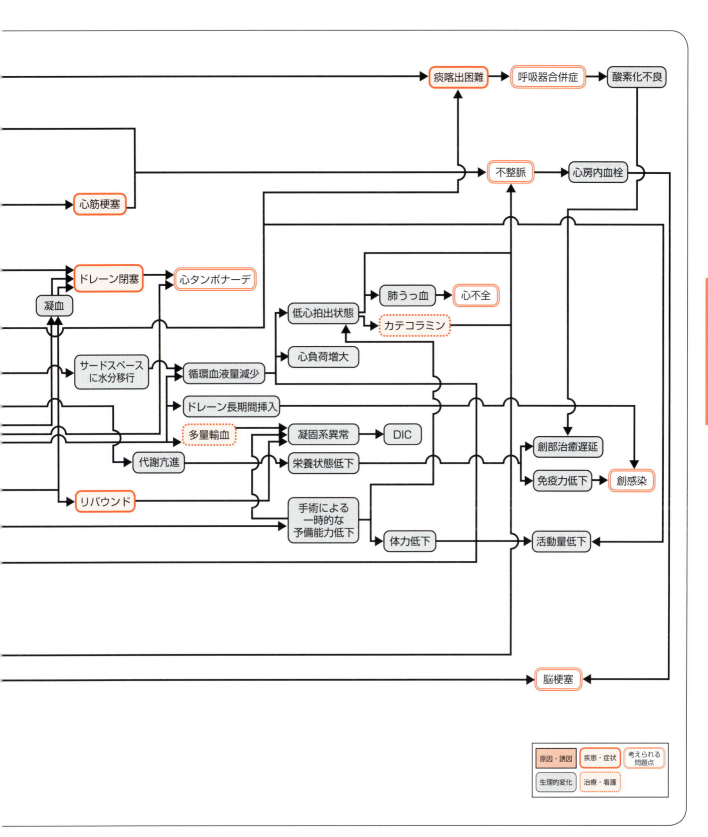

表1 医療問題（問題の根拠・なりゆき）

問題	根拠
＜手術前＞ ①手術前に心筋虚血が進行する	● 手術前であるため入院期間中に心筋虚血が進行し，胸痛発作や血圧低下，不整脈が出現する可能性がある ▶ 心筋梗塞，心不全，致死性不整脈
＜手術後＞ ②CABG後の合併症出現原性ショックを起こす	
● 心筋梗塞・虚血	● グラフトの血流低下やれん縮などが原因で起こる
● 低心拍出量症候群	● 循環血液量の減少に起因することが多い．循環動態が不安定で心筋における酸素の需要と供給のバランスが崩れた重篤な状態 ▶ 多臓器不全（MOF）
● 不整脈	● 手術に伴う刺激伝導系の障害や体外循環や利尿薬投与による電解質異常（カリウム，カルシウム，マグネシウムなど），心機能改善薬（カテコラミン，ジギタリスなど）の過剰投与，低酸素血症，酸塩基平衡異常で出現する
● 術後出血	● 術前合併症（肝硬変，腎不全，内服薬など）の影響，手術の大量出血に伴う播種性血管内凝固（DIC），人工心肺など体外循環を行うことによる血液凝固能異常によるものがある
● 心タンポナーデ	● 心嚢内に多量の滲出液が貯留して心内圧が上昇し，心臓の充満障害を起こす ▶ 血圧低下，脈拍減少，心拍数増加，奇脈，呼吸困難など
● 呼吸器合併症（無気肺・肺炎）	● 手術後疼痛のため浅くて早い呼吸となり，低換気や排痰困難により起こる．また体液バランスが過剰となり肺実質が重くなるとともに，拡張した心臓が背側肺領域を圧迫し無気肺が生じやすい
● 脳梗塞	● 動脈硬化性疾患であり，CABGで人工心肺を使用した場合，血液凝固能が亢進していること，送脱血管を挿入することで大動脈内の血栓が飛散すること，心房細動（AF）などの不整脈を起こしやすいこと，などの要因から発症する危険がある
● 腎機能障害	● 体外循環中の低還流，手術侵襲による生体反応，全身性炎症反応，術後の低心拍出量状態になどにより障害をきたしやすい
● 創感染	● グラフトに内胸動脈（ITA）を使用した場合，胸骨下の血流が少なくなることにより縦隔炎や創感染が発症しやすくなる．また，さまざまな留置カテーテルの多さも要因となる ▶ 敗血症
● 創部痛	● 創部痛により呼吸機能の低下を引き起こすほか，交感神経を刺激して頻脈，高血圧，全身血管抵抗を増強し心筋酸素消費量を増すため，心筋虚血の原因となる可能性もある
● せん妄	● 創部痛以外にも気管挿管やドレーンやさまざまなカテーテル留置，吸引に伴う身体的苦痛や，言語的コミュニケーションが不可能なことやICU環境に伴う性的苦痛，体外循環や薬剤による電解質バランスの崩れなどによって引き起こされる
③退院後の再発の危険性	● 再発予防のために回復期に生活習慣に起因する冠危険因子を是正する必要がある

7. 看護計画

---

[1] 手術前の管理不足による心筋梗塞，心不全，不整脈を発症する可能性がある

[問題解決のための視点]

☆胸痛の出現や心不全徴候を把握し，胸痛に対する患者教育と，異常の早期発見に努め，速やかに医師に報告し指示を仰ぐ

☆心負担となるような因子（手術，疾患に対する不安）を把握し，その除去に努める

看護目標・成果	考えられる援助方法	個別化のポイント
●状態が悪化することなく手術を受けることができる ・血圧，脈拍が安定し，胸部症状が出現しない ・血行動態値が正常範囲内である ・水分出納バランスが保たれ，心不全症状が出現しない ・不整脈による状態悪化がない	**O-P** ①バイタルサイン（体温・脈拍・呼吸数・血圧），SpO_2 ②心電図，不整脈の有無 ③自覚症状の有無と程度：胸部症状，心不全症状 ④水分出納バランス，体重測定，尿量・色・比重 ⑤排便の有無・量・性状 ⑥末梢冷感・チアノーゼの有無 ⑦皮膚の状態：皮膚湿潤，浮腫の有無 ⑧呼吸状態：呼吸パターン，呼吸困難感の有無と程度，咳嗽，痰の量・色・性状 ⑨体動後のバイタルサインの変化，自覚症状の有無 ⑩精神状態：ストレス，不安 ⑪検査データ 　●胸部X線：肺うっ血，心胸比（CTR）拡大の有無，胸水の有無 　●心エコー：壁運動の低下，左室駆出分画（LVEF）の低下，心嚢液貯留の有無 　●CT・MRI：全身状態の把握 　●血液検査：貧血の有無，栄養状態，肝機能，腎機能など 　●Ccr **T-P** ①薬剤の確実な与薬 ②感染予防：手洗い，含嗽，病室以外への外出時のマスク着用 ③術前訓練：深呼吸法，ハフィング法，臥床時の含嗽法，自力体位変換法，底背屈運動など ④排便コントロール ⑤安静度にあったケアの介入 ⑥環境整備 **E-P** ①排便時は努責をかけないよう指導する ②状態にあわせた安静度を守るように指導する ③自覚症状出現時はすぐに看護師に報告するように説明する	●手術中に輸血が必要と予想される場合，全身状態が良好である患者に対しては，事前に自己血採血を行うことがある ●手術前は体調を整える必要がある．手術前の検査も多く，外来患者が多く行き来している場所に行くことも多いため，感染予防対策をしっかり行う．家族にも指導する ●術前訓練は昨今実施していない施設も多い．しかし，手術前に練習しておくことにより，手術後も意識して行うことができ，呼吸器合併症の予防につなげることができる ・深呼吸法は，胸部正中に創部があるため腹式呼吸を指導する ●排便時に努責を掛けることは心負荷も大きく，胸痛発作を起こす可能性もある．必要であれば緩下剤などを使用し，排便コントロールを行う ●手術前は急変する可能性が常にあることを考え，急変対応ができるように留意しておく ●家族がおらず独居患者に対しては医療ソーシャルワーカー（MSW）の介入を考慮する

第Ⅱ章 循環機能障害と看護

1 心臓ポンプ機能障害

[2] 手術に対する不安がある

[問題解決のための視点]　　　　　　　　　　　　☆不安を表出できるような環境を作り関わる
☆患者が抱く疑問を少しでもなくす

看護目標・成果	考えられる援助方法	個別化のポイント
●手術に対する疑問が解決され，不安が少しでも軽減し手術を受けることができる ・疾患や手術について理解できる ・不安や疑問について，看護師に話すことができる	**O-P** ①バイタルサイン ②胸部症状の有無 ③発言・行動 ④表情 ⑤理解度 ⑥家族構成，主な面会者，介護者の把握 ⑦家族の理解度，経済状況 **T-P** ①環境整備 ②患者に寄り添い，不安な発言があれば傾聴する ③疑問点があれば，わかりやすく説明する ④必要であれば，医師と話すことができるように日時，場所をセッティングする **E-P** ①疑問点や不安があれば遠慮せずに看護師に伝えるように話す	●手術前は不安や恐怖を抱き，緊張している．そのような心理状況の中でも，検査や麻酔医からの説明，手術室看護師やICU看護師の術前訪問など，患者にとっても多忙であり，混乱を招く可能性もある．患者の理解度，言動に注意し，落ち着いた環境を作り，適切な情報を提供する ●主治医からの手術についての説明を受けて，必ず理解できているか確認し，納得して手術が受けられるように不足点はわかりやすい言葉を選び，必要であれば何度でも説明することが大切である

[3] 術後梗塞部位による心負荷，手術侵襲，体外循環，麻酔の影響により心不全を起こしやすい

[問題解決のための視点]　　　　　　　　　　師に報告し指示を受ける（異常の早期発見に努める）
☆心不全徴候を把握し，データ異常時などは速やかに医　　☆心負担となるような因子を把握し，その除去に努める

看護目標・成果	考えられる援助方法	個別化のポイント
●術後早期に血行動態が安定し，心不全症状は最小限で経過し，悪化せず改善する ●血行動態が安定し，低心拍出量症候群（LOS）に陥らない ・血圧が80～90mmHg以上である ・血行動態値が正常範囲内である	**O-P** ①バイタルサイン ②心電図変化 ③スワン-ガンツ・データ：CO（心拍出量），CI（心係数），PAP（肺動脈圧），CVP（中心静脈圧），PAWP（肺動脈楔入圧），混合静脈血酸素飽和度などの血行動態値 ④水分出納バランス，尿の色調・比重 ⑤末梢冷感，チアノーゼの有無 ⑥皮膚の状態：皮膚湿潤の有無，浮腫の有無 ⑦呼吸状態：動脈血ガス分析，呼吸パターン，呼吸数，呼吸困難感の有無，咳嗽・喀痰の有無，酸素飽和度	●低心拍出量症候群（LOS）の診断基準 ・ABP（動脈血圧）：収縮期80～90mmHg以下 ・CVP：15mmHg以上 ・PAWP：15mmHg以上 ・尿量：0.5mL/kg/時以下が2時間以上持続する ・CI：2.2/秒/m²以下 ・中枢－末梢温度較差3℃以上

・尿量が0.5mL/kg/時以上である
・末梢循環不全が出現しない

🔴血行動態が安定し，術後24時間以内に心筋梗塞を起こさない

🔴呼吸状態が安定し，早期に人工呼吸器がウィーニングでき抜管できる

🔴致死性不整脈による状態の悪化を起こさない

🔴心負担を軽減し，心不全状態の改善ができる
・苦痛が緩和する
・心負担となる因子が除去される

⑧意識レベル
⑨精神状態：易疲労感の有無，失見当識・錯乱状態の有無
⑩体動後の血行動態，血圧，脈拍数の変化
⑪検査データ
　🔴胸部X線：肺うっ血，心胸郭比（CTR）拡大，胸水の有無
　🔴心エコー：壁運動の低下，左室駆出分画（LVEF）の低下，心囊液貯留の有無
　🔴血液検査：動脈血ガス分析，電解質異常，臓器障害の有無

＊血圧低下→CVP＜5cmH₂O→心拍数上昇→循環血液量不足＝輸液・輸血
＊血圧低下または上昇→CVP＞20cmH₂O→心拍低下または上昇→循環血液量過剰＝利尿薬強心薬・血管拡張薬

T-P
①薬剤の確実な与薬
②酸素の確実な与薬
③水分出納バランスの管理
　🔴水分出納を経時的に観察し，指示により補正輸液を行う
　🔴水分制限
　🔴体重測定
④安静度にあった体位変換の介助
　🔴安楽な体位の工夫
　🔴良肢位の保持，体動制限に伴う神経圧迫，拘縮予防
⑤体温の調節
　🔴四肢末梢の保温
　🔴発熱時クーリング
⑥疼痛の緩和を図る

E-P
①現状況（安静度や処置など）の説明を行う
②自覚症状出現時はすぐ看護師に報告するよう説明する

・代謝性アシドーシスの進行臨床症状：末梢血管収縮，顔面蒼白，努力性呼吸，高度の頻脈

🔴心室の肥大：ストレインパターン変化（高いR波の後に続く右下斜め下がりのST部分低下と陰性T波）を伴うことがある

・左室肥大(左室負荷)：左室側壁に近いV₅，V₆，Ⅰ，aV₁誘導でストレイン型ST-T低下

・右室肥大(右室負荷)：右心室に近いV₁，V₂誘導でストレイン型ST-T変化，V₁誘導で高いR波

・右房負荷：Ⅱ，Ⅲ，aV₁，V₁，V₂誘導で背の高いP波

・左房負荷：Ⅰ，Ⅱ誘導でP波は幅広く二峰性，V₁誘導のP波は幅広く二相性で後半成分が陰性

🔴抜管の目安：持続的腸圧呼吸療法（CPAP）がF₁O₂ 40%にてPaO₂100～120Torr，PaO₂35～45Torr

🔴心機能が悪く左房圧が上昇すると肺や肺胞間質に水分が貯留する．このような場合，利尿薬の使用と体位変換を行っていく

🔴覚醒したら手術が無事に終了したことを伝える．やむなく身体の一部を抑制する場合，安静の必要性を説明し，協力を得る

🔴大動脈内バルーンパンピング（IABP）などの挿入がある場合は事故に注意し，必要に応じて固定抑制を行う．その際腓骨小頭の圧迫による，せん足に注意する

Ⓒ 心筋梗塞および狭心症で冠動脈バイパス術（CABG）を受ける患者の看護　　165

[4] 術後心負荷，手術侵襲，電解質異常により不整脈が出現しやすい

[問題解決のための視点]

☆不整脈把握し，データ異常時などは速やかに医師に報告し指示を受ける（異常の早期発見に努める）

☆心負担となるような因子を把握し，その除去に努める

看護目標・成果	考えられる援助方法	個別化のポイント
●電解質がコントロールされ，致死性不整脈が出現しない ●致死性不整脈の有無（心電図モニターにより，早期発見に努める） ●PVC（多発性，ショートラン，R on T，多源性），VT，VF，高度の房室ブロックなど早期に発見，的確に治療を受けられる ●心負担を軽減し，心不全状態の改善ができる ・心負担となる因子が除去される	**O-P** ①心電図モニター，12誘導心電図（上室性か心室性か） ②バイタルサイン，血行動態 ③自覚症状（動悸，息苦しさなど）の有無・程度 ④不整脈の誘因の有無 　●低酸素血症，電解質異常（特に低カリウム血症に注意），酸塩基平衡のくずれ，血管内脱水，疼痛，ジギタリス中毒，カテコラミンの副作用など ⑤不整脈に伴う血流不全に対しての注意 **T-P** ①心電図モニタリング 　●モニター上異常が出現した時は12誘導ECGをとる ②致死性不整脈出現時は速やかに医師に報告し，早期対処に努める ③不整脈の誘因の除去 　●酸素の確実な与薬 　●薬剤の確実な与薬 　●水分出納バランスの管理 　●疼痛の緩和 ④患者の精神的サポート **E-P** ①安静度や処置などの説明を行う ②自覚症状出現時はすぐ看護師に報告するよう説明する	●右冠動脈の血流不全ではAVブロックを起こしやすい ●カリウム：心臓の電気刺激を伝える（低：期外収縮，高：心停止） ●カルシウム：心筋を含めた筋肉の収縮に必要（低：心室性不整脈・QT間隔延長） ●マグネシウム：体内での多くの化学反応に必要（低：多形性心室頻拍〈トルサード・ド・ポアンツ〉）

[5] 体外循環による影響や抗凝固療法により出血や心タンポナーデを起こしやすい

[問題解決のための視点]

☆術直後は血小板減少・機能低下，凝固因子の消耗，線溶系亢進などの体外循環の影響で出血傾向となる

☆出血や心タンポナーデが血行動態に悪影響を及ぼす場合がある（時には緊急に再手術となる場合もある）

看護目標・成果	考えられる援助方法	個別化のポイント
●凝固因子が正常化し，出血傾向が改善する ●心タンポナーデが出現しない ●適切な抗凝固療法が行える	**O-P** ①バイタルサイン・血行動態 ②ドレーンの出血量，性状 ③創部・各ライン刺入部からの出血の有無 ④全身の出血傾向の有無 　●皮下，粘膜，歯肉，呼吸器，消化管，腎臓，肺，性器	●ACT（活性凝固時間）を測定し延長があればプロタミンを投与する ・術後出血が100mL/時以上で2〜3時間続くときは出血点があると考え再開

などからの出血

⑤意識レベル，麻痺の有無（脳内出血）

⑥心タンポナーデ徴候の有無

- 血圧低下，脈圧減少，脈拍数増加，CVP上昇，尿量減少，胸部X線にて心陰影拡大，心エコーにて心囊液貯留

⑦検査データ

- 出血時間，ACT（活性凝固時間），PT，TT，Hb，Ht，血小板，肝機能，尿・便潜血反応

T-P

①薬剤の確実な与薬

- 抗凝固薬の作用（プロトロンビン産生の抑制），作用時間（2〜7日），中和剤（ビタミンK）を知っておく

②ドレーンの管理

- 指示された吸引圧の維持
- 固定をきちんとする（抜けていないかマーキングをし，定期的にチェックする）
- ドレーンが屈曲しないようにする（体位変換後，身体に圧迫されていないか）
- ドレーンからの出血量が4mL/kg/時以上が2時間以上持続するときは再開胸止血術となる可能性が高い
- ドレーンのミルキング
- ＊心囊ドレーンが閉塞した場合心タンポナーデとなる．

③処置等による出血を予防する

- 採血後，動脈・静脈ライン抜去後などは確実に止血を行う
- 入浴時・清拭時は強い摩擦を避ける
- 駆血帯・マンシェットの使用時や寝衣などの圧迫に注意する

E-P

①ドレーンミルキングなどの処置の必要性を説明する

②出血傾向となることを説明する

③出血時，止血困難時はすぐ看護師に報告するよう説明する

胸止血術を検討する

- 体外循環が長時間に及ぶと血球の破壊や血液の希釈フィルターへの血小板の吸着により血液凝固能の低下の一因となる
- 術後1日目からヘパリン投与を開始し，抜管を経て内服開始からワルファリンカリウムのコントロールに徐々に切り替える

[6] 術後体外循環や低心拍出量症候群（LOS）に起因した多臓器不全（特に腎不全）が出現しやすい

[問題解決のための視点]

☆体外循環は回路内の血液希釈によって，体外循環が長時間に及ぶと末梢組織に浮腫が生じて各臓器に機能低下を生じることがある

☆血管内浸透圧を維持しようとする結果，間質は浮腫状となりサードスペース（third space）を形成する

☆低体温によって腎皮質の血流も減少する．尿細管再吸収能も低下が生じる

看護目標・成果	考えられる援助方法	個別化のポイント
● 尿量が0.5mL/kg/時以上である ● 血圧が保たれ脳血流，腎	O-P ①バイタルサイン ②意識レベル，四肢麻痺	● 希釈体外循環後12時間は大量の利尿があり，電解質の異常をきたしやすい

Ⓒ 心筋梗塞および狭心症で冠動脈バイパス術（CABG）を受ける患者の看護　167

血流量が維持できる
●適切な前負荷をかけ心拍出量と全身血管抵抗が改善する
●水分出納バランスを保てる
●電解質を正常に保てる

③尿の流出状態, 性状
④出血の有無, 体液の出納
⑤腸蠕動, 皮膚の性状
⑥心不全徴候の有無
　●血圧低下, 脈圧減少, 脈拍数増加, CVP上昇, 尿量減少, 胸部X線にて心陰影拡大, 心エコーにて心嚢液貯留
⑦検査データ
　●Hb, Ht, 血小板, 腎機能, 肝機能, 尿（BUN, Cr）電解質（K, Na, CL）
　●術前の頸動脈の狭窄, 多発性脳梗塞の有無

[T-P]
①薬剤の確実な与薬
　●輸液と電解質液, 利尿薬, カテコラミンの適量使用, GI療法（グルコース・インスリン療法）, 血管拡張薬, 肝機能低下を認めた際は肝庇護薬を与薬する
②水分出納チェック
　●水分出納の把握
　●尿道カテーテルの管理
　●早期からの排便コントロール
③血圧の急激な変化, 脱水など脳梗塞を考慮した意識レベルの定期的なチェック

[E-P]
①会話がしづらい・四肢の動きがにぶいなどの症状が出現した時はすぐに報告するように説明する

とくにカリウムの低下は不整脈を生じやすいのでカリウムの投与を行う
●導管の中は尿で満たしておき空気塞栓（エアーロック）が起こらないようにする
●総カテコラミン量が13μg/kg/分以上, アドレナリン1.5μg/kg/分以上は末梢循環を減少させる
●GI療法を行ってもカリウムが上昇する場合は透析の早期導入を考える
●術前に腎不全があり透析を行っていた患者は術後循環動態の安定を待って透析を開始する
●third space に貯留した水分は, 術後1〜2日ぐらいに血管内へ戻ってくる. 輸液や経口摂取水分をコントロールしておくことが大切である

---

[7] 術後細菌に対する抵抗力が低下し, また, カテーテルの留置によって細菌の侵入を容易にさせているため感染を起こしやすい

[問題解決のための視点]

☆体外循環は回路内の血液希釈によって, 細菌に対する抵抗力が減少し, ルーチンに抗生物質の与薬が行われるが術後48時間から72時間経っても発熱が続くようであれば感染を疑う

☆発熱が続くと末梢の組織代謝を亢進し, 心臓への負担が大きくなるため, 感染には十分注意する

看護目標・成果	考えられる援助方法	個別化のポイント
●薬剤が確実に与薬され, 感染による状態の悪化を起こさない ●清潔操作により感染を防ぐ ●術後早期に離床を図る ●経口摂取が不可能な場合は, 経管栄養での摂取を考慮する ●排痰が速やかに行われ肺炎を起こさない	[O-P] ①バイタルサイン ②熱型の変化 ③各ルートの挿入部位の観察 ④排便の有無, 皮膚の性状 ⑤検査データ 　●白血球, CRP, 抗生物質の感受性 ⑥呼吸状態, 排痰の状況, 口腔の清潔 [T-P] ①薬剤の確実な与薬 　●抗生物質を的確に与薬する	●糖尿病症例は胸骨の感染を起こしやすいため注意する ●H$_2$ブロッカーによる胃酸のpH調節は消化管内の細菌増殖を起こす可能性があることを知っておく ●患者に触れる前の手洗いを励行する

②患者に触れる前の手洗いの励行
③カテーテルの管理
④確実な固定と挿入部位の清潔保持
⑤口腔内の清潔保持（舌苔の除去，プラークコントロール）

E-P
①口腔内の清潔保持の必要性の説明
②創部の安静と清潔保持の説明
③各ルート・ドレーンの挿入部位の説明

---

[8] 退院へ向けての自己管理不足により，心不全症状が出現する可能性がある

[問題解決のための視点]
☆ADL拡大に伴う胸痛の出現や心不全徴候を把握し，胸痛に対する患者教育と，異常の早期発見に努め，速やかに医師に報告し支持を受ける
☆水分出納を把握し，利尿を図り心不全を起こさない
☆グラフトの血流温存のため動脈硬化の予防が必要となる

☆抗凝固薬の作用を熟知し，自己管理または家族の協力も得て管理していく
☆定期的な外来受診の必要性が理解でき，状態にあった社会復帰を目指す

看護目標・成果	考えられる援助方法	個別化のポイント
●血圧，脈拍が安定し，胸痛が出現しない ・血行動態値が正常範囲内である ・水分出納バランスが保たれ，心不全が起こらない ・不整脈による状態悪化がない ・末梢循環不全が出現しない ●胸痛の出現がなく，ADLを徐々に拡大することができる ・心負担となる因子が除去できる ●グラフトの閉塞が起こらないように食生活の見直しができる ●抗凝固療法および管理方法を理解し，実践することができる ●患者の自己管理が困難な場合は，家族の協力を得て日常生活管理ができる	O-P ①バイタルサイン ②心電図変化 ③自覚症状：胸痛の有無，胸部違和感 ④水分出納バランス，尿の色調・比重・体重管理 ⑤末梢冷感，チアノーゼの有無 ⑥皮膚の状態：皮膚湿潤の有無，浮腫の有無 ⑦呼吸状態：呼吸パターン，呼吸数，呼吸困難感の有無，咳嗽・喀痰の有無 ⑧精神状態：ストレス，術前の不安の有無 ⑨体動後の血圧，脈拍数の変化，不整脈の有無 ⑩検査データ ●胸部X線：肺うっ血，心胸比（CTR）拡大，胸水の有無 ●心エコー：壁運動の低下，左室駆出分画（LVEF）の低下，心嚢液貯留の有無 ●血液検査：血液検査（BNP，INR，血算など），電解質異常，臓器障害の有無 ⑪家族，主な介護者の把握と教育 ⑫手術前の生活習慣：喫煙，飲酒の有無と程度，食事，運動習慣など ⑬疾患，手術についての理解度 ⑭内服薬の主な作用と副作用についての理解 ⑮家族の協力が得られるかどうか T-P ①薬剤の確実な与薬	●心臓術後患者は歩行開始時に不整脈や低血圧などが出現することがある ●初めての歩行や排便時後は脈拍，心電図や血圧，SpO$_2$の測定を行う ●退院後の自己管理が難しい患者の場合は，家族の協力を考慮し，薬剤や生活指導など家族を含めて行う ●毎日同じ時間に体重測定，血圧測定，自己検脈を行い，メモ帳やカレンダーなどに記載して外来受診時医師に見せることで，心不全の徴候を早期発見することができる．患者

C 心筋梗塞および狭心症で冠動脈バイパス術（CABG）を受ける患者の看護　169

●抗凝固薬の作用と副作用を理解して内服する
●ワルファリンカリウム内服時の食事制限（納豆・クロレラ・青汁の禁止，緑黄色野菜の摂取量制限）
②胸痛出現時の対応，急変対応
③水分出納バランスの管理
●水分出納を経時的に観察し，指示により補正輸液を行う
●水分制限
●体重測定
●塩分制限
④安静度にあったADLの介助
●歩行時，動作時の援助
●排泄介助，排便のコントロール
⑤室温の調節

E-P
①状態にあった安静度や処置の説明を行う
②自覚症状の出現時はすぐ看護師に報告するよう説明する
③毎日同じ時間に体重測定，血圧測定（朝晩），自己検脈を行うよう指導する（手帳などに記録し，外来受診時に持参する）
④抗凝固薬を内服しているため，出血傾向であることを説明する
●歯磨き，カミソリによる髭剃り時は注意する
●抜歯など出血が予測される治療をはじめ他科受診の際は必ず「お薬手帳」を持参し医師に相談する
●出血時，止血困難時はすぐに病院に問い合わせ受診するよう説明する
⑤栄養士より食事制限について指導を行う（塩分制限〈6〜10g以下〉，飲酒）を行う
⑥禁煙指導

の自己管理意識の向上につながる

---

[9] 処置，治療，回復過程，退院後の生活に対しての不安がある

[問題解決のための視点]
☆身体苦痛に加えて非常に強い恐怖や不安により急性のストレス障害を起こす恐れがある
☆術後脳浮腫や麻酔の蓄積による意識障害出現の可能性がある
☆術後安定した経過をたどっているにもかかわらず術後

2〜3日後に錯乱や見当識障害や精神不穏となる症例がある
☆回復期，リハビリテーションが進まないことへの不安や，自己の身体に対する自信の喪失，退院への決定を受けての不安やストレスにも注意する

看護目標・成果	考えられる援助方法	個別化のポイント
●手術後の状態が理解できる ●痛みが伝えられ痛みによる恐怖がなくなる	**O-P** ①意識状態の確認（失見当識の有無） ②不満、不安の訴え ③痛みや苦痛の訴え	●術前は疾患，手術に関する不安の除去に勤める ●術直後は術後せん妄（いわゆるICUシンドローム）

●疾患や周術期の経過の不安を訴えることができ、不必要にストレスをためない	④睡眠のサイクル，不眠の訴え ⑤ストレスの原因（音，環境，不安、不満） ⑥家族との関係，対話内容 **T-P** ①患者の状態，術後の経過などの説明 ②睡眠への援助（騒音への配慮，採光の調節） ③的確に言葉をかけ不満を聞き出す ④睡眠導入薬の考慮 **E-P** ①不安をためず訴えるように話していく	における自己，事故によるルートの抜去にも注意を図る ●ストレスは身体に眩暈，動悸，高血圧などの症状を引き起こす

COLUMN

■CABGの適応と各グラフトの特徴

[適応]

①冠動脈主幹部の75%以上の狭窄

②3枝（前下行枝，右冠動脈，回旋枝）の重症病変

③2枝病変（前下行枝含む2枝病変，心筋梗塞の既往があり，予備力のない2枝病変，危険にさらされた側副血行路を有する2枝病変）

④動脈閉塞が著しくそのままでは急性心筋梗塞を起こす症例

⑤PCIにて危険が伴う症例，不成功例

⑥薬剤コントロールが不可能な不安定狭心症

[術式]

①大動脈−冠動脈バイパス術

　下肢の自家大伏在静脈片（saphenous vein graft：SVG）を切離し，これを用いて冠動脈の狭窄部の末梢と大動脈とをバイパスする（静脈グラフト）．

②内胸動脈−冠動脈吻合術（動脈グラフト）

　長期の開存が期待でき重要な血管に好んで用いられる．

③右胃大網動脈−冠動脈吻合術

　右胃大網動脈（gastro-epiploik artery：GEA）が届く範囲に狭窄があり，内胸動脈（internal thoracic

artery：ITA）が使えない場合などに使われる．若年者や再手術に適用される．

[各グラフトの特徴]

●SVG

・長所：剥離が容易である．縫合しやすい．多枝に使える．長さが自由．

・短所：下肢に切開創ができる．閉塞しやすい（5年80%，10年60%）太すぎる．大動脈に吻合が必要である．

●LITA（前下行枝，回旋枝）RITA（右近位，前下行枝，回旋枝）

・長所：冠動脈と同じ太さ，長期開存が期待できる（5年90%，10年80%）．吻合が冠動脈のみである．動脈としての機能が残る．

・短所：剥離に時間がかかる．血流が不足しやすい．長さ本数に制限がある．スパスムを生じやすい．

●GEA（右の末梢，回旋枝の末梢，前下行枝の末梢）

・長所：届く範囲が広い，長期開存が期待できる．

・短所：術後胃の機能低下，消化器の合併症，腹部の手術が必要になったとき，バイパスを損傷する可能性，ITAよりスパスムを起こしやすい．

〈参考文献〉
1）穴井博文・他：冠動脈バイパス術・心拍動下冠動脈バイパス術，ハートナーシング28（1）：8-13，2015
2）小谷透・他：ICUナースのための循環＆呼吸管理と術前・術後ケア．ハートナーシング呼吸器ケア2012年合同臨時増刊，メディカ出版，2012
3）吉田俊子・他：系統看護学講座専門分野Ⅱ 成人看護学3 循環器．医学書院，2015
4）森寛行・他：電解質管理のDo & Do not! ハートナーシング25（7）：14-24，2012

表2 CABGのクリティカル・パス（医療者用）

		入院〜手術当日（　月　日〜　月　日）	手術当日（　月　日〜　月　日）	術後1日目（　月　日）	
観察項目	循環管理	バイタルサイン（1検：1日1回の検温） 心電図モニター（必要時）	⇒バイタルサイン（1st） 　＊HR・心電図モニター 　＊ABPモニター・BP実測 　＊S-Gモニター（PAP, CVP, CO, CI） 　＊体温（低体温・発熱） ⇒尿測・水分出納バランス（1st） 末梢循環（適時） 　＊冷感の有無，チアノーゼの有無 皮膚の状態（適時） 　＊乾燥・湿潤	⇒抜管8時間後より2st（2時間毎の検温） ⇒抜管8時間後より2st ⇒適時 ⇒適時	
	呼吸管理	適時	呼吸状態 　＊呼吸音・呼吸パターン・呼吸回数・胸郭の動き 　　BGAデータ・SaO₂ 人工呼吸器管理 呼吸理学療法（2st） 　＊ネブライザー・痰の吸引	⇒ ⇒抜管　酸素投与12L ⇒呼吸理学療法（適時）	
	意識レベル	適時	意識状態（適時）	⇒意識状態（適時）	
ルート管理	ドレーン管理		排液量，性状，移動（1st） ドレーンミルキング（適時） マーキング	⇒2st ⇒適時 ⇒マーキング位置の確認	
	S-Gカテーテル		0点設定 ロックの確認	⇒ ⇒ロック・ルート接続部の確認	
	胃カテーテル		排液量・性状 腹鳴・腸蠕動音	⇒胃カテーテル抜去（日中） ⇒	
薬剤管理	注射薬		メインルート（カテコラミン・血管拡張薬） 末梢ルート（ラクテック・プラスマネートカッター） 抗生物質（入室時・22時） 鎮静薬（覚醒確認後より）	⇒ ⇒ ⇒（10時・22時）	
	内服薬	□手術前中止薬チェック □手術前日（眠前指示薬） □手術当日（指示薬）	胃管からの注入（入室時）	⇒内服薬（Ns管理）	
検査		□鼻腔MRSA培養（入院時） □採血・感染症・血型（　/　） □Ccr（　/　）＊蓄尿は採血前日より開始 □MRI（　/　） □超高速CT（　/　） □心電図（　/　） □X線（　/　） □抗生物質テスト（　/　） □輸血申し込み □身長・体重（入院時）	心電図（入室時・22時） 胸部X線（22時）…ルート類の位置確認 採血・ACT（入室時・22時） BAG（1ST×3・その後4st） BS（4st） 　　　□心外スケール・□心外DMスケール	⇒朝・抜管後 ⇒朝 ⇒朝 ⇒4st ⇒4st	
処置		□イソジン含嗽・入院時から（4回／日） □バクトロバン・手術3日前から（3回／日）（　/　）〜 □臍処置（手術2日前・前日）（　/　）〜 □剃毛（前日）（　/　）	バクトロバン塗布（イブニングケア時のみ） 挿管チューブ固定（入室時）	創部消毒（朝）	
安静度			体位変換禁止	体位変換可	
食事・栄養		□手術前日21時から禁飲食	禁飲食	飲水開始　抜管8時間後より 　　　　　（800mLまで）	
排泄		自立	床上排泄 バルンカテーテル	⇒ ⇒	
清潔		入浴		清拭	
教育・説明		□手術オリエンテーション1・入院時（　/　） □手術オリエンテーション2・手術4日前（　/　） □呼吸訓練・トリフロー手術6日前から（　/　）〜 □出棟・家族来院時間・手術前日（　/　） □当日の処置の説明・手術前日（　/　） □インフォームドコンセント（　/　） 術前訪問　□ICU（　/　）□OP（　/　）	術直後のムンテラ（入室時） 面会 当日院内待機	⇒朝・午前・午後 ⇒院内待機解除（15時）	
書類・帳票		前日まで□オーダリング入力（身長・体重・食事・転棟） 　　　　□手術同意書　　□輸血同意書 　　　　□付添許可願 前日準備 　　　　□リストバンド　□物品　　□看護計画			
ゴール		心身の準備が整えられ，手術が迎えられる	術後合併症が出現せず経過する		
バリアンス		無・有	無・有	無・有	
サイン		Ns（　　　）　Dr（　　　）	Ns（　　　）　Dr（　　　）	Ns（　　　）　Dr（　　　）	

ID　　　　　　名前　　　　　様　　　○○○○○○○○○○○センター

術後2日目 （　月　　日）	術後3日目 （　月　　日）	帰室（術後3日目～） （　月　日～　月　日）	術後7日目～ （　月　日～　月　日）	術後14日目～ （　月　日～　月　日）
⇒3st	⇒4st	⇒4検 ⇒心電図モニター	⇒3検 ⇒	⇒2検適宜1検
	⇒4st			
⇒適時	⇒適時	⇒	⇒	⇒
⇒適時	⇒適時	⇒	⇒	⇒
⇒	⇒	⇒	⇒	⇒
⇒酸素投与（適量） ⇒	⇒ ⇒	⇒ ⇒		⇒
⇒	⇒	⇒		
⇒適時 ⇒ ⇒	⇒ドレーン抜去			
⇒ ⇒	⇒S-G抜去			
⇒ ⇒	⇒	⇒	⇒	⇒
⇒ ⇒ ⇒	⇒ ⇒ ⇒（10時）	⇒ ⇒（夕）：4日目から（朝・夕）	⇒ ⇒	
⇒	⇒	⇒	⇒木曜日～Box管理	⇒木曜日～自己管理
⇒朝 ⇒朝 ⇒朝 ⇒6st ⇒6st	⇒朝 ⇒朝 ⇒朝　Aライン抜去 ⇒朝 ⇒朝	採血・X線 □金曜 □土曜 □日曜 （　／　）（　／　）（　／　） ⇒□中止 　□チェック（　　回／日） 　□心外スケール 体重（毎朝）	□月曜 □火曜 □水曜 □金曜 （　／　）（　／　）（　／　）（　／　） ⇒	□火曜 □金曜 （　／　）（　／　） □エコー　（　／　） □超高速CT　（　／　） □RI　（　／　） □カテーテル検査　（　／　） ⇒
⇒	⇒	⇒	⇒	⇒□リード抜去（　／　） 　□抜糸（　／　）
体位変換可・ベッドアップ可	ベッド上フリー	⇒棟内フリー	⇒	⇒院内フリー
飲水フリー	食事開始	⇒	⇒	⇒
⇒ ⇒	⇒ ⇒	⇒バルンカテーテル抜去 トイレ	⇒	⇒
⇒	⇒	⇒	⇒下半身シャワー・洗髪可	⇒抜糸，リード抜去後全身シャワー可
			□退院指導　（　／　）	□カテーテル検査オリエンテーション （　／　）
				□退院指示 　外来日（　／　） 　【採血・X線・ECG】
		術後合併症が出現することなくADLが拡大できる		現状を理解し退院が迎えられる
無　・　有	無　・　有	無　・　有	無　・　有	無　・　有
Ns（　　）　　Dr（　　）	Ns（　　）　　Dr（　　）	Ns（　　）　　Dr（　　）	Ns（　　）　　Dr（　　）	Ns（　　）　　Dr（　　）

C　心筋梗塞および狭心症で冠動脈バイパス術（CABG）を受ける患者の看護

第Ⅱ章 循環機能障害と看護
1 心臓ポンプ機能障害

D 弁膜症で弁置換術を受ける患者の看護

中井美鈴

1. アセスメントのポイント

[身体的]
①心不全徴候はないか
②不整脈の出現はないか
③出血・心タンポナーデ・血栓・塞栓所見はないか

[精神的]
①疾患,手術に対する不安はないか
②術後せん妄の出現はないか
③ストレス・不安を抱えていないか

[社会的]
①日常生活で注意すべき点が理解されているか
②家族などに患者の状況が理解され,協力を得られているか

[自己管理]
①抗凝固療法とその管理が理解できているか
②正しい日常生活管理ができているか

2. 医療問題（問題の根拠・なりゆき）

[手術前]
①原疾患の症状と合併症が出現
- 心不全症状
- 心不全,低心拍出量症候群（LOS）
- 不整脈
- 僧帽弁閉鎖不全症
- 心房細動
  ・脳梗塞,急性動脈閉塞
  ・ワルファリンカリウムを内服している場合は出血傾向
- 狭心発作
- 大動脈弁狭窄症
- 狭心発作

[手術後]
②弁置換術後の合併症出現
- 低心拍出量症候群・心不全
- LOS・心不全
- 不整脈
- 致死性不整脈
- 心房細動
- 房室伝導異常,洞不全症候群
  ・人工心肺を要する開心術：冠動脈の塞栓による重篤な不整脈,脳梗塞
- 出血
- 心タンポナーデ
- 心筋虚血
- 人工弁感染

3. 考えられる問題点

[手術前]
[1] CP：手術前の管理不足による心不全,不整脈を発症する可能性がある

[手術前]
[2] CP：手術に対する不安がある

[3] CP：術前の心臓弁膜症による心負荷,手術侵襲,体外循環,麻酔の影響により心不全を起こしやすい

[4] CP：術前の心負荷,手術侵襲,電解質異常により不整脈が出現しやすい

[5] CP：体外循環による影響や抗凝固療法により出血や心タンポナーデを起こしやすい

[6] 処置,治療,回復過程,退院後の生活に対しての不安がある

[7] 退院後の日常生活管理（薬物療法,食事制限）が正しく理解されないことによる症状悪化の可能性

[VIEW]

●弁膜症で弁置換術を受ける患者に対しての術後の急性期から回復期，退院に向けての援助を行う一連の看護である

[看護の方向性]

◆弁膜症とはさまざまな原因により弁膜に障害が起こる．心室への血液の流入障害（僧帽弁狭窄症：MSなど），心室からの流出障害・圧負荷（大動脈弁狭窄症：ASなど）を生じる弁狭窄と，弁の逆流により心室，心房に容量負荷（大動脈弁閉鎖不全：AR，僧帽弁閉鎖不全：MRなど）を生じる弁閉鎖不全がある．弁の逆流や狭窄により心肥大または心拡大となり心機能が低下し，心不全症状が出現する．術前は心不全に対する看護が主となる

◆弁膜症は術前の心機能が術後の回復過程を大きく左右するため，術前の心機能を十分に把握する必要がある．術前より，心臓に負担をかけないよう生活指導を行う

◆術直後は，術前の弁膜症による心負荷に加え，体外循環などの侵襲が加わることにより弁機能が改善されても心不全状態となるため，心負担となる因子はないか十分観察する必要がある

◆一般病棟への帰室より退院にかけては抗凝固療法の管理や日常生活指導などの援助が中心となる

4. 看護目標・成果	5. 考えられる援助方法
[1] 状態が悪化することなく手術を受けることができる*	[1] 手術に向けた身体面への援助 O-P ●バイタルサイン測定 ●胸部症状の有無 ●呼吸状態・栄養状態の把握 T-P ●薬剤の確実な与薬 ●呼吸状態・栄養状態を整える ●感染予防 E-P ●術前訓練の指導
[2] 手術に対する疑問が解決され，不安が少しでも軽減し手術を受けることができる*	[2] 手術に向けた心理面への援助 O-P ●理解力 ●表情・不安言動の有無 T-P ●疑問点，不安が表出できるように傾聴 E-P ●手術前オリエンテーション
[3] 心負担を軽減し，心不全状態が改善する*	[3] 手術後合併症（心不全）に関する援助 O-P ●血行動態の観察（バイタルサイン測定など） ●心不全症状の有無 T-P ●薬剤の確実な与薬 ●水分出納バランスの管理 ●安楽な体位（起坐呼吸など） E-P ●セルフマネジメント
[4] 不整脈を誘発させる因子が除去できる*	[4] 手術後合併症（不整脈）に関する援助 O-P ●心電図モニター ●胸部症状 T-P ●必要時ペースメーカー管理 ●薬剤の確実な与薬 E-P ●自己検脈の指導
[5] 適切な抗凝固療法が行われる*	[5] 抗凝固療法に関する援助 O-P ●出血量 ●心タンポナーデ症状 T-P ●適切な抗凝固療法の管理 E-P ●転倒予防 ●出血しないための生活指導
[6] 患者が知りたいと思う情報を得ることができ，安心して治療に専念できる	[6] 不安に関する援助 O-P ●不安の有無，内容 ●病態についての理解度 T-P ●不安の傾聴 ●疑問に対する解決 E-P ●不安や疑問について看護師に伝えるよう説明する
[7] 退院後の日常生活について具体的な内容を理解し，正しく管理できる	[7] 退院に向けた援助 O-P ●生活背景 ●既往歴 T-P ●指導の場のセッティング E-P ●自己管理のための退院指導

この領域に条件によってはよくみられる看護診断

●手術後のセルフケア不足（ADLケア）**

●退院指導（不安や自己管理について）**

●看護診断なし**

*：治療・処置に関わるもの

第Ⅱ章 循環機能障害と看護

1 心臓ポンプ機能障害

D 弁膜症で弁置換術を受ける患者の看護　175

表1　医療問題（問題の根拠・なりゆき）

問題	根拠
〈手術前〉 ①原疾患の症状と合併症が出現	①症状と病態はそれぞれの弁膜症によって異なるが，心不全や不整脈が出現している可能性がある．コントロール状況を把握し，術後合併症を予防する
●心不全症状	●弁の障害により生じた心負荷によって起こる. ▶心不全，低心拍出量症候群（low output syndrome：LOS）
●不整脈	●僧帽弁閉鎖不全症：左房への逆流から左房圧上昇し不整脈出現 ▶心房細動 ・心房細動から左房内血栓が形成し血栓塞栓症▶脳梗塞，急性動脈閉塞 ・ワルファリンカリウムを内服している場合は出血傾向に注意
●狭心発作	●大動脈弁狭窄症：左室肥大をきたし，心筋酸素消費量の増加から心筋虚血，増悪すると突然死に至ることもある ▶狭心発作
〈手術後〉 ②弁置換術後の合併症出現	
●低心拍出量症候群（LOS）・心不全	●術前の弁膜症による心負荷，手術侵襲，体外循環，麻酔の影響により出現 ▶LOS・心不全
●不整脈（致死性不整脈）	●術前の心負荷，手術侵襲，電解質異常により出現 ▶致死性不整脈 ・僧帽弁の手術では心房細動の治療も行う場合あり，術後急性期に一過性に心房細動（AF）を起こしやすい．また，房室伝導異常，洞不全症候群の発生も注意する ・人工心肺を要する開心術では，空気塞栓予防のため，人工心肺離脱にあたり，経食道超音波検査にて左心房および左心室内の空気像を経時的に観察し空気抜きをしているが，空気が残っていると空気による塞栓を起こし，冠動脈の塞栓による重篤な不整脈や脳梗塞を発症する可能性がある
●出血	●体外循環の影響による血小板減少・機能低下，凝固因子の消耗，また抗凝固療法により出現 ▶出血，心タンポナーデ
●心筋虚血	●大動脈弁疾患で，術前の左心系変化により大動脈拡張期圧低下から冠血流量減少し出現
●人工弁感染	●低頻度だが，危険因子として男性，糖尿病，感染性心内膜炎の既往，機械弁の使用によって出現の可能性がある
③不安	③処置，治療，回復過程，退院後の生活に対しての不安
④社会復帰の問題	④退院後の日常生活管理（薬物療法，食事制限）が複雑 ▶社会復帰が困難

6. 病態関連図

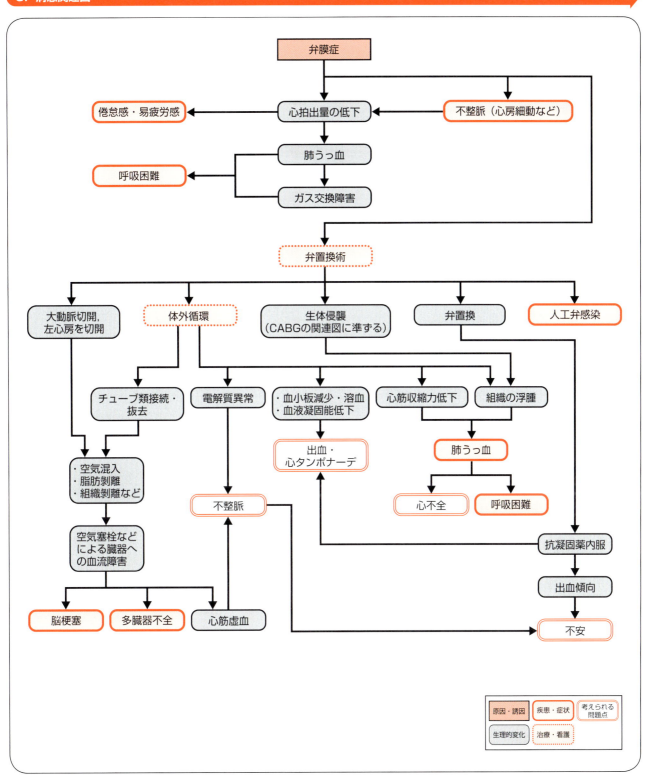

7. 看護計画

---

[1] 手術前の管理不足による心不全，不整脈を発症する可能性がある

p163，2章-①-©「心筋梗塞および狭心症で冠動脈バイパス術（CABG）を受ける患者の看護」**[1]** に準ずる．

---

[2] 手術に対する不安がある

p164，2章-①-©「心筋梗塞および狭心症で冠動脈バイパス術（CABG）を受ける患者の看護」**[2]** に準ずる．

---

[3] 術前の心臓弁膜症による心負荷，手術侵襲，体外循環，麻酔の影響により心不全を起こしやすい

[問題解決のための視点]
☆心不全徴候を把握し，データ異常時などは速やかに医師に報告し指示を受ける（異常の早期発見に努める）
☆心負担となるような因子を把握し，その除去に努める
☆体外循環を用いた手術では，回路内充填薬液によって血液は希釈され，浸透圧が低下する．そのため水分は間質へ移動して，血管内浸透圧を維持しようとする結果，間質は浮腫状となり，サードスペース（third space）を形成する．third space に貯留した水分は，術後1～2日ぐらいに血管内へ戻ってくるので，この時期に水分過多になりやすい．循環血液量が過剰になると心負荷となるため水分出納管理が重要となる

看護目標・成果	考えられる援助方法	個別化のポイント
●心負担が軽減し，心不全状態が改善する ・苦痛の緩和が図れる ・心負担となる因子を除去できる	**O-P** ①バイタルサイン ②心電図変化 ③スワン-ガンツ・データ：CO（心拍出量），CI（心係数），PAP（肺動脈圧），CVP（中心静脈圧），PAWP（肺動脈楔入圧）などの血行動態値 ④低心拍出量症候群（LOS）の症状 　●血圧が80～90mmHg以下，CVP上昇，CI低下，尿量が0.5mL/kg/時以下，末梢循環不全などの有無 ⑤水分出納バランス，尿の色調・比重 ⑥末梢冷感，チアノーゼの有無 ⑦皮膚の状態：皮膚湿潤の有無，浮腫の有無 ⑧呼吸状態：呼吸パターン，呼吸数，呼吸困難感の有無，咳嗽・喀痰の有無，酸素飽和度 ⑨意識レベル ⑩精神状態：易疲労感の有無，失見当識・錯乱状態の有無 ⑪体動後の血行動態，血圧，脈拍数の変化 ⑫検査データ 　●胸部X線：肺うっ血，心胸比（CTR）拡大，胸水の有無 　●心エコー：壁運動の低下，左室駆出分画（LVEF）の	●僧帽弁狭窄症（MS）は，左室容量減少をきたし，術後僧帽弁の狭窄が解除されると左室の前負荷（容量負荷）が急増し左心不全を起こしやすい ●僧帽弁閉鎖不全（MR）は，左房および左室の拡大をきたし，左室の心筋は薄くなっている．手術により逆流がなくなると左室にはいきなり前方に駆出しなければならない収縮期負担がかかり左心不全を起こしやすい ●大動脈弁狭窄症（AS）は，左室容積の減少と左室肥大をきたす．術後は肥大した心筋に対し高めの左房圧が必要となり，循環血液量低下に注意し輸液

低下，心囊液貯留の有無
- 血液検査：動脈血ガス分析，電解質異常，臓器障害の有無

T-P
①薬剤の確実な与薬
②酸素の確実な与薬
③水分出納バランスの管理
- 水分出納を経時的に観察し，指示により補正輸液を行う
- 水分制限
- 体重測定
④安静度にあった体位変換の介助
- 安楽な体位の工夫
⑤体温の調節
- 四肢末梢の保温
- 発熱時クーリング
⑥疼痛の緩和を図る

E-P
①現状況（安静度や処置など）の説明を行う
②自覚症状出現時はすぐ看護師に報告するよう説明する

管理を行う
- 大動脈弁閉鎖不全（AR）は，左室容積の増大と左室肥大をきたす．術後の高血圧は左室の後負荷を増し，左心不全を起こす可能性がある

---

[4] 術前の心負荷，手術侵襲，電解質異常により不整脈が出現しやすい

[問題解決のための視点]
☆開心術後はさまざまな原因により不整脈が出現しやすく，時に致命的となる場合もある

☆不整脈を誘発させる因子を把握し，その除去に努める
☆致死性不整脈の出現時の対処を実践できるようCPRトレーニングを充実させる

看護目標・成果	考えられる援助方法	個別化のポイント
● 適切な治療が行われ，重症不整脈を回避できる ● 不整脈を誘発させる因子が除去できる ● 致死性不整脈出現時は，迅速に適切な対応が受けられる	**O-P** ①心電図モニター，12誘導心電図 ②バイタルサイン，血行動態 ③自覚症状（動悸，息苦しさなど）の有無・程度 ④不整脈の誘因の有無 　● 低酸素血症，電解質異常（特に低カリウム血症に注意），酸塩基平衡のくずれ，血管内脱水，疼痛，ジギタリス中毒，カテコラミンの副作用，低体温など **T-P** ①心電図モニター 　● モニター上異常が出現したときは12誘導ECGをとる ②致死性不整脈の出現時は速やかに医師に報告し，早期対処に努める ③不整脈の誘因の除去 　● 酸素の確実投与 　● 薬剤の確実投与 　● 水分出納バランスの管理 　● 疼痛の緩和 ④患者の精神的サポート	● 僧帽弁膜症は術前，心負荷により心房細動などを合併していることが多い ● 心房細動に対し，弁膜症の手術と同時にMAZE手術を行うことがある ● 徐脈や頻脈により心拍出量が低下し，血行動態に影響を及ぼすことがある ● 不整脈は，患者に不安感を与えるため，精神的援助が必要となる ● 大動脈弁置換術の際，右冠尖基部に隣接して刺激伝導系が走っており，ブロック（heart block）を起こす可能性がある ● 電解質（カリウム）異常時の心電図波形

D 弁膜症で弁置換術を受ける患者の看護　179

	E-P	・低カリウム血症（血漿カリウム濃度が3.5mEq/L以下）
	①現状況（安静度や処置など）の説明を行う	▶T波平低化，PR延長，心室性不整脈（心室性期外収縮，心室頻拍，心室細動）の一因となるQT延長
	②自覚症状が出現時はすぐ看護師に報告するよう説明する	・高カリウム血症（血漿カリウム濃度が5.5mEq/L以上）
	③自己検脈が行えるように指導する	▶テント状T波となりT波が増高し，徐々にワイドQRSとなりP波も消失し，心停止に至る

> **[5] 体外循環による影響や抗凝固療法により出血や心タンポナーデを起こしやすい**

[問題解決のための視点]

☆術直後は血小板減少・機能低下，凝固因子の消耗，線溶系の亢進などの体外循環の影響で出血傾向となる

☆出血や心タンポナーデが血行動態に悪影響を及ぼす場合がある（時には緊急に再手術となる場合もある）

看護目標・成果	考えられる援助方法	個別化のポイント
●出血・心タンポナーデなどの異常の早期発見に努める ●適切な抗凝固療法が行われる	O-P ①ドレーンの出血量，性状 ②創部・各ライン刺入部からの出血の有無 ③全身の出血傾向の有無 　●皮下，粘膜，歯肉，呼吸器，消化管，肺，腎臓，性器などからの出血 ④意識レベル，麻痺の有無（脳内出血） ⑤心タンポナーデ徴候の有無 　●血圧低下，脈圧減少，脈拍数増加，CVP上昇，尿量減少，胸部X線にて心陰影拡大，心エコーにて心嚢液貯留 ⑥検査データ ●出血時間，ACT（活性凝固時間），PT，TT，Hb，Ht，血小板，肝機能，尿・便潜血反応 T-P ①薬剤の確実投与 ●抗凝固薬（ワルファリンカリウム）の作用（凝固因子の合成抑制），作用時間（2〜3日），中和剤（ビタミンK）を知っておく ②ドレーンの管理 　●指示された吸引圧の維持	●人工弁置換術後や心房細動を合併している場合は血栓形成予防のため術後早期から抗凝固療法が開始され，出血傾向となる ●心タンポナーデとは心嚢内に血液や滲出液が貯留し心臓が圧迫され，拡張不全，心拍出量の低下を起こした状態をいう ●大動脈弁置換後は切開した大動脈にストレスがかからないように，あまり血圧を高くしない．そのため血管拡張薬を使用することが多い ●ワルファリンカリウムの作用および観察ポイント 　・作用：ビタミンKの酵素活性を失活させて，ビタミンKで活性され

180

- 確実な固定（抜けていないかマーキングをし，定期的にチェックする）
- ドレーンが屈曲しないようにする（体位変換後，身体に圧迫されていないか）
- ドレーンからの出血量が4mL/kg/時以上が2時間以上持続するときは再開胸止血術となる可能性が高い
- ドレーンのミルキング（しごく）
  ＊心嚢ドレーンが閉塞した場合は心タンポナーデとなる
③処置等による出血を予防する
- 採血後，動脈・静脈ライン抜去後などは確実に止血を行う
- 入浴時・清拭時は強い摩擦を避ける
- 駆血帯・マンシェットの使用時や寝衣などの圧迫に注意する
④保温
- 低体温は血液凝固能の低下を起こす

E-P
①ドレーンミルキングなどの処置の必要性を説明する
②出血傾向となることを説明する
- 歯磨き，カミソリによる髭剃り時などは注意するよう説明する
- 抜歯時などは必ず医師に相談するよう説明する
③出血時，止血困難時はすぐ看護師に報告するよう説明する

る凝固因子の活性を阻害し，抗凝固作用を発揮する
・観察ポイント：INR，内出血の有無，口腔内の出血の有無
・注意点
  ▶納豆，ブロッコリー，クロレラ，青汁などのビタミンKの多い食品摂取は避ける
  ▶転倒や調理時など刃物を使用する場合は注意を払う

---

[6] 処置，治療，回復過程，退院後の生活に対しての不安がある

[問題解決のための視点]
☆開心術後患者は生命の危機にさらされ，大きなストレスを抱えていることが多い
☆創痛や体動制限などによる苦痛を生じることが多い
☆不安，ストレス，などから術後せん妄を引き起こすと，治療の妨げとなり回復過程が遅延する
☆抗凝固療法や塩分・水分制限など自己管理する内容が多く複雑で退院後の生活に不安を抱えていることが多い

看護目標・成果	考えられる援助方法	個別化のポイント
●患者が知りたいと思う情報を得ることができ，安心して治療に専念できる ●退院後の生活についての具体的な説明を受け，安心して退院できる	**O-P** ①言動，表情，顔色 ②異常行動の有無：失見当識，幻視，幻聴，錯乱状態など ③睡眠状態 ④治療，処置についての知識，理解度 ⑤ストレスや不安の有無・程度 ⑥患者周囲の環境，サポート態勢 **T-P** ①患者の訴えを傾聴する（患者が気持ちを表出しやすいように支援的態度で接する） ②患者とのコミュニケーションを良好にとり信頼関係をもつ ③必要時，医師からの病状説明の場をセッティングする	●術前から心機能が低下していた症例などは術後の回復過程が遅延することがあり，患者の精神的援助が重要となる

④検査・処置などわかりやすく説明する
⑤家族の協力を得て，患者のそばに付き添ってもらう
E-P
①必要時説明を行う
②不明な点があるときは遠慮なく相談するよう説明をする

---

［7］退院後の日常生活管理（薬物療法，食事制限）が正しく理解されないことによる症状悪化の可能性

[問題解決のための視点]

☆患者の理解度を把握しその患者の個別性に合わせた指導を行う

☆特に抗凝固療法を行うため，確実な内服と出血傾向であることを理解できるよう指導する

看護目標・成果	考えられる援助方法	個別化のポイント
●退院後の日常生活について具体的な内容を理解し，正しく管理できる ・抗凝固療法が理解できる ・日常生活において心負担となるものは何か理解できる	O-P ①知識，理解度 ②言動，表情，顔色 ③患者周囲の環境，サポート態勢 T-P ①説明の場をセッティングする E-P ①毎日同じ時間に体重測定，血圧測定（朝晩），自己検脈を行うよう指導する ②薬物療法（作用，副作用，用法・用量）の管理 　●降圧薬服用時は定期的な血圧測定 　●抗不整脈薬，強心薬服用時は自己検脈 　●ジゴキシン服用時はジギタリス中毒の徴候，症状（徐脈，悪心・嘔吐など）の有無 　●利尿薬服用時は尿量チェック，定期的な体重測定，浮腫の有無 　●抗凝固薬を服用時の注意 　・凝固系の値を定期的にチェックし，量を調節する薬剤であること 　・出血傾向に注意する 　　▶歯磨き，カミソリによる髭剃り時などは注意する 　　▶抜歯時などは必ず医師に相談する 　　▶切創，採血時は止血を十分に行う 　　▶消炎薬，鎮痛薬と併用すると作用が増強する危険があるため医師に相談する ③食生活の管理 　●塩分を控えた食事にする（7g/日） 　●水分・カロリーのとりすぎに注意する 　●カフェインの多い食品や飲み物は控える 　●禁煙 　●ワルファリンカリウム服用時はビタミンKを多く含む食品（緑黄色野菜など）を多くとらないようにし，納	●弁の種類，心房細動の有無などにより，抗凝固療法が変わってくる ・機械弁の場合，一生ワルファリンカリウムを飲み続けなければならない ・生体弁の場合，ワルファリンカリウムを飲むのは3カ月ぐらいかかる ●自己管理が難しい患者には家族なども一緒に指導を行い，協力を得る

豆・クロレラは禁止する
● アルコールは医師の指示下にて摂取する
④感染について
● 人工弁は菌がつきやすいため，齲歯，風邪，中耳炎，膀胱炎などにならないように注意する
● 発熱が続くときは受診するように説明する
⑤排便の管理
● 便通を整える
● 怒責は血圧が上昇し，心負担となる
⑥清潔の管理
● 正しい入浴方法（熱い湯や長湯は避ける）
● 手洗い，含嗽の励行
⑦十分な睡眠と休息
⑧活動に関する管理
● 少しずつ活動範囲を拡大し，身体を慣らしていく
● スポーツ，旅行時は医師に許可を得る
⑨定期的な外来受診の必要性
⑩異常症状出現時は，速やかに医療機関に受診するよう説明する

COLUMN

■弁膜症に対する手術

以前多かったリウマチ性弁膜症（リウマチ熱によるもの）は減少したが，高齢化に伴い，変性による弁膜症（主に動脈硬化による弁の変性・石灰化）が増加している．

弁膜症に対する手術には，荒廃した弁膜の全部または一部を切除して人工弁を移植する「弁置換術」と，自己弁を温存・修復する「弁形成術」がある．

人工弁には，生体・生物材料を用いた生体弁と，人工材料だけを用いた機械弁がある．

	生体弁	機械弁
人工弁の外観	牛心のう膜生体弁 （写真提供：エドワーズライフサイエンス株式会社）	SJM人工心臓弁 （写真提供：セント・ジュード・メディカル株式会社）
特徴	同種弁（ヒトの大動脈弁・肺動脈弁） 異種弁（ウシ心膜弁・ブタ大動脈弁）	ディスク弁（二葉開放型）が主流
長所	弁機能・抗血栓性にすぐれる（抗凝固療法は原則不要）	耐久性にすぐれる
短所	耐久性に欠ける（弁の破壊，石灰沈着が生じやすい）	血栓を生じやすいため，予防として抗凝固療法が一生必要
適応	高齢者，妊娠の可能性のある女性，生体弁希望者，出血傾向や抗凝固療法が困難な症例，三尖弁置換，肺動脈弁置換	左記以外

第Ⅱ章 循環機能障害と看護

1 心臓ポンプ機能障害

D 弁膜症で弁置換術を受ける患者の看護

●主な術式と適応について

術式	手術適応
大動脈弁置換術	中等度以上の大動脈弁狭窄症と大動脈弁閉鎖不全症および両者の合併症例
僧帽弁置換術	●僧帽弁狭窄症：セラーズ分類[*1]でⅢ度以上の逆流を伴ったものや，弁病変が高度のもの，石灰化の著しいもの ●僧帽弁閉鎖不全症：Ⅲ度以上の逆流があり，弁病変も高度で弁形成の難しいと思われる症例
僧帽弁形成術	高齢化に伴って増加している僧帽弁組織変性・弁尖逸脱・腱索断裂による僧帽弁閉鎖不全症例
三尖弁置換術	三尖弁膜症の多くは弁形成術で修復可能であるが，弁破壊や器質的変化が著しい症例．とくに感染性心内膜炎や成人エプスタイン奇形による高度の閉鎖不全
経カテーテル大動脈置換術	●TAVI（trans-catheter aortic valve implantation）：重症大動脈弁狭窄症で手術死亡のリスクが高いため手術適応がないと診断されていた症例．ステントに内包されたウシ心膜弁を経カテーテル的に大腿動脈もしくは左室心尖部から挿入し，大動脈弁を拡張・留置する術式

＊1：セラーズ分類（僧帽弁閉鎖不全症の判定基準）

Ⅰ度	逆流ジェットが左房にわずかにみえ，すぐに消える．
Ⅱ度	逆流ジェットがあり，左房がより明らかに造影されるが，すぐに消える．
Ⅲ度	ジェットはなく，左房が左室と同じ程度に造影され，左房拡大がみられる．
Ⅳ度	左房は左室・大動脈よりはっきり造影され，左房も左室も拡大がみられる．

One Point

■弁膜症の主な特徴

弁の作用が障害されると慢性的な心不全症状をきたす．原因はリウマチ性・梅毒性・細菌性・動脈硬化性・退行変性・先天性などがある．以下に代表的な弁膜症を挙げる．

●僧帽弁狭窄症（mitral stenosis：MS）

弁口が狭いため左心房から左心室への血流が障害され，左心不全の症状である呼吸困難を引き起こす．そして，徐々に肺動脈・右室圧が上昇し，その結果右心不全をきたす．

●僧帽弁閉鎖不全症（mitral insufficiency：MI）・僧帽弁逆流症（mitral regurgitation：MR）

収縮期に僧帽弁が十分に閉鎖しないため左心房に血液が逆流する．症状は動悸・息切れがみられ，疲労感が強い．また，心房細動（AF）を認める場合が多い．

●大動脈弁狭窄症（aortic stenosis：AS）

弁口の狭窄により収縮期に左心室から大動脈への心拍出量が低下し，左心不全を起こすほか，冠動脈の血流も低下すると心筋虚血をきたし，狭心痛が出現する．易疲労や呼吸困難，脳血流不足による眩暈・失神を起こす．自覚症状が出現すると突然死リスクも高くなり，予後は狭心症症状出現で5年，失神で3年，心不全で2年といわれている．

●大動脈弁閉鎖不全症（aortic insufficiency：AI）・大動脈弁逆流症（aortic regurgitation：AR）

拡張期に大動脈弁が完全に閉鎖できず左心室に血液が逆流して負荷がかかり，左心不全の症状である呼吸困難や狭心痛，失神を起こす．

〈参考文献〉
1）吉田俊子・他：系統看護学講座専門分野Ⅱ　成人看護学3　循環器，第14版．医学書院，2015
2）医療情報科学研究所編：病気がみえるVol.2　循環器，第3版．メディックメディア，2010
3）橋本和弘：進化する人工弁—異種生体弁．人工臓器39（1）：28-30，2010
4）宮本伸二・他：僧帽弁形成術・置換術．ハートナーシング28（1）：39-43，2015
5）和田朋之・他：大動脈弁置換術．ハートナーシング28（1）：49-53，2015
6）国立循環器病センター看護部編：循環器看護ケアマニュアル．中山書店，2012
7）ハートナーシング編集室編：実践循環器ケアマニュアル，ハートナーシング（2008年秋季増刊），メディカ出版，2010

memo

第Ⅱ章 循環機能障害と看護
1 心臓ポンプ機能障害

E 不整脈で薬物療法を受ける患者の看護

中井美鈴

1. アセスメントのポイント

[身体的]
①不整脈症状がないか
②薬物療法時の症状はないか

[精神的]
①安定しているか
②サポートを得られているか

[社会的]
①社会生活に適応できているか
②周囲に自己の状況が理解され、協力が得られているか

[自己管理]
①異常な状況が判断でき、必要な対処がとられているか
②正しく内服できているか

2. 医療問題（問題の根拠・なりゆき）

①生命の危険
- 心室頻拍（VT）や心室細動（Vf）は有効な血液の駆出ができないため、失神発作を起こす。そのため、患者・家族は不安や恐怖を引き起こす可能性がある

②重症不整脈
- 薬物によるコントロール不良や副作用により不整脈が出現
- 致死性不整脈、高度徐脈

③心不全
- 発作性上室性頻拍症（PSVT）や心房細動（AF）などの頻拍発作を繰り返すことで心拍出量が低下する
- 心不全

3. 考えられる問題点

[1] CP：致死性不整脈の出現により生命の危険が起こりやすい

[2] CP：薬物投与により副作用が出現するおそれがある

[3] 疾患および薬物療法に対する不安がある

[4] 症状が出現することで日常生活に支障をきたすおそれがある

[VIEW]
●この状況は患者自身が薬物に対するコンプライアンスを高め，セルフケア能力を活かし疾病を自己管理していくための援助を行う一連の看護過程である

[看護の方向性]
◆不整脈を良好にコントロールするためには患者自身が薬の作用・目的・内服方法・副作用を理解し，確実に内服することが重要である

◆また抗不整脈薬は，飲み忘れたり，内服方法を間違えたりすると発作を起こしたり，致死性不整脈などの原因となる危険がある

◆したがって，適切な内服により，薬の最大限の効果を得ることが生命の危機を回避しQOLの向上につながる

4. 看護目標・成果	5. 考えられる援助方法
[1] 致死性不整脈が出現しない*	[1・2] 不整脈出現時の早期対応に関する援助 O-P ●バイタルサイン測定 ●心電図モニター ●胸部症状 T-P ●確実な薬剤の与薬 E-P ●症状出現時にはすぐに知らせるよう指導
[2] 副作用による状態悪化がない*	
[3] 疾患について理解し，薬物療法の必要性を理解し不安が軽減する	[3] 疾患，薬物療法に対する不安に関する援助 O-P ●理解度 ●不安の有無と程度 ●確実に内服しているか T-P ●不安の傾聴 E-P ●疾患，薬物療法について説明する
[4] ●日常生活行動の調整法がわかる ●症状出現時の対処法がわかり，実施できる ●精神的に安定している ●自信をもって日常生活が送れる	[4] 退院に向けた援助 O-P ●胸部症状の有無 ●不安の有無 ●退院後の生活 T-P ●不安の傾聴 E-P ●生活指導 ●社会的支援

この領域に条件によってはよくみられる看護診断

●不整脈コントロールに対する援助として，退院指導が重要**

●不安

＊：治療・処置に関わるもの

第Ⅱ章 循環機能障害と看護

1 心臓ポンプ機能障害

E 不整脈で薬物療法を受ける患者の看護　187

6. 病態関連図

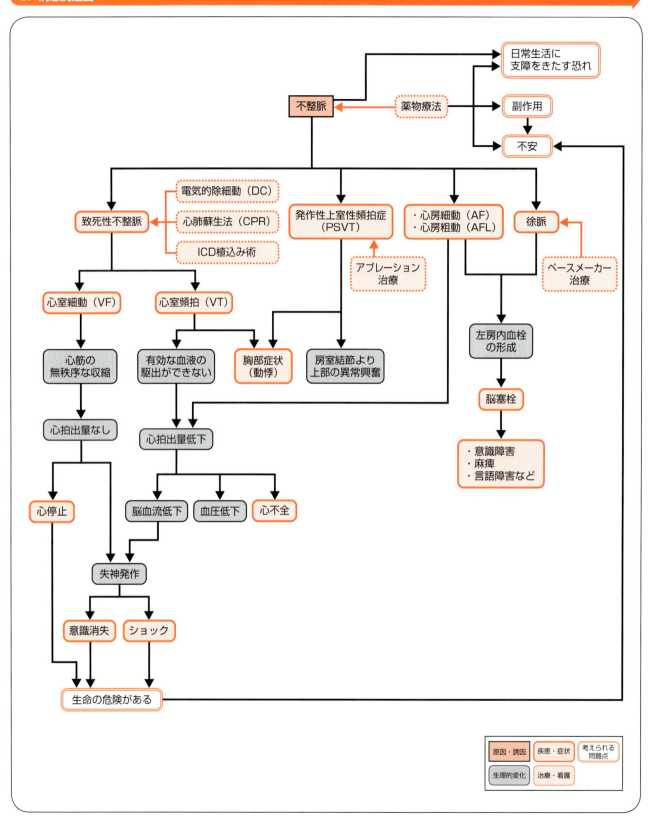

7. 看護計画

[1] CP：致死性不整脈の出現により生命の危険が起こりやすい

[問題解決のための視点]
☆適切な薬物療法が行われることで，重症不整脈の出現を予防する

☆致死性不整脈の出現を早期に発見し，適切な対処をすることで生命の危険を回避する

看護目標・成果	考えられる援助方法	個別化のポイント
●致死性不整脈が出現しない ●致死性不整脈出現時の不安が軽減する ●致死性不整脈出現時，迅速な対処が行われることで生命の危険が回避される	**O-P** ①連続的モニタリングによる心拍数，調律の観察 ②バイタルサイン ③意識状態 ④Q-T延長の有無 ⑤自覚症状：眩暈，動悸，眼前暗黒感 ⑥血液データ：電解質（血清カリウム値，カルシウム値，マグネシウム値），薬物血中濃度など ⑦不整脈およびその治療に伴う不安・理解度 **T-P** ①心拍出量の減少を示す徴候が現れたら速やかに医師に報告する ②指示の薬剤を確実に投与する ③致死性不整脈出現時，迅速な処置を開始する 　●心肺蘇生術，静脈確保，DC・ペースメーカーの準備等 ④胸部症状出現時，安静の保持 ⑤安心させるための言葉かけを行う ⑥必要時，指示により鎮静薬の投与 **E-P** ①指示された薬剤を正確に内服するよう指導する ②心拍出量低下時の症状について説明し，症状出現時は看護師に知らせるよう指導する ③脈拍の自己測定方法について指導する	●原疾患および使用している薬剤から，起こりやすい不整脈を理解して観察を行う ●不安が表出できるよう，ゆっくりと話を聞く ●心電図（図1）

図1　心電図

●心室頻拍（VT）

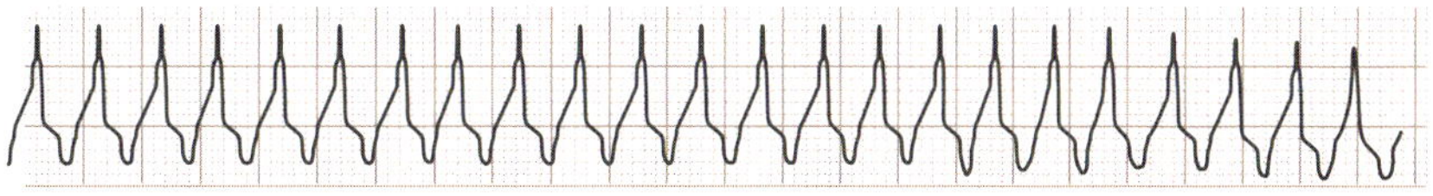

・先行数P波を欠き，幅が広い異常なQRS（幅が0.12秒以上）が連続して出現
・心拍数は140〜180/分くらいでほぼ規則的

●Torsades de pointes（Tdp：倒錯型心室頻拍）

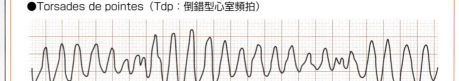

・多形性心室頻拍の中でもねじれるように変化する
・自然に停止，もしくは心室細動に移行する

●心室細動（VF）

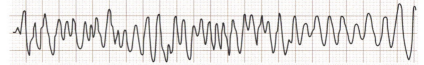

・心室筋が300回/分近く不規則に興奮し，心臓は止まっているのと同じ状態

[2] CP：薬物療法により副作用が出現するおそれがある

[問題解決のための視点]
☆初期の症状を早くに捉え，適切な対応を取ることで副作用を防止する
☆抗不整脈薬の特性・副作用についての患者の理解度を把握し指導する

看護目標・成果
- 副作用による状態の悪化がない
- 抗不整脈薬が確実に内服できる
- 抗不整脈薬の作用・副作用について説明できる

考えられる援助方法

O-P
①副作用の出現の有無
②バイタルサインのチェック：血圧，脈拍
③心電図モニタリング：脈拍，リズム，不整脈の有無
④現在の自覚症状
⑤患者の抗不整脈薬に対する理解度
　●抗不整脈薬に対する不信感・恐怖心
　●抗不整脈薬の内服量に対する不満

T-P
①抗不整脈薬の確実な与薬
②症状に応じた安静保持
③副作用出現時は医師に報告する

E-P
①抗不整脈薬の作用・副作用の説明を適宜行う
②副作用出現時には医師・看護師に報告するように説明する
③自己判断で内服を中止しないように指導する

個別化のポイント
- 患者の理解度に応じ内服指導・抗不整脈薬の管理を行う
- 生活習慣を考慮した指導を心がける
- 不安の強い人：ゆっくり話を聞く，同じ疾患のある人と話をする機会を作る

[3] 疾患および薬物療法に対する不安がある

[問題解決のための視点]

☆抗不整脈薬投与に関する患者の受け止め方を知り，疾患/副作用時の対処方法を指導し，入院中・退院後の不安を取り除く

看護目標・成果	考えられる援助方法	個別化のポイント
●疾患について理解し，薬物療法の必要性を理解し不安が軽減する ●副作用出現時の対処法が実施できる ●不安の訴えが減少する	**O-P** ①精神状態：患者の言動，表情，性格，睡眠状況 ②疾患および薬物療法に対する理解度 ③退院に対する不安要因：生活，職業，運動量 ④医療スタッフに対する信頼度 ⑤患者周囲の協力体制を把握 **T-P** ①自覚症状に対する対症看護 ②自己検脈の指導を行う ③日常生活指導を行う 　●規則的な生活 　●過労・心理的ストレスを避ける 　●飲酒，禁煙の指導 ④精神的援助 　●患者・家族の訴えをよく聞く ⑤家族の協力を得る **E-P** ①疾患について説明する ②抗不整脈薬の作用と主な副作用について説明し，内服方法を指導する ③検査・処置については十分な説明をする ④不安な点については適切な指導をする ⑤副作用出現時，症状が強いときには来院するように説明する	●不安の強い人：患者の話や訴えをよく聞く ●症状の強い人：話をゆっくり聞き，同じ疾患の持つ人と話す機会を作る

[4] 症状が出現することで日常生活に支障をきたすおそれがある

[問題解決のための視点]

☆出現する可能性のある症状について，正しく理解する
☆症状出現時の対処法を理解し，実施できるよう指導する
☆自信を持って生活できるよう精神的な援助をする

看護目標・成果	考えられる援助方法	個別化のポイント
●症状出現時の対処法を理解し，実施できる ●自信をもって生活できる	**O-P** ①バイタルサイン ②胸部症状の有無 ③疾患に対する理解度 ④使用している薬剤の作用/副作用の理解度	●生活習慣を考慮した指導を心がける

E 不整脈で薬物療法を受ける患者の看護

⑤疾患・治療に対する受け止め方
⑥日常生活を送るうえでの不安要因：職業，運動量，禁忌等
⑦患者周囲の協力体制

T-P
①症状に対する対症看護
②治療に対するインフォームドコンセント
③周囲の協力を得られるよう働きかける

E-P
①出現する可能性のある症状およびその対処方法について，患者と家族に説明し指導する
②薬剤の服用時間を日常生活の中に組み込むよう調整する
③規則正しい生活ができるよう指導する
④自己検脈の指導
⑤症状の出現時は病院に連絡し来院するように説明する

One Point

■すぐに医師に報告が必要な不整脈

図1に示した心電図以外にも，注意すべき不整脈について，以下に挙げる．

●徐脈
・心拍数が50回/分以下の徐脈：失神や眩暈などの症状がある場合はすぐに報告．ただし，以前からみられていた徐脈・症状のない洞性徐脈・洞房ブロック・3秒以内の洞停止であれば問題ないこともあり，急がずバイタルサイン測定し確認する．
・2：1の房室ブロック，完全房室ブロックが新たに出現：心停止・突然死に至る可能性がある．

●期外収縮，非持続性心室頻拍
・期外収縮の連発・RonT，多形性の非持続性心室頻拍（多形性心室頻拍）：心室細動に移行しやすい．

●頻脈
・心拍数100回/分以上の新たに出現した頻脈：バイタルサイン測定（血圧低下がないか，自覚症状を確認）し報告．心房細動の場合，不規則な基線の揺れ（f波）とRR間隔の不整がみられる．QRS幅が広く，普段の波形と異なる場合は心室頻拍の可能性もある．

●ST，T波の変化
・ST上昇，陰性T波が認められた場合：心筋梗塞の可能性があるため12誘導心電図を記録し報告する．

●QRS波形の変化
・QRS幅の延長（新たに出現した脚ブロック）：心筋虚血の可能性があり，失神や突然死の危険があるため報告する．

〈参考文献〉
1）吉田俊子・他：系統看護学講座専門分野Ⅱ　成人看護学③　循環器，第14版．医学書院，2015
2）国立循環器病センター看護部編：循環器看護ケアマニュアル．中山書店，2012
3）石橋克彦：ミラクルキャッチ☆循環器薬スペシャル．ハートナーシング27（11），2014
4）奥出潤：これならわかる！かんたんポイント心電図，第2版．医学書院，2011

memo

第Ⅱ章 循環機能障害と看護

1 心臓ポンプ機能障害

F 不整脈でペースメーカー植込み術を受ける患者の看護

中村織恵

1. アセスメントのポイント

[身体的]
① 〈術前〉循環動態は維持されているか（心電図モニターから不整脈の種類・心拍数の把握）
② 〈術前〉心拍出量低下による症状はないか
③ 〈術後〉ペースメーカー機能不全はないか

[精神的]
① 〈術前〉不整脈や随伴症状による不安はないか
② 〈術後〉ボディイメージ・健康観の変化に対し安定しているか
③ 〈術後〉サポートは得られているか

[社会的]
① 〈術前〉入院に伴う社会的役割の変化を受け入れられているか
② 〈術後〉社会復帰に不安はないか

[自己管理]
① 〈術前〉自覚症状が認識できているか
② 〈術後〉ペースメーカーを理解できているか
③ 〈術後〉自己管理の方法・日常生活上の注意が理解できているか

2. 医療問題（問題の根拠・なりゆき）

[徐脈性不整脈（高度房室ブロック・洞不全症候群）による身体的問題]
〈術前〉
①心拍出量の低下
▶全身症状（心不全：倦怠感, 眩暈, 息切れ）
▶脳における一時的な虚血状態（失神発作：アダムス・ストークス発作）
〈術後〉
①ペーシングの機能異常
▶ペーシング不全
▶センシング不全
②ペーシング法自体の問題
▶ペースメーカー症候群
③植込み手技に関する問題
▶皮膚切開部の感染・出血
▶気胸, 血胸, リード線の心臓穿孔など
④創部安静（ジェネレーター本体の固定・電極離脱防止）のために患側上肢の固定が必要
▶出血, ペーシング機能異常, 疼痛

▶循環不全
▶生命の危機

▶術後合併症の出現

3. 考えられる問題点

〈術前〉[1] 心拍出量低下からアダムス・ストークス症候群を引き起こす可能性があり, 生命に危険な状態となりやすい

〈術前〉[2] 突然起こり得る失神発作に対する恐怖やペースメーカー植込み術に対する不安・恐怖心が出現する可能性がある

〈術後〉[1] CP：ペースメーカー挿入に伴う合併症（ペーシング不全, センシング不全, ペースメーカー症候群）が生じる可能性があり, 生命の危機を招くおそれがある

〈術後〉[2] 患側上肢の固定や創痛, ベッド上安静による苦痛がある

〈術後〉[3] CP：出血, 感染, 血栓形成などの合併症を招くおそれがある

〈術後〉[4] ペースメーカーが埋め込まれたことに伴うボディイメージや健康観の変化がある

〈術後〉[5] 退院後の日常生活に不安がある

[VIEW]

● この状況は徐脈性不整脈による眩暈・息切れ・失神発作（アダムス・ストークス症候群）・心不全により生命が危機的状況に陥り，ペースメーカー植込み術を受ける患者に対しての，術前術後の急性期から回復期，退院に向けての援助を行う一連の看護である

[看護の方向性]

◆ 徐脈性不整脈は，心拍出量低下から全身の循環不全が生じ，脳血流低下から失神発作（アダムス・ストークス症候群）を起こすため，術前は症状出現の予防と早期発見の必要がある

◆ 術後はペースメーカー挿入に伴う合併症（ペーシング不全・センシング不全・ペースメーカー症候群）に対する異常の早期発見と，ペースメーカーの埋め込みによるボディイメージの変化や自己の生命の維持が機械に頼ることになったという健康観の変化に対する精神的援助，セルフケア・社会復帰に向けての支援と不安の軽減が必要とされる

4. 看護目標・成果	5. 考えられる援助方法
〈術前〉[1・2] 心身ともに安定した状態で手術が受けられる ● 失神発作や徐脈による随伴症状・危険が生じない ● 前向きに手術に望める	〈術前〉[1・2] 安全に手術を迎えるための援助 O-P ● 心拍数，異常波形の有無，脈拍数，血圧 ● 眩暈・失神の有無，意識レベル TP/EP ● 異常の早期発見：心電図モニターを装着しモニタリング．必要に応じて12誘導心電図検査実施 ● ベッド周囲の環境整備　● 失神発作時の対処：BLS・医師への連絡 ● 術前オリエンテーション：手術前後の流れ，中止薬の説明，術後の安静について ● 不安の緩和：訴えの傾聴
〈術後〉[1] ペースメーカー機能不全やペースメーカー症候群が生じない* ● ペーシング不全，センシング不全 ● ペースメーカー症候群：動悸，呼吸困難，顔面紅潮，発汗，眩暈，胸内苦悶，胸痛	〈術後〉[1] ペースメーカートラブル対応に関する援助 O-P ● ペースメーカーモード，電極位置，設定レート　● 心電図モニター波形 ● 血圧，尿量，自覚症状（動悸・胸痛）　● 呼吸困難感 TP/EP ● 異常の早期発見（ペースメーカー作動不全） ● ペースメーカー植込み術後に生じる可能性のある症状の説明 ● 正しいモニター心電図装着について
〈術後〉[2] ジェネレーター本体やリード線の離脱がない	〈術後〉[2] 術後の安静とその弊害に対する援助 O-P ● 患側上肢の異常の有無　● 安静保持状態　● 安静による苦痛の有無 TP/EP ● 安静の保持と必要性の説明　● リハビリテーション ● 日常生活援助
〈術後〉[3] 術後合併症が出現しない* ● 出血，感染，血栓，気胸，血胸等	〈術後〉[3] 術後合併症を回避する援助 O-P ● 創部，植込み部の状態　● 自覚症状（痛み，しびれの有無） TP/EP ● 抗生物質の与薬　● 清潔の保持
〈術後〉[4] ペースメーカーを受け入れられたという言動がある	〈術後〉[4] ボディイメージや健康観の変化に関する援助 O-P ● ボディイメージの変化についての発言 ● これまでの危機的状況での対処法　● 睡眠状況，食欲 TP/EP ● 感情が十分表現できるような環境づくり　● 社会資源の紹介
〈術後〉[5] ● 社会復帰に対して意欲がある ● 日常生活上の注意が患者・家族がわかる	〈術後〉[5] 退院に向けた援助 O-P ● ペースメーカーに関する知識・理解状況 TP/EP ● 自己検脈方法の指導　● 生活上の注意について説明

＊：治療・処置に関わるもの

この領域に条件によってはよくみられる看護診断

● 手術に関しては医療問題の範ちゅうである＊＊

● 恐怖

● 退院に向けては，退院指導を行う＊＊

● 看護診断なし＊＊

第Ⅱ章 循環機能障害と看護

1 心臓ポンプ機能障害

F 不整脈でペースメーカー植込み術を受ける患者の看護　195

6. 病態関連図

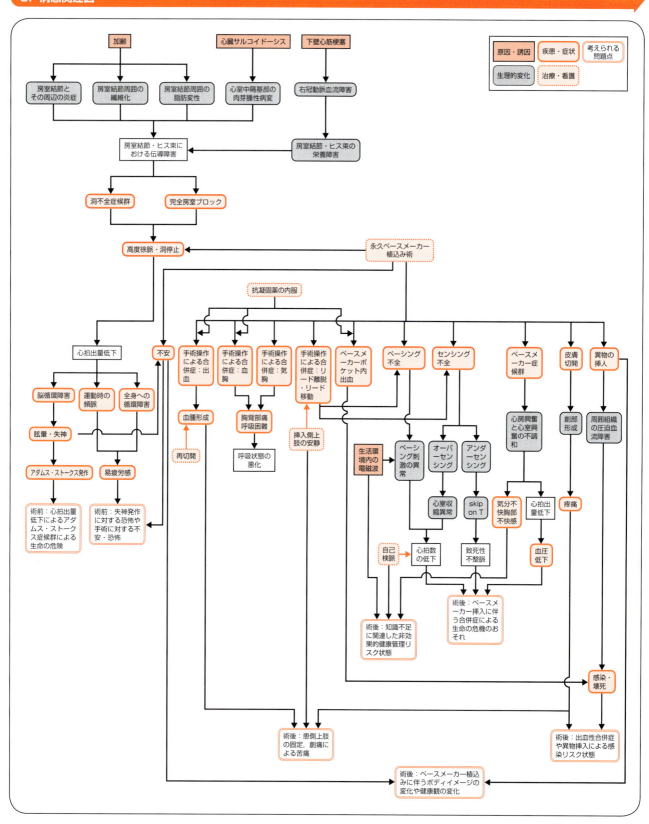

7. 看護計画

〈術前〉[1] 心拍出量低下からアダムス・ストークス症候群を引き起こす可能性があり，生命に危険な状態となりやすい

[問題解決のための視点]
☆循環動態の変調（心拍出量低下）の原因となる不整脈を把握し，それぞれの不整脈に合った対処を適切に行う

☆安全の確保をし，アダムス・ストークス症候群（失神発作）時の二次的合併症を引き起こさない
☆手術に向けて，より良い身体的・精神的状態に維持，改善する

看護目標・成果	考えられる援助方法	個別化のポイント
●失神発作や40回/分の除脈・不整脈等への早期発見対処により，心身ともに安定した状態で手術を迎えられる	**O-P** ①脈拍数，性状，不整脈の有無 ②心電図モニター波型の把握：入眠時・覚醒時 　●心拍数・波形：P波の有無・P波とQRSの関係 ③自覚症状：動悸・息切れ・頭痛・眩暈の有無 ④失神発作の有無・程度：一瞬ふーっとするような眩暈，顔面蒼白，チアノーゼ，失神，けいれん ⑤全身状態：血圧，心拍数，呼吸，意識レベル，けいれん等 ⑥血圧値とその変動 ⑦検査データ：心電図，心胸比（CTR） ⑧睡眠時間，寝つき，熟睡感 **T-P** 〈異常の早期発見・対処〉 ①心電図モニター監視：24時間モニタリング ②失神発作時の対処：まず医師に報告 　(1) 救急カート，吸引セット，酸素，点滴等の準備 　(2) 前胸部が現れるように衣服を開き，締め付けているものを解除する 　(3) 身体の安静 　(4) 舌咬傷の予防処置：舌圧子，バイトブロックの使用 ③徐脈時の対処 　(1) 指示により薬剤与薬：β受容体興奮薬（アトロピン・プロタノール）や医師の特別指示箋がある場合はそれに従う 　(2) 血圧を測定し血圧低下の有無をチェックする 　(3) 入眠時であれば覚醒させ心拍数の変動をみる 〈予測される危険への対処〉 ④危険防止 　●ベッド周囲の整理整頓 　●ベッド柵を使用し転倒・転落の防止 ⑤不安の緩和・精神的支援：訪室回数を多くし，話をゆっくり聞く ⑥一時的ペーシングの装着の可能性があるため常に使える状態にしておく	●アダムス・ストークス症候群 ・心停止5秒で眩暈の出現 ・心停止8秒で失神発作 ・心停止15〜30秒でけいれんを伴う失神発作 ・心停止3分で脳幹死の状態になる ・けいれんを伴う場合はてんかんとの鑑別が必要である ●心電図モニターによるモニタリング ・モニタリングに対していつも見られている安心感をもつ場合といつも監視されている拘束感や不快感をもつ場合の2つの相反する反応がある．患者の反応により適切な説明が必要である ・電極によるかぶれが生じる場合がある．かぶれの予防のためにかぶれにくい電極の選択や交換頻度の検討が必要である

第Ⅱ章　循環機能障害と看護

1　心臓ポンプ機能障害

F 不整脈でペースメーカー植込み術を受ける患者の看護　197

〈手術に向けての準備〉
⑦抗凝固療法・止血薬使用中にはその中止時期・減量投与
　時期に注意
⑧指示薬の正確な与薬
　E-P
〈安全の確保〉
①ベッド周囲の整理整頓を行うように指導する．不要なも
　のは持ち帰ってもらう
②動悸，ふらつき，胸部不快が起こりそうであれば，すぐ
　にナースコールするように指導する
〈異常の早期発見・対処のための指導〉
③モニター装着中の注意
　●指示された行動範囲を守る
　●ベッドサイドに電波障害の原因となるものを置かない
　●電極の異常時はナースコールするように説明する
〈手術に向けての準備〉
④術前オリエンテーション
⑤医師の指示どおり確実に内服するよう指導する

〈術前〉[2] 突然起こり得る失神発作に対する恐怖やペースメーカー植込み術に対する不安・恐怖心が出現する可能性がある

[問題解決のための視点]

☆アダムス・ストークス症候群の失神発作はいつ出現し
　てもおかしくない状況である．発作の前段階である眩
　暈や眼前の暗黒感の自覚は強い恐怖となるため，発作
　に対する恐怖心を緩和するための働きかけが必要であ

る

☆はじめてペースメーカーの植込みを行うため，その一
　連の流れに対し未知なる不安が存在する
☆患者の不安の有無，内容と程度を捉え術前の精神状態
　が安定するように働きかける必要がある

看護目標・成果	考えられる援助方法	個別化のポイント
●ペースメーカー植込みの意義・手技・術後の安静等が理解でき不安が軽減する	O-P ①入院生活や手術に対する訴え ②ペースメーカーに対する理解度 ③疾患に対する理解度 ④精神状態：食欲，睡眠状態 ⑤排便状況 ⑥術前の中止薬，絶飲食の確認 T-P ①不安の緩和，精神的支援：訪室回数を多くし話をゆっくり聞く ②手術指示書やチェックリストなどに基づいた術前処置の実施 　〈前日〉 　●剃毛・入浴（または清拭） 　●中止薬の確認 　●両足背動脈のマーク 　●下剤の内服	●失神発作により緊急入院となった場合突然の入院による戸惑いや失神時の恐怖などにより精神的動揺が強いことが考えられる ●術後の創部保護のためにテープを使用する場合，テープかぶれを起こしやすい患者には事前にパッチテストを行いその選択を検討する ●不安の強い場合には術当日の一連のケアはできるだけ時間の余裕をもってケアを行い，1人の看護師が一貫して行えること

〈当日〉
● 早朝，排便の有無の確認
● 排便のない場合には医師に報告し指示でグリセリン浣腸を施行する
● 術衣への更衣を介助する
● 指輪・義歯・時計等ははずしておく
● ルート確保の準備をし，介助する
● バイタルサインの確認後，指示された前投薬を実施する
● 適宜患者に声をかけながら行い患者の不安を取り除く

E-P
①手術日決定後できるだけ早く術前オリエンテーションを行う
〈内容〉
● 手術の日時，場所，服装，絶飲食の時間などスケジュール
● 中止薬の説明
● 前日の投与薬：不眠の場合，睡眠薬・下剤
● 術後の安静度と安静期間の過ごし方（床上での排尿，食事，患肢の安静保持）
● 必要物品：三角巾，T字帯（下着着用可の施設もあり）・吸いのみ（もしくはストロー），バスタオル，スプーン，フォーク等
②植込み術の意義・手技・術後安静の説明：医師より施行されるが，理解不十分な点があれば補足または医師へ再確認する

が望ましい
● 術前オリエンテーションの中で患者とのコミュニケーションから退院後の生活に向けての情報収集を行う
［例］仕事の内容（電磁波の影響を受けやすい環境にあるか，通勤の方法など）
・利き手の把握
● 肌着着用の希望がある場合は前開きのものを準備してもらう．汗の吸収を良くするために肌に触れるものは新品ではなく洗濯したものが望ましいことを伝える

〈術後〉［1］ペースメーカー挿入に伴う合併症（ペーシング不全・センシング不全・ペースメーカー症候群）が生じる可能性があり，生命の危機を招くおそれがある

[問題解決のための視点]
☆術後速やかにモニター心電図を装着し，植え込まれたペースメーカーの作動状況を確認する

☆心電図モニターの確認を密に行い，異常波形の出現がないか確認する

看護目標・成果	考えられる援助方法	個別化のポイント
● ペースメーカー作動不全や不快な症状をきたさず順調に経過する	O-P ①ペースメーカーのモード，電極の位置，設定レート数，出力，閾値の把握 ②心電図モニター ● ペースメーカー刺激波（スパイク）とQRS波の関係・QRS波の幅 ● センシングミスとペーシングミスの有無 ● 心拍・呼吸の観察 ● ペースメーカー作動時のレートは設定の数になっているかどうか ● ペーシング作動状況：自己レートとペーシングレート	● ペースメーカーの改良により合併症は減少しているが，以下のペーシング失調・不全が起こりえることを知っておく

F 不整脈でペースメーカー植込み術を受ける患者の看護　199

の割合

③ペースメーカー不全徴候の有無

● 血圧低下，尿量減少

● 動悸，胸痛，冷汗

● 呼吸困難と疲労，眩暈

④吃逆の有無：横隔膜刺激症状

（T-P）

①ペースメーカー作動不全・ペースメーカー症候群の症状
出現時はモニター心電図波形を記録し，至急医師に報告
する

②心電図モニター上では判断できない波形出現時は12誘導
心電図をとる

③ペーシング設定を変更する場合はその都度，医師より変
更後の条件を確認し，正しく申し送りをする（口頭での
確認ではなく紙面での変更の確認が望ましい）

④時間を設定し，定期的に心電図モニターの記録を行い，
用紙を残し，波形の変化の有無を確認する

（E-P）

①ペースメーカー植込みに伴い起こりうる症状（動悸，胸
痛，冷汗，呼吸困難，疲労感，眩暈，吃逆など）を説明
し，その不快な症状が出現した場合はすぐにナースコー
ルするように指導する

②モニターは寝衣の胸ポケットに入れると植え込んだ本体
を圧迫する場合があるので位置に気をつけるように説明
する

③モニターの状態が悪い場合は深夜でも付け直すことがあ
ることを予め説明しておく

・バッテリーの消耗

・電極の離脱

・閾値の異常上昇

・リード線の断線

・センシング不全

・オーバーセンシング

・電磁波障害

〈術後〉［2］患側上肢の固定や創痛・ベッド上安静による苦痛がある

[問題解決のための視点]

☆局所麻酔にて行われるため，麻酔の効果がなくなると
創痛が出現するため計画的に創痛コントロールを行う

☆安静の必要性を十分説明し，苦痛を緩和する

看護目標・成果	考えられる援助方法	個別化のポイント
● 患側前腕の循環障害をきたさず安静が守れる ● 安静臥床，運動制限による苦痛が緩和される	（O-P） ①患側前腕の循環状態：爪床色，温度差，冷感・しびれ感の有無 ②安静が守れているか否かの観察 ③安静による苦痛，疼痛部位（肩・腰部・背部等） （T-P） ①肘関節・手関節の運動（肩関節を動かず，看護師の確認下で関節運動） ②体位制限内で安楽な体位の工夫（小枕・バスタオルなど使用） ③座位や離床時には三角巾使用の介助をする ④手術当日はベッド上での食事・排泄・洗面介助を行う	● 安静の必要性が理解できるかどうかをアセスメントし，個人にあった説明方法を工夫する ● 術後の飲水・食事開始の目安は施設によって異なるが1〜2時間．ベッド上安静臥床の状態での開始となるため，主食はおにぎりなど食べやすい形態にする

⑤身体の保清
- 抜糸までは清拭：発汗時は患側腋窩に特に留意して行う
- 洗髪・足浴・手浴をすすめ，患者の希望に応じて行う
- テープ・絆創膏の汚染は皮膚用リムーバー，オリーブオイルなどで拭き取る

E-P
①ペースメーカー植込み術後のプログラムに沿って安静解除を行っていくことを説明する
②安静は，ジェネレーター本体の固定と電極離脱の防止のために大切だということを説明する
③術後1週間は三角巾装着の必要があることを説明し，装着方法を指導する
④ペースメーカー本体収納部位を圧迫したりぶつけたりしないように指導する

〈術後〉[3] 出血・感染・血栓形成などの合併症を招くおそれがある

[問題解決のための視点]
☆テープ等での固定をしている間ももちろんペースメーカー植込み部分の観察を行い，出血・感染の徴候がないか確認する

看護目標・成果	考えられる援助方法	個別化のポイント
● 合併症を起こさず経過する	**O-P** ①創部の状態 ● 創部の出血・ガーゼ汚染の有無（術直後の圧迫固定期間はガーゼ上への滲出で判断） ● 発赤・腫脹・哆開の有無 ● 皮下血腫の有無と程度 ②足背動脈・その他の動脈触知状況の手術前後での差 ③自覚症状の有無 ● 疼痛：創部痛，その他の部位かどうか，疼痛の程度 ● 悪寒戦慄の有無 ● しびれ感・頭痛の有無 ④バイタルサイン：熱発の有無，血圧，呼吸数，脈拍 ⑤検査データの把握（白血球，CRP，pHなど） **T-P** ①創部のガーゼ等による保護 ②抗生物質の確実な与薬（内服の場合は内服時間の確認） ③熱発時に氷枕を貼用するとともに医師報告，もしくは術後指示に従う ④ナースコールは患者の使用可能な場所に置いておく ⑤血栓症状の出現時には医師の指示により，抗凝固薬を与薬する **E-P** ①不快な症状がある場合はすぐにナースコールするように指導する	● 手術前に内服していた抗凝固薬・止血薬等の再開状況を確認する ● 検査データに注意する

②手術後に多少の熱発が吸収熱としてあることを説明する
③皮下出血は消失するまで時間を要することを説明する
④血栓症または，出血傾向症状について説明し，症状出現時にはすぐ知らせるよう指導する

〈術後〉[4] ペースメーカーが埋め込まれたことに伴うボディイメージの変化がある

[問題解決のための視点]
☆患者の訴えを傾聴し，ペースメーカー装着に適応できるよう支援する

看護目標・成果	考えられる援助方法	個別化のポイント
●ペースメーカーを受け入れられたという言動がある	**O-P** ①創部の癒合状態：ケロイドの有無（女性の場合は特に注意する） ②創部の状態（外観的にケロイド等があり）に問題があれば，医師に報告する ③不安に関連した言動や自己を否定する言動がないか ④表情，睡眠状況 **T-P** ①創保護材や固定用テープは対象の肌に合わせたものを使用する．低刺激なものを選択し，皮膚保護材を併用する ②主観的な不調に耳を傾け，肯定的態度で接する．対象の理解度に合わせて，順調にペースメーカーが作動していることを説明する ③医療者間で言動を統一し，不必要に不安させる言動に注意する ④家族が対象を支えられるように状況を説明し，関わりを支える	●これまでの病歴やペースメーカー植込みに至った経緯などを考慮して，コミュニケーションを図る

〈術後〉[5] 退院後の日常生活に不安がある

[問題解決のための視点]
☆患者のライフスタイルを把握し，生活指導（電波障害対策・自己検脈など）を実施する
☆過度に恐怖心をあおらず，患者の理解状況に合わせて説明をする

看護目標・成果	考えられる援助方法	個別化のポイント
●自己検脈が確実に行える ●日常生活の注意事項が理解できる	**O-P** ①退院後の日常生活環境：家族・仕事・趣味等 ②ペースメーカーに対する理解度 ③自己検脈の実施・正確さ，意欲の有無 **T-P** ①検温時に看護師と同時に脈拍数の自己測定を行う	●生活の状況を聞き出し，不安となる状況を予測する

E-P

①ペースメーカーのしおりとペースメーカー手帳を用いて生活指導を行う

②ペースメーカーの設定：拍動数（数／分）

③自己測定し脈拍数が設定数よりも少ない場合は直ちに主治医に連絡をとるか外来を受診するように指導する

④患者の脈が整脈であるか不整脈かを説明しておきそのリズムが変わった場合は注意するよう説明する

⑤安静時の自分の脈拍数を知っておく

⑥自己検脈を1日2回以上は行うように指導する

⑦電気カミソリ・電気毛布・電子レンジなどは使用法を正しく行えば問題ないことを伝える

⑧強い磁石をペースメーカーにあててはいけない

⑨ペースメーカー手帳は常に携帯しておく

⑩運動・妊娠等は主治医に相談する

⑪海外旅行の際は金属探知機が作動することに留意する

⑫漏電に注意する

⑬電気治療器・低周波治療器は使用しない

⑭歯科医を受診する時はペースメーカー手帳を提示する

⑮植込み部位の異常時には外来受診する：局所の発赤，疼痛，掻痒感

● 胸部の保護：打撲に注意する

● 異常症状が出現したらすぐに外来受診する：動悸，呼吸困難感，胸痛，咳嗽，浮腫，吃逆が止まらない等

● 内服は確実に行う：それぞれの薬効を知っておく

● 指導は本人だけでなく，身近な家族を交えて行う

● 本人のできることを捉え，困難な管理は代理が可能か検討する

〈参考文献〉

1) 吉田俊子・他：系統看護学講座専門分野Ⅱ　成人看護学③循環器．pp173-176, 332-334, 医学書院，2015

2) 国立循環病センター看護部編,友池仁暢監：循環器看護ケアマニュアル．pp161-172, 中山書店，2012

3) ハートナーシング編集室編：1冊あれば大丈夫！実践循環器ケアマニュアル．pp280-300, 2008

4) 林裕樹編：特集　ナースが「知る」「見る」「する」こと図解でコンプリート心臓ペースメーカー治療と看護24トピックス必修ノート．ハートナーシング27（1）：10-67, 2014

5) 森島逸郎編：特集　デバイス治療を極める！目で見るペースメーカ・ICD・CRTの治療とケア．ハートナーシング29（3）：6-25, 38-51, 2016

第Ⅱ章 循環機能障害と看護
1 心臓ポンプ機能障害

G さまざまな原因で心不全を起こした患者の看護

中井美鈴

1. アセスメントのポイント

[身体的]
①生命の危機的状態はないか
②循環不全に伴う苦痛はないか
③安静が保持されているか

[精神的]
①症状からくる精神的苦痛はないか
②生命の危機対する不安はないか
③家族の不安

[社会的]
①入院によるストレスはないか

[自己管理]
①リスクファクターが理解できているか
②食事管理, 内服管理ができているか
③日常生活における自己管理ができるか

2. 医療問題（問題の根拠・なりゆき）

①心不全症状	● 左心不全 ▶ 肺うっ血（呼吸困難, 起座呼吸, 咳嗽, 喘鳴, 泡沫状痰） ▶ 尿量減少, 体液貯留 ● 右心不全 ▶ 下肢の浮腫, 肝腫大, 胸水, 腹水, 頸静脈怒張
②心拍出量低下の徴候	▶ 頻脈, 血圧低下, 全身倦怠感, 下肢のだるさ, 末梢循環の低下による四肢冷感, 皮膚湿潤, 尿量減少, 意識レベルの低下, せん妄
③二次的合併症の出現	▶ 重症な心不全の場合, 安静臥床による合併症 ▶ 肺合併症 ▶ 肺炎, 無気肺 ▶ 褥瘡
④心不全の再発	▶ 再発

3. 考えられる問題点

[1] 循環不全による心不全症状の悪化のおそれ

[2] 心不全症状出現によるセルフケア不足

[3] 日常生活において適切な自己管理ができないことによる再発のおそれ

[VIEW]
●これは心臓ポンプ機能障害により心不全を起こした患者に対しての急性期から回復期および慢性期における一連の看護である

[看護の方向性]
◆急性期はまず心不全となった誘因，原因は何かを把握し，生命の危機に対する身体的，精神的サポートをする
◆慢性期には患者自身および家族がリスクファクターを認識でき，社会復帰できるよう援助する

4. 看護目標・成果	5. 考えられる援助方法
[1] 循環不全による心不全症状が出現しない	[1] 心不全症状に関する援助 O-P ●バイタルサイン ●心不全症状 ◎水分出納バランス T-P ●確実な酸素投与，薬剤の与薬 ●安静の維持，安楽な体位 ●呼吸困難時起座位 E-P ●症状出現時にはすぐに知らせるよう指導
[2] 心不全症状が軽減し，日常生活が自立する	[2] 安静臥床による二次的合併症を回避するための援助 O-P ●バイタルサイン ●心不全症状 ●活動量，安静度 T-P ●日常生活援助 ●安静臥床時の体位変換 E-P ●安静度に応じて援助することを伝え，できることは自分で行うように指導する
[3] 心不全について理解し，セルフマネジメントができる	[3] 自己管理のための援助 O-P ●患者の理解度 ●自己管理の状況 T-P ●確実な薬剤の与薬 ●食事，運動の管理 E-P ●患者・家族の理解度に応じた自己管理指導（薬物療法，食事療法，運動療法）

＊：治療・処置に関わるもの

この領域に条件によってはよくみられる看護診断

●急性期は医療の範疇，退院指導によって再発防止の指導を行う（自己管理方法）＊＊⇒回復期・慢性期

●心不全の急性期の場合，皮膚統合性障害（リスク状態）

第Ⅱ章 循環機能障害と看護

1 心臓ポンプ機能障害

G さまざまな原因で心不全を起こした患者の看護　205

6. 病態関連図

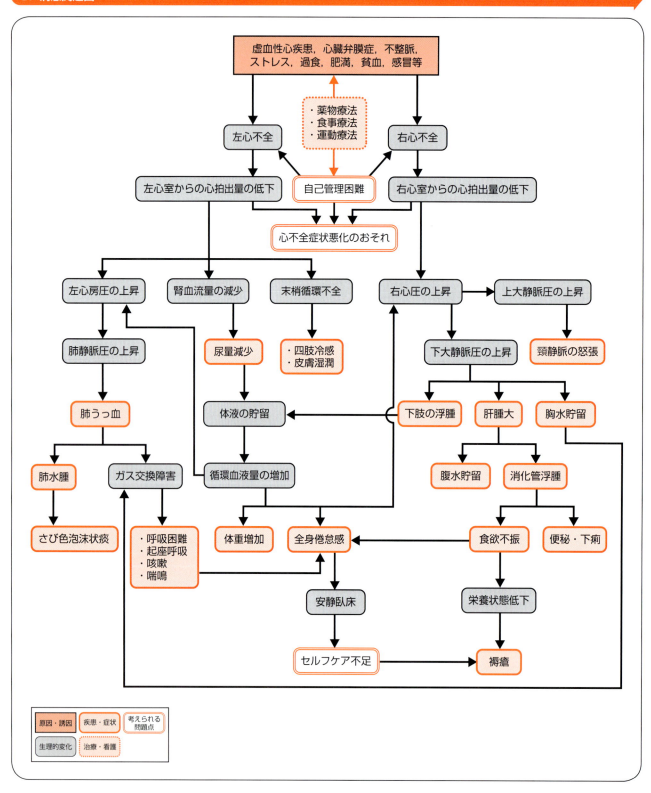

7. 看護計画

[1] 循環不全による心不全症状の悪化のおそれ

[問題解決のための視点]
☆心不全の誘因，原因を把握し，それにあった適切な治療が受けられるように調整する
☆異常を早期に発見し，適切な処置が施されるよう援助する
☆病気や治療に対する不安が軽減でき，安楽な療養生活が送れるよう働きかける

看護目標・成果	考えられる援助方法	個別化のポイント
●尿量が増加し，浮腫やうっ血が消失する ・カテコラミンや利尿薬投与により，尿量が確保される ・スワン-ガンツ・データが正常値となる ・X線検査にて肺うっ血が改善し，呼吸困難感が消失する ・血液ガスデータが正常値となる ●安静が保持，または必要性が理解でき，適切な治療が受けられる ・症状が改善し，安楽に過ごせる	**O-P** ①バイタルサイン：血圧，心拍数，脈拍数（不整脈），呼吸数，体温 ②労作性呼吸困難，夜間発作性呼吸困難，姿勢（起座呼吸），喘鳴，チアノーゼ，肺野断続性副雑音（湿性ラ音） ③全身倦怠感 ④食欲不振 ⑤頸動脈怒張 ⑥浮腫（顔面，下肢） ⑦四肢冷汗，皮膚湿潤 ⑧体重 ⑨尿量，水分出納 ⑩スワン-ガンツ・カテーテル：中心静脈圧，肺動脈圧，肺動脈楔入圧，心拍出量・心係数 ⑪不安の訴え，精神状態（不穏，表情の変化，睡眠状態） ⑫検査データ：動脈血ガス分析，血液検査，心エコー，胸部X線写真，SpO_2 **T-P** ①安静を維持し，できるだけ安楽な体位にする（呼吸困難時は起坐位をとる） ②確実な酸素投与（必要時に気管挿管し，人工呼吸管理） ③薬物の確実な与薬 ④環境整備（モニター，点滴ラインなど） ⑤飲水制限 ⑥食事制限（塩分制限）：急性期は禁食とする ⑦不整脈出現，尿量減少など異常時，ドクターコールし，指示をあおぐ ⑧夜間不眠時は，医師の指示により睡眠薬与薬を検討する ⑨疾患，症状について理解できるよう，医師に説明を依頼する ⑩保清などにより気分転換を図る ⑪足浴 **E-P** ①症状，安静の必要性について繰り返し説明する ②食事，飲水制限の必要性について説明する ③疑問や不安なことがあれば伝えるように説明する	●胸部X線では，肺うっ血の所見，心胸比（CTR），胸水の有無を確認する ●心エコーでは，駆出率や静脈のうっ滞の程度を確認する ●呼吸困難時は上体を挙上し，楽に呼吸運動が行えるようにする．無理に上体を倒すと呼吸状態を悪化させる ●利尿薬の与薬により頻尿になるので，バルーンカテーテルを留置する ●口渇の強い患者に対しては氷片などで対応する．また飲水チェック表を付け，水分量の管理を指導する ●足浴は末梢血管を拡張し後負荷を軽減する目的で行う．熱めの湯で行うと心負荷が増大するため患者好みに合わせ約40℃と

G さまざまな原因で心不全を起こした患者の看護　207

し10分程度とする．血管
拡張が急激な場合，血圧
低下を招く可能性もあり，
バイタルサインの変動に
注意する

［2］心不全症状出現によるセルフケア不足

［問題解決のための視点］
☆急性期は循環不全，浮腫などにより易皮膚損傷状態で　　あり，活動制限により，二次的合併症が発生しやすく，
　　　　　　　　　　　　　　　　　　　　　　　　　防止する必要がある

看護目標・成果	看護計画	個別化のポイント
●肺合併症を起こさない ●皮膚を損傷しない，褥瘡が発生しない ●便秘を起こさない ●多数ルート留置による感染が起こらない	**O-P** ①バイタルサイン ②呼吸状態，副雑音の有無 ③痰の性状，量，色 ④浮腫の状態 ⑤皮膚の状態：発赤，びらん，湿潤状態など ⑥栄養状態，食欲の有無 ⑦腹部膨満感の有無 ⑧排便状況：量，性状，回数 ⑨活動量，安静度 ⑩検査データ：血液データ（栄養状態〈TP，Alb〉，感染徴候〈白血球，CRP〉），胸部X線写真 **T-P** ①体位ドレナージ，肺理学療法により喀痰を促す ②清拭により皮膚を清潔に保ち，異常の早期発見を行う（全身清拭，部分清拭，爪切り，洗面介助） ③1日3回口腔ケアにて口腔内を清潔に保つ ④体位変換（安楽な体位，同一部位の長期圧迫を避ける） ⑤便秘時，腹部マッサージや下剤を与薬する ⑥ルート刺入部は常に清潔に保っておく **E-P** ①痰の喀出方法を説明する ②体位変換の必要性を説明する ③皮膚の保護と保清の必要性を説明する	●体動困難な患者に対してはエアーマット，除圧マットを使用する ●呼吸器装着患者や浮腫著明な患者に対しては仙骨部にフィルムドレッシング剤などを予防的に貼付する ●陰嚢水腫のある患者に対しては摩擦による皮膚損傷を避けるため，軟膏塗布など皮膚保護をする ●安静度の範囲内で，自分でできることは自分で行うようにする

[3] 日常生活において適切な自己管理ができないことによる再発のおそれ

[問題解決のための視点]

☆患者自身が心不全悪化の誘因を認識でき，予防のための自己管理ができるように指導する

看護目標・成果

- 退院に向けての自己管理ができる
  - ・薬物療法
  - ・食事療法
  - ・運動療法
- 心不全悪化の徴候に気づくことができる

看護計画

O-P

①リスクファクターチェック
- 心疾患の既往
- 高血圧
- 肥満
- 喫煙　●ストレス

②日常生活における心負荷因子，注意点についての理解度の把握
- 睡眠
- 排便コントロール
- ストレスの有無
- 過食（暴飲，暴食）
- 喫煙の習慣
- 体重増加，尿量減少，浮腫
- 血圧，脈拍の異常
- 塩分，水分の取りすぎ
- 適度な運動，入浴時の注意
- 内服の管理

T-P

①不眠の原因を取り除き，必要時睡眠薬，抗不安薬について医師と相談する

②便通コントロールのため，必要時緩下薬を医師と相談する

③塩分制限，水分制限の食事療法について，必要時に個人栄養指導を計画する

④薬剤師による内服薬指導の計画を立てる

⑤毎日決められた時間に体重測定，血圧測定を行う

⑥心臓リハビリテーションに合わせた活動を行う

⑦管理栄養士による患者・家族への食事療法指導の計画を立てる

E-P

①適度な安静を保つよう指導する
- 日常生活で休息時間をつくる
- 規則正しいリズムで，ゆとりある生活を心がける
- 適度な運動でストレス解消を図る

②自己検脈，体重測定，血圧測定などセルフモニタリングの必要性を説明し指導する

③他職種と連携し，薬物療法，食事療法，運動療法について患者と家族へ指導する

④体重増加が1週間に2kg以上増加や感冒（風邪）症状などの感冒症状が出現した場合は，受診するよう説明する

個別化のポイント

- 自己検脈や体重測定，血圧測定の結果はカレンダーや手帳に書き込むように指導し，外来受診日には必ず持参し医師に見せるよう指導する
- パンフレットなどを利用しての指導
- ・患者・家族の理解度にあった指導計画を立案する

- 減塩食に馴染めない患者に対しては酸味や香味をうまく利用するよう指導する
- 入浴時は40℃程度で長湯はしない．冬季は脱衣所および浴室を温めてから入浴し，心負荷をかけないように注意する
- 心臓リハビリテーションに応じた運動を取り入れる．散歩や水中ウォーキングなどの有酸素運動が有効的である．運動中は自己検脈も実施し，120回/分を超えない範囲で軽く汗ばむ程度の強度がよい

G さまざまな原因で心不全を起こした患者の看護

COLUMN

●医療問題（問題の根拠・なりゆき）

問題	根拠
①心不全症状 　●左心不全 　●右心不全	●左心室の機能障害により，肺循環系では肺うっ血が起こり，さらに悪化すると肺水腫となる ▶呼吸困難，起座呼吸，咳嗽，喘鳴，泡沫状痰 ●体循環系では腎血流量が減少する ▶尿量減少，体液貯留 ●右室の機能障害により，静脈系にうっ滞が起こる ▶下肢の浮腫，肝腫大，胸水，腹水，頸静脈怒張
②心拍出量低下の徴候	●血流不足によって出現 ▶頻脈，血圧低下，全身倦怠感，下肢のだるさ，末梢循環の低下による四肢冷感，皮膚湿潤，尿量減少，意識レベルの低下，せん妄
③二次的合併症の出現	●重症な心不全の場合，安静臥床による合併症が出現 ●安静臥床で全身倦怠感もあることと肺うっ血により痰の量も増加し喀痰困難 ▶肺合併症（肺炎，無気肺） ●下肢浮腫があり，長期安静臥床により筋力低下⇒褥瘡
④心不全の再発	●食事療法，薬物療法，運動療法を行う必要があるが，すぐに生活習慣の変容は難しく，再発を繰り返す可能性がある．再発するたびに心機能は悪化する ▶心不全の再発，新機能の低下

One Point

■心不全を起こすさまざまな原因

●器質的心疾患がある

・冠動脈疾患：心筋梗塞，心筋虚血

・発性心筋症：拡張型心筋症，肥大型心筋症，拘束型心筋症など

・二次性心筋症：サルコイドーシス，アミロイドーシス，内分泌疾患，膠原病，アルコール性など

・心筋炎

・心臓弁膜症：大動脈弁疾患，僧帽弁疾患，三尖弁疾患

・先天性心疾患

・心膜疾患：収縮性心膜炎，心タンポナーデ

・不整脈：高度の頻脈，高度の徐脈，心房細動など

●その他

・高血圧，脂質異常症，糖尿病，動脈硬化，肥満，メタボリック症候群，喫煙などの生活習慣病

・貧血

・腎臓病

・甲状腺機能亢進症・バセドウ病

・肺疾患

・ウイルス感染症

・薬剤性

〈参考文献〉
1）吉田俊子・他：系統看護学講座専門分野Ⅱ　成人看護学3　循環器．医学書院，2015
2）佐藤直樹：まるごとおさらい！心不全，ハートナーシング28（8）：7-49，2015
3）鈴木久美・他：看護学テキストNiCE　成人看護学　慢性期看護，改定第2版，南江堂，2015

memo

第Ⅱ章 循環機能障害と看護
② 血流機能障害

A 血流機能が障害を受けたとき

渋谷えり子

a 血流機能障害のメカニズム

　血流機能とは，身体の各組織や器官に必要な酸素や栄養物やホルモン，および二酸化炭素や老廃物などを運搬する働きで，その働きが何らかの原因で障害された状態を血流機能障害と定義する．血流機能に関係するものは，血液とそれを司る器官である心臓（本章①-A「心臓ポンプが障害を受けたとき」参照）と血管である．

1. 血管と血液の機能

1) 血管

　血管は，動脈系と静脈系からなる（図1）．動脈は心臓から出て末梢の毛細血管に血液を運ぶ血管で，静脈は毛細血管から血液を運び出し心臓へ戻す血管である．血管壁は内側から順に内・中・外の3層の膜でできている．毛細血管は，1層の内皮細胞からでき，動脈と静脈が吻合し，間質液との物質交換がなされる．

　動脈は，一般に弾力性に富み，血流の調節を行っている．静脈は，中膜の発達が不良なため，弾力性は乏しいが，下肢の静脈は筋層の発達がよく，多くの弁があり血液の逆流を防いでおり，静脈血[*1]を通過させるだけでなく，心臓へ戻る血液量を調節する機能がある．

★1 静脈血：肺動脈で運搬され，二酸化炭素と酸素を交換し（肺循環），酸化された動脈血が肺静脈から左心房に運搬される（体循環あるいは大循環）

図1　血管の構造

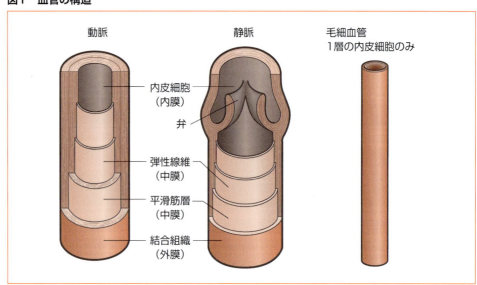

2) 血液

血液は，①ガス・栄養素・ホルモン・老廃物の運搬[★2]，②体温調節，③酸塩基平衡の維持，④体液量の維持，⑤外敵からの防御，⑥止血などの機能があり，弱アルカリ性（平均 pH7.4）[★3]である．血液は，体重の1/13を占める．

全血液量（約70〜100mL/kg）の1/3の動脈血が失われると生命への危険がある．静脈血の場合には，全血液量の1/2量を失っても適切な処置を行えば，救命できる．

---

2. 血流機能調節のメカニズム

血流は，心臓ポンプ力（心筋の強さ・心臓内の弁の状態），循環血液量（血管内血液の絶対量，毛細血管壁の透過性），血管系の容積・循環抵抗（動脈血管壁の弾性・収縮拡張状態），血液の粘稠性などによって血流量・速度が変わる．血流を調節するメカニズムには，血液を心臓より運搬するメカニズム（送血機能）と，末梢より心臓に血液を戻すメカニズムがある．

1) 心臓より血液を運搬するメカニズム

■1 大動脈の補助ポンプ作用

大動脈や太い動脈は，弾性線維が多く，心臓の収縮期には，心臓から血液が送り出されるとすぐに伸展し一度血液を貯留する．そして血管壁の弾性により受動的に収縮し血液を末梢に送り出しており，拡張期にも血液を末梢に送るという補助ポンプとしての作用がある．

■2 細動脈の臓器血流を調節する働き

細動脈は，平滑筋層をもち，平滑筋層が収縮・弛緩することにより，その周囲への血液供給を調節している[★4]．

■3 毛細血管の浸透圧較差

毛細血管は，一層の内皮細胞からできている薄い血管で，収縮期・弛緩期にかかわ

らず，一定の血圧を示し，間質液を介して血液と組織の物質交換を行っている．毛細血管は，水や電解質のような低分子物質や赤血球は通すが，血漿蛋白質のような大きな分子は通さないため，膠質浸透圧や組織圧（間質液圧）など圧力の差で水を移動させている．

そのため毛細血管内の血液量は，血圧と血液の膠質浸透圧によって変化する．このように含有血液量を調節するという血流調節作用がある．

■4 血圧

血管内の血液の圧のことで，一般的には心臓の収縮により心室から押し出された動脈内の圧をいう．太い動脈では，大動脈の最高血圧と，それより末梢の動脈での血圧との差により血液が流れる．

血圧は，主に「心拍出量」と「末梢血管の抵抗」で決定される．末梢血管の収縮・拡張を調節しているのは，延髄の血管運動中枢で，自律神経[★5]を介して調節が行われる．

また，頸動脈洞と大動脈弓の血管壁に存在する化学受容体により，血液中の血管収縮物質や酸素・二酸化炭素，pHなどの化学物質を感知し，舌咽神経や迷走神経を介して延髄にある血管運動中枢に送られ，交感神経または副交感神経を刺激して心拍や血管平滑筋収縮を調節する．

他に液性調節として交感神経の緊張が高まると副腎髄質から分泌されるカテコラミン（アドレナリン，ノルアドレナリン）が促進され，心臓の収縮力増強や血管収縮に関与し，血圧が上昇する調節機構がある．その他，腎血流量が低下すると，腎臓からレニンが血中に分泌され，アンジオテンシンⅡに変化し血管収縮に関与し，血圧を上昇させる機構もある．

血圧に影響する生活習慣・環境・生理的因子については，**表1**に示す．

[★2] 血液成分のうち赤血球が，酸素を運搬するヘモグロビンを含み，血流機能としての全身組織への酸素供給機能を担っている．赤血球の寿命は，約120日で，脾臓や肝臓で壊される．低酸素になると動脈血中の酸素分圧が低下し，腎のエリスロポエチンにより，赤血球産生が促進される

[★3] 動脈血ガス分析正常値
- pH 7.35〜7.45
- PaO_2 80〜100mmHg（Torr）
- $PaCO_2$ 35〜45mmHg（Torr）
- HCO_3^- 22〜28mEq/L

[★4] 動脈は，末梢に行くにつれて分れ，それに伴って血圧は下降する

[★5] 自律神経系には，交感神経系（心拍出増加，末梢血管を収縮させ血圧上昇させるなど身体活動に優位に働く）と，副交感神経系（身体活動に抑制的に働く）があり，副交感神経系は，末梢血管を拡張し，血圧は低下する

A 血流機能が障害を受けたとき　213

図2 血流機能障害の病態関連図

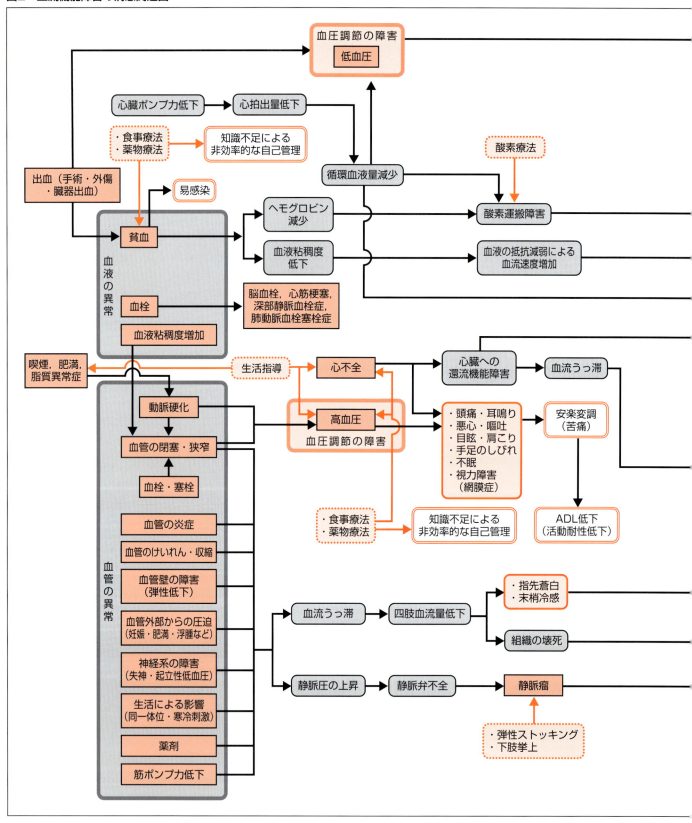

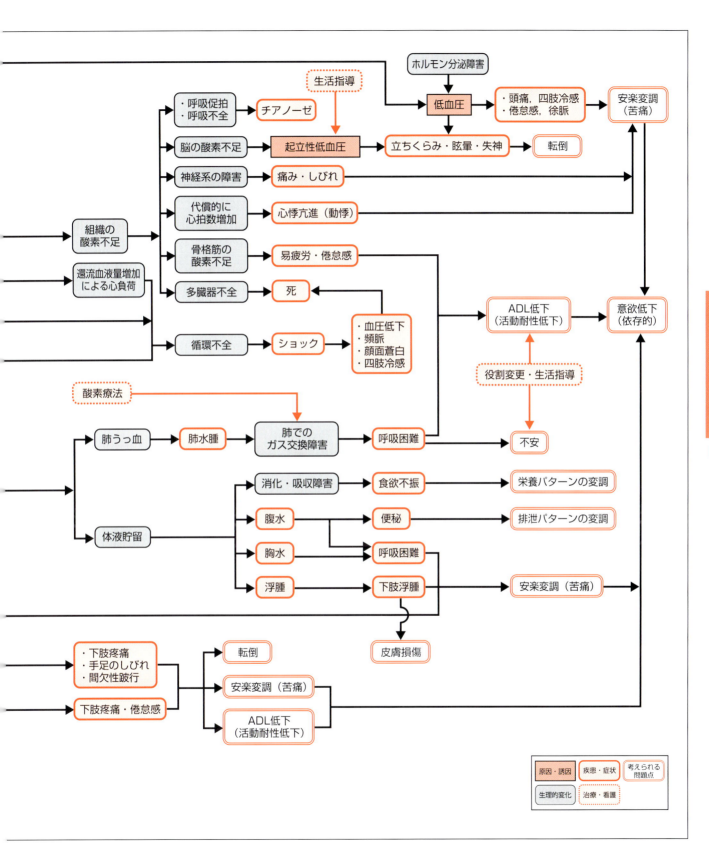

A 血流機能が障害を受けたとき

表1　血圧に影響する生活習慣・環境・生理的因子

影響因子	血圧への影響
気温	● 外気温が高いと末梢血管が拡張し，血圧は下降する．外気温が低いと末梢血管が収縮し，血圧は上昇する ● 寒冷刺激により皮膚の温痛覚刺激が交感神経活動を亢進し，末梢血管が収縮するとともに，副腎からカテコラミンが分泌され，静脈収縮により心臓への循環血液量が増加し，血圧が上昇する
体温	● 悪寒戦慄時は，末梢血管の収縮により血圧は上昇し，高熱時は，末梢血管が拡張するため血圧は低下する
呼吸	● 血中の二酸化炭素の濃度が低下すると血圧は低下する．深呼吸によって血圧は低下する
体位	● 収縮期血圧は，臥位が最も高く，臥位＞座位＞立位である
左右差	● 一般に右の方が，大動脈から直接的に血流を得ているので高い
上下肢差	● 立位で測定の場合には，下肢の方が高い
測定部位の太さ	● 上腕の太い人は，多量の皮下脂肪も同時に圧迫し，余分の圧が必要となるため，細い人と比べると高めである
睡眠	● 昼間活動時に最も高値で，夜間睡眠時は低下する ● 睡眠中は，交感神経活動の低下により，心拍数は減少し，血圧は低下する ● 睡眠不足は，交感神経刺激を亢進し，収縮期血圧・拡張期血圧ともに上昇する
嗜好品	● アルコールは血管を拡張させる作用があり，血圧を低下させやすい．しかし，心拍出量や心拍数を増加させ血圧を上昇させることもある ● 煙草に含まれるニコチンには，交感神経を刺激し，血管の収縮や心拍出量を増加させ，血圧を上昇させる作用がある ● 紅茶やコーヒーに含まれるカフェインは，交感神経を刺激し，血管の収縮や心拍出量を増加させ，血圧を上昇させる
ストレス	● 怒りや興奮時は，主にノルアドレナリン，不安時はアドレナリンの分泌が促進され，血圧は上昇する．これらカテコラミンの慢性作用として脂肪遊離を促進し血中コレステロールや中性脂肪値を上昇させ動脈硬化につながる ● 精神的な衝撃・疼痛が極度になると副交感神経を刺激して血管を拡張させ，血圧は低下する
運動	● 急性作用として，運動負荷に応じて収縮期血圧が増加する ● 慢性作用として規則的な有酸素運動は交感神経刺激を抑制し，末梢血管抵抗を低下させる
食事	● 塩分（Na）のとりすぎは，腎における水の再吸収を促進し，循環血液量を増加させるため，血圧を上昇させる．また，塩分（Na）は，末梢動脈平滑筋の緊張を高め，収縮性を亢進させるため血圧は上昇する ● 脂質のとりすぎにより，動脈硬化を促進し，末梢血管抵抗増加の原因となる ● 食後は，代謝が亢進するため血圧は上昇するが，1時間ほどで回復する
入浴	● 40℃温湯での全身入浴は，入浴10分後まで温熱刺激による末梢血管拡張で血圧は低下する ● 入浴20分後では遅延性の交感神経刺激によりカテコラミンの分泌，心拍数・心拍出量が増加し，血圧は上昇する ● 42℃では，入浴直後に，一時的に交感神経の緊張によって血圧は上昇する
排泄	● 怒責は，一時的に血圧を上昇させる

2）心臓へ血液を戻すメカニズム

1 心臓ポンプ作用

　中心静脈圧（5〜10mmHg）と右房圧（0〜5mmHg）との圧差により，血液が静脈から右心房に流れ込むという仕組みと，収縮して右心室内に血液が流れ込んだあと，右心房は弾性的に元に戻ろうとするときに内圧が低下し，静脈との圧差により静脈血が右心房内に流れ込む仕組みである．

2 呼吸ポンプ作用

　血流は，呼吸運動による内圧の変化でも調節される．吸気時は，胸腔内圧は低下し，横隔膜が下降するために腹腔内圧は上昇する．この圧の差により，静脈血は腹腔から胸腔へ移動する．呼気時は，胸腔内圧は上昇し，横隔膜が上昇するために腹腔内圧は低下する．しかし，腹腔から胸腔への静脈血の血流圧は低下し，下肢から腹腔へ血流圧は増加する．このような呼吸による胸部や腹部の圧の差で血液が流れる仕組みが，呼吸ポンプ作用である．

3 筋ポンプ圧

　静脈周囲の骨格筋の収縮・弛緩により，その部位の静脈が圧迫され，静脈血が心臓

表2 成人における血圧値の分類（日本高血圧学会高血圧治療ガイドライン2014）

分類		収縮期血圧		拡張期血圧
正常域血圧	至適血圧	<120	かつ	<80
	正常血圧	120〜129	かつ/または	80〜84
	正常高値血圧	130〜139	かつ/または	85〜89
高血圧	Ⅰ度高血圧	140〜159	かつ/または	90〜99
	Ⅱ度高血圧	160〜179	かつ/または	100〜109
	Ⅲ度高血圧	≧180	かつ/または	≧110
	（孤立性）収縮期高血圧	≧140	かつ	<90

の方へ押し出される仕組みである．

4 逆流を防止する弁の働き

静脈は動脈に比べ内腔が広く壁は薄い．弾性線維や平滑筋線維が少なく，受動的に血液が流れるために内圧は低い．上下肢の直径2mm以上の静脈には，逆流を防止するための弁がある．押し出された静脈血は，静脈弁★6により，逆流が防止され，心臓方向へのみ流れ，心臓へ戻る血流圧を増加させる働きがある．

b 血流機能障害の原因と症状

血流機能障害の原因には，心臓のポンプ力低下，血管の異常，血圧調節の障害，血液の異常（貧血）がある（図2）．心臓ポンプ力低下については，本章Ⅰ-A「心臓ポンプが障害を受けたとき」参照．

1. 血管の異常

血管の異常は，①動脈硬化による血管壁の弾性低下，②血液の圧力による血管の脆弱化で局所的に血液が貯留したことによる大動脈瘤や血管壁の解離・破裂，③外傷による血管の損傷，④動脈硬化★7や血栓による血管壁の変化や閉塞・狭窄，⑤膠原病や大動脈炎などの血管の炎症，⑥寒冷刺激やレイノー症候群などによる血管のれん縮・収縮，⑦妊娠・腫瘍やコルセット・長期臥床など外部からの圧迫による血管の物理的閉塞・狭窄などがある．

これらさまざまな原因による血管の異常での症状は，組織の酸素不足が起こり，痛みや組織の壊死につながる．

2. 血圧調節の障害

1) 高血圧症

血圧調節の障害には，高血圧と低血圧がある．高血圧は，原因となる疾患が不明な血圧だけが高い場合を本態性（一次性あるいは原発性）高血圧，血圧を高くする原因がある場合を二次性（続発性）高血圧に分類される．

正常血圧と高血圧の規定については，表2に示した．

高血圧の状態では，以下の影響が生じる．①心臓への影響として，血液を全身に送り出す左心室の負担が増し，心肥大や心不全の原因となり，動作時の動悸・息切れや日常生活動作への影響が起こる．また，冠動脈硬化を伴う高血圧の場合には，心筋梗塞・狭心症の原因ともなり，胸痛発

★6 大静脈には血液の逆流を防止する弁はないが，縦走平滑筋の収縮によって血液の逆流は防止される．また，筋肉の影響を受けない，頭蓋内や脊椎内の静脈などには静脈弁はない

★7 動脈硬化：動脈の内膜にコレステロールなどの脂肪がたまって粥状に硬化し，その内膜に線維・カルシウムなどが沈着し，硬くなり，血管の弾力性を失った状態をいう

表3　キース・ワーグナー（Keith-Wagener）の分類

程度	眼底網膜の状態
Ⅰ度	網膜動脈の軽度狭小化および硬化を示す.
Ⅱ度	動静脈交差点における静脈の圧迫および動脈壁反射を伴った中等度の動脈硬化を示す.
Ⅲ度	白斑，網膜細動脈のれん縮，綿花状の出血を伴う.
Ⅳ度	Ⅲ度の網膜像に，乳頭浮腫を伴ったもの.

表4　貧血の原因

原因	原因となる疾患
①出血による赤血球の喪失	悪性腫瘍による失血や外傷・手術など
②赤血球の発育不良	鉄欠乏性貧血，悪性貧血など
③造血器の異常	再生不良性貧血，骨髄線維症
④赤血球破壊の亢進による赤血球の喪失	溶血性貧血，脾機能亢進症など ＊赤血球自体の異常で正常な寿命が保てない場合と，赤血球以外 の要因によって破壊が亢進する場合がある

作や心室細動を起こしたり，心停止にもつながる

②脳への影響として，脳の動脈硬化と脳虚血を起こし，脳出血や脳梗塞の原因となり，意識障害や言語障害，片麻痺などの症状出現につながる

③腎への影響は，尿の濃縮力が低下し，蛋白尿や尿比重が低い尿が多量に排泄され，腎機能低下をもたらし，腎不全を引き起こす

④眼への影響は，高血圧と動脈硬化により，眼底の網膜動脈の硬化を起こす（**表3**）.

2）低血圧症

低血圧は，一般には安静時の収縮期血圧が100mmHg以下で，倦怠感，脱力感，眩暈，注意・集中力の低下，食欲不振，徐脈，四肢冷感などの症状がある場合をいうが，定義はさまざまである．原因は，末梢血管抵抗の減少，心拍出量減少，循環血液量減少などである.

原因が不明確な場合には，血管運動神経などの自律神経失調，下垂体・副腎・甲状腺などの内分泌異常，ノルアドレナリン分泌低下，レニン・アンジオテンシン系の異常，筋緊張低下による静脈還流減少などが

発症機序に考えられている.

低血圧の状態では，入浴や起立時に，眩暈，立ちくらみが生じることがある．これは，循環血液量減少や血管調節の障害によって起こり，「起立性低血圧」と呼ばれる[*8].

3．赤血球減少による障害（貧血）

血流機能障害を起こす血液の異常には，血液の粘稠性が増加する場合や赤血球[*9]減少などによる貧血状態がある．血液の粘稠性を増す原因の1つには，ヘマトクリット（Ht）値の増加があるが，一般的には一定である．血流機能障害における血液の異常で問題となるのは，貧血の場合である.

貧血[*10]は，血液単位容積中の血色素（ヘモグロビン）あるいは赤血球が，正常以下に減少した状態をいう．貧血の原因は，①出血による赤血球の喪失，②赤血球の発育不良，③造血器の異常，④赤血球破壊の亢進[*11]による赤血球の喪失がある（**表4**）.

貧血があると，組織の活動に必要な酸素の運搬能力が低下するために，組織は酸素欠乏状態で，さまざまな全身状態を呈する.

★8 起立性低血圧では，5分間の安静臥床後，臥位と立位で血圧と脈拍を測定する．起立して3分以内に，収縮期血圧20mmHg以上，あるいは拡張期血圧が10mmHg以上低下する

★9 赤血球の生理作用は，酸素，炭酸ガスの運搬と血液pHの調節

★10 貧血の目安値（WHO，成人の場合）
●男性：13g/dL以下
●女性：12g/dL以下

★11 赤血球の破壊による溶血の亢進があると，ヘモグロビンの分解産物であるビリルビンが血中に増加する（黄疸）

218

重症度を左右する因子は、①貧血の出現・進行の速さと程度（症状発現までの期間）、②代謝状態、③随伴する他の疾患の有無（特に心機能）、④貧血の原因となる他の疾患の状態や合併症の状態などによるので、これら情報を収集し、アセスメントをする。

酸素運搬機能の低下により、皮膚と粘膜の蒼白（チアノーゼ★12）、易疲労、息切れ、体動時の動悸、知覚異常、頭痛、精神状態の異常、眩暈などのある患者では、狭心症やうっ血性心不全を起こしやすいなどの症状が出現する。

C 血流機能障害の症状とその影響

1）血圧異常

高血圧が持続すると、随伴症状としての頭痛、眩暈、耳鳴り、肩こり、手足のしびれ、不眠などの症状の悪化をまねく。そして、全身の細動脈に硬化が起こり、脳血管障害や心肥大、心筋梗塞、心不全、腎硬化症、動脈硬化性網膜症など合併症を引き起こす危険がある。

低血圧が持続すると、頭痛、眩暈、手足の冷えのほか徐脈、易疲労、作業能率の低下など症状が悪化する。さらには失神を引き起こし、転倒・外傷など事故につながる可能性がある。

2）倦怠感・易疲労

血流機能障害によって骨格筋への酸素供給が不足すると、無酸素的代謝によりエネルギーが供給される。その代謝において疲労物質が蓄積され、疲労しやすくなる。

3）四肢疼痛（血管のれん縮・末梢循環障害）

四肢疼痛の原因には、末梢動脈の閉塞障害や静脈炎などによって起こる下肢の疼痛

★13や、静脈炎と血管のれん縮による手指の疼痛がある。動作や運動によって筋肉の収縮運動が必要となるが、末梢動脈の閉塞障害があると、その筋肉運動に必要な血液の供給が受けられず、酸素不足状態となり、発痛物質が遊離され痛みが起こる。

下肢の末梢循環障害による痛みが強いと、間欠性跛行がみられる。痛みは安静にすると消失する。血管のれん縮による痛みは、寒冷刺激によって手指の血管がれん縮するために起こるもので、感覚麻痺を伴うこともある。

4）眩暈

血流機能障害から起こる眩暈★14は、脳循環障害による脳の酸素不足が前庭神経に影響を与えるために起こる。その原因の1つは、血圧異常で、低血圧では、脳への血液供給不足による脳の酸素不足が原因である。高血圧では、脳動脈の血圧亢進や血管のれん縮が一次的な脳循環の異常を引き起こすために眩暈が起こる。

また、貧血による脳への酸素供給不足や、脳血栓などによる脳血行障害も眩暈を引き起こすことになる。脳への酸素供給不足が悪化すると、失神★15や意識レベルの低下を引き起こす。

5）浮腫

血流機能障害から起こる浮腫★16は、毛細血管内圧の変化と毛細血管の透過性亢進によるものである。心不全による静脈圧の上昇による血流のうっ滞では、下肢に浮腫がみられるが、肺の浮腫（肺水腫）、胸水、腹水も引き起こす。

★12 チアノーゼ：皮膚または粘膜の毛細血管の中にある血液中の還元ヘモグロビンの量が 5g/dL 以上になり、皮膚・粘膜が暗青色にみえる状態をいう

★13 血管の炎症時には、発痛物質が遊離され、神経細胞の興奮を高める

★14 眩暈の場合、一般的に副交感神経（血管を拡張させる）は緊張状態にあり、交感神経（血管を収縮させる）は緊張低下の状態にある。立位時は、臥床しているときよりも、さらにその傾向が強くなり、眩暈は出現しやすい

★15 失神：脳の血流の不足（虚血）により、一過性の短い時間の意識消失をいい、一般的には、けいれんは伴わない。目の前が真っ暗になる前駆症状を伴い、突然倒れることが多い。失神は、興奮や緊張などによる血管迷走神経性失神と起立時の血圧低下による起立性低血圧、徐脈や発作性頻拍など心原性によるものがある

★16 心拍出量の減少により、末梢循環が悪くなり、毛細血管の酸素供給不足で透過性が亢進し、水分が組織へ出ることによって浮腫が起こる。また、静脈系から戻れなくなった血液がうっ滞することによって静脈圧が高くなり、毛細血管の透過性が亢進し組織に浮腫が起こる

第Ⅱ章 循環機能障害と看護

2 血流機能障害

A 血流機能が障害を受けたとき 219

d 血流機能障害に対する看護

1. 身体的影響に対する看護

1) 考えられる問題点と看護目標・成果

身体的影響に対する考えられる問題点と看護目標・成果とその援助方法を挙げる.

考えられる問題点	看護目標・成果
[1] 血流機能障害（送血機能障害）による組織の酸素不足から倦怠感・易疲労など苦痛症状の出現とADL低下の可能性 ●倦怠感, 易疲労 ●頭痛 ●息切れ ●四肢冷感 ●眩暈 ●失神 ●手足のしびれ	1) 酸素消費を抑え, 倦怠感・易疲労・息切れなど苦痛症状が生じない, あるいは緩和する 2) ADLが低下しない
[2] 血流機能障害（心臓へ戻る機能障害）による血流うっ滞で下肢浮腫や肺水腫・胸水貯留が生じ, 苦痛である ●下肢皮膚が損傷しやすい ●呼吸困難 ●食欲不振	1) 皮膚の損傷・感染を起こさない 2) 呼吸困難が緩和する 3) 水分出納のバランスが維持できる 4) 電解質バランスが保てる 5) 栄養低下が生じない
[3] 血管閉塞や組織の壊死, 神経圧迫の症状による苦痛と転倒の可能性 ●下肢の疼痛 ●手指のしびれ ●間欠性跛行	1) 転倒しない 2) 末梢組織への血流が維持され, 静脈血の還流が促され, 疼痛が緩和する 3) 日常生活動作に支障をきたさない 4) 褥瘡をつくらない
[4] 血圧調節異常による不快感（苦痛）が生じる ●頭痛 ●悪心・嘔吐 ●眩暈 ●動悸・息切れ ●視力障害 ●耳鳴り	1) 血圧がコントロールされ不快感（苦痛）が緩和する 2) 血圧コントロールに必要な自己管理の方法について説明

2）考えられる問題点［1］の看護

考えられる問題点	看護目標・成果	考えられる援助方法
［1］血流機能障害（送血機能障害）による組織の酸素不足から倦怠感・易疲労などによる苦痛症状の出現とADL低下の可能性 ●倦怠感，易疲労 ●頭痛 ●息切れ ●四肢冷感 ●眩暈 ●失神 ●手足のしびれ	1）酸素消費を抑え，倦怠感・易疲労・息切れなど苦痛症状が生じない，あるいは緩和する 2）ADLが低下しない	〈観察〉 **1 組織の酸素不足の把握** ●バイタルサインの変化（血圧，徐脈・頻脈・不整脈の有無，体温，呼吸数と呼吸状態，意識レベル，動脈拍動状況など）[★17・18] ●動脈血ガス分析データ[★19] ●血管造影検査結果 ●貧血の有無・程度（赤血球，血清ヘモグロビン，ヘマトクリット，皮膚色の変化，チアノーゼの有無など），貧血症状の有無（眩暈，ふらつき，顔面蒼白，立ちくらみ，労作時の息切れ，頭痛，倦怠感，易疲労，四肢冷感，手足のしびれ等）[★20] ●心機能（胸部X線による心胸比[★21]・胸水貯留の有無，心拍出量，心係数，駆出率） ●尿量（乏尿はないか） ●表在静脈（頸部，四肢）の怒張の有無 ●浮腫の有無（程度・部位） ●消化器症状の有無（悪心・嘔吐，食欲不振，便秘），食事摂取量 ●精神症状，不眠の有無 **2 ADLへの影響** ●動作と息切れ・易疲労との関係を観察し，症状を増強させない範囲の活動を患者・家族に理解してもらい，介助が必要なADLの援助を行う ●歩行状態・歩行距離と症状との関係を観察し，適宜介助を行う 〈酸素供給不足を補う援助〉 **1 組織への酸素供給を増加させるための援助** ●指示による酸素療法の実施と管理[★22] ・酸素療法の必要性について説明し，理解・協力を得る ・経鼻カニューレ・酸素マスクによる，鼻粘膜・皮膚の損傷を予防するために，適切な加湿とカニューレ・マスクの固定部位の皮膚の保護と観察を行う ・呼吸状態の観察を行う ●体位の工夫 ・ギャッチアップ，安楽枕などを使用し，ファーラー位や起座位（図3）など安楽な体位にする[★23] **図3　安楽な体位** 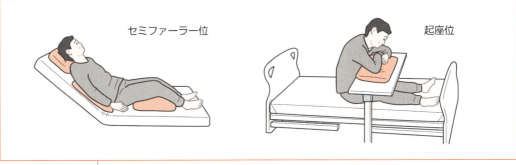 **2 酸素消費を抑える** ●酸素消費を抑えるために安静にする（行動制限） ・安静の必要性について本人・家族に説明をし，協力を得る ・日常生活動作（ADL）で行ってよい範囲，援助を受ける必要がある範囲について具体的に説明する

・日常生活動作の援助を行うことにより，酸素消費を抑える[24]
・会話による息苦しさが増強する場合などは，面会の制限を行う
・床上安静の場合には，届きやすいところに必要物品は置く

● 消化のよい食事[25]
・消化のよい発酵しにくい食品を選択する
・食後の安静を促す

● 便秘の予防
・排便時の怒責は，酸素消費を増すので，怒責をしないよう説明する
・腹部マッサージを行う
・水分摂取を促す（飲水制限がある場合には，指示の飲水量の範囲内）

● 感染予防[26]
・口腔内の清潔を保つための援助を行う（含嗽・歯磨き）
・皮膚・粘膜の清潔への援助を行う（清拭・陰部洗浄）

3 倦怠感への援助[27]
● マッサージを行う
● 倦怠感が強いときは，安静にさせ，日常生活動作の援助を行う
● 夜間，睡眠前に足浴を行う

〈機能を回復させるための援助〉
● 薬物療法の管理
・作用効果，副作用を観察する
・薬物療法について説明し，理解を得る

● 生活習慣の見直しと改善策の情報提供
・血流機能障害の悪化因子についてアセスメントし，必要な改善策について情報提供する
・酸素消費を増強させないような生活動作についての改善策を情報提供する
・貧血を改善するための食生活の見直しと改善策を情報提供する
・動脈硬化を起こすような食生活の見直しと改善策を情報提供する
・便秘の予防法について指導する
・感染予防について指導する

★17 血圧の左右差は，10mmHg以内である．それ以上の場合は，大動脈狭窄症や大動脈炎を疑う．下肢が上肢より20mmHg以上高い場合には大動脈閉鎖不全，下肢が上肢より低い場合には，腹部大動脈瘤，大動脈閉塞性疾患などを疑う

★18 ストレスとニコチンの吸収が重なると，心拍数・収縮期血圧とも一過性に上昇し，心臓への負担を増す

★19 動脈血ガス分析の正常値は本章a-1.「血管と血液の機能」参照

★20 組織への血液供給不足は，組織の壊死・壊疽を起こしやすく，四肢切断に至ることもある

★21 心胸比（心胸郭係数）：CTR（cardiothoractic ratio）心臓の最大横径と胸郭内側最大横径との比．50%以上は異常

★22 安静時空気呼吸下で酸素分圧が60〜70mmHg以下（SpO₂

<90%）が酸素療法の適応である

★23 横隔膜を下げ呼吸面積を広げる

★24 症状に応じて入浴ではなくシャワー浴．シャワー浴のときは椅子を利用．腰掛けての歯磨きや整髪動作とするなど酸素消費を抑える動作について具体的に指導する

★25 消化時のエネルギー消費を抑える．腸内ガスは，横隔膜を挙上し，呼吸運動を抑制する

★26 感染は，代謝を亢進させ，酸素消費を増す

★27 血流機能障害時の倦怠感は，組織の血流不足が原因の1つである．摩擦，もむなどのマッサージは，毛細血管が拡張することによって組織への血液供給を多くし，皮膚やその部位の組織を温め，機能を活発化させる効果がある．これにより他の部位の血液循環もよくする効果があり，倦怠感緩和に効果がある

3) 考えられる問題点［2］の看護

考えられる問題点	看護目標・成果	考えられる援助方法
［2］血流機能障害（心臓へ戻る機能障害）による血流うっ滞で下肢浮腫や肺水腫・胸水貯留が生じ，苦痛である ●下肢皮膚が損傷しやすい ●呼吸困難 ●食欲不振	1）皮膚の損傷・感染を起こさない 2）呼吸困難が緩和する 3）水分出納のバランスが維持できる 4）電解質バランスが保てる 5）栄養低下が生じない	〈観察〉 **1** 血流機能障害時の浮腫の原因と状態の把握 ●バイタルサイン，心機能の把握 ●血液検査データ（血漿蛋白質，蛋白分画，電解質，尿素窒素，クレアチニンなど） ●浮腫[★28]の部位・程度，皮膚の状態 **2** 治療効果 ●薬物療法の内容・副作用の有無 ●尿量，水分出納[★29] ●体重変化，浮腫部位の周囲経の変化 〈皮膚損傷予防のための援助〉 **1** 圧迫を避けるための援助 ●体位変換が困難な場合には，体位変換介助を行う ●安楽枕・除圧マット・ムートンなどを使用し，圧迫を避ける ●マッサージを行い，循環をよくする ●浮腫のある皮膚は薄く傷つきやすいので，柔らかい素材で，ゆるめの衣類を使用し，緊縛を避ける **2** 清潔の保持と外傷予防への援助 ●皮膚の抵抗が弱くなっているので，傷をつくらないよう注意して清拭を行う ●皮膚と皮膚が触れ合う面や，陰部の清潔を保つ ●爪は短く切っておく ●皮膚が乾燥しすぎている場合には，保湿性のクリーム，オリーブオイル，ワセリンなどを塗布し，保護する ●熱傷に注意する（温罨法，湯たんぽ使用時は，低温熱傷に注意） ●褥瘡をつくりやすいので予防する（圧迫予防・マッサージ・保清・栄養補給など） 〈浮腫による苦痛緩和への援助〉 ●下肢に浮腫がある場合には，下肢を高くする（血液を停滞させないため末梢からの還流を促進させる） ●患者の安楽な体位にする ●同一体位を避ける ●日常生活動作状況を把握し，適宜日常生活動作を介助する ●下肢のマッサージを行う ●四肢の浮腫がある部位は，血行が障害されているために冷めたい．保温や温罨法，足浴・手浴をすることによって血管を拡張させ，循環をよくし，組織間液の還流を促す 〈機能回復のための援助〉 **1** 浮腫軽減のための食事の援助 ●浮腫の程度により，塩分・水分制限を行う[★30] ●低蛋白血症があるときは，指示された蛋白量が摂取できるよう指導する **2** 利尿薬の管理 ●水分出納管理 ●検査データを把握しておく（電解質異常の有無） ●利尿薬[★31]使用時間を配慮し，夜間良眠できるようにする ●可能であれば，毎日同じ時間に体重測定する

A 血流機能が障害を受けたとき　223

★28 ●局所性浮腫：末梢組織の毛細血管部における血管内血液と組織間液との体液交換調節の局所因子によって起こったもの
●全身性浮腫：腎臓での水・ナトリウム（Na）排泄障害によって起こったもの
★29 1日の水分出納は以下のとおり
〈In〉
●飲水量：800〜1000mL
●食物の水分：900mL
●燃焼水：300mL

〈Out〉
●尿：1000〜1500mL
●便：100mL
●不感蒸泄：900mL
★30 減塩食は，食欲を低下させるので，患者の食事摂取状況と栄養状態悪を観察しながら必要に応じて，栄養士・家族の協力を得ながら工夫する
★31 利尿薬の副作用：低ナトリウム血症，低カリウム血症

4）考えられる問題点［3］の看護

考えられる問題点	看護目標・成果	考えられる援助方法
［3］血管閉塞や組織の壊死，神経圧迫の症状による苦痛と転倒の可能性 ●下肢の疼痛 ●手指のしびれ ●間欠性跛行	1）転倒しない 2）末梢組織への血流が維持され，静脈血の還流が促され，疼痛が緩和する 3）日常生活動作に支障をきたさない 4）褥瘡をつくらない	〈観察〉 ①血流機能障害による疼痛の原因と状態の把握 　・血圧（測定部位による差の有無・程度），脈拍，体温 　・動脈の拍動触知状態 　・血液検査データ（中性脂肪，総コレステロール） 　・四肢のしびれの有無，程度 　・四肢の冷感の有無程度，左右差 　・血管造影検査の結果 　・外傷の有無・程度 　・潰瘍形成・壊疽の有無（部位・程度★32） 　・疼痛部位，程度 　・歩行状態（疼痛との関係，歩行距離） 　・基礎疾患の有無・程度（高脂血症，糖尿病，高血圧など） 〈疼痛緩和への援助〉 ②疼痛時は，安静を保つ ③歩行困難時は，車いすでの移動や，床上安静とし日常生活動作（ADL）の介助をする ④指示の鎮痛薬の効果的な使用と副作用の観察を行う ⑤歩行障害のある患者では，転倒を防止するための援助を行う（周囲の環境整備，歩行介助など） ⑥睡眠確保のための援助を行う（静かな環境，疼痛の緩和への援助，睡眠薬・入眠薬の使用など）★33 〈血流機能改善のための援助〉 ⑦冷やすと血管をれん縮させたり，疼痛を増強させるので，保温し予防する ⑧温罨法とマッサージ（血栓症による場合は，マッサージによって血栓を移動させ，肺塞栓症を起こす危険があるので，患側のマッサージは行わない） ⑨適宜，日常生活動作の援助を行い，疼痛部位の安静が保てるようにする ⑩静脈血の血流障害の場合には，心臓より高くすることにより，痛みが軽減することがある ⑪下肢の静脈瘤には，弾性ストッキングを使用する ⑫禁煙指導をする★34 ⑬寒冷刺激を避ける 〈血流機能回復のための援助〉 ■1 四肢切断を受ける必要のある人への援助 ●術前の不安への援助を行う ●術前・術後の全身管理を行う ●セルフケア不足への援助を行う ●術後のリハビリテーションとADLの拡大への援助を行う

224

● 障害受容への援助を行う

● 褥瘡や感染症など二次的合併症を予防する

2 血栓除去術・バイパス術を受ける患者への援助

○ 二次血栓を防ぐための援助を行う（抗凝固薬などが使用されるので薬物療法の管理と出血傾向に注意し出血予防を行う）

● 還流を促すために弾性包帯または弾性ストッキングを使用する場合には，効果的使用ができているか，循環障害はないかを観察し，適宜巻き直しなどを行う

3 潰瘍治癒促進のための援助

● 洗浄と消毒を実施する

● 指示の軟膏塗布

○ 二次感染の予防（無菌操作）

● 離被架を使用し，圧迫を避ける

● 良好な栄養状態維持のための援助（蛋白質・ビタミン摂取が必要）

〈予防のための援助〉

● 動脈系の血流機能障害の場合

・冷やさないことの必要性を説明し，対処方法を指導する．（保温，温罨法など）★35

・疼痛を増強させない程度の歩行距離にとどめることの理解を得る

・薬物療法の作用・副作用と使用方法を説明し，自己管理できるようにする

・異常の早期発見のための観察ポイントを指導する（四肢の観察，潰瘍・外傷の有無，下肢の冷感・左右差，四肢のしびれの有無・程度，皮膚の色）.

・異常出現時は，すぐ医師の診察を受けるよう指導する

・動脈の触知状態の観察方法を指導する

・靴擦れ・深爪の予防や鶏眼（うおのめ）・胼胝（たこ）などの処置法や，熱傷・外傷予防について指導する

・発赤発現部のマッサージ方法を指導する

・高血圧症や糖尿病，高脂血症など基礎的疾患を有する患者が多い．基礎的疾患の治療継続への指導を行う

・禁煙指導する

● 静脈系の血流障害の場合

・四肢の運動を行う（床上やベッドサイド座位での下肢・足背の運動）

・弾性包帯または弾性ストッキングの使用法を指導する

・長時間の立位や座位で過ごす場合には，時々下肢を挙上し，還流を促すよう指導する

・列車・飛行機での移動時は，1時間に1回は立って歩くか，下肢を動かす必要があることを説明する★36

・足を組む姿勢は，血流機能を障害させるので，あまり長い時間組まない方がよい

・抗凝固薬や血栓溶解薬の使用による出血傾向について説明し，注意点が理解できるよう援助する

★32 血流機能障害が進むと，皮膚の汗腺は萎縮し，乾燥と亀裂が生じやすく，そこからの傷は阻血のために栄養が得られず，治癒しにくく，壊疽に至りやすい

★33 安静時疼痛：組織の無酸素症と阻血性神経炎によるもので，夜間睡眠中に増悪しやすいため，睡眠障害を起こす

★34 ニコチンは，末梢血管の収縮を起こし，手指足趾への血流を減少させる．一酸化炭素の作用で酸素不足を助長する

★35 保温は，血管を拡張させるための効果があるが，温めすぎると，組織の代謝を高め，酸素需要が高まり，痛みが増強することもあるので注意が必要

★36 エコノミー・クラス症候群と呼ばれ，飛行機の機内の座席のような狭い場所（列車・自動車なども同じ）に長時間，動かずに水分補給もしない状態が続くと，下肢の血管内に血液がうっ滞し，時間とともに血液の粘稠性が高くなり，下肢の血管内で固まってしまう深部静脈血栓症を起こしやすく，これが剝離して全身に流れ，特に肺動脈に詰まって肺塞栓の原因となることがある

Ａ 血流機能が障害を受けたとき　225

5) 考えられる問題点［4］の看護

考えられる問題点	看護目標・成果	考えられる援助方法
［4］血圧調節異常による不快感（苦痛）が生じる ●頭痛 ●悪心・嘔吐 ●眩暈 ●動悸・息切れ ●視力障害 ●耳鳴り	1) 血圧がコントロールされ不快感（苦痛）が緩和する 2) 血圧コントロールに必要な自己管理の方法について説明できる	〈観察〉 **1** 血圧上昇時の観察 ●高血圧の程度の把握 ・バイタルサイン（血圧値と変動パターン・上肢左右差の有無，脈拍，体温，呼吸状態，意識レベルなど全身状態） ・血液検査データ ・胸部X線 ・心電図 ・尿検査[37] ・眼底所見（出血・うっ血乳頭の有無・程度）＊特に血圧上昇時 ・特殊検査（腎機能検査，心エコー，ホルモン検査，頭部CT） ・自覚症状の有無・程度 ・血圧上昇時：頭痛，耳鳴り，動悸，顔面紅潮，悪心・嘔吐，不眠，胸内苦悶など ・血圧低下時：眩暈，欠伸，四肢冷感，悪心・嘔吐，食欲不振，頭痛，倦怠感など ●高血圧への影響因子の把握 ・年齢 ・生活・就労状況（ストレス，労働量，生活リズム，休養確保状態，睡眠状態など） ・食生活（塩分摂取量，味の好み，調理する人） ・飲酒・喫煙状況 ・高血圧症の家族歴の有無 ・合併症の有無（糖尿病，脳血管疾患，心疾患，腎疾患，内分泌・代謝性疾患など） ・排便状況 ・精神状態　＊治療に対する患者・家族の反応も大切 〈血圧変動による症状の苦痛への援助〉 ●頭痛時の援助 ・バイタルサイン測定を行う ・頭痛について患者の訴えを聞き，増悪因子についてアセスメントをする ・指示の薬物療法の管理を行う ・薬物使用時は，効果と副作用を観察する ・急激な体動を避ける ・額の冷罨法，氷枕の使用，頭部を高くするなど薬物以外の方法を勧める ●悪心・嘔吐時の援助 ・バイタルサイン測定を行う ・頭痛を緩和するための援助を行う ・指示により制吐薬を使用する（効果と副作用の観察） ・精神面での不安・ストレス因子の有無を把握し，適宜精神的サポートを行う ・環境整備を行う（特に臭いの除去） ・ゆっくりと深呼吸を促す ・嘔吐時は，口腔内保清と環境整備を行う ・食事内容を工夫する（分割食，食事内容の変更，冷たい物は冷たく・温かい物は温かく，刺激物は避ける） ・食後は，頭部を高くして安静にする 〈血圧調節機能回復のための援助〉 **1** 生活の振り返り ・日常生活動作・生活習慣の見直しを患者とともに行い，改善すべき点を患者自らが振り返ることができるよう援助する[38・39]

226

・改善すべき点について，その改善策の情報を提供し，どのようにしたらよいか患者が考えられるよう援助する

2 日常生活動作（ADL）について

● 活動
　・疲労感が出現しない範囲であれば，適当な散歩，軽い運動，娯楽など行うことは良い
　・低血圧患者は，眩暈・立ちくらみを起こしやすいので，急に起きあがったり，立ち上がったり，急激な動作を避けるよう指導する．また，長時間の起立も避ける
　・低血圧の患者では，起きあがる前に，ベッド・布団の中で軽い運動を行ってから起きることを指導する
　・十分な休息と睡眠確保への援助を行う（睡眠環境を整える，睡眠不足があるときは，医師に相談し，睡眠薬・入眠薬などを使用する）
　・規則正しく，ゆったりとした生活が送れるよう生活リズムについて患者とともに立てる

● 清潔
　・血圧変動の状況に応じて，入浴が禁止される場合には，清拭にて清潔を保持する
　・入浴が許可される場合には，入浴は，38〜40℃で10分以内とするのがよい[40]
　・浴室と脱衣室の温度差が少ないようにする（脱衣室の温度は，25〜26℃）
　・深い浴槽は，下肢に対する水圧が浴槽を出るときに急になくなるために静脈還流を減少させ，失神を起こすこともあるので，湯の量に注意する

● 食事への援助（表5）
　○ 高血圧の場合
　　・塩分制限[41]について，その必要性と具体的に1日の摂取量について理解してもらう
　　・肥満の予防，暴飲暴食を避ける[42]
　　・高コレステロールの患者には，脂質の摂取の仕方について指導する
　　・アルコール，煙草，コーヒーなどは，症状に応じて減量を指導する
　○ 低血圧の場合
　　・原因が明らかな場合は，その原疾患に応じた食事療法が行うが，血液の粘稠性を低下させる原因に低蛋白血症があるので，高蛋白・高カロリーのバランスのよい食事が一般的である
　　・起立性調節障害の原因の1つに，ビタミンB₁の不足があるので，高ビタミン食を指導する
　　・刺激物[43]や，胃への負担となる物の摂取は控える

表5　脂質異常症（高脂血症）の食事療法の基本

高LDLコレステロール血症	高トリグリセリド血症
①適正なカロリー 　・肥満の是正 　・標準体重×（25〜30kal/kg） ②食物繊維 　・特に水溶性食物繊維（豆類・穀類・野菜に多く含まれている） ③バランスのよい栄養配分	
・脂肪制限：総カロリーの20％以下 ・コレステロール制限：200mg/日以下 ・動物性脂肪制限	・アルコール過剰制限 ・炭水化物制限の強化：総カロリーの50％以下

● 環境
　・急激な温冷刺激は，血管に強い拡張・収縮作用を起こさせ，血圧を上昇させるので，環境を整える
　・静かな，明るすぎない環境を整える[44]

●排泄
　○便秘を予防する
　　・起床後にコップ1杯の水を飲むことを促す
　　・毎日規則正しい時間の排泄習慣をつける
　　・食物繊維を多めに摂取するように指導する（野菜を多めにとるとよい）
　　・腰背部の温罨法を行う（血圧の変動が激しい場合は禁忌）[45]
　　・腹部マッサージを行う（ゆっくりと「の」の字マッサージを1回約5分実施を1日3回）
　○トイレは洋式トイレを使用
　　・排便に伴う怒責は血圧を上昇させるので，怒責をしないよう説明する
●薬物療法の指導と管理
　・指示通りの与薬と血圧の変動と安定，症状の軽減，利尿作用状態，心理的安定の程度など効果および副作用を観察する[46]
　・内服方法と副作用について説明する[47]
●衣類の調整
　・温冷刺激を避けるため，衣類で調整する
　・身体を締め付けないような衣類にする

[37] 血圧低下時は，ショックの徴候を知るために尿量は大切である

[38] 過激な労作・運動は，心拍出量を増加し血圧上昇を招くが，患者の病状・精神的状態に応じて症状を悪化させない範囲での運動・娯楽は，ストレス・肥満の予防につながる

[39] 睡眠中は，一般的には，血圧は低下するが，睡眠不足は，心身の疲労・緊張をもたらし，血圧を上昇させる

[40] 入浴中の発汗による循環血液量の減少や，温熱刺激による皮膚血管の拡張により，静脈還流が減少し，徐脈・低血圧をきたし，失神を起こすことがあるので注意する．また，温熱刺激は，ノルアドレナリンを増加させず，アドレナリンを増加させ，時には致死性不整脈を起こすことがあるので注意が必要である

[41] 塩分制限が必要な理由は，①塩分濃度を薄めようとして，血液中の水分量が増加し，循環血液量が増えるため血圧は上昇する，②末梢の血管壁にナトリウムが入り込み，血管を収縮させたり，血管壁に浮腫を起こし内腔が狭くなることなどで，血流抵抗が増加するため，③ナトリウムが交感神経を刺激して，心拍数を増加させ，心拍出量が増加するので，過剰の塩分を排泄しようと腎の血液の圧力を高めるためなど

[42] 食事・嗜好品の制限を強制的に禁止・減量することによって，苛立ちや緊張など ストレスを増強させることにつながるので，患者自らが自覚して実行できるようじっくり関わることも大切である

[43] 香辛料の強い食事・コーヒーや紅茶などカフェインを含んだもの

[44] 室温20〜24℃，湿度60%に保つ

[45] 温罨法による局所の加温が全身の皮膚血流を増加させる作用があることや，自律神経系へ影響として，交感神経の刺激（T_{12}〜L_3の刺激の場合）が優位の場合には，血管を収縮させ血圧上昇を招いたり，副交感神経（S_2〜S_4の刺激の場合）の刺激が優位となると血管を拡張させ，血圧低下を招くことがある

[46] 降圧利尿薬を使用すると，カリウムの減少が起こりやすいので電解質データの把握は大切

[47] グレープフルーツジュースは，多くの薬物を代謝させる肝臓のシトクロム代謝酵素P-450の活性を低下させるため，薬物（アダラート®，セルシン®，ニューロタン®，ヘルベッサー®，ワソラン®など）の血中濃度が上昇しやすくなる．内服には，グレープフルーツジュースを使用しないよう指導が必要．

2. 精神的影響に対する看護

精神的影響に対する考えられる問題点と看護目標・成果とその援助方法を挙げる.

考えられる問題点	看護目標・成果	考えられる援助方法
●症状による活動が制限されることによる意欲低下（ストレス） ●症状出現による不安	1）不安が表出できる 2）イライラせず，精神的に安定して（穏やかに）過ごせる	①症状を軽減させるケアを実施する ②症状の出現原因，現状について説明し，ゆっくり休むことが大切であることを話す ③低血圧患者には，無気力・集中力の減退など精神的活動の低下を起こす者もいることを周囲の者が理解できるよう家族に説明する ④神経質になりすぎて悲観的になる者もあるので，基本的には症状や病態をよく説明し，安心させることが大切であるが，不必要に知らせて心配させることは避ける ⑤長期的に薬物療法が必要となること，規則正しい生活や食事療法でその効果が出ることをよく説明する ⑥合併症・成り行きについて説明し，治療の継続が大切であることを理解してもらう ⑦いつでも相談にのる準備があることを伝える ⑧不安がある時は，じっくり時間をとって話を聞く ⑨患者と目標を共有し，励ます

3. 社会的影響に対する看護

社会的影響に対する考えられる問題点と看護目標・成果とその援助方法を挙げる.

考えられる問題点	看護目標・成果	考えられる援助方法
●仕事の内容によって，変更が必要になる ●飲酒の機会への参加減少による人間関係の破綻	1）人間関係の破綻が生じない 2）必要な社会参加の変更ができる	①温冷刺激となるような作業環境や，ストレスの多い仕事，就労時間が長い，立ち仕事など血圧変動因子となる仕事の場合には，仕事内容の変更・環境の調整が必要である．その調整・変更へのアプローチを自ら行えるよう患者・家族を交え話し合い支援する ②必要時ソーシャルワーカーに介入してもらう ③飲酒の会合への参加を控えることと参加時の工夫について話し合う ④必要に応じて，ストレス発散も必要なことを説明し，話し合う

A 血流機能が障害を受けたとき　229

4. 自己管理と予防

自己管理と予防に対する考えられる問題点と看護目標・成果とその援助方法を挙げる.

考えられる問題点	看護目標・成果	考えられる援助方法
●知識不足による非効果的な自己管理での症状悪化の可能性	1) 症状悪化の要因と予防法について説明できる 2) 治療の継続ができる	〈自己管理のための生活指導〉 ①血流機能障害の原因と病態について説明し，セルフケアに必要な知識がもて，実際に実行でき，悪化予防ができるよう援助する ②薬物療法は，規則正しい生活・食事をすることによって効果が得られることを説明し，薬物療法が継続できるよう支援する ③薬物療法における内服方法を説明する ④血流機能障害を改善あるいは予防するために出血傾向を強くする薬物を内服する場合もある．外傷を受けないように注意することを説明する．また，抜歯など出血を伴う治療が必要な場合には医師に相談するよう説明する ⑤適度な運動（散歩，ラジオ体操，水泳など）は，高血圧，糖尿病，肥満の改善につながり，HDLコレステロール（善玉コレステロール）[48]を増加させ，動脈硬化予防につながる 〈予防〉 ⑥規則正しい生活を心がけるよう指導する[49] ⑦ストレスがたまらないように，運動・娯楽などでストレスを発散し，気分転換をすることを勧める ⑧激しい運動は避け，できる範囲での運動（散歩，歩行運動）を促す ⑨入浴は，熱い湯や長湯をしないようにし[50]，脱衣所も保温する（25〜26℃）．食事や飲酒後，散歩後などの入浴は避ける．入浴後は，しばらく安静にすることと，脱水予防のために水分補給をすることを指導する ⑩寒い季節は，洗面にも湯を使うようにし，朝方トイレに行くときや，冷房の効いた部屋から猛暑の中へ出るときなど極端な温度差を避けることを指導する（浴室・トイレも暖房したり，冷房による冷えすぎに注意する） ⑪便秘を避け，洋式トイレを使用する．頑固な便秘の場合には，下剤の使用も必要であることを説明する ⑫食事は，塩分のとりすぎに注意し，便秘予防のための食物繊維多い食品の摂取と肥満，動脈硬化を予防する食事にすることを指導する ⑬睡眠不足を避けるため，規則的な就寝時間を心がけることや，就寝前のぬるめの湯での入浴もよいことを説明する ⑭不眠が続く場合には，入眠薬などの使用もやむを得ないので，医師に相談するよう説明する ⑮毎日の体重測定と血圧測定の習慣をつけることを指導する ⑯定期的に医師の診察を受けるよう指導する ⑰血流機能障害による潰瘍・壊疽を予防するために，外傷や浮腫を予防することが大切であることを説明する ⑱下肢静脈瘤の予防には，きついガードルや下着は着けない，長時間の立位は避ける，体重過剰にならないようにする，弾性サポーターを着用する，外傷を避ける，夜間就寝時は下肢の挙上などを行うことを指導する ⑲動脈性血栓症の予防には，原因の約8割は，心腔内の血栓が原因であるが，動脈硬化が塞栓を引き起こすことがある．予防のためには，血栓溶解薬や抗凝固薬による管理は重要である．外傷を予防するよう説明する．動脈硬化の危険因子（喫煙・肥満・高血圧・脂質のとりすぎ・運動不足など）を改善するよう指導する

★48 HDLコレステロール（善玉コレステロール）は，LDLコレステロール（悪玉コレステロール）の運搬・排除する

★49 室温は，冬は，20℃前後に保ち，夏は，外気との差が5℃以上にならないようエアコンの調節する

★50 ぬるめの湯は，副交感神経の緊張により精神的に落ち着かせる鎮静効果がある

〈参考文献〉

1）深井喜代子：ケア技術のエビデンス．へるす出版，2006
2）竹内修二，松永保子：解剖生理の視点でわかる看護技術の根拠Ｑ＆Ａ．照林社，2010
3）徳田安春：JNNスペシャル　アセスメント力を高める！バイタルサイン．医学書院，2011
4）黒沢博身監：全部見える循環器疾患．成美堂出版，2014
5）北村聖監：臨床病態学１，第２版．ヌーヴェルヒロカワ，2013
6）島田和幸，宗村美江子編：新体系看護学全書　成人看護学３　循環器．メヂカルフレンド社，2016
7）松田暉・他編：疾病と治療Ⅰ．南江堂，2010
8）西崎統編：ここまで知っておきたいくすりとナーシングＱ＆Ａ，第２版．総合医学社，2013
9）上島弘嗣・他：高血圧の個別健康教育．保健同人社，2000
10）土橋卓也・他編：臨床高血圧ワークブック　～エビデンスを超えた次の一手～　第３巻　生活習慣修正指導のノウハウ．医薬ジャーナル社，2013
11）小野寺綾子，陣田泰子監：新看護観察のキーポイントシリーズ　成人内科Ⅱ．中央法規出版，2011
12）箭野育子：図でわかるエビデンスに基づく痛みの緩和と看護ケア．中央法規出版，2005
13）坂井建雄，岡田隆夫：系統看護学講座　専門基礎　解剖生理学．医学書院，2014

memo

第Ⅱ章 循環機能障害と看護
2 血流機能障害

B 高血圧で生活指導が必要な患者の看護

中井美鈴

1. アセスメントのポイント

[身体的]
①血圧の値は正常か
②高血圧に伴う随伴症状はないか
③合併症は見られないか
④高血圧に至る誘因はないか

[精神的]
①ストレスのコントロールがなされ安定しているか
②周囲のサポートが得られているか

[社会的]
①周囲の人に自己の状況が理解され，サポートが得られているか

[自己管理]
①セルフケアの認識がされているか
②食事療法が実践できているか
③薬物療法が実践できているか
④運動療法が実践できているか
⑤規則正しい生活管理ができているか
⑥異常な状況が判断でき，対処法を理解しているか

2. 医療問題（問題の根拠・なりゆき）

①高血圧による随伴症状の出現

▶随伴症状
・頭痛
・頭重感
・肩こり
・眩暈
・顔面紅潮
・のぼせ

②高血圧の持続による血管の破綻や左室肥大に伴う合併症の発現や悪化

▶合併症
〈心臓〉
・左室肥大
・左室機能不全
・心不全
・心筋梗塞
・狭心症
〈脳〉
・脳出血
・脳梗塞
〈血管〉
・大動脈瘤
・大動脈解離
〈腎〉
・腎硬化症
・腎不全
〈眼〉
・眼底出血
・網膜症

3. 考えられる問題点

[1] CP：血圧上昇による随伴症状に伴う苦痛や合併症が生じる可能性

[2] 血圧コントロールのためにセルフケアを継続することが困難となる可能性

[3] ライフスタイルの修正，およびそれを継続していかなければならないことに伴う精神的ストレス

[VIEW]

●高血圧は無症候性であるため，長年続くことで動脈硬化をきたし，心臓・脳・腎臓・眼などの臓器に合併症を引き起こす．血圧が良好に保て合併症を予防するために，患者のアドヒアランスを高めるとともに，セルフマネジメントできるように援助するための看護を挙げた

[看護の方向性]

◆高血圧は，脳血管疾患や心疾患などのさまざまな臓器障害や合併症のリスクファクターであり，血圧を適正にコントロールするとともに，これらを予防することが重要である

◆本態性高血圧は生活習慣病であり，患者は血管障害を引き起こすライフスタイルを修正し，セルフケアを継続する必要がある

◆ライフスタイルの修正には行動変容が必要であり，そのためには個々の患者に適した指導が重要となる

4. 看護目標・成果	5. 考えられる援助方法
[1] 適正な血圧値が維持でき，随伴症状や合併症が生じない* ◎血圧値が正常範囲である ◎随伴症状がない ◎随伴症状出現時に適切な対処ができ，苦痛が緩和する ◎合併症がない	[1] 随伴症状や合併症に関する援助 O-P ◎血圧値 ◎随伴症状 ◎合併症症状（心臓・脳・血管・腎臓・眼） T-P/E-P ◎薬物療法の確実な実施 ◎随伴症状出現時の対処
[2] セルフケアが継続でき，血圧が安定する ◎患者，家族がライフスタイルの必要性や修正方法を理解し，実践できている ◎塩分やカロリーの過剰摂取がないバランスのよい食事ができている ◎薬物療法が継続されている ◎運動療法が行われている ◎肥満がない	[2] 血圧および適正体重を良好に維持し自己管理継続のための援助 O-P ◎セルフケア状況と能力 T-P ◎レディネスに応じた指導 E-P ◎食事療法：塩分制限，カロリー制限，目標体重 ◎運動療法：適正な運動の目安，目標体重 ◎薬物療法 ◎定期的な血圧，体重測定の指導 ◎随伴症状の観察や対処方法の指導 ◎定期的な外来通院の指導 ◎ライフスタイルの修正を継続するための指導
[3] ストレスなく，社会的支援が受けられる ◎ストレスの緩和 ◎不安の緩和 ◎社会的支援が受けられている	[3] ストレス緩和のための援助 O-P ◎ストレスの状況 T-P ◎精神的ストレスの緩和 E-P ◎緩和方法の指導 ◎精神的ストレスの緩和方法の指導 ◎家族や社会的支援を得るための援助

この領域に条件によってはよくみられる看護診断

●非効果的健康管理（指導を受けて守れなかった場合）

●退院指導**

●セルフケア不足

●不安

＊：治療・処置に関わるもの

6. 病態関連図

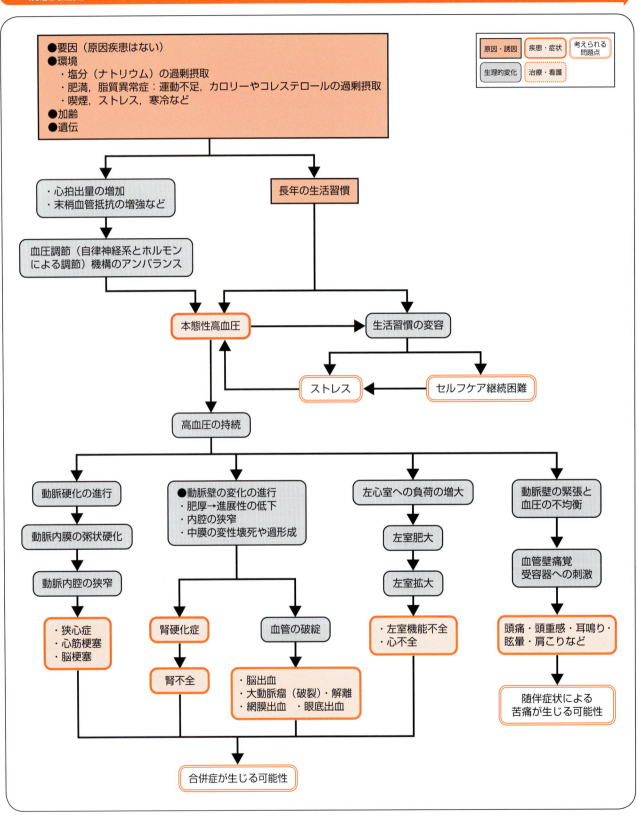

7. 看護計画

[1] 血圧上昇による随伴症状に伴う苦痛や合併症が生じる可能性（虚血性心疾患・左室機能不全／脳血管障害／腎不全／網膜出血など）

[問題解決のための視点]

☆高血圧の持続は,随伴症状の発現や悪化,および全身の細動脈の硬化をまねき,さまざまな合併症を生じさせる

☆血圧上昇や随伴症状発現のパターンを把握する

☆血圧上昇を防止できる生活行動がとれ,適正な血圧が維持できるようにする

☆随伴症状に伴う苦痛が軽減されるように対処法が行われる

☆合併症の症状が観察できる

☆患者・家族も対応できるように指導を行う

看護目標・成果	考えられる援助方法	個別化のポイント
●適正な血圧値が維持できる ・降圧目標(140/90mmHg)未満 ・血圧上昇を防止できる生活行動がとれる ●随伴症状による苦痛が軽減される ・随伴症状発現時に症状を緩和するための行動がとれる ●合併症がない	**O-P** ①バイタルサイン：特に血圧とその日内変動 ②血圧上昇時の誘因の有無：時間,疲労,睡眠不足,動作・温度,精神状態,薬物療法との関連など ③随伴症状の有無：頭痛,頭重感,耳鳴り,眩暈,複視,顔面紅潮,悪心・嘔吐など（脳,心,血管,腎などの合併症症状との鑑別） ④合併症とそれぞれの症状の有無 ●心臓：左室肥大,左室機能不全（左心不全）,狭心症,心筋梗塞など ●脳：脳出血,脳梗塞など ●血管：大動脈瘤,大動脈解離など ●腎臓：腎硬化症,腎不全など ●眼底：乳頭浮腫,眼底出血,網膜出血など ⑤検査所見：24時間血圧測定,眼底所見,心電図,心エコー,腎機能など **T-P** ①毎日同じ時間に血圧を測定し,記録する ②血圧上昇の誘因がある場合は,その除去に努める.薬物療法との関連がある場合は,医師に報告する ③随伴症状発現時は,血圧を測定し,落ち着いた場所（静かさ・照明・室温・プライバシーなど）で楽な姿勢をとり深呼吸を行い安静にする.血圧上昇や随伴症状が持続,悪化する場合は医師に報告する ④合併症症状発現時は医師に報告する ⑤薬物療法の管理 **E-P** ①降圧目標が達成できるように看護師とともに方法を考える ②随伴症状（**O-P**-③参照）とその観察方法を指導する ③血圧測定の必要性,測定方法（図1参照） ④血圧上昇の誘因がある場合は,その関連と除去方法を患者・家族に説明し,誘因を除去できるように指導する ⑤患者・家族に随伴症状発現時の対処方法を指導する ●時刻,血圧,症状,誘発原因と考えられることなどを	●降圧目標は,年齢や合併症・危険因子の有無などによって異なる ●血圧上昇の誘因に応じた除去方法を指導する ・動作：急な運動や力み（怒責等）を避ける ・アルコール摂取や喫煙の調整 ・温度：急な寒冷刺激を避ける ・精神的興奮：ストレスの緩和・リラクセーション ・疲労：過労（仕事内容,時間など）や休養の調整 ・睡眠不足：睡眠時間の確保,睡眠環境の調整,睡眠薬使用の検討 ・薬物療法との関連：服用時刻や回数,薬剤との関連→医師に相談 ●測定条件を整えて正しく血圧測定が行えるように,個々の生活環境や理解度に合わせた指導を行う.自己測定が行えない場合は,家族に指導を行う.血圧計は家庭用のデジタル式のものが使用しやすい.測定部位は数箇所あ

第Ⅱ章 循環機能障害と看護

2 血流機能障害

B 高血圧で生活指導が必要な患者の看護　235

| | 手帳などに記入し，外来受診時に医師へ報告するように指導する
⑥患者・家族に合併症症状発現時は速やかに受診をするよう指導する | り，個々の扱いやすいものを選択するが，手首や手指では，高齢者や高血圧時に低く測定されることがある |

図1 血圧の自己測定のポイント

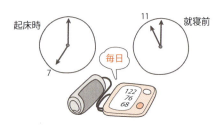

①毎日決まった時刻と症状がある場合に測定しましょう
　朝は，起床後1時間以内の排尿後，食事や服薬前，晩は，就寝前に測定しましょう

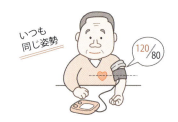

②同じ姿勢で測定部位と心臓の高さをできるだけ同じくしましょう

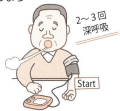

③安静にし，2～3回深呼吸をしてから測定しましょう

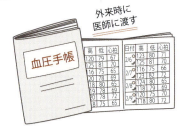

④血圧は記録し，医師に報告しましょう

---

[2] 血圧コントロールのためにセルフケア（食事・薬物・運動など）を継続することが困難となる可能性

[問題解決のための視点]

☆高血圧は無症状で経過することが多く，治療やライフスタイル修正の必要性を理解しにくいが，セルフケアの不足は高血圧のコントロールを困難とし，合併症に至るリスクを増大させる．合併症は身体に不可逆的な障害を与えることも多く，生活の質（QOL）を低下させる可能性も高い．この防止のために，セルフケアが欠かせないことを患者自身が十分認識して受け入れ，実施・継続していく必要がある

☆セルフケアの実施・継続のためには，これまでのライフスタイルや健康に対する考え方および社会的側面も考慮して，指導内容や方法を工夫し患者のセルフケア能力を向上させることが重要となる

☆セルフケアは患者自身が行っていくものであり，患者が主体となって考えていく方向にすすめていく．医療者はその支援者となり，ともに考える姿勢で臨む

☆セルフケアの継続には，QOLに配慮し，実行可能なケアを計画し，継続の障害となる要因を克服できるように支援する

☆生活習慣の改善が中心となるセルフケアの継続は家族の支援がなくては難しい．また，家族の生活にも影響を与えるため，家族も含めた指導が必要となる

看護目標・成果	考えられる援助方法	個別化のポイント
●セルフケアの必要性が理解でき，実行する意欲がある	O-P ①性格，考え方，価値観，理解力，能力 ②患者の家庭での役割や仕事，社会での役割，労働量	●疾病受容や行動変容に至るまでには段階がある．効果的な指導のためには，

236

- 高血圧が自分に及ぼす影響が説明できる
- 生活習慣と高血圧の関連が説明できる
- 生活習慣の改善をはじめとした，必要なセルフケアが説明できる
- 自己効力感が増大し，実行する意欲がわく

● セルフケアの方法を理解し実施できる
- 肥満の改善方法が説明できる
- 食事療法が説明できる
- 運動療法が説明できる
- 薬物療法が説明できる
- ストレスの緩和方法が説明できる

● セルフケア継続のポイントが説明できる
- セルフケアの評価方法が説明できる
- 周囲の協力を得る方法が説明できる
- ストレスへの対処方法が説明できる

● 家族（特にキーパーソン）が患者を支援する方法を説明できる

③ これまでの健康維持に関するセルフケア
④ これまでの生活習慣とそれに対する問題意識の有無や程度
- 食事内容（塩分・脂質を多く含む食事の嗜好），食事量，食欲，水分摂取量
- 体重
- 排尿回数，尿の性状・量
- 排便回数，便の性状・量，努責の有無
- 睡眠時間，寝つき，中途覚醒
- 入浴の有無，入浴時間，入浴環境
- 運動習慣の有無とその内容（運動の種類，運動強度，回数，時間）
- 喫煙の有無・程度（ブリンクマン指数）
- どのような趣味・余暇活動を行っているか
- 患者が行っている工夫
⑤ 病識：疾病の理解や認識
⑥ 合併症の有無や程度も含めた高血圧の重症度，要因（食事，運動，嗜好品，肥満，精神的ストレスなど）と必要なセルフケア
⑦ 疾病への適応段階（セルフケアを行う意欲の程度）や自己効力感★1
⑧ 指導内容の理解度や実行度（コンプライアンス★2やアドヒアランス★3）
⑨ 生活習慣の改善に伴うストレスの有無や程度
⑩ セルフケア継続の障害の有無
⑪ 家族の理解力や疾病や必要なセルフケアの理解の程度
⑫ 家族のサポート体制

T-P
① 身体的，精神的，社会的側面の情報（疾病への適応段階や自己効力感，セルフケアに対する意欲，患者や家族の理解力や予備知識の程度など）からセルフケア能力をアセスメントし，指導時期や内容，方法を検討する
② 患者とともに必要なセルフケアを明らかにし，患者が認識できるようにする
③ 目標は患者とともに考え，できるだけ患者自身に立ててもらう
④ 具体的方法などの選択肢がある場合は，患者に選択してもらう
⑤ 学習計画や目標は，文書で患者に渡すなどして伝える
⑥ 学習環境や教材の準備：指導は集中できる環境で行い，パンフレットやビデオなどを用いて五感に訴える形で行う
⑦ 指導の速度は，患者の理解状況を含めた反応をみながら決めていく
⑧ 自己効力感を高めていけるよう働きかける
⑨ 家族が患者を支援できるように調整を行う
- 患者同様，家族（特にキーパーソン）の状況をアセスメントし指導を行う

これらの段階に応じた指導が必要である．また，行動変容のために必要な要素として以下の点があげられる
- セルフケアへの意欲
- 疾患とそのコントロールに必要な知識
- セルフケアに必要な技術指導の際は，これらを評価し，それぞれが向上することが重要となる

● 患者教育の方法：学習ニーズに応じて検討する
- 集団や個別教育
- 講義や話し合い形式

● 患者自身が目標や具体策の決定を行うことは，計画を確実に進め，目標達成への責任感を与えるため，セルフケアの実施を促進する

● 自己効力感の促進要因
- 自己の過去の問題解決の成功体験をみつける
- 同じ問題をもつ人の成功体験を見たり，話を聞く機会を設ける
- 他者からの，成功できるという支持
- 本人が認められたい，ほめられたい人からの評価
- 目標達成やその時の快い気分など

● 食事療法に適した調理が困難な場合は対応策を検討する
- 献立表や本の使用カロリーおよび塩分表示のある外食やレトルト食品，惣菜などの利用
- 宅配業者の活用（材料や調理済みの食事の宅配）

● 減塩を行うと，食欲減退やストレスを招くことも

B 高血圧で生活指導が必要な患者の看護　237

●患者の支援は生活レベルで長期に及ぶため，家族の負担が大きな支援を求めることは，結果的に家族・患者双方のストレスとなり継続を難しくすることもあるため，継続可能な範囲の支援方法を家族とともに考えていく

E-P （図2参照）

〈疾患や必要なセルフケアの理解を助ける〉
①高血圧とは
②高血圧の原因と発生機序
③高血圧の症状
④高血圧のなりゆき（合併症）
⑤高血圧の治療方法
　●生活習慣の改善（食事，運動，肥満など）
　●薬物療法

〈食事療法について〉
⑥食事療法の必要性
⑦これまでの食事の問題点（塩分，脂質，カロリーの過剰摂取，早食い，外食，アルコール摂取など）を明らかにする
⑧3食を規則正しく栄養・量ともバランスよく摂取する
⑨調理する家族も含めた指導を行う
⑩必要に応じて栄養士からの栄養指導を計画する
⑪減塩食について
　●塩分6g/日未満の減塩食の必要性
　●食品の塩分量（見本や写真を活用してすすめる）
　●塩分6g/日未満の減塩食にするためのポイント
　●調理時
　　・新鮮な材料を使用する
　　・だしや酸味・香味野菜・香辛料などを活用する
　　・汁物は具を多くする
　　・加工保存食品（ハム，かまぼこなど）を避ける
　　・一品はこれまでの味付けにして，物足りなさをカバーする
　●摂取時
　　・醬油（減塩やだし割）や塩などは，味をみてから使用する
　　・醬油や塩はかけずにつけて使う
　　・めん類の汁は残す
　　・レモン汁や香辛料を活用する
　●外食時
　　・メニュー選びや食べ方のポイント（パンか米飯を選べるときは米飯にするなど）
　●カリウムやアルギン酸を多く摂取する
　　・カリウムはゆでると喪失するので，生野菜（トマト，レタス，キャベツなど）や果実（バナナ，メロンなど）が望ましい
　　・アルギン酸の多い食品（昆布やひじきなどの海藻類）
⑫脂肪制限について

あるため，1日1gの減塩から始めてもよい．高齢者では制限をゆるくして食欲減退を予防することもある．食べることは人生の楽しみでもあるので，これまでの嗜好も考慮して指導する

●カリウムやアルギン酸は，ナトリウム摂取量の多い患者で特に降圧作用があるが，カリウムは腎機能低下がある場合や服用中の薬剤によっては高カリ

図2 生活習慣の改善ポイント

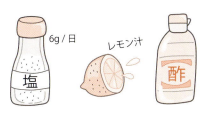

①塩分の取りすぎに注意しましょう
　塩分は1日に6g程度にします．減塩法を工夫しましょう

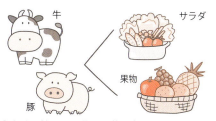

②脂肪を控え，野菜や果物を多めに取りましょう

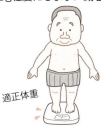

③太りすぎを解消しましょう
　食事と運動のバランスを取り標準体重に近づけます

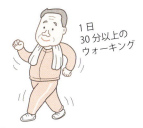

④適度な運動を続けましょう
　ウォーキングなどの有酸素運動を毎日30分か隔日で60分以上行います

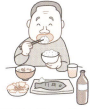

⑤アルコールは控えめにしましょう
　1日にビール1本，日本酒なら1合程度に

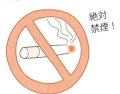

⑥禁煙を実行しましょう

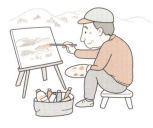

⑦ストレスをためないようにしましょう
　自分にあった解消法をみつけましょう

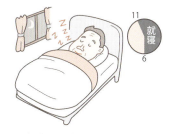

⑧規則正しい生活を心がけましょう
　過労・寝不足・不摂生は避けましょう

- 脂肪制限食の必要性
- 適正なコレステロールや中性脂肪値
- コレステロールや中性脂肪を下げる食事の調理，摂取，外食時のポイント

⑬カロリー制限について
- カロリー制限の必要性
- 摂取カロリーの目標設定（標準体重に対して，25～30kcal/kg/日を基本に，日常活動量を考慮して設定する）

ウム血症をまねく危険がある．また，果物の摂取は糖尿病がある場合にカロリー過多となることがあるので注意する

●カロリー制限の食事の調理時，摂取時，外食時のポイント

〈運動療法について〉
⑭運動療法の必要性
⑮運動療法の実際
　●軽度の運動強度の等張性の有酸素運動（ウォーキング，水泳，水中での歩行，サイクリングなど）を毎日30分（300kcal消費）もしくは隔日で60分以上行う
〈肥満の改善について〉
⑯減量の必要性
⑰肥満の程度や標準体重・BMI値
⑱定期的な体重測定と記録
⑲減量の計画（食事，運動など）
⑳減量のための食事のポイント：回数（3食），時間（規則正しく，休息前の摂取は避ける），食べ方（ゆっくりよく噛み時間をかける，スープや汁物などの水分の多いものを食事のはじめに摂取する），内容（休息前の食事は軽くする，カロリーや脂質の制限）など
㉑食事の記録．
㉒空腹が耐えがたいときは，低・ノンカロリー（きのこ，コンニャク，海草，かさの多い生野菜など）の食品をとる
〈薬物療法について〉
㉓主たる作用と頻度が高い副作用や，服用を中止すべき副作用を説明する．服用期間は長期に及ぶため，軽微な副作用（思考力，記憶力，集中力，意欲，性欲減退など）に対しても配慮する
㉔服用している薬剤の説明（薬品名，用法，容量，作用，副作用などが記入された写真つきの説明書を用いるとよい）を行う
㉕副作用発現時の対処方法
㉖自己中断の危険性
㉗必要に応じて，薬剤師からの服薬指導を行う
〈飲酒〉
㉘1日30g以下とする（日本酒1合，ビール大びん1本，ウイスキー80mL程度）
㉙飲酒しない日を週1～2回は設ける
㉚つまみで塩分や脂質を過剰摂取しやすいため注意する
〈禁煙〉
㉛喫煙と高血圧や心血管病との関連
㉜禁煙指導
㉝コーヒーを飲みながらの喫煙は特に禁止する
㉞禁煙外来へ受診を促す

〈入浴〉
㉟長風呂は控え，40±2℃ぐらいの湯とし，5～10分程度の入浴とする
㊱脱衣所・浴室に暖房を入れて入浴前に暖めておく

●運動療法は，軽症から合併症を伴わない本態性高血圧の治療に有効である．合併症がある場合は医師に相談して行う
●運動時の脈拍数の目安：138－（年齢/2）
●BMI値：体 重(kg)÷[身長(m)×身長(m)]
　・22：標準体重
　・25以上：肥満
●肥満患者は，カロリー制限して減量すると血圧が低下することが多い．標準体重を示しながら，数カ月ごとの達成可能な減量値（1～2kg/月）を当面の目標とする

●内服の自己管理が難しい場合は，服用回数や時間の検討，服薬ごとの一包化，ピルケースの使用などの工夫をする．

●女性は体格が小さいことやアルコールの吸収率が高いことから1日20g以下とする

●タバコに含まれるニコチンの収縮作用により血圧が上昇する．虚血性心疾患や脳血管障害などの危険因子であるため，血管系合併症の予防のためにも禁煙は必要である
●熱いお湯や水風呂は筋肉の血管を収縮させ血圧を上昇させる
●脱衣所や浴室が寒いと寒

〈車の運転〉

㊲長時間の運転は控える

㊳ゆとりを持った運転をする

〈排便時の努責〉

㊴便秘予防の指導，必要時緩下薬の与薬

〈睡眠〉

㊵十分な睡眠時間を確保

㊶就寝前のカフェインは避ける

㊷睡眠薬や精神安定薬の与薬を検討

〈ストレスの緩和方法について〉

㊸ストレス因子

㊹ストレス（心理的緊張）と血圧上昇の関連

㊺自分の性格や行動特性（A型行動パターンなど）を自覚してもらい，これまでのストレス因子と対処方法を振り返る

㊻患者自身がストレスを認識し，効果的なコーピング（ストレス因子を処理する過程）を実行できるよう指導する

㊼気分転換方法（リラクセーション，運動，ヨガ，旅行，音楽鑑賞，散歩など）の検討

㊽ゆとりのあるライフスタイルのすすめ

〈セルフケアの評価方法について〉

㊾受けた指導内容や自己で計画したセルフケアの実施状況

㊿血圧値や体重，検査結果が目標に近づいているか

51随伴症状，合併症の有無

52QOLの低下はないか

〈セルフケアの継続方法について〉

53家族や友人・同僚などに自己の疾患やその管理方法について説明し，協力してもらう

54指導パンフレットや本，また，地域の保健指導の機会を反復活用して，モチベーションを持続する

55問題を共有する人と交流する

● セルフヘルプグループ（患者会）への参加

● インターネットのホームページの活用

56知識や情報の提供をタイムリーに行う

57長期目標につながる達成可能な短期目標を立てる．短期目標が達成されない時は具体策や目標の修正を行うよう指導する

58目標が達成したり，成果が出たら自己をほめる．ご褒美を与えてもよい

59血圧の正常化や体重減少などの結果が即座にあらわれなくても，合併症が発生しないことが最大の目的であり，そのためにライフスタイルの改善を行っていることを認識する．状態の改善がない場合も，悪化がないことは，よい結果として今後のモチベーションにつなげる

60家族にも患者の努力や体験している苦痛や葛藤を説明し，

冷刺激により血圧は上昇する

● 運転中のハプニングや渋滞，高速道路の運転などでイライラし精神ストレスにより血圧が上昇する

● 便秘による努責は血圧を上昇させる

● 慢性的な睡眠不足によって，睡眠中も交感神経が有意となり血圧が低下しづらくなる

患者を認め，時に叱咤激励し，適切な評価を与えともに
コントロールしていく姿勢で患者を支持するよう指導す
る．

⑥定期的な通院を継続し，医師や看護師からの評価を得る

● 血圧コントロールは生涯
にわたり継続が必要．転
勤や転職は治療中断のき
っかけとなりやすいので
注意する

★1 自己効力感：状況に対処や適応をするために，自己の考え
や行動を変えることができる能力についての自信のことで，実
行の度合いと相関がある．

★2 コンプライアンス（compliance）：命令や要求に従うこと・
従順などの意．医療の中では，医療者の指示に従って患者が行
動することと解釈されている．

★3 アドヒアランス（adherence）：固守・忠実などの意．医療

の中では，患者自らが治療法の決定や選択に参加することと解
釈されている．アドヒアランスは，コンプライアンスの維持・
向上のために志向された概念である．患者がセルフケア能力を
向上させるには，「患者は医療者の指示に従順であるべきである」
という患者像を捨て，医療者は指示をいかに守らせるかだけで
はなく，患者自らが実行可能な治療法や行動を選択し計画する
のに参加できるように支援していくことが必要である．

---

［3］ライフスタイルの修正，およびそれを継続していかなければならないことに伴う精神的ストレス

［問題解決のための視点］

☆生活スタイルの変更は，これまで意識せず行ってきた
ことも含めて変更することであり容易でない．継続す
るにはさまざまな障害も多く，精神的ストレスが生じ
る．患者のこの感情を理解して対応する必要がある

☆精神的ストレスはセルフケアの継続を困難にすること

も多く，患者自身がストレスをコントロールする方法
を獲得することが重要である

☆ストレスのコントロール方法は個々の患者によって異
なる．これまでの対処方法なども考慮し，個々に合っ
た方法を指導する

☆家族や周囲の人の支援も受けられるように指導を行う

看護目標・成果	考えられる援助方法	個別化のポイント
● 精神的ストレスがコントロールされ，セルフケアが継続できる ・セルフケアが継続できている ・精神的ストレスのコントロール方法が説明できる ・家族の支援が得られている ・必要な社会的支援が受け得られている ・不安が緩和する	**O-P** ①セルフケアの動機づけが十分されているか ②セルフケアの具体策に関する知識 ③セルフケアの実施状況（コンプライアンスの状況） ④セルフケア実施の障害の有無 ⑤ライフスタイルの修正に伴う精神的ストレスの有無と程度 　● 意欲，表情，言動，態度など ⑥具体的なストレスの原因 **T-P** ①患者の努力している姿勢を評価する ②患者の葛藤を理解し温かく見守る ③患者の思いを傾聴する ④無理なく継続できるセルフケアを患者とともに考える ⑤セルフケア実施上の障害があれば調整する ⑥実行困難であったり，継続に多大なストレスを伴う場合は，見直して実現可能な具体策を検討する ⑦成果が出た場合や目標が達成された場合は，適切に評価し，患者を認め，賞賛する	● コンプライアンスに影響を与える因子 ・説明内容 ・健康問題の理解の程度 ・患者と助言提供者の意見の違い ・治療（期間・複雑さ・費用・副作用） ・通院の困難さ ・性格 ・支援者など

E-P

①患者にセルフケアの中でストレスと感じていることがあれば，医師や看護師，家族などに率直に相談し，共に改善策を検討するように指導する

②以下（【2】- **E-P**「ストレスの緩和方法について」「セルフケアの継続方法」参照）

〈参考文献〉

1) 芦田映直：高血圧症．水島裕，黒川清編，疾患・症状別今日の治療と看護　改訂第2版，pp278-284，南江堂，2004

2) 日本高血圧学会高血圧治療ガイドライン作成委員会：高血圧治療ガイドライン2004，日本高血圧学会，2004

3) 奥宮暁子，杉本正子：生活調整を必要とする人の特徴と看護．奥宮暁子編，シリーズ生活を支える看護　生活調整を必要とする人の看護Ⅰ，pp8-29，中央法規，1995

4) 後閑容子：血圧のコントロールを必要とする人の看護．奥宮暁子編，シリーズ生活を支える看護　生活調整を必要とする人の看護Ⅰ，pp132-159，中央法規，1995

5) 宇都宮明美：循環器疾患患者の看護の視点．友池仁暢，国立循環器病センター病院看護部監，Nursing Selection③ 循環器疾患，pp4-6，学研，2003

6) 尚真弓：高血圧の患者のケア．友池仁暢，国立循環器病センター病院看護部監，Nursing Selection③ 循環器疾患，pp65-67，学研，2003

7) 青木信雄・他：循環器疾患患者の退院指導．HEART nursing15（2）：57-94，100-103，2002

8) 足達淑子編：ライフスタイル療法—生活習慣改善のための行動療法．医師薬出版，2001

9) Lynda Juall Carpenito，新藤幸恵監訳：カルペニート看護診断マニュアル　第2版．pp235-248，388-407，501-508，1007-1009，医学書院，2002

10) 鈴木久美・他編：成人看護学慢性期看護—病気とともに生活する人を支える．改訂第2版．南江堂，2015

11) 吉田俊子・他：系統看護学講座専門分野Ⅱ　成人看護学3　循環器，第14版．医学書院，2015

第Ⅱ章　循環機能障害と看護
2 血流機能障害

C 閉塞性動脈硬化症で血栓除去術を受ける患者の看護

中井美鈴

1. アセスメントのポイント

[身体的]
①痛みの増強はないか
②下肢血流障害の徴候はないか

[精神的]
①安定しているか
②サポートが得られているか

[社会的]
①社会生活に適応できているか
②周りの人に自己の状況が理解され，協力を得られているか

[自己管理]
①生活管理ができるか
②異常な状況が判断できるか

2. 医療問題（問題の根拠・なりゆき）

①末梢血管の動脈硬化性変化による下肢の血流量低下に伴う虚血症状

▶虚血症状
・冷感
・しびれ
・間欠性跛行
・疼痛
・潰瘍
・壊死
▶再閉塞

3. 考えられる問題点

[1] CP：血流障害による虚血症状の悪化および二次感染の可能性がある

[2] 間欠性跛行による歩行障害があり日常生活に支障をきたす可能性がある

[3] CP：血流障害から生じる疼痛による苦痛がある

[4] 症状悪化への不安がある

[5] CP：血栓除去術による手術合併症の出現の可能性がある

[VIEW]
●閉塞性動脈硬化症による症状が出現し悪化を予防するための看護と，急性動脈閉塞症に対する治療として血栓除去術を受ける際の合併症出現を予防するための看護について挙げた

[看護の方向性]
◆閉塞性動脈硬化症は慢性に経過し，痛みや間欠性跛行によるADL，QOLの低下がみられる．安全・安楽に過ごせるための援助や退院後に動脈硬化を促進しないよう生活指導を行う必要がある

4. 看護目標・成果	5. 考えられる援助方法
[1] 血流障害による合併症が出現しない* ●虚血症状の悪化がない ●下肢の観察・清潔の保持によって二次感染が起こらない	[1] 症状悪化および二次感染を予防するための援助 O-P ●チアノーゼ，冷感，しびれ，疼痛の有無と程度 ●末梢動脈の触知 T-P ●食事療法の実施，薬物療法の管理 ●足浴を実施 E-P ●外傷予防・清潔に努めることを指導 ●自己管理の必要性について指導
[2] 日常生活援助が受けられ，間欠性跛行による支障が最小限である ●日常生活援助が受けられる	[2] 歩行障害および日常生活に対する援助 O-P ●歩行距離と疼痛の程度 ●ADL・セルフケアの障害の程度 T-P ●環境整備　●清潔ケアの提供
[3] 疼痛が軽減し苦痛がなく過ごすことができる* ●疼痛が緩和される	[3] 疼痛が緩和され，苦痛を軽減するための援助 O-P ●疼痛の有無と程度　●表情 T-P ●安楽な体位 ●医師の指示に基づいた薬剤の与薬
[4] 不安が軽減される ●不安が軽減し，悪化・再発予防のための行動を取ることができる	[4] 不安が軽減するための援助 O-P ●医師からの説明内容と患者の理解度 ●不安の訴えと内容 T-P ●患者の表現する感情を否定せず，傾聴する E-P ●わからないことは話すよう説明する
[5] 血栓除去術による合併症が出現しない* ●再梗塞が起こらない	[5] 血栓除去術による合併症が出現しないための援助 O-P ●急性動脈閉塞症の症状　●末梢動脈の触知 ●ABI測定　●電解質異常などの検査データ T-P ●医師の指示に基づいた薬剤管理 ●不安の軽減　●清潔の保持 E-P ●症状悪化時はすぐに看護師に伝えるよう説明する

＊：治療・処置に関わるもの

第Ⅱ章 循環機能障害と看護

2 血流機能障害

この領域に条件によってはよくみられる看護診断
●血栓除去術を受けた後の合併症予防は医療の範ちゅうである＊＊
●その後は，退院指導で生活指導を行う＊＊
●歩行障害

C 閉塞性動脈硬化症で血栓除去術を受ける患者の看護　245

6. 病態関連図

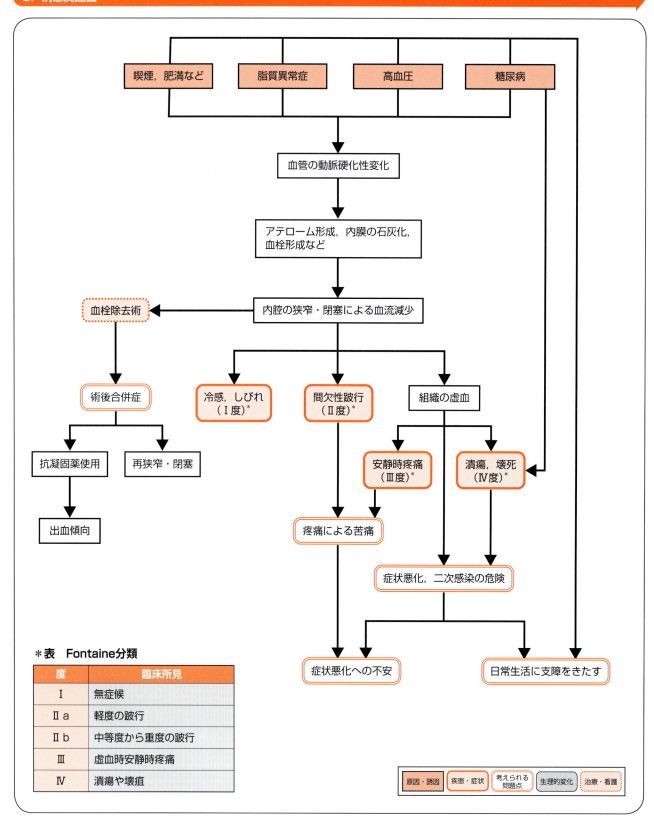

7. 看護計画

[1] 血流障害による虚血症状の悪化および二次感染の可能性がある

[問題解決のための視点]

☆血栓除去や薬物療法（血管拡張薬・抗血小板薬など）を行っていない場合，冷感・しびれ，間欠性跛行や安静時の疼痛，潰瘍形成など悪化するため，症状の早期

発見が大切である

☆血流障害による壊死によって感染を起こす可能性もあるため，清潔ケアを含めた感染対策を取り入れる

看護目標・成果	考えられる援助方法	個別化のポイント
●血流障害による合併症が出現しない ・下肢の観察ポイントが説明できる ・虚血症状の悪化がないよう，早期発見ができる ・清潔の保持によって二次感染が起こらない ・食事療法，薬物療法について理解し，自己管理ができる	**O-P** ①チアノーゼ，冷感，しびれの有無と程度：レイノー症状の有無，足趾の蒼白 ②疼痛の有無と程度：恒常性，間欠性，安静時，歩行時 ③末梢動脈の触知：足背動脈，後脛骨動脈，膝窩動脈の触知の有無，減弱・左右差・消失の有無 ④下肢血圧測定，下肢と上肢の血圧の比 ⑤足関節上腕血圧比（ABI）★1 ⑥間欠性跛行の有無 ⑦触覚，痛覚，温覚の有無と程度 ⑧鶏眼（うおのめ），胼胝（たこ），皮膚損傷，水泡の有無 ⑨エコー検査，MRI，サーモグラフィ，動脈造影所見 ⑩血液検査：トリグリセリド・総コレステロール，HDLコレステロール・LDLコレステロール ⑪喫煙歴，喫煙の有無・状況	●ここでは主に慢性動脈性疾患患者の看護を述べる ●動脈閉塞がある部位より末梢側の脈拍や左右差を触知し，血圧を測定する ●下肢血圧測定では，超音波血流血圧計を用いる方法（ドプラ法），カフ内圧の変化を解析する方法（オシロメトリック法）を用いる ★1 足関節上腕血圧比（ABI：ankle brachial index） ABI基準値：1.00〜1.29．足関節の血圧は上腕の血圧より高い．低値：下肢の動脈が狭窄，0.6以下で何らかの治療が必要．高値：動脈硬化が進んでいる
	T-P ①食事療法の実施：摂取エネルギー，塩分，脂質，糖質の制限や摂取量 ②薬物療法（血管拡張薬，抗血小板薬，抗凝固薬，鎮痛薬の内服，および静脈内点滴）の管理 ③足浴を実施し循環および清潔を保つ ④皮膚の乾燥を防ぐためにローションなどを塗布 ⑤皮膚保護および循環促進のために靴下をはく ●靴下は締め付けがない緩めのものを使用する ⑥爪を切る際は，深爪をしない ●爪はまっすぐに切り，爪の両端を切り込みすぎない ●足趾の爪の形を整えるにはヤスリを使用 ⑦靴のサイズは足にあったものを選ぶ ⑧間欠性跛行例で，運動が可能な場合は医師の指示の下，運動療法を行う ⑨喫煙者である場合，禁煙できるよう環境を整える	●食事療法では，高血圧・脂質異常症・肥満などの基礎疾患をコントロールする ●薬物療法では出血傾向や静脈内点滴前後の症状に注意する ●皮膚保護のため，足のケアは毎日行う ●保温は血管を拡張させるが，温めすぎると組織の代謝を高めて疼痛が増強することもある ●低温熱傷の原因となる湯たんぽ・アンカは控える ●タバコに含まれるニコチンは，収縮期血圧上昇，

第Ⅱ章 循環機能障害と看護

2 血流機能障害

血管れん縮，血流減少を引き起こす．一酸化炭素は，酸素結合能を低下させ病態を悪化させる
- 病状の悪化や合併症の予防には，継続した自己管理が必要である．みずから進んで治療に参加できるように，患者や家族を含めて支援していく

E-P

①血行が悪いため，外傷を受けると感染を起こす可能性があり，難治性であるため，外傷予防・清潔に努めることを指導する
②鶏眼（うおのめ），胼胝（たこ）などは自分で処理をせず医療機関を受診するよう指導する
③食事療法・薬物療法の継続，運動療法，四肢の組織損傷を防ぐケアなど自己管理が必要であることを患者および家族に説明し，実践できるよう指導する
④症状の悪化がみられたら連絡するように説明する

---

［2］間欠性跛行による歩行障害があり日常生活に支障をきたす可能性がある

［問題解決のための視点］

☆患者はある程度まで歩くと疼痛が出現して立ち止まり，しばらくすると疼痛が消失して歩行できるようになる．下肢動脈の狭窄が進行すると疼痛出現までの歩行距離が短くなる．この程度によって歩行に伴う日常生活行動に制限がみられるため，患者の活動状況に合わせた援助が必要である

看護目標・成果	考えられる援助方法	個別化のポイント
● 日常生活援助が受けられ，間欠性跛行による支障が最小限である ・日常生活援助が受けられる ・セルフケア活動に参加することができる	**O-P** ① ［1］の O-P に準ずる ②歩行距離と疼痛の程度 ③間欠性跛行による歩行時のつまずき，ふらつきの有無 ④日常生活動作・セルフケアの障害の程度 ⑤生活環境の状況 **T-P** ①環境整備 ②状況に応じて歩行時は見守り介助を行う ③歩行が困難な場合は車いすにて移送する ④清潔ケアの提供 　● 状況に応じて入浴・シャワー浴・清拭，洗髪，足浴を実施 　● トイレ歩行が困難な場合は車いすにて移送やポータブルトイレなどを設置する ⑤安全の確保：滑らないマット，手すりを付ける **E-P** ①間欠性跛行によってADL・セルフケアが困難な場合は遠慮せずに看護師に声を掛けるよう説明する	● セルフケアの障害の程度を把握し，患者の活動状況に合わせた援助を行う

[3] 血流障害から生じる疼痛による苦痛がある

[問題解決のための視点]
☆疼痛の程度を把握し，最小限に抑えられるよう援助する必要がある

☆疼痛が増強することによる不安を少しでも軽減できるよう援助する

看護目標・成果	考えられる援助方法	個別化のポイント
●疼痛が軽減し苦痛がなく過ごすことができる ・疼痛が緩和される ・疼痛が軽減し，自分らしい生活ができる	（O-P） ①[1]-O-P に準ずる ②日常生活がどの程度障害されているか ③表情 ④夜間睡眠状況 （T-P） ①歩行する場合は，間欠性跛行や疼痛の増強をきたさない程度にとどめる ②安楽な体位：疼痛時は座位，膝関節の屈曲 ③医師の指示に基づいた鎮痛薬，血管拡張薬，抗血小板薬等の与薬 ④寒冷を避けて保温する （E-P） ①疼痛・知覚異常発生時は早めに知らせるよう説明する ②痛みが出現しない程度の距離の歩行をするよう説明する	●痛み，下肢の冷感，チアノーゼの増強がある場合はABIの測定を行い下肢虚血の程度（6.「病態関連図」の表参照）を把握する ●特に夜間に痛みが増強することが多い．夜間患者が敏感になっていることや，血圧が下降し虚血が増強していることなどが考えられる．痛み止めでの対処だけでなく，精神面のフォローも大切である

[4] 症状悪化への不安がある

[問題解決のための視点]
☆間欠性跛行による疼痛や血行障害が悪化することによる潰瘍など新たな症状の出現，治療に対すること，状態によっては壊死部を切断し日常生活が変化する可能

性もあり，さまざまな不安が出現する．前向きに考えて自己管理ができるよう患者・家族の精神面を支援する必要がある

看護目標・成果	考えられる援助方法	個別化のポイント
●不安が軽減される ・現在の病状や今後の生活に対する不安が表出できる ・悪化・再発予防のための自己管理について前向きに取り組むことができる	（O-P） ①主治医からの病状の説明内容 ②理解度 ③病気に対する受け止め方 ④表情 ⑤夜間睡眠状況 ⑥高血圧・脂質異常症・糖尿病・肥満・高尿酸血症の有無 （T-P） ①訴えを表出しやすい環境を作る ②ゆっくりと静かに話す ③患者の表現する感情を否定せず，傾聴する ④解決できることはすぐに対処する	●病状の変化によって精神面の変化もあるため，変化があればその都度患者・家族へ説明を行う ●不安なことは早めに解決し，退院後も自己管理ができるよう患者だけでなく家族も含め精神面の援助を行う

C 閉塞性動脈硬化症で血栓除去術を受ける患者の看護

⑤適宜病状や治療方針を主治医より説明してもらう

E-P

①病状や治療方針についてわからないことがあれば遠慮しないで話すように説明する

---

[5] 血栓除去術による手術合併症の出現の可能性がある

[問題解決のための視点]

☆閉塞性動脈硬化症では薬物療法（抗凝固薬，血管拡張薬，側副血行促進薬），カテーテルによる拡張やステント留置などの経皮的血管形成術（percutaneous transluminal angioplasty：PTA），血行再建やバイパス手術などの外科的手術がある

☆急性動脈閉塞症は，突然発症し，側副血行路がない場合，不可逆的な組織壊死が数時間で生じるため，できるだけ迅速に治療を行う必要がある

☆看護師は急性動脈閉塞に伴う症状を把握し，迅速に治療が受けられるように援助する

看護目標・成果	考えられる援助方法	個別化のポイント
●血栓除去術による合併症が出現しない ・再梗塞が起こらない ・抗凝固薬使用による出血が起こらない	O-P ＊閉塞性動脈硬化症の観察については［1］-O-Pを参照. ①急性動脈閉塞症の症状 　●5つのP：疼痛（Pain），脈拍消失（pulselessness），蒼白（pallor/paleness），知覚鈍麻（paresthesia），運動麻痺（paralysis/paresis） 　●浮腫の出現 　●苦悶，冷汗，血圧低下，ショック症状 ②末梢動脈の触知（足背動脈，後脛骨動脈，膝窩動脈，総大腿動脈の触知の有無，減弱・左右差・消失の有無）しマーキングする ③心電図モニター ④ABI測定 ⑤脱水の有無，水分出納 ⑥電解質異常の有無，代謝性アシドーシス，カリウム値上昇，血中・尿中ミオグロビン/CK/LDHの異常高値，血尿（ミオグロビン尿） ⑦呼吸状態 ⑧患者の訴え，表情 T-P ①治療の流れを理解し，迅速に処置が行われるように援助 ②医師の指示に基づいた薬剤（抗凝固薬，電解質異常・アシドーシス改善する補液など）の管理 ③不安の軽減	●虚血症状は急激に悪化し，虚血は壊死をまねき四肢切断だけでなく生命予後も悪化するので注意深く観察する ●脱水にならないように注意する．脱水傾向になり血液の粘性が上がると，末梢血管の血流が悪くなり血栓形成につながる ●急激に血流を再開すると血流途絶で生じた大量の横紋筋融解物質が再還流によって全身に循環し，腎障害や全身代謝障害を起こすことを筋腎代謝症候群（myonephropathic-metabolic syndrome：MNMS）という．MNMSは死亡原因の1/3であると警告されており，予測される場合は血行再建の断念と肢切断もやむをえないため，⑥の値に注意する ●苦痛がある患者に対しさまざまな処置や検査を行う．医師とともにわかりやすく説明し，現状について理解し治療が受けら

〈血栓除去後〉
④小枕を用いて患肢の安静を図る
⑤定期的にバイタルサイン測定および症状，血液検査データの観察を実施
⑥定期的な体位変換
⑦清潔の保持

E-P
①しびれ，疼痛の増強などの症状悪化時はすぐに伝えるよう説明する
②わからないことについては遠慮せず話すよう説明する

れるよう援助する
● 抗凝固薬を使用しているため，手術前後ともに出血傾向に注意する
● 安静臥床による褥瘡を起こす可能性があるため援助が必要
● 急激な状態変化によって入院，治療となるため，不安が大きい．患者にその都度安心できるような声かけを行う

〈参考文献〉
1) 日本循環器学会・他：末梢閉塞性動脈疾患の治療ガイドライン．Circulation Journal 73（Suppl III）：1507-1603, 2009
2) 日本循環器学会・他：末梢閉塞性動脈疾患の治療ガイドライン（2015年改訂版）．
http://www.j-circ.or.jp/guideline/pdf/JCS2015_miyata_h.pdf（2017年4月アクセス）
3) 小谷透監：ICUナースのための循環＆呼吸管理と術前・術後ケア．メディカ出版，2012
4) 吉田俊子・他：系統看護学講座専門分野Ⅱ　成人看護学3　循環器，第14版．医学書院，2015
5) 関口恵子・他編：根拠がわかる症状別看護過程，改訂第2版—こころとからだの61症状・事例展開と関連図．南江堂，2010

第Ⅱ章 循環機能障害と看護
2 血流機能障害

D 貧血による血流機能障害（酸素運搬機能障害）のある患者の看護

渋谷えり子

[VIEW]
●貧血により血液の酸素運搬能力の低下した状況にある患者に対して，呼吸・循環機能への影響を最少にし，二次的合併症を予防し，回復あるいは悪化予防のための援助を行う，一連の看護である

1. アセスメントのポイント

[身体的]
①貧血の原因は何か（本章A-b「血流機能障害の原因と症状」表4参照）
②貧血の程度・進行度はどうか
- 血液像（赤血球・Hb），出血傾向の有無・程度
- 眼瞼結膜，爪の色，顔色
- 食事摂取量，偏食の有無・内容
- 胃腸疾患の有無
- 便の性状
- 生理の状況

③心悸亢進，息切れ，倦怠感，食欲不振，悪心・嘔吐，頭重感，眩暈，耳鳴り，四肢の冷感，しびれなど不快症状の有無・程度

[精神的]
①不安状況
②イライラ・思考力の低下・集中力の低下など精神症状の有無と程度
③依存的になっていないか
④ライフスタイル変更に対する反応と闘病意欲

[社会的]
①長期化や入退院による家族の負担度
②症状によるライフスタイル変更による社会的役割の喪失・変化に対する反応

[自己管理]
①感染予防対策，悪化予防のセルフケア状況

2. 医療問題（問題の根拠・なりゆき）

①貧血による各臓器・組織への酸素・栄養供給不足や代謝産物の蓄積による症状の出現

▶心悸亢進（動悸）・息切れ・呼吸困難
▶不快症状
・倦怠感
・四肢の冷感
・疼痛
・しびれ

②貧血による脳への酸素供給不足

▶脳循環障害（脳神経症状）
・眩暈
・失神
・立ちくらみ
・意識障害

③貧血による各臓器・組織への酸素・栄養供給不足による易感染

▶感染
・肺炎
・尿路感染
・敗血症など

3. 考えられる問題点

[1] 各臓器・組織への酸素供給不足による貧血症状出現の苦痛による日常生活動作（ADL）の低下
・倦怠感
・易疲労
・眩暈
・立ちくらみ
・四肢冷感
・しびれ

[2] 立ちくらみ，眩暈などによる転倒の可能性

[看護の方向性]

◆貧血の原因は，外傷による出血など急激に起こってくる場合や，慢性的な消化管出血により徐々に起こる場合など，貧血の原因や程度・進行度に違いがあり，さまざまな身体症状が生じ，時には生命の危機的状況に至ることもある．原因が明らかな場合には，適切な処置や治療が受けられるよう看護し，原因が不明な場合には，対症療法的治療が行われるので原因追求のための情報収集と，患者が安全・安楽であるよう援助する

◆貧血時は，身体全体の生理的機能が低下している場合が多く，体力の増強に努め，肺炎や尿路感染など二次感染を予防できるように援助する

◆酸素運搬機能が低下している状態であり，組織は酸素欠乏状態である．酸素消費を抑えるための日常生活動作（ADL）の援助を行う

◆徐々に進行する場合には，貧血が悪化していても自覚症状がないこともあるので，ライフスタイルを見直し，悪化因子の存在の有無の把握と問題に対する改善の必要性が理解できるよう指導する

◆さまざまな貧血症状のために，患者は不安を抱いていることが多く，また，慢性的経過をたどることも少なくないので，家族も含めて精神的サポートをする

4. 看護目標・成果	5. 考えられる援助方法

[1] 苦痛が軽減するよう酸素消費を抑えた日常生活動作（ADL）ができるよう援助する
● 異常が早期に発見され，生命の危機に至らない
● 検査データが改善する，あるいは悪化しない
● 身体的症状が緩和する，あるいは悪化しない
● 苦痛なくできる日常生活動作が増える（酸素消費を最少にした日常生活動作ができる）

[1] 各臓器・組織への酸素供給不足による貧血症状出現の苦痛による日常生活動作の低下への援助
O-P
● バイタルサイン
● 貧血の程度・栄養状態，出血傾向の把握（検査データ観察）
● 症状の観察
● 日常生活動作との関係を観察
● 食事摂取量
T-P
● 保温（熱傷に注意）
● 足浴
● 下肢のマッサージ
● 環境整備（必需品など取りやすい位置に配置）
● 貧血の程度に応じて，安静保持のための日常生活動作の援助
● 酸素療法管理
● 薬物療法管理
● 食事内容の工夫
E-P
● 安静の必要性の説明
● 酸素消費を抑える日常生活動作についての具体的内容の説明

[2] 転倒・外傷を起こさないよう援助する
● 転倒・外傷を起こさない
● 予防のための対処行動について説明でき，対処行動がとれる

[2] 転倒・外傷を回避するための援助
O-P
● 貧血の程度，出血傾向の把握（検査データ観察）
● 血圧
● 移動時の立ちくらみ・眩暈・ふらつきの有無および程度
T-P
● 環境整備
● 症状の程度により，歩行介助あるいは車いす使用
E-P
● 症状の程度により介助が必要なことを説明し，歩行禁止や車いす使用について説明する
● 出血予防の注意点について説明する

この領域に条件によってはよくみられる看護診断

● 貧血治療に関しては医療の範疇．貧血が強いときのADLはADLケアとして対応する**

● 不安等に対する精神的サポートは退院指導の中で行う**

● 皮膚統合性障害（リスク状態）

● 活動耐性低下

● 転倒転落リスク状態

● 退院指導**

● 感染リスク状態

● 社会的役割変化**

● 知識不足

＊：治療・処置に関わるもの

1. アセスメントのポイント

2. 医療問題（問題の根拠・なりゆき）

3. 考えられる問題点

[3] CP：易感染により肺炎，敗血症
など感染症を起こす可能性

[4] 経過の長期化，易疲労・倦怠感
など不快な身体症状から意欲の低下
と精神的に依存的になりやすい

[5] 貧血症状による社会的役割の変
化や対人関係の破綻など社会的問題
のリスク

[6] 貧血についての知識不足による
ライフスタイル変更のための不安

4. 看護目標・成果	5. 考えられる援助方法
[3] 感染が起こらないよう援助する* ● 肺炎，尿路感染など感染症を起こさない ● 感染予防行動がとれる	[3] 感染予防への援助 O-P ● 感染の徴候 ● 予防行動 T-P ● 全身の清潔保持（特に陰部，口腔内） E-P ● 出血傾向のある場合には，観察点や傷をつくらない，柔らかい歯ブラシの利用など日常生活での注意点を説明する ● 口腔内の保清と含嗽の励行について指導 ● 感染予防についての生活指導
[4] 意欲低下が起こらないよう援助する ● 過度の行動制限にならない ● 行動による症状が増悪しない ● 症状増悪への不安が緩和する ● 家族の理解・協力が得られる	[4] 長期療養への精神的援助 O-P ● 療養についての考え方・受け止め ● 健康回復・健康保持についての考え ● 依存状況 ● 家族の支援状況 T-P ● 不安を傾聴する ● 家族の協力を得る E-P ● 過度の安静の弊害について説明する ● 家族への指導
[5] 社会的役割変更による意欲低下が起こらないよう援助する ● 周囲の者の理解が得られる ● 人間関係の破綻をきたさない ● イライラ感出現時の対処行動がとれる ● 社会的役割変更が必要な場合には，変更することができる ● 回復意欲・闘病意欲の低下が長引かない，あるいは早期に回復する	[5] 社会的役割変更への援助 O-P ● 家庭での役割 ● 地域での役割 ● 職場での役割 ● 対人関係トラブルの有無 T-P ● 家族を含めて話し合う E-P ● 役割変更の必要性について説明する
[6] 貧血についての正しい知識がもてるよう援助する ● 貧血についての原因・病態・治療について説明できる ● 現在の自己の病状について説明できる ● 治療の必要性について言葉で説明でき，治療に積極的に協力できる ● 貧血改善のためのライフスタイルの改善策が考えられる ● 不安や不満，ストレスを表出できる ● 今後の生活のセルフケアに自信がもてる発言になる ● 精神的に穏やかに，安定して過ごせる ● 家族の理解・協力が得られる	[6] 貧血改善のためのライフスタイル変更と不安への援助 O-P ● 入院前のライフスタイルの振り返り ● 貧血改善の必要性の理解状況と改善策の知識状況の確認 ● 不安内容 ● 家族の協力状況 T-P ● ゆっくり傾聴の時間をとる ● 共感的態度で接する ● 相談にのることを説明する ● 必要な生活指導案の計画 E-P ● 具体的改善策について情報を提供する ● 不足の知識内容を説明する

＊：治療・処置に関わるもの

6. 病態関連図

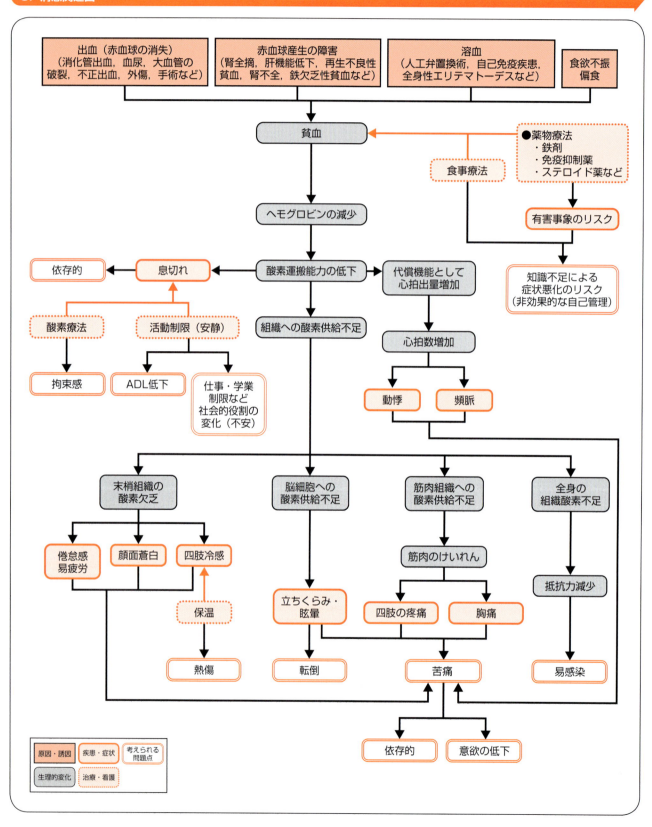

7. 看護計画

[1] 各臓器・組織への酸素供給不足による貧血症状出現の苦痛による日常生活動作（ADL）の低下

[問題解決のための視点]
☆貧血の原因・重症度・進行状況により生命の危険も起こり得ることをふまえて援助する
☆酸素運搬機能が低下していることにより，臓器・組織は酸素不足状態にある．日常生活動作の制限（安静）を行い，酸素消費を抑える必要があることを患者が理解できるよう援助する
☆日常生活動作と症状出現の関係を把握し，症状による苦痛を増強させないよう日常生活動作を援助する

看護目標・成果	考えられる援助方法	個別化のポイント
●異常が早期に発見され，適切な処置を受け，生命の危機に至らない ・適切な酸素供給が得られる ・血液循環が維持できる ・データが改善するあるいは，悪化しない ●指示された範囲の安静が保て，身体的症状が消失あるいは緩和する．または悪化しない ●苦痛なくできる日常生活動作が増える（酸素消費を最少にした日常生活動作ができる）	（O-P） ①症状の有無と程度 　●他覚的症状 　・血圧，脈拍・脈圧，体温，呼吸状態，意識レベル，不穏，傾眠，四肢冷感，舌の状態 　・顔色，口唇，眼瞼結膜，爪，皮膚の色 　●主観的症状 　・立ちくらみ，眩暈，歩行時の動悸，息切れ，頭重感，耳鳴り，イライラ，食欲不振，倦怠感，疲労感などの有無と程度 　・手足のしびれ，知覚鈍麻，神経症状の有無・程度 ②検査データ 　●赤血球，Hb，Ht，血小板，網状赤血球数，血清鉄 　●血沈，動脈血ガス分析，酸素飽和度（SpO_2） ③バイタルサイン 　●特に血圧低下に注意 ④日常生活動作への影響 　●動作と症状出現状況 ⑤誘因因子 　●潰瘍，痔，妊娠，生理，不正性器出血，栄養不足，不適切な食習慣，嚥下障害 　●貧血に対する知識の不足 （T-P） ①貧血（酸素運搬機能低下）に伴う症状の緩和 　●保温 　・湯たんぽ，電気毛布，掛け物・室温の調節 　・足浴 　・マッサージ（下肢のマッサージ） 　●日常生活動作の援助 　・患者の貧血症状と日常生活動作時の症状出現の程度によって，酸素消費を最小限にするために（心臓への負担を最小限にする）介助を行う ②貧血の治療に伴う看護 　●酸素療法の管理 　・指示された酸素療法の方法での管理を行う	●年齢，貧血の程度，原因などにより症状の発現に個人差が出るので検査データだけでなく日常生活動作への影響をよく観察する． ●貧血の原因により，出現する症状が違い，対処が異なるので特有な症状がないか観察する ・さじ状爪：鉄欠乏性貧血 ・黄疸：溶血性貧血 ・偏食，嚥下障害：鉄欠乏性貧血 ・しびれ，知覚鈍麻：悪性貧血 ・舌萎縮：鉄欠乏性貧血・悪性貧血 ・出血症状：再生不良性貧血 ●貧血の種類に応じた薬物療法への患者指導・看護を行う

第Ⅱ章 循環機能障害と看護

2 血流機能障害

D 貧血による血流機能障害（酸素運搬機能障害）のある患者の看護　257

●薬物療法（**表1**）の管理
・輸液管理
・輸血管理（アナフィラキシーショックに注意）
・内服薬の管理（服薬の確認，作用効果，副作用の観察）

表1　貧血の薬物療法

鉄欠乏性貧血	鉄剤	●過敏症反応に注意．静脈内与薬では，血管外に漏れると局所に硬結をつくり疼痛を伴う．また長期使用は，鉄の組織沈着（ヘモクロマトーシス：鉄が体内や皮膚に過剰に沈着し，肝硬変症と糖尿病を伴う疾患）を起こすので十分な管理を行う ●便が黒くなることを説明しておく ●内服薬の場合には，鉄剤使用時は，吸収に内服後30分程度を要するが，緑茶・コーヒーなどは吸収を悪くするのでそれらでの内服は避ける．また，服用後1時間はそれらの摂取をしないように説明する
悪性貧血	ビタミンB$_{12}$	●非経口的与薬である ●血液所見が正常化しても長期的に与薬が必要
再生不良性貧血	蛋白同化ホルモン・男性ホルモン	●肝障害に注意（肝機能データの低下，倦怠感，黄疸，食欲不振など） ●男性化作用が出現する（多毛，ニキビ，無月経，色素沈着，変声など） ●浮腫，頭痛，乳頭浮腫，高血圧などの副作用に注意
	腎皮質ホルモン	●免疫抑制療法・血管補強として使用される ●副作用が多様（ムーンフェイス，多汗，食欲不振・亢進，精神症状，皮膚症状，易感染など）であるので注意深い観察が必要

●出血傾向がある場合
・血圧測定や採血や注射時の駆血帯は短時間で行い，注射・検査後の止血を確実に行う
③栄養補給への看護
●食欲の低下，食事摂取量の低下があるときは，食事内容の工夫をする
・できるだけ鉄分を多く含む食品や野菜・果物を優先して摂取することが望ましいが，食欲が低下している場合には，患者の好みを聞き，食事の内容変更について検討する
●栄養低下が認められるときは，医師に報告し，指示により栄養補給を経口栄養剤や点滴静脈栄養による栄養補給を行う

E-P
①安静（行動制限）の必要性を説明する
②症状に応じた行動制限について説明し，介助が必要なところを具体的に説明する
●行動制限については，「してよいこと・いけないこと」「介助を得る必要があること」など具体的に説明する
・食事の場所，排泄時の場所（床上，ポータブルトイレ使用，トイレ歩行，車いすトイレのいずれかを説明），清潔方法，移動方法など具体的に説明する
③内服薬についての作用・副作用，服用方法について説明する
④食事指導をする
●患者の好み・偏食の状況を把握し，できるだけ食習慣を取り入れるよう工夫する
●貧血の原因に応じて食事指導をする．蛋白・鉄分の多

●造血幹細胞の障害により，巨細胞の減少，血小板減少により，出血傾向が増強するので血小板数や全身状態をよく観察する．（血小板5万/mm^{3}以下になると点状出血・斑状出血などが見られる）

●自覚症状がない人については，行動制限の必要性について理解が得られるように説明する
●食べ残しのある患者の場合には，その原因を探る（味が合わないのか，満腹なのか，食欲がないのか，嫌いな食品なのか）

い食事により造血を促し，栄養価の高い食事により抵
抗力をつける．動物性蛋白質は，鉄吸収率を促進する
●食事摂取不足を伴う貧血の場合には，鉄分の多い食品
を勧める
●食事指導場面には，家族の参加を得る
⑤症状が強いときは報告するよう説明する

[2] 立ちくらみ，眩暈などによる転倒の可能性

[問題解決のための視点]
☆立ちくらみ・眩暈，失神による転倒などを起こす危険
　があることをふまえ，安全への十分な対策を行う
☆悪性貧血では，初期には手足のしびれ，異常知覚，進
　行すると運動失調，歩行障害など神経症状を伴うので，
転倒・外傷を予防する援助をする
☆脳の酸素不足により注意力や集中力が低下しやすく，
　時として事故につながることがある．事故防止のため
　の対処方法について，患者・家族に指導する

看護目標・成果	考えられる援助方法	個別化のポイント
●転倒・外傷を起こさない ●予防のための対処行動について説明でき，対処行動がとれる	**O-P** ①血圧 　●体位による血圧変化 ②症状の有無・程度 　●立ちくらみ，眩暈の有無・程度 　●起立・歩行時のふらつきの有無・程度 ③出血傾向の有無・程度（血小板，出血時間，プロトロンビン時間，フィブリノゲンなど） ④皮膚・粘膜の状態 **T-P** ①転倒・外傷予防のための対策 　●環境整備では，物品は手の届きやすい位置に置く 　●ふらつき・眩暈があるときは，歩行時介助あるいは車いすで介助する ②保温時は熱傷に注意する **E-P** ①動作はゆっくり行う．臥床から立位になる時はゆっくりと（座位で一呼吸休む） ②転倒予防のための注意点を患者・家族に説明する ③出血傾向にある場合には，観察点や傷を作らない。柔らかい歯ブラシの利用など日常生活での注意点を説明する	●患者が，右利きか左利きかを考慮して，床頭台の位置やベッドから降りる側を配慮する ●転倒の危険性を判断する ・血圧低下や立ちくらみ，眩暈の程度

Ⓓ 貧血による血流機能障害（酸素運搬機能障害）のある患者の看護　259

[3] CP：易感染により肺炎，敗血症など感染症を起こす可能性

[問題解決のための視点]

☆組織の酸素・栄養不足により生理機能が低下している

ため抵抗力が低下しており，易感染状態にある．肺炎や尿路感染，敗血症など感染予防のための援助を行う

看護目標・成果

- 肺炎，尿路感染など感染症を起こさない
- 感染予防行動がとれる

考えられる援助方法

O-P
①発熱の有無・程度，熱型の観察，呼吸状態の観察
②検査データの観察
- 炎症反応：白血球，CRP，血沈など
- 電解質バランス：Na，K，Clなど
③症状の有無・程度（頭痛，悪寒，体熱感，倦怠感，悪心・嘔吐，四肢関節痛，発汗など）
④排尿回数，尿量と性状

T-P
①感染予防のための看護
- 清潔保持への援助（全身・口腔内）
- 含嗽励行
- 混んでいる時間帯は，人の多い外来は避ける（マスクの使用）
- 創傷がある場合には，無菌的に処置をし，汚染しないよう清潔を保つ（汚染時は包交する）
②発熱時の看護
- 安静の保持
- 体位の工夫と体位変換ができない患者の場合には体位変換をする
- 解熱への援助（クーリング，指示による解熱薬を与薬する）
- 水分補給と栄養管理
- 皮膚・粘膜の保清
- 寝衣交換
E-P
①全身の保清や口腔内の清潔，風邪の予防など，感染予防について指導する

個別化のポイント

- 特に好中球が減少している患者の場合には，感染のリスクが高くなる．38℃以上の発熱が続くときは，敗血症の危険が考えられ，生命危機をまねく可能性があるので注意して観察する
- 高齢者や栄養状態が悪い患者の場合には，感染のリスクが高いため，予防策を強化する
- 倦怠感が強く発熱がある患者で，頻回に清拭・寝衣交換ができない場合には，タオルを使用し，そのタオルを交換する

[4] 経過の長期化，易疲労・倦怠感など不快な身体症状から意欲の低下と精神的に依存的になりやすい

[問題解決のための視点]

☆症状による苦痛や症状の増悪への不安などから，日常生活動作において依存的になることもあるので，苦痛症状の緩和への援助を行う

☆具体的な不安の内容を明らかにし，精神的援助を行う

☆患者のみならず家族も過度の安静への患者援助を行いがちであるので，患者・家族に行動制限の範囲について具体的に説明し，理解と協力が得られるよう援助する

看護目標・成果	考えられる援助方法	個別化のポイント
●適切な行動制限範囲が理解でき，過度の行動制限にならない ●行動による症状が増悪しない ●症状増悪への不安が緩和する ●家族の理解・協力が得られる	**O-P** 〈行動制限についての実施状況の把握〉 ①行動制限の指示の範囲 ②実施している行動制限の範囲 〈症状の出現状況の把握〉 ③日常生活動作と症状の出現状況 〈行動制限に関する患者・家族の反応〉 ④言動，表情 ⑤行動制限の必要性の理解状況 ⑥不満・不安の内容 **T-P** ①行動制限の範囲についての表，説明書などを活用する ②必要以上の行動制限をしているときは，説明をする ③患者の気持ちを傾聴し，不安の緩和を図る ④指示的態度は避ける 　●患者のできるところをほめ，自立を促す工夫をする ⑤励まし，支援する **E-P** ①過度の行動制限が不必要であることを説明し，行ってよい範囲・目標を共有する ②過度の安静の弊害について説明をする ③援助が必要な範囲・行ってよい範囲を患者・家族に説明をする	●高齢者の場合には，ポスターなど視覚的な説明資料を作成し，目のつくところに貼る ●過度の安静で依存的になっている患者の場合には，その弊害について説明し，毎日の小さな達成目標を立てるのもよい

[5] 貧血症状による社会的役割の変化や対人関係の破綻など社会的問題のリスク

[問題解決のための視点]

☆脳の酸素不足により思考力や集中力が低下しやすいことを，周囲の者が理解できるよう説明し，協力が得られるように援助する

☆イライラ時の対処方法を患者とともに考える

☆集中力の低下・思考力低下の状況を把握し，社会的側面での影響について検討する

☆家庭・社会での役割を把握し，役割継続が困難な状況かどうかアセスメントをし，変更が必要な場合には，患者・家族が受け入れられるよう支援する

☆役割の変更・喪失による回復意欲・闘病意欲の低下が長引かないようできるだけ早い時期に意欲が増すよう看護する

看護目標・成果	考えられる援助方法	個別化のポイント
●周囲の者が患者の状況の理解ができる ●人間関係の破綻をきたさない ●イライラ感出現時の対処行動がとれる ●社会的役割変更の必要性が理解でき，変更することができる ●回復意欲・闘病意欲の低下が長引かない，あるいは早期に回復する	O-P 〈社会的役割の把握〉 ①家庭での役割 ②仕事関係での役割 ③地域での活動・役割状況 〈症状による活動性低下の状況〉 ④息切れ，疲労感などと活動性の関係 ⑤バイタルサイン ⑥検査データ（赤血球，Hb，血液ガス分析など） 〈精神状態と対人関係〉 ⑦イライラ感，注意力，思考力，集中力など精神症状の状況 ⑧対人関係 〈社会的役割の変更による影響を知る〉 ⑨経済的困難性の有無 ⑩家族の身体的・精神的負担の状況 ⑪本人の喪失感・闘病意欲など精神面への影響 T-P ①相談にのる ②対人関係上のトラブルが生じないよう，よく観察し，必要時助言する（家族を含めて話し合う） E-P ①患者の貧血症状に応じた活動能力について家族に説明し，協力を得る ②症状に応じて，社会的役割変更の必要性について，一緒に話し合い，患者自らが自覚できるよう支援する ③相談にのることを話す	●患者の社会的役割をよく把握する ●イライラしている患者の場合には，その原因を追求し，対処行動を一緒に考える

---

[6] 貧血についての知識不足によるライフスタイル変更のための不安

[問題解決のための視点]

☆患者および家族の疾患の受け止めと今後どうしたいかについて明らかにする

☆家庭・社会での患者の役割を把握する

☆退院後の生活を見越して，症状の出現・増悪を予防するために酸素消費を抑えるための日常生活動作（ADL）

範囲についての患者・家族の理解状況を把握する

☆知識と理解状況に応じて退院後の生活について情報提供し，一緒に考え，患者自らがライフスタイル改善の必要性を理解し，改善を実行するために必要な知識を得て実行する自信がもてるよう援助する

☆不安が表出できる関係づくりをする

看護目標・成果	考えられる援助方法	個別化のポイント
●貧血についての原因・病態・治療について説明できる ●現在の自己の病状について説明できる	O-P 〈入院前のライフスタイルの把握〉 ①食生活，排泄習慣，便秘時の下剤の使用状況，運動習慣，余暇の過ごし方，1日の過ごし方，清潔習慣，仕事内容，趣味など	

- 治療の必要性について言葉で説明でき，治療に積極的に協力できる
- 貧血改善のためのライフスタイルの改善策が考えられる
- 不安や不満，ストレスなど精神的なものを言葉で表現できる
- 今後の生活のセルフケアに自信がもてるといった発言が聴かれる
- 精神的に穏やかに，安定して過ごすことができる
- 家族の理解・協力が得られる

〈貧血についての知識と指導の反応の把握〉
②原因や病態についての知識・理解状況
③貧血改善のための生活についての知識・理解状況
④指導に対する反応（言動・表情など）
⑤家族の知識の状況，指導に対する反応

〈不安の内容を明らかにする〉
⑥現状をどう受け止めているか
⑦ライフスタイル変更に対する反応
⑧心理状態
⑨家族からの情報提供
⑩家族の精神的支援状況

T-P
①精神的支援
- 辛さへの共感的態度で接し，励ます
②ライフスタイルでの悪化原因を明らかに表現しているときは，患者や家族とともに考え，助言する
③ライフスタイル変更に対する不安や不満を表現できる環境を整え，傾聴する
④起こりうる悪化状況を予測し，よりよい方向へ導けるよう患者とともに考える
⑤長期的治療が必要となるが，励まし支援する
⑥説明の内容についての理解を確認する
⑦他職種との連携・調整を図る
- 食事療法については，栄養士に具体的な指導を依頼する
- 薬物療法については，薬剤師に服薬指導を依頼する
- 不安症状が強いときは，他の要因も考えられるので，カウンセラーに依頼する

E-P
①貧血のデータを知らせ，関心をもってもらう（主治医と相談の上）
②指導計画を立てる（患者・家族の知識・理解状況に応じて指導内容とスケジュールを計画する）
③ライフスタイル変更の指導内容は，その人の生活習慣を大切にし，無理のないような改善策を工夫し，情報提供する
④遠慮なく，不安・心配事を表現して欲しいことを説明する
⑤家族を含めて指導をする

- 検査データの悪化により不安が強くなる患者の場合には，検査値の伝え方について，主治医と相談しておく
- 治療方針・現状などについて不安が強い場合には，主治医より説明をしてもらう
- 高齢者の場合には，文字を大きくし，わかりやすい言葉で，絵や図を多くした資料を作成し，活用する

〈参考文献〉
1) 小野寺綾子，陣田泰子監：新看護観察のキーポイントシリーズ　成人内科Ⅲ．中央法規出版，2011
2) 北村聖監：臨床病態学1，第2版．ヌーヴェルヒロカワ，2013
3) 阿部俊子監：エビデンスに基づく症状別看護ケア関連図　改訂版．中央法規出版，2013
4) 小田正枝，山口哲郎編：症状別　観察ポイントとケア．照林社，2016

第Ⅲ章

生体防御機能障害と看護

第Ⅲ章 生体防御機能障害と看護
1 生体防御機能障害

A 保護（バリア）機能が障害を受けたとき

會田みゆき，國澤尚子

生体防御機能障害の定義

人間は，個人の統合体としての調和を脅かす刺激や侵害に絶えず囲まれて生活している．その刺激や侵害に対する防衛のために身体はさまざまな適応を示す．人間には外的・内的環境の侵害から生命を守る防衛機能が生体に備わっている（生体反応による防衛）．また，生命の危険予測と回避行動，適応行動（防衛行動），社会的規範・制度などによる個人の身体的安全保護も生命を守る働きをしている（図1）．

特に生体反応による防衛の中心的な働きをしているのは生体防御機能である（図2）．生体防御機能は，皮膚・粘膜により外界と自己を境界し，異物の侵入・侵害から自己を守る保護機能をはじめ，体液性・細胞性免疫などの免疫機能へと連係していく．また，出血に対する防御としての止血機能も重要な生体防御機能である．これらは，元来人間に備わっている自然治癒力ともいえる．

しかし，何らかの強力な因子によって，身体が脅かされると，生体防御機能に障害をきたし，人間の統合体としての調和が乱れ，健康問題を生じる．地球環境の変化（大気汚染・放射性物質やフロンガスによる汚染など），生活環境の変化（食生活・交通手段の発達など），医療を取り巻く科学の進歩，労働環境の変化，高度情報化・ハイテク化などストレスの多い社会，高齢者の増加など人間を取り巻く環境の変化に伴い，近年，アレルギー疾患，新興感染症，がんなどの増加がみられるようになってきた．これらは，生体防御機能に関係している疾患である．

対象を身体と心，社会環境，発達段階的な見地から理解し，自然治癒力を促し，統合体としての調和が保て，もてる力を最大限活用できるよう援助していかなければならない．

（會田みゆき）

a 保護（バリア）機能障害のメカニズム

皮膚（図3）は成人で約1.6m²（約1畳）の表面積をもち，重量は体重の約16％を占める最大の臓器である．皮膚は表皮，真皮，皮下組織からなり，血管，神経，汗腺，脂腺，立毛筋，爪などの付属器とともに外界の刺激から身体内部を保護（バリア[*1]）する役割を果たしている．

乳幼児の皮膚はみずみずしく柔らかいが保護（バリア）機能が未熟であるため皮膚のトラブルが多い．

思春期には性ホルモンの発達に伴って，脂腺や汗腺が発達し，皮膚にも変化が生じる．

高齢になると皮膚の保護（バリア）機能は衰え，弾力性を失い乾燥し，外傷からの回復も遅くなる．

★1 バリア：バリア（barrier）は防壁，障壁を意味するが，皮膚のバリア機能は紫外線，衝撃，圧迫，冷温刺激，水，微生物など外界の刺激から身体内部を保護するだけではなく，身体の重要な構成成分である水分の喪失を防ぐ役割も含めてそういわれている．

図1　生命を守る仕組み

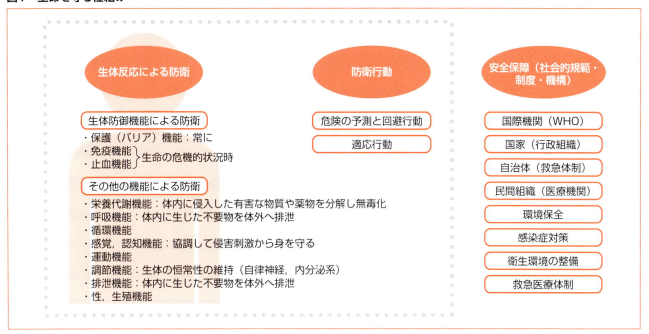

図2　生体防御機能障害の分類

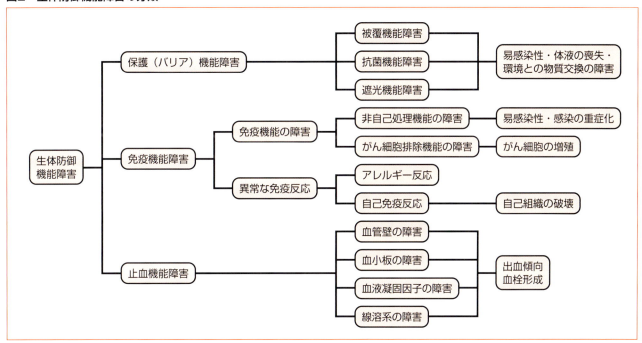

このように皮膚は一生の間に変化を見せる臓器であるだけではなく，疲労や不眠，緊張や興奮，基礎疾患などによっても色や状態が変化し，体調や気持ちの変化を端的に示す臓器でもある．そのため，看護では顔色をはじめとする皮膚の観察は，患者に出会った時に最初に行われる看護ともいえる．

基本的に皮膚・粘膜が担っている保護（バリア）機能は，被覆機能，抗菌機能，遮光機能である（図4）．

図3 皮膚の構造

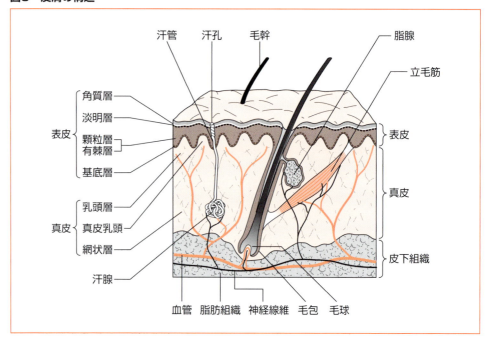

図4 保護（バリア）機能

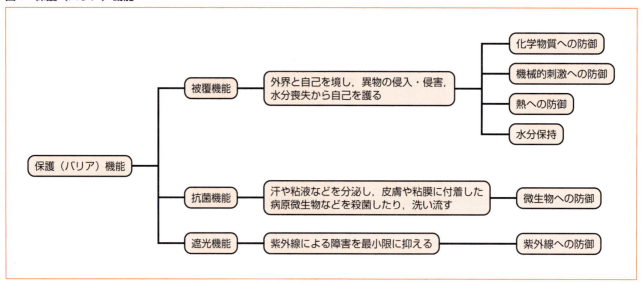

①外界の物理的・化学的刺激からの保護
　・異物や微生物などの有害物質の体内
　　への侵入を防ぐ
　・機械的外力に抗する
　・熱への防御
　・水分の喪失を防ぐ
　・紫外線による障害を抑える
②血管の拡張・収縮，汗の分泌による体温調節
③知覚作用により，外界からの物理的・
　化学的刺激への反応
④汗腺，脂腺による分泌作用
⑤低分子のものや脂溶性物質の吸収作用
⑥免疫作用
⑦日光を受けて，ビタミンDを合成

1. 皮膚による保護（バリア）機能のメカニズム

1）表皮

　表皮（epidermis）は角化重層扁平上皮からなり，表皮角化細胞（keratinocyte）の分化の程度により基底層，有棘層，顆粒層，淡明層，角質層に分けられている．表皮角化細胞は表皮の細胞の約95％を占める．淡明層は手掌，足底にのみ存在する．基底層にある表皮角化細胞は2つに分裂し，1つは基底層にとどまり再び細胞分裂するが，もう1つは4〜6週間かけて基底層，有棘層，顆粒層を経て角質層に至る．表皮の厚さは約0.2mmであり，約4分の3は角質層である．

1 表皮角化細胞（ケラチノサイト）

　表皮角化細胞にはケラチンという線維質の蛋白質が大量に存在している．角化する過程で表皮角化細胞は硬く扁平になり，耐水性のケラチンが増す．角質層となった表皮角化細胞は核をもたず，死んだ細胞★2である．

　角質層は真皮から遠く，酸素や栄養の供給がないため次第に乾燥し，約2週間で垢として皮膚表面から脱落する．頭皮から脱落した角質は，「ふけ」と呼ばれる．このような過程を「表皮角化細胞の分化」と呼び，角質層までの分化の過程と皮膚からの脱落までの皮膚の新陳代謝をターンオーバー時間（turnover time）★3という．表皮角化細胞は免疫反応に関与している．

2 基底層，有棘層，顆粒層

　基底層にある基底細胞は真皮との境にある基底膜に接し，基底膜または有棘細胞と強固に結合している．有棘層にある有棘細胞は数層からなり，ケラチン線維が多い．隣接した細胞同士はデスモソームとよばれる細胞間結合の構造によって接着しており，基底細胞と基底膜はヘミデスモソームで接着している．有棘細胞には分裂能はなく，角化層に向けて分化していく．顆粒層は顆

粒細胞が2〜3層重なっており，核は変性している．

3 角質層

　角質層はケラチン線維を含む角層細胞が積み重なっており，その間をセラミドが主成分の角質細胞間脂質が埋めている．角質細胞間脂質は，皮膚の角質層の細胞と細胞を接着して整える脂質であり，肌のキメを整えるためにも，みずみずしさを保つためにも欠かせない重要な保湿物質である．

　このようにケラチンを多く含む角質層と角質細胞間脂質によって，表皮は外界からの物理的・化学的刺激から生体内部を保護し，有害物質の侵入を防ぐとともに，身体の水分を喪失しない保護（バリア）機能を備えている．

4 メラノサイト（色素細胞），メラニン細胞

　基底層にはメラノサイト（melanocyte）★4という色素細胞が分布している．メラニン色素の原料はアミノ酸の一種であるチロシンであり，メラノサイトは酵素チロシナーゼによりメラニン色素を産生する．

　メラニン細胞は脳下垂体からメラニン細胞刺激ホルモンが放出されることにより刺激され，メラニン色素合成を促進させる．メラニン色素には黒いユーメラニンと赤または黄色のフェオメラニンがあり，基底層では核の上部に集まり，有害な紫外線から基底細胞を守る役割を果たしている．基本的な皮膚の色は遺伝により決定されるが，紫外線に多くあたるとメラニン細胞がメラニン色素の増産を始める．メラニン色素が紫外線を吸収し遺伝子を有する核が障害されるのを防ごうとする（遮光機能）ため，皮膚の色が濃くなる．

　黒いユーメラニンを豊富にもつ黒人はメラニン色素の生産も活発である．白人はユーメラニンの量もメラニン色素の量も少なく，フェオメラニンの比率が圧倒的に多い．そのため，紫外線によるダメージを受けやすく，皮膚がんの発生率が高い．黄色人種といわれる日本人は黒人と白人の中間にあ

★2 死んだ細胞：表皮の基底層は表皮の下層にある真皮に接し，真皮の血管から酸素や栄養を供給されているが表皮そのものには血管がない．そのため，真皮に至らない擦過傷や髭そり，垢すりは死んだ細胞である角質細胞が削り取られるだけなので出血しない．

★3 ターンオーバー時間（turnover time）：表皮角化細胞（ケラチノサイト）が基底細胞層から顆粒細胞層まで移行するのに約14日，角質細胞層になり表皮から脱落するのに約14日かかる．ここまでの期間を表皮角化細胞（ケラチノサイト）のtransit timeという．turnover timeはこれに細胞分裂を終えた基底細胞が次の細胞分裂を終えるまでの細胞周期時間（cell cycle time）を加えたものであり，約1.5カ月といわれている．

★4 メラノサイト：メラノサイト（メラニン細胞）の数は白人，黒人，黄色人において差はない．肌の色に関係しているのは，メラノサイトのメラニン色素生成能力の違いと真皮の血管を流れる赤血球のヘモグロビンの酸素飽和度である．メラニン細胞の分布密度は顔面・前腕外側などの日光にあたる部位や外陰部で高いが，腹部や臀部では低い．たくさんの紫外線を常に浴びていると，表皮が厚くなり，真皮の弾力線維が変性して硬くなり，年齢に関係なく皮膚は老化する．

第Ⅲ章　生体防御機能障害と看護

1　生体防御機能障害

A　保護（バリア）機能が障害を受けたとき　269

★5 皮膚の色と身体の生理的反応：赤血球の酸素飽和度が低いと皮膚は青白くなる。一般的にチアノーゼは毛細血管内の還元ヘモグロビンが5g/dL以上となった状態をいうが、寒い時や緊張した時などに末梢血管の収縮によって手足や顔色が悪くなる末梢性のチアノーゼでは動脈血の酸素飽和度は正常である。また、運動後や暖かい場所では血管が拡張すると皮膚の血流量が増すため赤みがさす。

★6 経皮吸収：外用薬の有効成分は皮膚に浸潤、拡散していく。皮膚が吸収するのではなく、製剤の粘着面と皮膚面の濃度差によって有効成分が皮膚に浸み込む作用によるといわれている。吸収経路は毛包、脂腺を介するもの、直接表皮細胞を通過するものがある。脂溶性の軟膏は毛包、脂腺を介して吸収されやすいため、脂腺の多い顔面では副作用にも注意が必要である。

★7 ヒスタミン：ヒスタミンの大部分は肥満細胞や好塩基球に含まれており、外傷、毒素などの非免疫刺激やIgE抗原の媒介による免疫反応）に伴って遊離され、かゆみ、浮腫、発赤などのアレルギー症状を引き起こす細胞内顆粒物質の１つである。

たる。

皮膚の色は、メラニン細胞のメラニン色素生成能力だけではなく、真皮の血管を流れる赤血球のヘモグロビンの酸素飽和度によって影響されるため、身体の生理的反応★5として観察することが可能である。

5 ランゲルハンス細胞

表皮に存在するランゲルハンス細胞は骨髄由来の免疫細胞である。抗原が侵入すると所属リンパ節に移動し抗原の情報をCD4陽性Th1細胞に伝える抗原提示細胞（p318）である。皮膚における遅延型過敏反応を担っている。

6 皮膚常在菌の存在

皮膚には表皮ブドウ球菌やアクネ桿菌、ピチロスポルム、毛包虫などの皮膚常在菌（resident skin flora）が存在しており、皮脂を分解して表皮を酸性に保って、他の細菌の侵入を防ぐ働きがある。皮膚常在菌は主に毛包内にいるため、皮膚の表面を洗浄や消毒しても表層の菌が除去されるだけであり、数時間で元の状態に戻る。

7 その他

表皮は外的刺激から身体内部を守るだけではなく、表皮を通して薬剤を体内に吸収することもできる。これを経皮吸収★6という。皮膚用の外用薬はこの作用を利用している。そのほか、心臓の薬や麻薬も経皮吸収を利用したものがある。

2）真皮

真皮（dermis）は表皮の下層に位置し、厚さは1.8〜3.5mmであるが部位や性別、年齢により異なる。感覚受容器や神経終末、血管やリンパ管、毛根、立毛筋、汗腺、皮脂腺などの付属器がある。皮革製品は動物の真皮を加工したものである。

真皮は主に乳頭層と網状層からなる。乳頭層は真皮乳頭を形成して、表皮に入り込み、真皮と表皮をつなぎ合わせる真皮─表皮結合の重要な一部分となっている。

網状層には血管、汗腺、脂腺、圧受容器

などが存在する。

1 間質成分（膠原線維と弾性線維）

真皮の多くは線維芽細胞が産生する細胞外基質から構成されており、大部分は膠原線維と弾性線維である。

膠原線維はコラーゲンといわれる強靭な線維性蛋白であり、真皮の乾燥重量の約7割を占める。膠原線維の80％はⅠ型コラーゲン、約15％は血管周囲に存在するⅢ型コラーゲンである。これらは張力に対する抵抗が強く、組織の形態を保つ上で重要な支持組織であり、クッションの役目を果たしている。また、水分を吸収して皮膚を湿潤させておくのに役立っている。

弾性線維はエラスチンからなり、膠原線維の間をぬうように存在し、皮膚の弾力を保つ役割がある。この線維が減少、消失または変性すると皮膚は弛み、皺やたるみが生じる。これらの線維の間を基質が埋めている。基質はヒアルロン酸やコンドロイチン硫酸などであり、保湿機能をもっている。

2 細胞成分（線維芽細胞、肥満細胞、組織球）

真皮は皮膚が損傷を受けると、さまざまな細胞が修復のために作用する。

線維芽細胞は線維性蛋白以外に糖蛋白やムコ多糖類を含む細胞間基質も合成しており、これらはすべて組織の欠損が生じると増殖する。

肥満細胞（マスト細胞）は造血幹細胞由来で、真皮に存在する。肥満細胞は抗原が侵入すると顆粒に含まれるヒスタミン★7やサイトカインを細胞外に大量に放出し（脱顆粒）、アレルギー反応、免疫反応を起こす。サイトカインは蕁麻疹のようなⅠ型アレルギー（即時型アレルギー）反応や接触皮膚炎のようなⅣ型アレルギー（遅延型アレルギー）反応を発症させる（p321、本章 2 -A-b1.「異常な免疫反応による障害」参照）。また、皮膚の修復の促進、血管形成、腫瘍の増殖にも関与している。

組織球は骨髄由来のマクロファージ系の細胞であり、異物貪食作用、抗原提示作用

がある．それ以外に，サイトカインやリソソーム酵素産生作用は組織修復に関与している．また，血管内皮細胞は肥満細胞の遊走，増殖，局所可変性を増強し，炎症への準備と修復過程への移行を促す．

3 皮膚割線と指紋

網状層の膠原線維の走行を皮膚割線といい，これに沿って皮膚を切開すると治癒が早く，瘢痕が残りにくい．特に手掌や足底では，皮膚表面からは固有の配列の凹凸として観察されている．これが指紋[★8]である．

4 血管・リンパ管

真皮の血管は，乳頭層の毛細血管，乳頭下血管叢，皮下血管叢からなる．

指先や爪下部などの血管は，毛細血管を介さずに，細小動脈と細小静脈が吻合している．毛細リンパ管は乳頭下層に分布し，真皮の深層に向かっている．表皮には血管がないため，真皮乳頭にある毛細血管網から表皮に酸素や栄養が補給されている．

真皮にある豊富な血管は，体温の調節の役割を担っている．体温が高くなると毛細血管が拡張し，熱を放出して身体を冷やそうとする．逆に寒さを感じると皮膚への血流を少なくして放熱を減少させ，深部の体温を保とうとする．

リンパ液は皮膚内に侵入した微生物などの異物を取り込んでリンパ節に送り，免疫反応に役立つ．

5 神経

真皮に分布する神経には自律神経系と知覚神経系がある．

自律神経はエクリン汗腺，立毛筋，血管周囲などに分布している．知覚神経は真皮深層で神経叢を作り，真皮乳頭や表皮に向かって伸び，付属器周囲に分布して自由神経終末となり，痛覚，触覚，圧覚，温度覚，掻痒などの皮膚感覚を感知する．痛覚はマイスネル小体，圧覚はメルケル小体が受容器となっている．かゆみの感覚は痛覚の一種であるといわれている．

皮膚感覚によって外界の刺激を受け取り

中枢神経に伝えることで，同一部位への圧迫を避けるために身体を動かしたり，高温や低温の物質に接触したらすぐに離れることで危険を回避したりすることができる．

スキンシップやマッサージによる快の皮膚感覚が情緒の発達や安心感，緊張からの解放をもたらすこともあるため，非言語的コミュニケーションに用いられる．

3) 皮下組織

皮下組織（subcutaneous tissue）は真皮の下にあり，筋膜との間に存在する．多くは小葉を形成する脂肪細胞[★9]であり，小葉は血管や神経が分布する結合織の隔壁で境界されている．皮下組織は外力に対する緩衝作用，保温作用があり，脂肪を貯蔵することでエネルギー代謝も担っている．皮下組織にはパチニ小体という神経細胞があり，振動を受容している．

> ### 2. 皮膚付属器官による保護（バリア）機能のメカニズム

1) 汗腺

エクリン汗腺とアポクリン汗腺がある．

1 エクリン汗腺

口唇，亀頭，陰核，小陰唇を除く全身の皮膚に存在し，汗は皮膚に湿り気を与えている．手掌，足底，前額部に多い．エクリン汗腺は気温が高い時や運動時には交換神経によって発汗量が増える．汗は皮膚表面で蒸発する時に気化熱を奪うことによって体を冷やす作用がある．

汗は塩化ナトリウムを含む無色透明な水溶性の分泌物であり，尿素・尿酸・ビタミンCをわずかに含む．汗のpHは4〜6の弱酸性であり，皮膚表面での細菌増殖を防止している．

緊張した時に手掌や腋窩にかく汗は「精神性発汗」，わさびや唐辛子を摂取したときに鼻や額にかく汗は「味覚性発汗」と呼

★8 指紋：指頭には汗腺が開口しているため，指先が接触した物には指紋が残る．指紋は摩擦によって物をつかみやすくするだけではなく，つるつる，ざらざら，滑る，滑らないという触覚の感度を高めている．

★9 脂肪細胞：脂肪細胞には白色脂肪細胞と褐色脂肪細胞の2種類がある．脂肪細胞の多くは白色脂肪細胞であり，中性脂肪（トリグリセリド）としてエネルギーを体内に貯え，合成・分解し放出する．褐色脂肪細胞には蓄えた脂肪を急速に酸化して熱として放出する働きがある．これら2種類の脂肪細胞が体温や基礎代謝の調整を行っている.しかし，褐色脂肪細胞は成人すると減少し作用が鈍くなるため，加齢が進むと脂肪がつきやすい体質になる．

ばれている.

2 アポクリン汗腺

主に腋窩，乳房，外陰，肛門に分布し，毛包に開口している．アポクリン汗腺にはエクリン腺の成分以外に脂肪酸や蛋白質などが含まれており，表皮で細菌がこれらを栄養にして繁殖すると，その分解物が臭いの原因となる．

アポクリン汗腺には体温調節の役割はほとんどない．アポクリン汗腺は心因性のストレスに反応して，分泌が増加する．思春期の性ホルモンの発達に伴って，アポクリン汗腺も活発になる．

2）脂腺

脂腺は毛包の上部に開口している腺組織である．皮脂は脂腺で産生され，表皮に分泌されている．表皮は薄い油の膜で全体が覆われたような状態となっており，滑らかである．

また，皮脂の成分であるトリグリセリドが毛包内で細菌のリパーゼにより分解され遊離脂肪酸となるため，表皮のpHは酸性に保たれ，殺菌作用によって細菌の侵入を防いでいる．

頭皮，顔面，前胸部，背部中央などは脂腺が発達しており皮脂が多く，脂漏部位と呼ばれる．

3）毛と毛包 （図5）

毛は手掌，足底，口唇，乳頭，外生殖器など以外の全身で観察される．

●役割

外界からの刺激から身体を守っているのは，頭髪，眉毛，睫毛，鼻毛である．頭髪は頭部を外的刺激から守り，保温している．眉毛や睫毛は眼球に汗やほこりが付着しないようにしている．鼻毛はほこりや虫などの異物の侵入を防いでいる．

腋窩，外陰部，男性の髭や胸毛などは性ホルモンの影響を受けており，思春期になると生え始める．

●構造

毛は毛包で包まれた部分を毛根，皮膚から外側に出ている部分を毛幹という．毛包の深部の毛球部にある毛母（成長帯）で上皮細胞が細胞分裂を繰り返して成長し，角化細胞となったものが毛である．毛球部には毛に栄養を与える血管を含む結合組織が毛乳頭をつくっており，毛乳頭を囲むように存在している毛母に栄養を供給している．毛根を包んでいる毛包は，表皮と連続している上皮性毛包とそれをさらに包む真皮性の結合組織性毛包からなる．結合組織性毛包は，上皮性毛包に血液を供給するとともにこれを補強している．

毛幹は，毛髄質，毛皮質，毛小皮[★10]の3層からなり，95％が毛皮質である．毛は角化細胞，つまり死細胞からできているため，一度損傷した毛そのものを修復することはできない．

●毛周期

毛と毛包には毛周期があり，毛を成長させる成長期（2〜6年），成長を終えた毛球部が縮小を始める退行期（2〜3週），毛乳頭が活動を休止して毛がとどまっているだけの休止期（2〜3カ月）を繰り返している．休止期の毛は，しばらくすると新しい毛の発育とともに自然に脱毛する．

なんらかの原因で毛包が萎縮し毛周期が短期化すると，脱毛が増え，毛が生えなくなる．頭髪では，日本人では通常10万本程度の毛が生えている．約10％が休止期にあり，毎日50〜80本は生理的に脱毛している．

●種類

毛は遺伝や体質によって，硬さや色[★11]，長さ，形状はさまざまである．個人でも部位によって硬さや長さが異なっており，性別や年齢による違いも見られる．

4）立毛筋

立毛筋は平滑筋であり，一端は真皮上層に，一端は上皮性毛包の最外部に付着している．交感神経の興奮により収縮すると，

★10 毛小皮：毛小皮はキューティクルと呼ばれており，ケラチン蛋白質からなる．毛小皮は鱗のように重なり合った一層の細胞層であり，毛のかたさや内部構造の維持，蛋白質や水分の保持の役割を果たしている．また，毛が絡み合うのを防ぐのに役立っているが，摩擦で損傷を受けると毛の内部のケラチン線維がほつれ枝毛になることがある．

★11 毛の色：毛の色素は毛球にあるメラニン細胞で産生され，毛皮質に沈着する．メラニン色素は黄色，錆色，褐色，黒色の4種類があり，これらの量や種類によってさまざまな髪の色となる．老化やストレス，環境などによってメラノサイトの働きが低下し，メラニン色素が減少すると白色となる．

図5 毛の構造

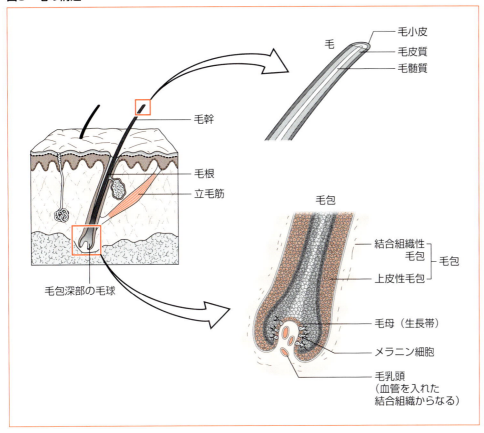

毛が立ち鳥肌になる．
　寒い時には鳥肌が立ったり，高熱が出る途中で悪寒がしたりするのは，立毛筋の収縮によって熱の産生を増やそうとしているためである．

5) 爪（図6）
● 構成

　爪は上皮が鱗のように変化したものであり，ケラチン蛋白で構成されている．爪は側爪郭，後爪郭で囲まれ，遊離縁，爪体（爪甲），爪根で構成されている．
　爪根は皮膚内部にあるため外から見ることはできない．後爪郭から爪甲に覆うようにわずかに存在する半透明の皮膚角質を爪上皮（あまかわ）という．
　爪の下には表皮の基底層があり，爪根側にある爪母で爪は成長する．爪母で細胞が増殖し，角化細胞となって爪体の方向に押し出していくことで，1日約0.1mm爪が伸びる．

● 色

　爪の色は無色透明であるが，爪床の下の真皮層にある血管の色が透けてピンク色に見えている．ただし，爪半月の部分は厚い爪母組織のため白く見える．血液中の還元ヘモグロビンが増加しチアノーゼを呈すると，口唇，顔面，耳などのほか爪も紫色になる．

図6 爪の構造

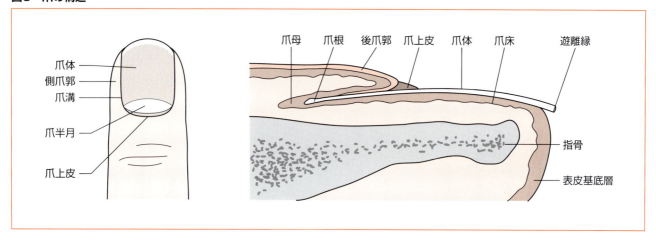

3. 粘膜による保護（バリア）機能のメカニズム

1 部位
粘膜（mucosa, mucous membrane）は，外界と交通のある眼，中耳，呼吸器，消化器，泌尿器，生殖器の表面を覆っている．

2 分類
粘膜は細胞層の数や細胞の形態により分類される．肺胞は単層扁平上皮，尿細管は単層立方上皮，胃や腸，子宮内膜は単層円柱上皮，気道は多列円柱上皮，口腔や食道粘膜，腟は重層扁平上皮，膀胱，尿管，尿道の一部は移行上皮（高度に分化した重層扁平上皮）である．

3 構造
粘膜は粘膜上皮，粘膜固有層，粘膜下組織からなり，消化管では粘膜固有層と粘膜下組織の間に粘膜筋板という薄い平滑筋層がある．粘膜上皮は腺上皮へと移行し，消化管では粘液や消化液を管腔内に分泌する外分泌細胞と消化管ホルモンを血中へ分泌する内分泌細胞に分化する．

4 機能
粘膜には臓器や器官の表面を保護する機能のほか，部位によって分泌，吸収，濾過機能がある．粘膜は粘液を分泌するものが多く，粘膜の表面は常に湿潤環境が保たれている．粘膜固有層にはリンパ組織が存在し，粘膜免疫によりウイルスや細菌などの体内侵入を防御している．

粘膜の機能は器官により異なる．たとえば気道粘膜には線毛があり，一方向の線毛運動により埃やごみを喉頭側に押し出ている．口腔の粘膜固有層には痛覚，触覚，圧覚，温度感覚，味覚などの感覚神経終末が存在し，感覚器としての機能をもつ．胃や腸の粘膜はヒダで覆われており，消化液を分泌し水分や栄養を吸収する．特に小腸は輪状ヒダや腸絨毛，腸腺によって表面積を増大させている．腎臓の粘膜の表面は尿で覆われており，吸収と濾過作用をもつ．生殖器の粘膜は粘液を分泌する．子宮内膜は性周期により肥厚，剝離が起こり，受精卵が着床すると妊娠する．

5 粘膜皮膚結合部
眼，鼻孔，口腔，尿道，外陰，肛門は皮膚と粘膜に移行する粘膜皮膚結合部であり，感染や疼痛の発症部位となりやすい．

6 色
粘膜の色は部位によって異なるが，多くは粘膜固有層や粘膜下組織の血管が透けてピンク色や赤みがかった色に見える．眼の結膜は，球結膜（白目の部分）は黄疸の観察，眼瞼結膜は貧血の観察に用いられる．

表1　皮膚の異常

名称			皮膚の状態
原発疹	斑		皮膚の隆起や陥没などの立体的な皮膚病変は見られないが，色調が変化したもの．
		紅斑	真皮や皮下の毛細血管の拡張，充血によって生じる紅い斑．ガラス板で圧迫すると色が消失する．炎症などが原因となっている．
		紫斑	真皮内または皮下組織での出血により生じる．ガラス板で圧迫しても色は消失しない．血管炎や血液凝固因子の異常，血小板の機能異常または急激な減少，血管の破壊などが原因となっている．大きさにより点状出血，斑状出血と呼ぶこともある．内出血も紫斑に含まれる．
		色素斑	限局性に褐色，黒色，青色，黄色などに色調が変化した斑．メラニン色素やヘモシデリン，カロチンなどの沈着が原因である．しみ（肝斑），あざ（表皮母斑）はメラニン色素による．蒙古斑はメラニンが真皮の深層にあり青く透けて見えるもの．
		白斑	限局性に白く見える斑．メラニン色素の減少または消失が原因である．
	丘疹		皮膚が直径3〜5mm隆起したもの．隆起の形状や色はさまざまである．
	結節		皮膚が直径5mm以上隆起したもの．
	腫瘤		数センチ以上の隆起した丘疹で，増殖性の高いもの．
	膨疹		境界が明瞭な限局性の扁平な隆起で，一過性で消失する浮腫．真皮上層にできる大きさや形状はさまざまであり，蕁麻疹において特徴的に観察される．
	水疱		表皮内または表皮直下に血清成分が貯留して隆起したもの．熱傷，サンバーン，感染症，自己免疫疾患などが原因である．水疱の内容が血液の場合は血疱という．疱疹とは1cm以下の水疱が集まった状態である．皮膚への圧迫や摩擦によってできた水疱をマメと呼ぶこともある．あせもは角質内の小水疱である．
	膿疱		多量の白血球（主に好中球）が混ざって白色〜黄白色の水疱となったもの．細菌感染が原因の場合の化膿性膿疱が多いが，無菌性の膿疱もある．
	嚢腫		真皮内にできた袋状のもの．中身は液状成分とそれ以外の場合がある．
続発疹	表皮剥離		角層や表皮上層の欠損．搔破や外傷が原因である．
	びらん		表皮の一部の欠損．水疱，膿疱などに続発する．ただれ．欠損部が真皮に到達していないため出血せず，治癒後に瘢痕を残さない．
	潰瘍		真皮または皮下脂肪に達する欠損である．熱傷，褥瘡，感染症，悪性腫瘍などが原因である．組織液，血液漏出があり，瘢痕を残す．
	瘢痕		潰瘍が治癒したもの．隆起性の瘢痕と陥没性の瘢痕がある．
	亀裂		細かい線状のひびわれで，真皮に達するものもある．指尖部，指腹，手掌，足底に多い．
	萎縮		皮膚が薄くなる状態．真皮や皮下組織に及ぶ場合もある．
	鱗屑		厚くなった角質が表皮から脱落しかかったもの．これが細かく剝がれ落ちる状態を落屑という．鱗屑が細かく小さいものは粃糠性鱗屑と呼ばれる．フケは粃糠性鱗屑である．
	痂皮		びらんや潰瘍の表面に付着した血液，滲出液，膿などが乾燥したもの．かさぶた．膿疱と痂皮が同時にできる状態をいう．血液の凝固したものを血痂という．痂皮の形成を結痂という．
	胼胝		皮膚への圧迫や摩擦が続くことにより，基底層での細胞分裂が促進されて角質層が限局性に肥厚し，硬くなったもの．たこともいう．ペン・楽器・工具などの道具や正座により繰り返し機械的刺激が加わる部位にできる．
	鶏眼		角質層が限局性に肥厚し，皮膚の深部に楔状に芯を形成した角質が入り込み痛みを伴うもの．うおの目ともいう．
	膿瘍		嚢腫が化膿して膿が溜まったもの．
特定の皮膚病変	苔癬		丘疹が集まり局面を形成したもの．

Ⓐ　保護（バリア）機能が障害を受けたとき　275

b 保護（バリア）機能障害の原因と症状

皮膚の保護（バリア）機能障害とは，皮膚および付属器の生理的作用が不十分な状態である．

機能障害をきたす原因には，年齢，性別，体質のような生理的なものもあれば，圧迫，衝撃，寒冷刺激，温熱刺激，薬物，紫外線，微生物，虫，植物，食物のような外界からの刺激が原因となり症状が出現するものがある．局所症状にとどまらず全身的な症状に至ることも多い．また，身体内部の異常やストレスのような精神的な影響が皮膚の状態の変化として観察される場合もある．

皮膚の病変は発疹または皮疹と表現される．皮膚の異常の名称にはさまざまなものがある（表1）．

1．年齢による影響（図7）

1）加齢による皮膚の変化

加齢による皮膚や付属器官の機能低下によって，さまざまな障害を引き起こす．

■ 表皮の変化

表皮の角質細胞間脂質の減少によって保湿機能は低下する．また，汗腺からの汗や皮脂腺から皮脂の分泌も低下するため，これらによって作られる薄い被膜による保湿作用も低下する．そのため角質層は乾燥し，かゆみを感じやすくなる．特に湿度の低い冬になるとさらに乾燥し，かゆみを生じやすい．掻いたところに傷ができて細菌が繁殖し，さらにかゆみが増すという悪循環を繰り返すことになる．

明らかな発疹がなく，ほかの疾患の合併症による皮膚症状ではないと診断された全身性の皮膚掻痒症は老人性皮膚掻痒症と呼ばれる．男性に多く，好発部位は下腿伸側である．

■ 真皮の変化

真皮は，細胞外基質の減少によって全体的に薄くなる．皮下脂肪も減少するため皮膚は弾力性やクッション性を失い，圧迫や摩擦に弱くなり外力によって簡単に出血する．表皮との結合も減弱し，少しの外力でも水疱ができやすい．

知覚神経機能も低下するため，知らないうちに怪我をしていることが多くなる．乾燥して痒みのある皮膚を掻きすぎて，出血しているということも起こりうる．

真皮の血管分布および血流は減少し，線維芽細胞や血管内皮細胞の増殖力，免疫機能も低下するため，皮膚障害が生じた場合には回復に時間を要する．

■ 保護機能の低下

角質の乾燥や脱毛による保護機能の低下は，異物の侵入を容易にする．また，発汗の減少や皮脂の分泌減少によって表皮の殺菌力は低下し，皮膚からの感染の可能性が高くなる．

■ 体温調節機能の低下

皮下脂肪の減少によって保温力が低下して寒さを感じやすくなる．一方，エクリン汗腺が減少して発汗による放熱機能が低下するため，外気温が高い日にはうつ熱状態になりやすくなる．

■ 容姿の変化

皮膚や付属器官の機能低下は容姿にも変化をもたらす．真皮の細胞外基質の減少により皮膚は弾力性を失い深い皺が刻まれる．老化により顔，手背などの日光にあたりやすい部位に見られる褐色の斑は老人性色素斑といわれる．

高齢になるとほくろが増える．このほくろは老人性疣贅（いぼ）または脂漏性角化症と呼ばれ，加齢とともに増える皮膚の良性腫瘍で，皮膚の老化現象である．

光老化でも褐色の色素斑が観察される．

図7 年齢による影響

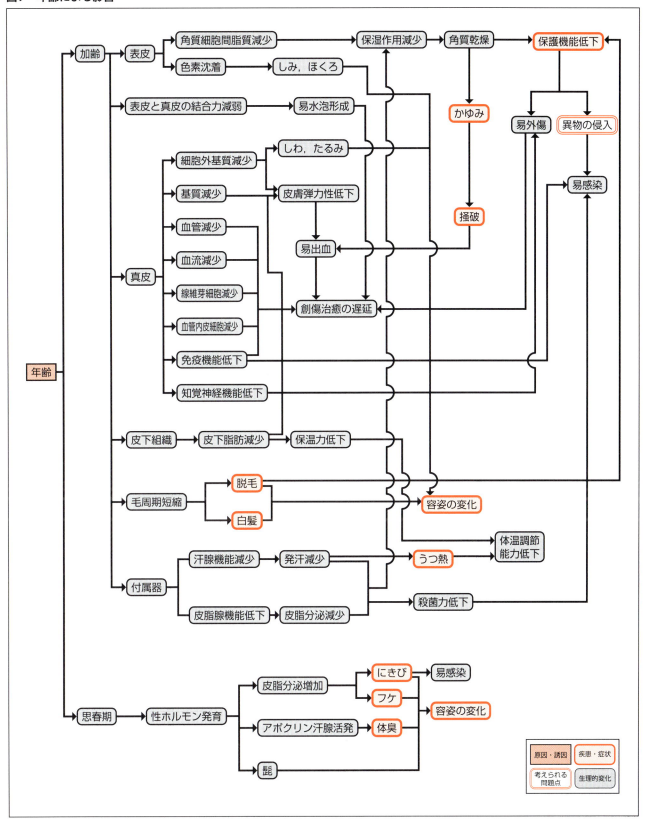

A 保護（バリア）機能が障害を受けたとき

老人性白斑はメラノサイトが老化したことにより，四肢や体幹に円形または楕円形の白斑が散在する．

高齢になると毛球にあるメラニン色素の産生が減少するため，毛の色は白くなる．毛周期の短縮により毛が薄くなり，頭部が禿ることもある．爪床への血管の分布も減少するため，爪の成長は遅くなり，硬く厚い爪になる．加齢による容姿の変化の発現には個人差があるため，若くして加齢現象が見られる場合には本人にとって受け入れがたい場合もある．

眉毛や鼻毛，耳毛は老化によって成長期が長くなり，長い眉毛や鼻毛，耳毛を生じる人もいる．女性は老化によって女性ホルモンの分泌が減少し，口の周囲に薄い髭が生えることもある．

2）思春期の皮膚の変化

思春期になると生殖器の発育により，男性ホルモンのテストステロンおよび女性ホルモンのエストロゲンの分泌が急激に増加する．これによって皮脂腺やアポクリン汗腺が発達する．また，男女とも腋窩および外陰部に発毛があり，男性は髭や胸毛も生え始める．

1 皮脂の分泌

皮脂の分泌が過剰の場合には痤瘡（にきび，acne）やフケが見られる．痤瘡は，皮脂の過剰分泌により皮脂腺がつまり，毛包の常在菌であるアクネ桿菌が増殖して炎症を生じた状態であり，丘疹，膿疱が混在する．皮脂は毛穴から分泌されるため，毛穴のあるところにはどこにでも痤瘡ができる可能性があるが，特に顔面にできやすい．

皮脂と角質によって毛穴を閉塞した状態は面皰と呼ばれ，白いもの，黒いものがある．炎症性のものは赤くなる．にきびをつぶしたりすると，治癒後にケロイドや凹凸が残ったりする．

2 体臭

アポクリン汗腺は脂肪酸や蛋白質などが含まれており，表皮で細菌がこれらを栄養にして繁殖するとその分解物が臭いの原因となるため，体臭が強くなる場合もある．

思春期は他人の目が気になる時期であるため，他人が思う以上に容姿や臭いを気にして自分から人を避けたり，人が自分を笑ったり嫌ったりしているように思い込んだりする場合もある．

2．外的刺激による影響 （図8）

1）局所への物理的刺激

1 角質の肥厚

局所に圧迫や摩擦などの物理的刺激が長時間，繰り返し加わると，刺激を受けた部位に限局して角質が肥厚してくる．手掌にできるマメや靴ずれは，その部分の血行障害によって組織が死滅し，表皮が真皮から離れてその間に組織液がたまって水泡ができたものである．また，打撲後は毛細血管が破れて血液が皮下に流出し，局所的に紫色に見える．

2 陥入爪

陥入爪は踵の高い靴や先の狭い靴を長期間履いたり，深爪，長時間の歩行やサッカーなどによって爪が側方から圧迫されて，爪の側縁が皮膚の中に食い込んできた状態である．第1趾の爪に多い．圧迫時や歩行時に強い痛みがあり，発赤，腫脹，化膿などが見られる．巻き爪は陥入爪が進行して，爪が平らではなく半筒形に変形した状態を指す．

3 褥瘡

褥瘡は，体動の減少によって圧迫による血流障害が生じることが原因であり，骨突出部に好発する．表皮の発赤に始まり，悪化すると真皮・皮下組織，筋膜，さらに筋肉，骨に及ぶ潰瘍を形成する．

発症と悪化に関与する要因には，局所的な皮膚，血管，筋肉などのずれ，摩擦，低

図8 外的刺激による影響

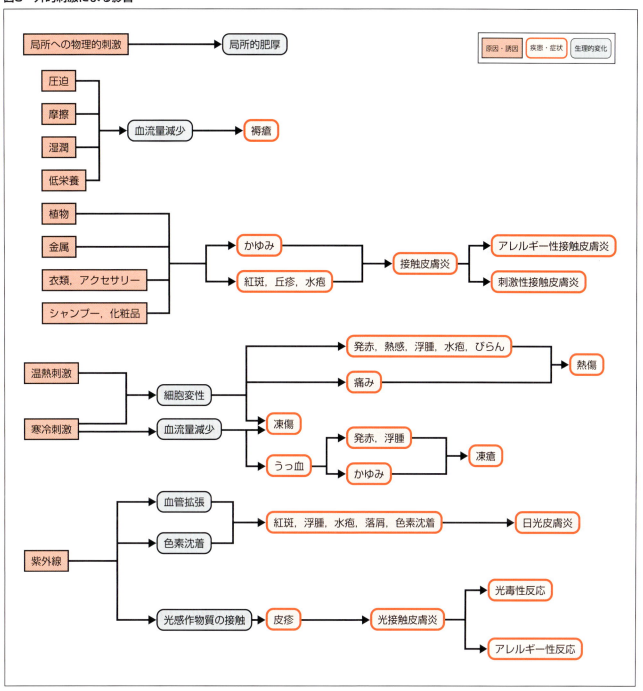

栄養状態，尿失禁・便失禁，汗などによる湿潤，脳血管障害や脊髄損傷などの基礎疾患，病的な骨突出，関節拘縮，意識障害，浮腫，不適切な寝具などが挙げられる（本章1-B「褥瘡をもつ患者の看護」参照）.

4 接触皮膚炎

接触皮膚炎は，物質が皮膚に接触し，その部位に一致して起こる炎症をいう．俗にかぶれといわれる．一時的刺激による刺激性接触皮膚炎とアレルギー性接触皮膚炎に

分けられる.

刺激性接触皮膚炎は物質の濃度が薄ければ炎症反応を起こさない場合もあるが，アレルギー性接触皮膚炎は濃度に関係なく抗原物質に接触すると炎症反応を起こす（p278，2.「外的刺激による影響」参照）．

原因物質接触部位に紅斑，丘疹，水疱が形成され，かゆみを伴う．原因物質には菊，桜草，漆のような植物性のもの，ニッケル，クロム，パラフェニレンジアミンのような金属の他に，シャンプー・リンス，石鹸，整髪料，皮革製品，ペンダント・イヤリングのようなアクセサリー類，化粧品，衣服またはその一部（襟や袖口など），下着，靴下，靴，サンダル，薬など，日常的に使うものもが原因となっていることも多い．

刺激性接触皮膚炎は物質がもともと皮膚に障害を起こす性質をもっているために起こる皮膚の反応であり，物質の濃度や接触時間などの条件がそろえば誰にでも起きる可能性がある.

2）温熱・寒冷刺激
1 熱傷

熱湯，ストーブ，火炎，過熱金属などに接触することにより熱傷（やけど）を発し，発赤，熱感，浮腫，水疱，びらん，痛みなどを生じる.

真皮の深いところまで熱の影響を受けている場合には知覚が鈍麻し，潰瘍となったり壊死を起こしたりする．湯たんぽが長時間同一部位に接触することによって気づかないうちに起こる熱傷は，低温熱傷と呼ばれ，深部まで影響を受けていることが多い.

熱傷により蛋白質や電解質を含んだ体液が大量に失われ，循環血液量減少や水・電解質に異常をきたしたり，創部の感染により死に至る危険がある.

2 凍瘡（しもやけ）

外気温が低い環境下では，体温の低下を避けるため皮膚の血管は収縮し血流量が減少する．体温が上昇し血管の収縮が回復す

る時に，動脈が先に拡張し静脈の回復が遅れる．この際に血液がうっ血し，発赤や腫脹が出現した状態が凍瘡（しもやけ）である．手足の指先や頬，耳にできやすく，末梢の血流が悪い体質や貧血などの人に発症しやすい.

あかぎれは，冷たい水にさわる機会が多い人に見られる皮膚の乾燥，亀裂である．冬に多く発症し，発赤，かゆみを伴う.

3 凍傷

冬山では手，足，顔面，耳などに凍傷を起こすことがある．凍傷は寒冷刺激によって血流障害や皮膚細胞の変性をもたらされることで起こる．靴で圧迫され血流が悪くなりやすい足に多い．LPガス，炭酸ガス，液体窒素などのガス類への接触が原因の場合もある.

発赤，腫脹，浮腫，水疱，痛みなどを生じ，深部まで影響を受けると潰瘍，壊死を起こす．凍傷を起こすと，まず感覚が麻痺し，受傷部の皮膚温の回復に伴って症状が自覚される.

3）日光による刺激
1 紫外線による刺激

皮膚は紫外線[★12]B波（UVB）を浴びることにより，皮膚でビタミンDが合成される．ビタミンDはカルシウム代謝に関与しており，それ以外に細胞の増殖を抑制し，分化を誘導する作用も確認されている．しかし，長時間あるいは繰り返しの曝露は人体に悪影響を与える.

2 日光皮膚炎（日焼け）

日光を浴びすぎるとメラニン色素の防御機能だけでは間に合わず，皮膚は障害される．これは，紫外線B波の影響によるものであり，皮膚血管は拡張し紅斑を形成する．長時間または繰り返し紫外線を浴びることにより，浮腫，水疱，落屑，色素沈着を生じる．弾性線維が収縮して皮膚が硬くなったり，免疫機能が低下したりして，ヘルペスを発症することもある．このような症状

★12 紫外線：紫外線（ultraviolet light：UV）は波長が約200〜400nmであり，可視光線よりも短い電磁波である．紫外線は波長によって，長波長紫外線（UVA，320〜400nm），中波長紫外線（UVB，ドルノ線，280〜320nm），短波長紫外線（UVC，190〜280nm）に分類される．紫外線照射は，日光以外に水銀灯，アーク熔接などによる放射もある．目に対して300nm以下の紫外線を照射すると，角膜炎，結膜炎を起こし，水晶体，網膜に異常をきたす場合もある.

を日光皮膚炎（日焼け）といい，ひどくなると熱傷と同様の状態となる．

③ 光老化

日光に長く照射される人は，年齢に関係なく光老化と呼ばれる皮膚の老化により，皮膚の乾燥，深いしわ，多くの褐色の色素斑が観察される．また，日光角化症は顔，手背などが好発部位であり，1〜2cm程度の赤みのある鱗屑やびらんが見られ，徐々に増大する．長年の紫外線が原因とされ，放置すると有棘細胞がんに移行する．悪性黒色腫（メラノーマ）にも紫外線照射が原因となって発症する例がある．

④ 光接触皮膚炎

光接触皮膚炎は，光感作物質が皮膚に接触し日光にあたると，その部位に一致して皮疹が生じる．波長の多くは紫外線A波である．光毒性反応と光アレルギー性反応に区別される．光毒性反応の原因物質は光を吸収しやすい物質であるソラレン（キュウリ，レモン，オレンジ，そば，セロリ，イチジク，里芋，パセリなどに多く含まれる），香水やオーデコロンの香料に使われるベルガモット油，駆虫薬のビチオノールなどがある．

---

3. 角化の異常

表皮角化細胞のターンオーバー時間（turn over time）が著しく短縮し，厚い銀白色の鱗屑をつけた，やや隆起する境界明瞭な紅斑を形成したものを**尋常性乾癬**といい，四肢伸側（特に肘頭，膝蓋），頭部，体幹部などにできやすい．表皮角化細胞自体の異常だけではなく，真皮のリンパ球やサイトカインが影響因子となって加わることによって発症するといわれている．発症の原因は，遺伝子因子に飲酒，禁煙，ストレス，感染症，外傷，薬剤など複数の環境因子が加わることによる．特殊型として膿疱性乾

癬，関節性乾癬，乾癬性紅皮症，急性滴状乾癬がある（図9）．

---

4. 発汗の異常

① 多量の汗

多量の汗は角質を軟化させて汗孔を塞ぎ，表皮内の汗管に貯留した汗が汗管周囲に漏出して生じた小丘疹を**紅色汗疹肥（あせも）**という．かゆみを伴うことが多い．

足にはエクリン汗腺が多く，エクリン汗腺自体には臭いはないが，靴下や靴で蒸れて細菌が繁殖すると悪臭を放つことがある．

手のひら，足の裏，腋窩などに多量の汗をかき，常に手が湿っていたり，本を読んでいると紙が濡れたりするなどの訴えが見られる**掌蹠多汗症**は，思春期の男女および更年期の女性に多く，原因の1つには精神的緊張があるといわれている．

また，アポクリン腺から分泌される汗に含まれる脂肪酸または皮膚表面の細菌による分解産物である低級脂肪酸が原因で臭気を出すものを**腋臭症（わきが）**という．遺伝が関係している．

② 熱中症

身体は常に熱を産生し，放熱[★13]している．放熱の80％は皮膚を通して行われている．体温が上昇すると血管が拡張して皮膚の血流量が多くなり，外気への熱伝導が増える．また，汗腺から汗が分泌されると表皮上で蒸発して気化熱を奪い，身体を冷やす．これらの放熱作用により体温の上昇を抑制し，正常を保とうとする．

しかし，高温多湿の環境下や激しいスポーツや労働によって大量の熱産生が行われているにもかかわらず，放熱が不十分な状態で水分を摂取せず長時間活動を続けると，体温が上昇し，脱水を起こす．

脱水によって循環血液量が減少するため

★13 放熱：皮膚からの放熱には，蒸発，放射，対流，伝導がある．蒸発は不感蒸泄と発汗によるものであり，放射は周囲のより冷たい物体へと皮膚の熱が移動する現象である．対流は体温より温度が低い液体や空気が皮膚に接触すると起こる現象である．伝導は皮膚が接している物質に熱が移動することを指す．放射は冷たいガラス窓のそばにいるとき，対流は扇風機，伝導は氷枕がその例である．これらの作用によって体内で産生された熱を消失して，熱産生とのバランスをとっている．

第Ⅲ章 生体防御機能障害と看護

① 生体防御機能障害

Ⓐ 保護（バリア）機能が障害を受けたとき 281

図9 外的刺激以外による影響の例

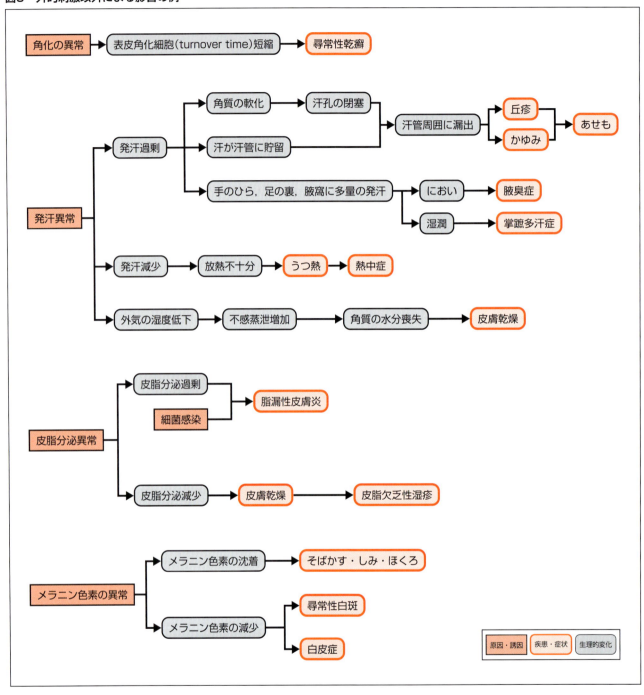

さらに，放熱機能が低下して身体に適応障害を起こすと熱中症[*14]になる．

発汗以外に，皮膚は常に水分を蒸発しており（不感蒸泄[*15]），体温調節に関与している．不感蒸泄による汗は，皮脂とともに皮膚の乾燥を防ぐ働きもある．外気の湿度が低下すると不感蒸泄が増加し，角質の水分が多く失われることにより，皮膚は乾燥する．高齢者は皮脂の分泌も低下するため，ドライスキンになりやすい．

5. 皮脂分泌の異常

1）皮脂の分泌の過剰

　脂腺からの皮脂の分泌過剰に細菌感染が重なると，炎症を起こし，脂漏性皮膚炎となる．脂漏性皮膚炎は脂漏部位に好発する．しかし，皮脂の過剰分泌のみでは説明できないという見解もある．

　ふけは頭皮の表皮細胞から角化細胞になるサイクルが速い人に見られる症状であるが，頭皮の皮脂分泌が多い人は，脂漏性皮膚炎に先行してふけが見られ，強いかゆみと炎症を伴う．頭皮の乾燥が原因となっているふけもあり，区別される．

　鼻尖，頬，額，脱毛した頭皮などに発赤および毛細血管拡張が見られ，進行すると丘疹，膿疱の発生を繰り返す．さらに進行すると，皮膚が肥厚，増殖し，鼻は腫瘤状に膨らみ（赤鼻），皮脂の分泌が多い．

2）皮脂の分泌の減少

　皮脂の分泌が減少し，皮膚が乾燥してひび割れ，発赤，かゆみを伴うものを皮脂欠乏性湿疹という．冬の季節，高齢者の下腿や背部に多く見られる．ボディソープを頻回に使用したために発症する場合もある．

　また，皮脂分泌が少なく，湿疹がコインの大きさで比較的境界が明瞭なものを貨幣状湿疹という．皮脂の分泌減少以外に，黄色ブドウ球菌，金属アレルギーなどが関与することもある．湿潤傾向があり，紅斑，小水疱，びらん，痂皮の付着が見られ，かゆみを伴う．治療せずに放置したり，間違った治療法により全身に広がり，自家感作性皮膚炎をもたらすことがある．

6. メラニン色素の異常

1）メラニン色素の沈着によるもの

　メラニン色素生成機能が亢進したために起こる色素沈着には雀卵斑（そばかす）がある．雀卵斑は遺伝性疾患であり，紫外線によって色が濃くなる．後天性のものには肝斑（しみ）がある．両頬部に左右対称性にできる境界明瞭な淡褐色または褐色の色素斑であり，思春期以降の女性に好発する．日光，ホルモン，精神状態，疲労等との関係が指摘されている．ほくろ（単純黒子）も同様に局所的に濃い皮膚の色が発生したものである．

　アジソン病では脳下垂体後葉からメラノサイト刺激ホルモンが増加するため，メラニン色素の増加による全身性の色素沈着が見られる．妊娠も同様の機序により，乳輪，乳頭，外陰部，臍部などに生理的に色素沈着が生じる．

2）メラニン色素の減少によるもの

　胎生期に皮膚にメラノサイトが移動しない遺伝的疾患である限局性白皮症（ぶち症，まだら症）では，メラノサイトは存在せず，前頭部の白毛，前額部の三角形または菱形の白斑が見られる．後天性に色素脱失を生じる尋常性白斑（白なまず）は，メラノサイトが消失しており，白斑が数個の限局型，両側性に多発する汎発型，身体の半側で神経支配領域に一致して生じる分節型がある．甲状腺機能亢進症のような自己免疫疾患や結節性硬化症のような遺伝性疾患に伴う白斑もある．

　メラノサイトは存在するがメラニン色素生成のための酵素の欠如または減少によってメラニン色素形成がブロックされる白皮症は，眼の網膜にも影響をもたらすため眼皮膚型白皮症ともいわれており，遺伝性疾患である．皮膚も毛も白い．光が眩しく，

★14 熱中症：気温が高い環境下や激しい運動を行った時には末梢血管を拡張させたり，汗をかいたりして熱を放出している．この放熱のメカニズムが崩れて体温が上昇し，体温調節などさまざまな機能障害を生じた状態が熱中症である．熱中症は暑い環境以外でも，激しい労働などによる大量の発汗や脱水などの影響によって気温が低くても発生する．熱疲労は十分な水分を摂取しないために起こった脱水症状であり，熱けいれんは水分のみを摂取したために血液中のナトリウム濃度が低下し，骨格筋や腹筋の痛みを伴うけいれんが起きることである．熱射病は高体温となって中枢機能に異常をきたした状態であり，意識障害，ショック症状，全身のけいれんなどを起こす危険がある．熱失神は皮膚の血管の拡張により血圧が低下し，脳血流が減少したことによる眩暈や意識消失を起こす．

★15 不感蒸泄：皮膚から拡散によって失われる水分をさす．汗は含まれない．広義には呼吸による気道からの水分損失も含み，1日約1Lである．不感蒸泄以外に尿や便からの水分を合計すると1日約2.5Lの水分を排泄している．そのため，この水分排泄量に見合った水分を食物，飲み物，代謝水から体内に取り入れている．

第Ⅲ章　生体防御機能障害と看護

1　生体防御機能障害

Ａ　保護（バリア）機能が障害を受けたとき　283

日光にあたると日焼けによる炎症を起こしやすい.

7. 脱毛の異常

髪を結ぶなどして引っ張られたり, 外傷や熱傷によって毛母組織が破壊されたりして自然脱毛よりも早く脱毛することがある. また, 遺伝, 肉を中心にした食生活や刺激物, 塩分, アルコールの過剰摂取, 喫煙, ストレスや緊張, 男性ホルモン, 年齢, 過剰な皮脂分泌, 抗がん薬の副作用, 頭部白癬などが原因で毛周期が短縮し脱毛が進行する場合もある.

なお, 円形脱毛症は頭髪だけではなく, 眉毛, 睫毛, 体毛, 陰毛にも起こる. 原因ははっきりしない.

8. アレルギー反応

1) アレルギー性接触皮膚炎

アレルギー性接触皮膚炎は接触皮膚炎の一種であり, Ⅳ型アレルギーのメカニズムによって皮膚炎が起こる. 皮膚に傷や炎症があると外界から物質が侵入しやすくなる. しかし, 表皮内に侵入できる物質は分子量500以下の小さいものであるため, 表皮角質細胞の膜蛋白質と結合して抗原性をもった物質となる.

これが体内に入るとランゲルハンス細胞はそれを貪食し, 真皮のリンパ管を通って所属リンパ節に到着してその情報をT細胞（Tリンパ球）に抗原提示する. 情報伝達を受けたT細胞はリンパ節で増殖分化し, 接触アレルギーの感作が成立する.

再び同じ抗原に曝露された時には, リンパ節に遊走したランゲルハンス細胞からの抗原提示によって感作リンパ球が活性化し,

リンパ球からサイトカインが放出され, 蛋白分解酵素, 凝固活性化因子, 毛細血管透過性亢進因子などが分泌され炎症が生じる.

Ⅳ型アレルギーは, 炎症の成立までに24～48時間程度の時間を要することが多いため, 遅延型アレルギー反応とも呼ばれる（p316, 本章-②-Ⓐ-a-1.「非自己（抗原）の処理（識別・排除）機能のメカニズム」参照）.

アレルギー性接触皮膚炎の原因は刺激性接触皮膚炎と同様であるが, アレルギー反応を起こすかどうかは個人の体質や状態によって異なる.

2) アトピー性皮膚炎

アトピー性皮膚炎もアレルギー性皮膚炎の1つである.

アトピー性皮膚炎の発症機序は, 食物やダニなどによるアレルギー反応と, 皮膚自体の要因による表皮内の脂質の減少による乾燥およびそれに伴う防衛機序の低下によって起こるものと2つある.

アレルギー反応には遺伝的素因としてIgE抗体を産生しやすい体質が関与しており, Ⅰ型アレルギーを起こしやすい（p316, 本章-②-Ⓐ-a-1.「非自己（抗原）の処理（識別・排除）機能のメカニズム」参照）.

小児の皮膚は表皮や角質層が薄く, 皮脂の分泌量も少なく乾燥しやすいため, アトピー性皮膚炎を発症しやすい. 乳児期は顔面や頭部に湿潤病変が見られるが, 幼児期・小児期になると乾燥性になり, 苔癬化した病変を形成する.

悪化の要因には食事, ダニ, 水, 衣服, 化粧品, 石鹸, シャンプー, 花粉, 毛髪, タオル, アクセサリー, ストレス, 寝不足, 気候, 汗, 乾燥, 掻破などなどさまざまなものがある.

3) 蕁麻疹

蕁麻疹は膨疹が特徴であり, 抗原の侵入により刺激された真皮の肥満細胞が放出し

たヒスタミンなどの物質によって血管が拡張し，血管透過性が亢進して血漿が真皮に流出し，限局性，一過性の浮腫とかゆみをもたらす．

アレルギー性蕁麻疹は，肥満細胞に固着した抗原特異的IgEに抗原が結合することによって，肥満細胞が活性化され発症するⅠ型アレルギー反応による．食物アレルギーによる蕁麻疹はこのタイプであり，そば，えび，かに，魚介類，卵，牛乳，木の実，果物などが原因となる．

非アレルギー性蕁麻疹は物質が直接肥満細胞に作用するために発症するものであり，免疫反応ではないものを指す．

9. ウイルス・細菌の感染による影響

1）ウイルス
1 水痘，帯状疱疹，皮疹
皮膚症状を呈するウイルスにはいろいろなものがある．

水痘（みずぼうそう）は，水痘・帯状疱疹ウイルスの初感染の病態であり，体幹部，頭部，口腔内などに紅色丘疹が見られ，水疱，膿疱，痂皮を形成し治癒する．伝染するので隔離が必要である．

帯状疱疹は水痘に罹患後，ウイルスが知覚神経の神経節に潜伏し，風邪や疲労などにより免疫機能が低下すると再活性化したものである．前胸部，背部，顔面に好発し，神経痛と皮疹が見られる．皮疹は帯状に並び，経過とともに水疱，膿疱，びらん，痂皮を形成し治癒する．帯状疱疹は伝染しない．

2 単純疱疹（単純ヘルペス）
Ⅰ型とⅡ型があり，Ⅰ型は三叉神経節，Ⅱ型は腰仙髄後根神経節にウイルスが潜伏したものである．水疱，潰瘍，びらん，発赤腫脹などを経て痂皮化する．口唇ヘルペス，ヘルペス性歯肉口内炎，ヘルペス性角

膜炎，陰部ヘルペス，疱疹性ひょう疽などがあり，さまざまな場所に症状が見られ，接触によって伝染する．

3 手足口病
コクサッキーウイルスA群16，エンテロウイルス71などが原因であり，手掌，足底に皮疹が発生し，口腔内，手背，肘頭，臀部，大腿部，膝頭，足背でも観察される．排泄物を介し，経口または飛沫によって経気道的に感染する．

4 エイズ
エイズ（Acquired Immunodeficiency Syndrome：AIDS，後天性免疫不全症候群）はヒト免疫不全ウイルス（HIV）が原因であり，血液，精液を介して感染する．皮膚症状としてはカポジ肉腫が特徴であり，帯状疱疹，単純疱疹なども見られることがある．

2）細菌
1 細菌性
細菌性のものには，黄色ブドウ球菌，化膿性連鎖球菌による伝染性膿痂疹（とびひ），化膿性連鎖球菌による丹毒，黄色ブドウ球菌または連鎖球菌による蜂窩織炎，黄色ブドウ球菌による癤（おでき），結核菌による尋常性狼瘡，らい菌によるハンセン病などがある．梅毒は梅毒トレポネーマが原因の性行為感染症である．

2 虫
虫による皮膚感染症にはヒゼンダニによる疥癬，ケジラミ症などがあり，接触によって伝染する．疥癬は老人病院や施設内で集団発生することがある．

3 真菌性
真菌性の代表は皮膚糸状菌である白癬菌による白癬である．部位によって特徴が異なり，最も多いのは足白癬（みずむし）である．足拭きマットやスリッパを共有することで伝染する．足底，足縁に水疱，紅斑，鱗屑を生じる小水疱型，趾間部に水疱，白色浸軟，亀裂が見られる趾間型，踵や足底

全体に角化と乾燥が見られる角化型がある.

そのほか爪白癬, 頭部白癬 (しらくも), 体部白癬 (たむし), 股部白癬 (いんきんたむし), 手白癬, ケルスス禿瘡などがある.

10. 薬剤による影響

1) 薬疹
薬剤による皮膚の異常は薬疹といわれ, アレルギー性と非アレルギー性がある. 多くはアレルギー性であり, 抗菌薬, 非ステロイド系消炎鎮痛薬, 抗生物質, 抗ヒスタミン薬, ビタミン剤, 抗不安薬, 利尿薬, 降圧薬, 造影剤, ワクチンなど, さまざまな薬が原因となる.

非アレルギー性薬疹では抗がん薬が代表的であり, 細胞分裂が活発な表皮の基底細胞が傷つけられる場合がある.

薬疹は経口, 座薬, 吸入, 注射などの与薬方法に関係なく生じる可能性がある. 病型は播種性紅斑丘疹型, 固定薬疹, 湿疹型, 蕁麻疹型, 紅皮症型, 粘膜皮膚症候群型, 中毒性表皮壊死型, 光線過敏型など, 多様な症状を呈する (p284, 8.「アレルギー反応」参照).

2) 点滴の注射漏れ
点滴の注射漏れにより, 発赤や疼痛などの炎症症状を起こすことがある. 抗がん薬では漏れた皮膚に発赤, 腫脹, 水疱などの症状が見られ, 痛みを伴う. 数週間後には壊死, 潰瘍となる.

11. 疾病・治療による影響

1) 皮膚色の異常
基礎疾患の症状として, 皮膚色に異常を

きたすことがある.

肝臓疾患では赤血球に含まれるヘモグロビンが分解される過程で作られるビリルビンの排泄に異常をきたすため, ビリルビンが皮膚に沈着して黄疸を起こし, 皮膚色や眼球結膜が黄色くなり, 全身にかゆみを伴う.

慢性腎疾患では皮膚に過剰なメラニン色素が沈着して褐色となり, 皮膚は乾燥し, 粃糠状の落屑に見られ, 透析患者では全身にかゆみを訴える. みかんやにんじんのようなカロチンを多く含む食品を多く摂取するとカロチンが角層に蓄積され, 皮膚は黄色味を帯びて見えるが疾病ではない.

2) 自己免疫疾患の皮膚症状
寒さや冷たさに反応して指先が蒼白になり, 次いで紫暗色, 発赤に変化し, しびれを伴う現象をレイノー症状という.

これらは強皮症, 全身性エリテマトーデス (systemic lupus erythematosus:SLE), 皮膚筋炎, 閉塞性動脈硬化症, 電気ノコギリを使う大工などの職業病などの基礎疾患に見られる症状であり, 寒冷刺激による小動脈のけいれんが原因である.

強皮症はレイノー症状以外に, 皮膚の浮腫, 硬化, 萎縮へと進行し, 潰瘍を形成する. 硬化は指から体幹に広がる. エリテマトーデスは病変が臓器にも見られる全身性エリテマトーデスと皮膚に限局して症状が見られる慢性円板状エリテマトーデス (chronic discoid lupus erythematosus:DLE) がある.

全身性エリテマトーデスは頬の蝶形紅斑, 手足や粘膜の滲出性紅斑, 指尖や爪囲の紅斑, 口腔内潰瘍, 紫斑, 脱毛, 日光過敏などさまざまな皮膚症状がある.

慢性円板状エリテマトーデスは頬, 鼻, 下唇, 頭部などに鱗屑を伴う紅斑が見られ, 中心は角化や萎縮局面を伴い, 頭髪は脱毛する.

皮膚筋炎は, 手背側の手と指の関節表面

の表皮が剥れた紫紅色の皮疹（ゴットロン徴候）や上眼瞼部の腫脹を伴う赤紫色の紅斑（ヘリオトロープ様紅斑）が特徴であり，そのほか顔面，四肢，前胸部の浮腫性紅斑，爪囲紅斑，皮膚萎縮，色素沈着，色素脱失，毛細血管拡張など，さまざまな症状が見られる．

3）鉄の吸収障害による症状

鉄欠乏性貧血や胃切除後などにより鉄分の吸収障害があると，爪体がスプーン状に陥没するスプーンネイルが観察される．また，血中酸素が減少した状態が長く続くと酸素を補うために毛細血管が増加し，手足の指の結合組織の増殖に伴い爪体が肥大する．これをばち状指といい，肺気腫や肺線維症，慢性呼吸不全などに特徴的な症状である．

4）糖尿病による症状（Ⅷ章参照）

糖尿病があると足の指や踵に水疱を生じやすい．血行障害と神経障害が高度な場合には，外傷，熱傷，靴ずれ，感染などの因子が加わることによって壊死を起こすこともある．可逆性の病態を潰瘍，非可逆性のものを壊疽という．

5）治療による皮膚症状

治療による皮膚症状もさまざまである．抗がん薬を投与されている人は，抗がん薬の生物毒性により毛母細胞が破壊され，毛が生えなくなる．しかし一時的なものであり，抗がん薬の投与を中止すると細胞は再生し，毛が生え始める．

放射線皮膚炎は，放射線治療のため長期間少量の放射線を浴びたことによる慢性放射線皮膚炎と放射線被曝の事故などにより短期間に大量に放射線を浴びる急性放射線皮膚炎がある．急性放射線皮膚炎では発赤，浮腫，乾燥・落屑，びらん，潰瘍形成などが見られ，かゆみや痛みを伴う．萎縮，瘢痕，脱毛などが残る．

慢性放射線皮膚炎では皮膚の萎縮，毛細血管拡張，色素沈着，色素脱失，角化，潰瘍形成，脱毛などが生じ，有棘細胞がんを発症することもある．

透析に伴うかゆみの原因として，皮膚の乾燥，副甲状腺機能亢進，血清カルシウム，リンの高値，尿毒症性物質の蓄積などが指摘されている．しかし抗ヒスタミン薬では効果がみられない．近年，オピオイドバランス異常による中枢性のかゆみが明らかにされ，薬が開発された．肝硬変，慢性腎不全によるかゆみにも応用されている．

6）侵襲の処置による影響

手術創，人工肛門造設，ドレーン挿入，胃瘻など人工的な切開やドレーン類の刺入部は，感染経路となる可能性がある．ドレーンのような異物が挿入された皮膚の周囲は圧迫や摩擦により炎症を起こしやすく，不良肉芽が形成される場合もある．テープや絆創膏によって発赤やびらんが生じたり，人工肛門では皮膚保護剤にかぶれたりすることもある．

7）下痢による皮膚症状

強い下痢では消化酵素の活性が高く，pHはアルカリ性を示すため，弱酸性の皮膚の保護（バリア）機能および回復機能は低下する．失禁している場合，オムツの中は高温多湿となるため，皮膚はふやける．皮膚に付着した便を除去するために洗浄や拭き取りをくり返す物理的な刺激が加わると，角質層まで剥離される可能性がある．そのような皮膚に付着した大腸菌が感染し，炎症を起こす原因となる．

12. 精神的な影響

ストレスや悩み，不満，いらいら，孤独などにより精神状態が不安定になると，

皮膚そのものに異常がなくても皮膚に症状が出現することがある．皮膚がかゆくなったり，アトピー性皮膚炎を悪化させたりすることもある．また，自分で皮膚を傷つける自傷症や髪の毛や眉毛を抜く抜毛症（トリコチロマニア）が見られることもある．

保護（バリア）機能障害の症状とその影響

1）かゆみ

かゆみは皮膚の異常を示す特徴的な自覚症状である．搔痒とはかゆい（痒い）ところをかく（搔く）という動作を示す言葉である．

かゆみのメカニズムは明らかにはなっていないが，遊離されたヒスタミンなどの化学物質が自由神経終末を刺激して，脊髄から大脳に伝えられかゆみが知覚されるといわれている．

皮疹のあるものとないものがあり，かゆみを生じる原因は蕁麻疹，接触皮膚炎，アトピー性皮膚炎，疥癬，虫刺され，皮膚搔痒症などのほか，糖尿病や腎不全，黄疸，悪性腫瘍などの内科的基礎疾患に伴うもの，薬剤性のものなどさまざまである．

誰にでも起こりうる皮膚搔痒症は，全身性のものと外陰部や肛門に限局したものがあり，皮疹は見られない．全身性皮膚搔痒症は冬に高齢者に多く，皮膚の乾燥が原因となる．また，長期間入浴しないために生じた角質の蓄積が原因となる場合もある．また，心因性のかゆみもある．

個人差はあるが，かゆみは不快な症状であり，不眠，疲労，思考力や集中力の低下，皮膚の損傷による感染などの二次的な症状が問題となる．

2）痛み

外的刺激や身体内部の変化によって損傷された皮膚は，痛みを生じることがある．痛みは神経組織への刺激や炎症，pHの変化によってもたらされるといわれている．

痛みの感覚は生体が危険な状態にあることを知らせる生体防御に必要な反応であり，皮膚では真皮にある知覚神経の神経自由終末が痛覚受容器である．痛み刺激は神経線維から脊髄，視床下部，大脳皮質感覚野へと伝達され，痛みとして知覚される．有髄神経Aδ線維によって伝わる早い痛みは，強い痛みを伝え，無意識に瞬時に手足を引っ込めるなどの反応を起こさせる．鎮痛薬によく反応する．

無髄神経C線維によって伝えられる遅い痛みは，ズキンズキンとした痛みであり，持続的な鈍痛として知覚され，鎮痛薬は効きにくい．帯状疱疹後神経痛は，知覚神経だけではなく交感神経をブロックすることで軽減する．

痛みは不安感を高める．日常生活の活動性が低下し，睡眠は妨げられる．痛みに耐えるために身体に力が入り，肩こり，筋肉痛などが生じる場合もある．また，思考力や集中力が低下する．

3）創傷

皮膚は損傷を受けると，組織を修復する方向に働く．受傷によって出血した場合は，血小板と血液凝固因子が作用し血栓を形成するとともに血管が収縮し止血する（**血液凝固期**）．

同時に，細菌，壊死組織，異物などを生体の敵と見なして好中球が受傷部に遊走し，感染を防ぐ（**炎症期**）．

受傷後数日すると，組織中にマクロファージが増殖して異物貪食作用や抗原提示作用により異物や細菌を除去する．サイトカインやリソソーム酵素産生にも作用し，これによって線維芽細胞が増殖して組織を収縮させ，血管を新生し，肉芽の上を表皮角

化細胞が覆って上皮化する（**肉芽形成期**）.

そして，古い肉芽組織が分解・吸収されるとともに，新しい強固なコラーゲンが増殖し瘢痕の強度を高める（**成熟期**）.

この創傷治癒過程では皮膚の保護（バリア）機能は不十分であり，細菌や異物が侵入しやすい状態である．創傷過程が妨害されると創部の離開，感染，不良肉芽形成などにより治癒の遅延が生じる.

4）全身症状

体温調節機能の低下や感染，関節痛，全身倦怠感，浮腫など，全身症状に伴った皮膚症状が見られる場合がある．基礎疾患がある場合には疾患の種類や程度によって皮膚症状もさまざまである.

また，皮膚に損傷があると皮膚の保護（バリア）機能が低下するため感染しやすい状態である．細菌やウイルスによる感染性の皮膚症状は院内感染へと拡大する可能性がある.

5）外見

皮膚や毛の色，皮疹，隆起，落屑，瘢痕のような皮膚の変化は自分自身も他人も目で確認することができる症状である.

特に顔面，頭部，手など衣服で覆うことができない部位の変化や包帯の装着は，嫌でも人目を引く．興味本位の視線やちょっとした言葉に傷つきやすく，自信がもてなくなって活動性が低下したり不安が強く否定的になったりするなど，性格や行動に変化をもたらす場合もある．他人からしたら大して気にならないようなあざしみ，しわ，毛髪の特徴などであっても，本人は劣等感を感じていることもある.

外見に対する精神的な負担の大きさははかり知れないものであり，社会的行動，その後の人生など長期にわたって影響を及ぼす可能性がある.

COLUMN

■タバコと皮膚

スモーカーズ・フェイスという言葉がある．長年タバコを吸っている人に特徴的な顔であり，顔全体の細かいしわ，たるみ，しみがあり，肌は茶色で張りがなく，しみがあるため年齢よりもふけた顔に見える.

タバコを吸うとニコチンの作用により皮膚の血管が収縮するため血流が悪くなり，一酸化炭素によって酸素の運搬が妨げられるため，組織では酸素不足になる．皮膚温は低下し，細胞の活動性が減少するため，皮膚の再生力が衰える.

また，タバコを吸うと，老化の原因といわれている活性酸素が大量に発生する．活性酸素は正常な体内の中にも存在しており，抗酸化物質であるビタミンCやビタミンEが活性酸素を減らそうとする．タバコを吸うことにより抗酸化物質が消費されてしまうため，コラーゲンなど皮膚を構成している成分の産生も減少し，皮膚の質が悪化する．顔だけでなく全身の皮膚が老化する．指や爪はタバコのヤニのせいで黄ばみ，独特の悪臭を放つ.

タバコは基底細胞がん，有棘細胞がんなどの皮膚がんの発症率を高くし，悪性黒色腫は喫煙によって悪性度が上がるといわれている．タバコは皮膚にとってもいいことは1つもない.

■月経とスキントラブル

女性の皮膚は月経周期の影響を受ける．排卵後から次の月経が始まるまでの2週間を黄体期といい，この時期に分泌される黄体ホルモンには皮脂の分泌を促進する働きがある．そのため黄体期には痤瘡（にきび）ができたり悪化したりする.

月経前は不眠になったりイライラしたりして精神的に不安定になりやすく，痤瘡を悪化させる．また，黄体ホルモンは大腸の運動を抑制する働きがあり便秘になりやすい．便秘になると消化された食物の腸内貯留時間が長くなり，分解物が発酵して有害物質となり，これが腸から吸収されることで皮膚に悪影響を及ぼすといわれている.

月経中は血液とナプキンによるむれによって外陰部は湿潤し，ナプキンと皮膚がこすれて刺激となり，かゆみを生じたり感染を起こしたりしやすい．月経に伴うスキントラブルは女性には避けられないことであるが，皮膚を傷つけると月経以外の時にもスキントラブルの影響が及ぶため，皮膚の清潔を保つ，気持ちをリラックスさせる，食事に気をつけるなどして悪影響は最小限にとどめたい．

d 保護（バリア）機能障害に対する看護

1. 身体的影響に対する看護

身体的影響に対する考えられる問題点と看護目標・成果とその援助方法を挙げる．

考えられる問題点	看護目標・成果	考えられる援助方法
[1] 症状悪化により日常生活に支障をきたす可能性がある	● 症状を誘発する原因を避けて日常生活を送る	〈観察〉 ①症状（かゆみ・掻破・痛みの部位・強さ・持続時間，皮膚感染の有無，皮疹・分泌物・落屑・出血などの部位・程度，皮膚の色や外観の様子，臭気の有無や程度など）を観察する ②全身状態を観察する ③かゆみや皮疹の原因となる刺激物（植物，金属，衣類，アクセサリー，シャンプー，化粧品，その他の日用品，紫外線，飲食物など）を明らかにする ④皮膚の肥厚，褥瘡，循環障害などの原因（局所的圧迫，摩擦，湿潤，低栄養，寒冷刺激など）を明らかにする ⑤食事，活動，睡眠などの日常生活への影響の程度を把握する ⑥症状には個人差があるため，その人特有の症状を確認する 〈援助〉 ①化繊の衣服や寝具は避け，直接肌に接する物は綿素材を選択する ②衣服や寝具のしわ，縫い目が皮膚にあたったり，ゴムで締め付けたりしないようにする ③摩擦，強打を避ける ④皮膚を傷つけないように爪を短くする ⑤入浴時には皮膚を擦り過ぎないようにし，やわらかいタオルを用いる．石鹸も低刺激性のものを用いて，石鹸分が残らないように十分に流す ⑥滲出液や汗，皮脂などがかゆみや皮疹の悪化の原因にもなるため，皮膚の清潔を保つ ⑦回復を促すため適切な食事と栄養を摂取し，アレルギー症状をきたす飲食物や皮膚症状を悪化させる食品（アルコール，香辛料，チョコレート，コーヒーなど）は避ける ⑧十分な休息，睡眠がとれるように配慮する．必要時安静を保つ ⑨便秘を予防する ⑩接触皮膚炎では，原因となる刺激物との接触を避ける ⑪紫外線が刺激になっている場合は，日光が出ていないときも外出時には日焼け止めを塗る．皮膚の露出を避け，帽子や傘，サングラスを使用する ⑫かゆみがある場合，血管が拡張したり皮膚が乾燥したりするとかゆみが誘発されるため，高温，低湿度の環境や熱い湯，長時間のこたつや電気毛布の使用，運動，アルコールや刺

		激物の摂取を避ける ⑬かゆみや皮膚の乾燥がある場合，電気毛布や電気敷布は皮膚を乾燥させかゆみの原因となるので，布団の中を暖めたらスイッチを切って就寝する ⑭皮膚の乾燥がある場合，手洗いや入浴をし過ぎない ⑮夏は汗をかきやすく，皮脂の分泌も多くなる．冬は皮膚が乾燥しやすいため，季節によってスキンケアの方法を変更する ⑯落屑や脱毛などが多い場合は，皮膚や寝具，衣類，居室の清潔を保つように配慮する ⑰体温調節能力が低下している場合は保温や発汗を促すよう，衣類の調整や環境の温度・湿度に注意する ⑱他者への感染の危険性がある場合は隔離する ⑲ドレッシング剤や包帯によって強く圧迫されたり，身体の動きが妨げられたりしないようにする ⑳痛みや関節の拘縮，浮腫などの症状や治療によって身体の動きが妨げられ日常生活に支障をきたしている場合は，できない部分を援助し，なるべく患者自身でできるように工夫する
	● 適切な薬剤管理（内服，外用薬の塗布）により症状が悪化しない	〈観察〉 ①内服薬，外用薬，処置の効果の有無を観察する ②内服薬，外用薬などによって皮膚がかぶれたり，アレルギー症状が出現したりしていないか観察する 〈援助〉 ①処方された外用薬を定期的に塗布する ②包帯を用いる場合はきつく締めすぎない ③汗をかいたあとはシャワーや清拭で皮膚を清潔にし，薬を塗布し直す ④処方された内服薬を正しく内服する ⑤皮膚を清潔にして，定期的に軟膏を塗る ⑥かゆいときには掻かずに止痒剤の軟膏を塗布したり，冷やす ⑦ステロイド軟膏を用いている場合は日光に直接あたるとしみになるので，長袖や帽子の着用を勧める ⑧止痒薬に用いられる抗ヒスタミン薬を内服すると副作用として眠気を生じることが多いので，車の運転や集中力を必要とするような作業，高所を避けるように注意する
[2] 感染の可能性がある	● 創部からの感染がない ● 院内感染が起こらない	〈観察〉 ①皮膚の状態を観察する ②全身状態を観察する ③易感染状態や感染予防についての患者の理解を確認する 〈援助〉 ①皮膚や衣類，寝具，環境を清潔に保ち，患者にもその必要性を説明し，理解を促す ②滲出液が出ている場合は創部をガーゼなどで覆い，滲出液が接触した物品や寝具，衣類などが他者に接触することがないように処理する．患者にもその必要性を説明し，理解を促す ③掻破は炎症や感染の原因となるので，かかないように指導する．かゆみがある場合，かかずに叩くことを勧める．ただし，目の周囲は叩かない ④掻破を避けるため夏季であっても長袖や長ズボンを着用する ⑤無意識の掻破を避けるため爪は短くしてやすりをかける．また，手袋を着用する ⑥皮膚に損傷がある場合は丁寧に異物を除去する．処置時の無菌操作を徹底し，直接外界と接触しないように適宜ドレッシング材を使用する ⑦必要時，患者を隔離する．隔離した患者が孤独や罪悪感，不満などを感じないように十分に説明し，必要がなくなったら直ちに隔離を解除する ⑧皮膚の処置時は手袋を使用し，患者に接触した後は手洗い，消毒を行う ⑨タオルやスリッパなどを共同で使用しない

A 保護（バリア）機能が障害を受けたとき

2. 精神的影響に対する看護

精神的影響に対する考えられる問題点と看護目標・成果と考えられる援助方法を挙げる.

考えられる問題点	看護目標・成果	考えられる援助方法
[1] かゆみや痛みなどの症状により，イライラ，思考力・集中力の低下などが生じる	● 症状が緩和でき，ストレスが軽減する	〈観察〉 ①かゆみや痛みなどの症状による精神的ストレスの状態を把握する ②精神的ストレスが生活全般に及ぼしている影響を把握する ③精神的ストレスと皮膚症状との関係を把握する 〈援助〉 ①ストレスや不満，不安，自信喪失，自己喪失感，絶望感などの否定的な感情を傾聴し，患者が受容できるように支援する ②症状や治療に対する疑問を解決するように努める. ③かゆみや痛みを緩和できるような気分転換の方法を見つける ④十分な休息，睡眠がとれるように環境を整える ⑤皮膚症状の改善には時間を要すること，日常生活を整える必要があること，精神的影響も大きいことなどを患者自身が理解できるようにする
[2] 汗や分泌物による臭い，外見の変化などにより精神的負担が生じる	● 気分転換に努める	〈観察〉 ①外見の変化に伴う精神的負担の状態を把握する ②精神的に不安定な場合は，精神状態の変化を詳細に把握する 〈援助〉 ①落屑，脱毛，臭気への羞恥心が生じないように，皮膚，寝具，衣類，居室の清潔に配慮する ②必要時，精神科医や臨床心理士の協力を得て精神的負担が軽減されるよう支援する ③回復には時間を要し，治療の継続性が重要であることを受け入れられ，前向きに取り組むことができるように支援する ④必要時，皮膚病変部が見えないような工夫を施したり，面会を制限する ⑤薬剤や放射線による治療を行う場合は，効果だけではなく副作用について事前に説明し，納得して治療が受けられるようにする

3. 社会的影響に対する看護

社会的影響に対する考えられる問題点と看護目標・成果と考えられる援助方法を挙げる.

考えられる問題点	看護目標・成果	考えられる援助方法
[1] 症状や外見の変化により社会的行動の範囲が縮小する可能性がある	● 同室者，面会人，家族，学校，会社など周囲の人の理解を得ながら生活する	〈観察〉 ①人との接触を避けていないか，言動や行動を観察する ②人間関係が困難になっていないか観察する 〈援助〉 ①必要時，精神科医や臨床心理士の協力を得ながら，自身の状態を受け入れられるように支援する ②同室者，面会人，家族，学校，会社，地域など周囲の人の理解と協力が得られるように，必要時説明する

4. 自己管理と予防

自己管理と予防に対する考えられる問題点と看護目標・成果と考えられる援助方法を挙げる.

考えられる問題点	看護目標・成果	考えられる援助方法
[1] 自己管理できないと症状が悪化する可能性がある	● 患者自身が症状の原因および誘発因子を除去する行動をとる ● 食事,運動,睡眠,環境などに配慮して生活する	〈観察〉 ①自己管理の必要性が理解できているか把握する 〈援助〉 ①皮膚症状の観察は異常の早期発見と治療の効果の両面から行うように促す ②全身の健康状態を自覚するように促す ③患者自身が症状の原因および誘発因子を発見して,それらとの接触を回避するように促す ④症状出現時の対処方法を説明し,患者自身が行動できるように支援する ⑤医師から薬剤変更や中止の指示があった場合は,患者が誤って薬を使用していないか確認する ⑥不足している情報を提供し,間違った知識は訂正する ⑦家族や学校,会社,地域など周囲の人の理解と協力が得られるように自ら行動するよう支援する
[2] 合併症の予防行動ができないと症状が悪化する可能性がある	● 皮膚や身体症状を自分自身で観察し,必要に応じた対処行動をとる ● ストレスを軽減させる	〈観察〉 ①自己管理や合併症の予防行動に対する患者自身の考えを把握する ②実際に自己管理や合併症の予防行動がとれているか観察する 〈援助〉 ①必要時,衣類,スカーフ,帽子,サングラス,傘などで皮膚を保護するよう促す ②症状が悪化する原因や症状の程度と対処方法を理解して行動できるように支援する ③症状を悪化させない生活を患者自身が考えて行動できるように支援する ④患者自身がストレスを自覚し,気分転換を図ることができるように支援する
[3] 周囲の理解が得られないことにより,自己管理行動や予防行動が妨げられる可能性がある	● 外見の変化が気にならないような工夫をする ● 社会資源を活用する	〈観察〉 ①家族や学校,会社,地域など周囲の人が患者の症状についてどのように理解しているのか把握する ②長期の入院や治療により経済的に困難をきたしていないか把握する 〈援助〉 ①家族や学校,会社,地域など周囲の人が神経質になり過ぎないように促す ②長期間にわたる入院や治療は経済的な負担や家族への負担をもたらすので,社会資源で活用できるものについて医療ソーシャルワーカー(MSW)等に相談する

(國澤尚子)

〈参考文献〉
1) 内藤亜由美・他編:病態・予防・対応がすべてわかる! スキントラブルケアパーフェクトガイド. 学研メディカル秀潤社, 2013
2) 富田靖監:標準皮膚科学. 医学書院, 2013
3) 落合慈之監:新版皮膚科疾患ビジュアルブック. 学研メディカル秀潤社, 2012
4) エレイン N. マリーブ, 林正健二・他訳:人体の構造と機能. 医学書院, 2010
5) 林正健二編:ナーシング・グラフィカ①人体の構造と機能 解剖生理学. メディカ出版, 2008
6) 坂井建雄・他総編:カラー図解人体の正常構造と機能. 日本医事新報社, 2008
7) 溝上祐子・他編:知識とスキルが見てわかる専門的皮膚ケア スキントラブルの理解と予防的・治療的スキンケア. メディカ出版, 2008
8) 日野重明・他監:看護のための最新医学講座 第2版 19皮膚科疾患. 2007
9) 矢野久子・他編:ナーシング・グラフィカ12 健康の回復と看護 生体防御機能障害. メディカ出版, 2006
10) 日本顎口腔機能学会編:よくわかる顎口腔機能—咀嚼・嚥下・発音を診査・診断する. 医歯薬出版, 2005

第Ⅲ章 生体防御機能障害と看護
1 生体防御機能障害

B 褥瘡をもつ患者の看護

徳山美奈子

1. アセスメントのポイント

[身体的]
① 褥瘡の状態（形状，発生部位，DESIGN-R）
② 褥瘡に伴う苦痛はあるのか
③ 日常生活の制限はあるのか（褥瘡発生予測ツール）
- 褥瘡危険要因
- OHスケール
- ブレーデンスケール
④ 既往疾患があるのか
⑤ 治療薬剤の内容（ステロイド，がん治療薬など）
⑥ 褥瘡治療に使用している薬剤・創傷被覆材はなにか

[精神的]
① 褥瘡発生に伴う精神的苦痛はないか
② 安定しているか
③ サポートが得られているか

[社会的]
① 家族からのサポートが得られているか
② 社会的サポートが得られているか

[自己管理]
① 外力低減ケアを理解しているか
② 褥瘡改善のためのケアを理解しているか

2. 医療問題（問題の根拠・なりゆき）

① 皮膚表層から軟部組織への外力負荷による組織損傷（阻血性障害，再還流障害，リンパ系機能障害，細胞変形）

② 新生肉芽形成や，上皮化への細胞遊走の停滞

③ 低栄養状態による皮膚の組織耐久性の低下

④ 排泄物，汗などの湿潤や加齢などに伴う皮膚のバリア機能の低下

▶ 褥瘡の悪化：褥瘡ステージの進行，合併症（感染，ポケット形成）
▶ 新たな部位の褥瘡発生

▶ 褥瘡治癒遅延（炎症の持続，新生肉芽増進や上皮形成の遅延）

3. 考えられる問題点

[1] CP：褥瘡発生による身体的苦痛がある

[2] 褥瘡発生に伴う日常生活の制限がある：活動性，身体可動性障害

[3] CP：圧迫回避困難，組織耐久性低下，バリア機能低下に伴う褥瘡悪化，治癒遅延

[4] 褥瘡治療や処置に対する不安がある

[5] 社会的支援不足による褥瘡治癒遅延

[VIEW]
●この状況は，活動低下をきたす病態により褥瘡が発生した患者への支援を行う一連の看護過程である

[看護の方向性]
◆褥瘡は，「身体に加わった外力は，骨と皮下表層の間の軟部組織の血流低下あるいは停止させ，この状況が一定期間持続されると不可逆的な阻血性障害に陥り褥瘡となる」[1)]と定義されている

◆発生した褥瘡に対しては，褥瘡発生要因のリスクアセスメントを行い，外力低減ケアや全身状態の改善を図る．褥瘡を保有しながらも患者のウエルビーイングを考慮した看護支援を行う．また，支援を達成するためには，患者を中心とした医療職者との協働が必要なため，協働のためのコーディネートすることが必要となる

4. 看護目標・成果	5. 考えられる援助方法
[1] 身体的苦痛緩和ができるように援助する* ●疼痛緩和を図る ●鎮痛薬の適切な使用を行う ●リラクセーションを図る	[1] 身体的苦痛緩和に対する援助 O-P ●痛みの程度，部位 ●褥瘡の状態 TP/EP ●疼痛コントロールするための方法 ●褥瘡処置前の疼痛緩和 ●ケア時の声かけ，リラックス
[2] 身体可動性の維持ないしは拡大できるように援助する ●疼痛・不快症状の緩和により活動範囲が広がる ●運動を行うことで可動域の維持または広がる	[2] 身体可動性維持，増進に対する援助 O-P ●活動性，可動性の有無・程度と苦痛・不快症状との関連 ●活動性，可動性を高めるための機能訓練 TP/EP ●原疾患に伴う苦痛緩和を図る ●体位変換とポジショニングによる活動低下不足を補助する
[3] 創傷治癒促進できるように援助する* ●外力低減ケアの援助をする ●皮膚を守るスキンケアを行う ●創傷治癒促進への創傷ケアを行う ●栄養状態の改善を図る	[3] 創傷治癒促進に対する援助 O-P ●褥瘡発生リスク（予測スケール） ●皮膚の脆弱性，菲薄化，浸軟の状態 ●褥瘡の状態（褥瘡スケール） ●栄養状態 TP/EP ●褥瘡の状態，褥瘡発生リスクに応じた体圧分散寝具の使用 ●圧迫回避，擦れ・摩擦低減のための体位変換とポジショニング ●皮膚を保護するスキンケアの実施 ●創傷治癒過程を促進する良好な環境を作る ●必要栄養量摂取への援助，栄養補助食品の摂取を促す ●栄養サポートチームとの連携
[4] 褥瘡ケアに対する不安が軽減する ●褥瘡ケアの理解ができる ●安心して褥瘡ケアを受けることができる	[4] 不安の緩和に対する援助 O-P ●褥瘡の症状に対する訴え，不安 ●褥瘡が発生することでのボディイメージ TP/EP ●不安のレベルが軽減する
[5] 在宅への円滑な褥瘡ケアが継続できる ●社会資源を活用できる ●サポートの存在が理解できる	[5] 褥瘡を保有しながら在宅生活を送るための援助 O-P ●介護者の状況 ●社会資源の活用有無 TP/EP ●社会資源の活用の把握と説明

＊：治療・処置に関わるもの

この領域に条件によってはよくみられる看護診断
●床上移動障害
●皮膚統合性障害
●褥瘡リスク状態
●不安
●介護者役割緊張リスク状態

B 褥瘡をもつ患者の看護　295

6. 病態関連図

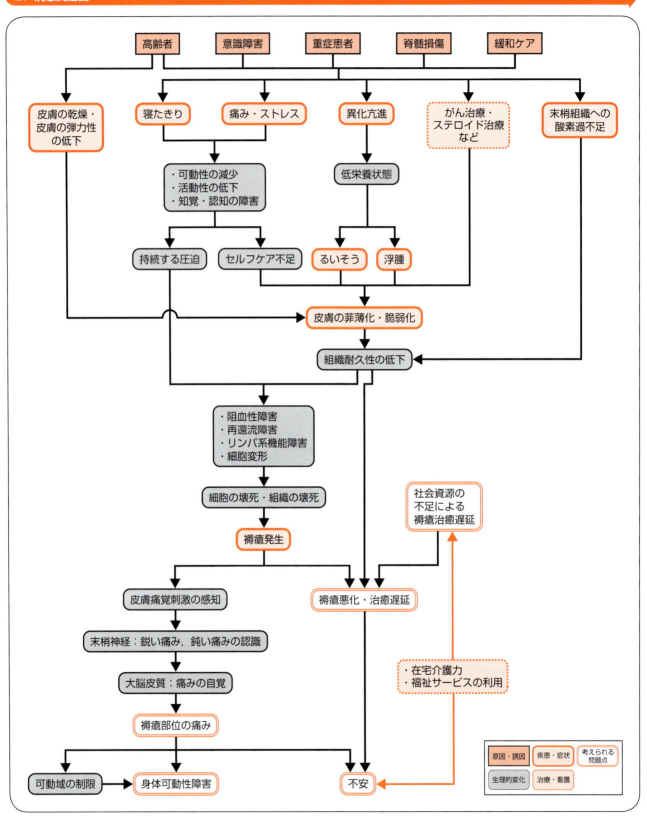

7. 看護計画

[1] CP：褥瘡発生による身体的苦痛がある

[問題解決のための視点]
☆褥瘡の痛みは，ドレッシング材交換による痛み，炎症や感染，摩擦などにより生じる
☆痛みは患者のQOL阻害の要因となるため，痛みの評価を適切に行い，症状の緩和に努める

看護目標・成果	考えられる援助方法	個別化のポイント
●ドレッシング材交換時の痛みが軽減できる ●安静時に痛みが軽減できる	**O-P** ①痛み：痛みの有無，程度，痛みに対する言動 ②バイタルサイン：体温，脈拍，血圧 **T-P** ①痛みの評価をドレッシング材交換時，安静時に行う ②痛みの評価は主観的疼痛スケールを用いて評価を行う ③ドレッシング材交換時の強い痛みがある場合には，鎮痛薬の使用を考慮する ④ドレッシング材やテープ類は，皮膚を手で押さえながらゆっくりと愛護的に剝がす（図1） ⑤フィルムドレッシング材は，皮膚と平行に引っ張って少しずつ剝がす ⑥テープ類は，大きく折り返して少しずつ剝がす	●痛みは主観的なものである．どのような痛みがあるのかを患者から情報を得て適切に評価を行い（図2～5），疼痛緩和を図る

図1　ドレッシング材・テープ除去

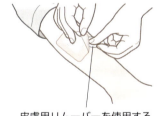
皮膚用リムーバーを使用する
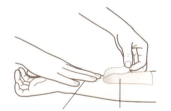
皮膚を押さえる　約180°折り返す

⑦ガーゼ類が創に固着するときには，微温湯で湿らせながらゆっくりと行う
⑧創面の洗浄に生理食塩水を使用する
⑨創面保護効果の高い外用薬の選択か，非固着性のドレッシング材を選択する

E-P
①痛みに対しての対応を説明する
②ケア時の緊張緩和について説明する

図2　視覚的アナログ尺度（VAS）

痛みなし　　　　　　　　　　　　　　　　　　　最悪の痛み
0cm　　　　　　　　　　　　　　　　　　　　　10cm
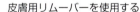
患者自身に線上に痛みの程度を印で記入してもらう．

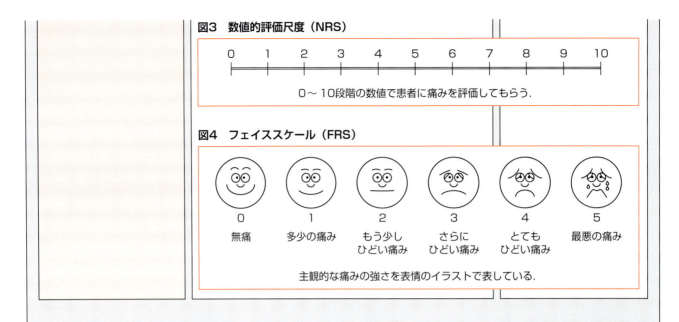

[2] 褥瘡保有による身体可動性障害

[問題解決のための視点]
☆褥瘡を保有していると身体活動性低下をさらに認めることがある
☆廃用症候群防止のために基礎疾患の症状コントロールや，褥瘡の疼痛緩和を図りながら可動性障害の悪化防止につとめる
☆ポジショニングには，安楽な体制を確保することに留意する

看護目標・成果	考えられる援助方法	個別化のポイント
●身体可動性の維持ないしは拡大ができる ●身体可動性障害を誘発する不快症状，疼痛緩和ができる	**O-P** ①身体活動性，可動性の程度 ②阻害する不快症状，疼痛の有無 ③運動負荷前後のバイタルサイン，疲労感の有無 **T-P** ①定期的にポジショニングを行い，筋緊張緩和に努める ②ポジショニングでは，筋緊張の維持がないようにポジショニングピローを用いて身体を支える ③ずれ回避のために体位変換後には背抜き動作（図6）を行う ④車いす乗車時には，身体の傾きに対してポジショニングピローの活用やティルトタイプの車いすを利用する（図7） ⑤早期に他動運動を開始する．理学療法科との連携をとり実施をする ⑥可動性障害を誘発する不快症状，疼痛緩和を図りながら，緩和される時間を用いて理学療法を実施する **E-P** ①他動運動の必要性を説明する	●疼痛や不快症状，可動域障害の程度により安楽なポジショニングが違う．患者へ説明しながらよりよいポジショニングを検討する ●褥瘡部位，褥瘡好発部位への外力を考慮しながら他動運動を行う

図5 MPQ（McGill pain questionnaire）

患者氏名 _____ 日付 _____ 時刻 _____ 午前／午後

痛みの
評価指数：感覚的 _____ 感情的 _____ 評価的 _____ その他 _____ 合計 _____ 現在の痛みの強度 _____
　　　　　　　　　　（1-10）　　　（11-15）　　　（16）　　　（17-20）　　　（1-20）

短期的	リズミック	持続的
瞬間的	周期的	一　定
一時的	間欠的	常　時

1・ちらちらする
　・ぶるぶる震えるような
　・ずきずきする
　・ずきんずきんする
　・どきんどきんする
　・がんがんする

2・びくっとする
　・ぴかっとする
　・ビーンと走るような

3・ちくりとする
　・千枚通しで押し込まれるような
　・ドリルでもみ込まれるような
　・刃物で突き刺されるような
　・槍で突き抜かれるような

4・鋭い
　・切り裂かれるような
　・引き裂かれるような

5・つねられたような
　・圧迫されるような
　・かじり続けられるような
　・ひきつるような
　・押しつぶされるような

6・ぐいっと引っ張られるような
　・引っ張られるような
　・ねじ切られるような

7・熱い
　・灼けるような
　・やけどしたような
　・こげるような

8・ひりひりする
　・むずがゆい
　・ずきっとする
　・蜂に刺されたような

9・じわっとした
　・はれたような
　・傷のついたような
　・うずくような
　・重苦しい

10・さわられると痛い
　・つっぱった
　・いらいらする
　・割れるような

11・うんざりした
　・げんなりした

12・吐き気のする
　・息苦しい

13・こわいような
　・すさまじい
　・ぞっとするような

14・いためつけられるような
　・苛酷な
　・残酷な
　・残忍な
　・死ぬほどつらい

15・ひどく惨めな
　・わけのわからない

16・いらいらする
　・やっかいな
　・情けない
　・激しい
　・耐えられないような

17・ひろがっていく（幅）
　・ひろがっていく（線）
　・貫くような
　・突き通すような

18・きゅうくつな
　・しびれたような
　・引きよせられるような
　・しぼられるような
　・引きちぎられるような

19・ひんやりした
　・冷たい
　・凍るような

20・しつこい
　・むかつくような
　・苦しみもだえるような
　・ひどく恐ろしい
　・拷問にかけられているような

現在の痛みの強度
　0　痛みなし
　1　ごく軽い痛み
　2　心地悪い痛み
　3　気が滅入る痛み
　4　ひどい痛み
　5　激烈な痛み

・体表
・内部

備　考

（日本疼痛学会，日本ペインクリニック学会編：標準 痛みの用語集．pp252-262，南江堂，1999．より許諾を得て抜粋改変し転載）

図6　背抜き動作

①ベッド頭側挙上（背上げ）時には股関節部位をベッドの屈曲基点に合わせる

②ベッド頭側挙上（背上げ）後，患者の背中に介助者が手を入れ，背部とベッドを浮かせて圧を抜く

③下肢をやや挙上し，ずり下がりを予防する

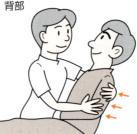

④患者の肩から背中を支え，患者を前屈させ，背中を浮かせる

⑤下肢を持ち上げ，踵部の圧を抜く

＊エアマットレスの場合には，身体の周りのマットレスを押すことでも，圧が抜ける
＊体格の良い患者の場合は，大腿周囲のマットレスの圧も抜くようにする

図7　座位時の姿勢保持の基本

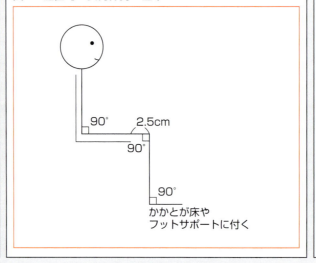

かかとが床やフットサポートに付く

[3] 圧迫回避困難，組織耐久性低下，バリア機能低下に伴う褥瘡悪化，治癒遅延

[問題解決のための視点]

☆褥瘡治癒遅延因子である全身状態，低栄養状態，糖尿病，ステロイド治療，がん治療などのリスクを把握して褥瘡悪化や皮膚の損傷防止に努める

看護目標・成果	考えられる援助方法	個別化のポイント
①褥瘡部位，褥瘡好発部位の外力低減ができる	**O-P** ①バイタルサイン ②意識レベル ③知覚・運動障害の有無・程度 ④皮膚の状態：皮膚の光沢化，乾燥，浸軟，亀裂，肥厚，皮膚温，発汗，チアノーゼ ⑤OHスケール（表1）	●体位変換により褥瘡の悪化がないように好発部位をよく観察して体位変換のスケジュールを立てる ●褥瘡部位の疼痛や，基礎疾患による疼痛，不快症状を考慮した体位変換スケジュールを立てる

表1　OHスケール

危険要因		点数
自力体位変換	できる	0
	どちらでもない	1.5
	できない	3
病的骨突出（仙骨部）	なし	0
	軽度・中等度	1.5
	高度	3
浮腫	なし	0
	あり	3
関節拘縮	なし	0
	あり	1

合計点数　1～3点：軽度レベル，4～6点：中等度レベル，7～10点：高度レベル

⑥ブレーデンスケール（表2）
- ●褥瘡発生リスク：14点以下（病院），17点以下（施設・在宅）

（T-P）
①褥瘡リスクアセスメントに準じた体圧分散寝具を使用していく（図8）
②筋肉や骨に達する褥瘡または，皮弁形成術後管理では，低圧を保持できる多層式エアマットレスやマット内圧自動調節機能つき交換圧切り替え型エアマットレスを使用する
③簡易圧測定器で使用後の評価を行う
④定期的な体位変換を行う．体圧分散寝具使用時には4時間以内を目安に行うポジショニングピローを効果的に活用する
⑤褥瘡部位の圧迫や好発部位の圧迫痕の有無を確認しながら，避けた体位変換スケジュールを行う
⑥体位変換，頭側挙上前後には身体の摩擦・ずれを回避するために背抜き動作（図6参照）を行う

（E-P）
①体位変換，体圧分散寝具使用の必要性・内容を説明する
②実施後に苦痛が増した場合には知らせるように説明する

（O-P）
①バイタルサイン
②皮膚の状態：皮膚の光沢化，乾燥，浸軟，亀裂，肥厚，皮膚温，発汗，チアノーゼ
③衣類
④使用している排泄ケア用品：紙おむつ，パッド
⑤日頃使用しているスキンケア用品
⑥褥瘡の状態（DESIGN-R）（表3）
⑦検査データ：Hb，WBC，CRP，TP，Albなど
⑧栄養状態：身長・体重・SGA（表4），MNA®（表5）など
⑨疾患の既往・治療歴有無：糖尿病，ステロイド治療，低栄養，がん治療歴
⑩ブレーデンスケール（表2参照）

- ●ステロイド治療，糖尿病，がん治療中の場合，皮膚の菲薄化と脆弱性がある．創傷治癒遅延する

表2　ブレーデンスケール

患者氏名：		評価者氏名：		評価年月日：		
知覚の認知	1. 全く知覚なし	2. 重度の障害あり	3. 軽度の障害あり	4. 障害なし		点数
圧迫による不快感に対して適切に対応できる能力	痛みに対する反応（うめく，避ける，つかむ等）なし．この反応は，意識レベルの低下や鎮静による．あるいは体のおおよそ全体にわたり痛覚の障害がある．	痛みのみに反応する．不快感を伝える時には，うめくことや身の置き場なく動くことしかできない．あるいは，知覚障害があり，体の1/2以上にわたり痛みや不快感の感じ方が完全ではない．	呼びかけに反応する．しかし，不快感や体位変換のニードを伝えることが，いつもできるとは限らない．あるいは，いくぶん知覚障害があり，四肢の1,2本において痛みや不快感の感じ方が完全でない部位がある．	呼びかけに反応する．知覚欠損はなく，痛みや不快感を訴えることができる．		
湿潤	1. 常に湿っている	2. たいてい湿っている	3. 時々湿っている	4. めったに湿っていない		
皮膚が湿潤にさらされる程度	皮膚は汗や尿などのために，ほとんどいつも湿っている．患者を移動したり，体位変換するごとに湿気が認められる．	皮膚はいつもではないが，しばしば湿っている．各勤務時間中に少なくとも1回は寝衣寝具を交換しなければならない．	皮膚は時々湿っている．定期的な交換以外に，1日1回程度，寝衣寝具を追加して交換する必要がある．	皮膚は通常乾燥している．定期的に寝衣寝具を交換すればよい．		
活動性	1. 臥床	2. 座位可能	3. 時々歩行可能	4. 歩行可能		
行動の範囲	寝たきりの状態である．	ほとんど，または全く歩けない．自力で体重を支えられなかったり，椅子や車椅子に座るときは，介助が必要であったりする．	介助の有無にかかわらず，日中時々歩くが，非常に短い距離に限られる．各勤務時間中にほとんどの時間を床上で過ごす．	起きている間は少なくとも1日2回は部屋の外を歩く．そして少なくとも2時間に1回は室内を歩く．		
可動性	1. 全く体動なし	2. 非常に限られる	3. やや限られる	4. 自由に体動する		
体位を変えたり整えたりできる能力	介助なしでは，体幹または四肢を少しも動かさない．	時々体幹または四肢を少し動かす．しかし，しばしば自力で動かしたり，または有効な（圧迫を除去するような）体動はしない．	少しの動きではあるが，しばしば自力で体幹または四肢を動かす．	介助なしで頻回にかつ適切な（体位を変えるような）体動をする．		
栄養状態	1. 不良	2. やや不良	3. 良好	4. 非常に良好		
普段の食事摂取状況	決して全量摂取しない．めったに出された食事の1/3以上を食べない．蛋白質・乳製品は1日2皿（カップ）分以下の摂取である．水分摂取が不足している．消化態栄養剤（半消化態，経腸栄養剤）の補充はない．あるいは，絶食であったり，透明な流動食（お茶，ジュース等）なら摂取したりする．または，末梢点滴を5日間以上続けている．	めったに全量摂取しない．普段は出された食事の約1/2しか食べない．蛋白質・乳製品は1日3皿（カップ）分の摂取である．時々消化態栄養剤（半消化態，経腸栄養剤）を摂取することもある．あるいは，流動食や経管栄養を受けているが，その量は1日必要摂取量以下である．	たいていは1日3回以上食事をし，1食につき半分以上は食べる．蛋白質・乳製品を1日4皿（カップ）分摂取する．時々食事を拒否することもあるが，勧めれば通常捕食する．あるいは，栄養的におおよそ整った経管栄養や高カロリー輸液を受けている．	毎食おおよそ食べる．通常は蛋白質・乳製品を1日4皿（カップ）分以上摂取する．時々間食（おやつ）を食べる．捕食する必要はない．		
摩擦とずれ	1. 問題あり	2. 潜在的に問題あり	3. 問題なし			
	移動のためには，中等度から最大限の介助を要する．シーツでこすれずに体を移動することは不可能である．しばしば床上や椅子の上でずり落ち，全面介助で何度も元の位置に戻すことが必要となる．痙攣，拘縮，振戦は持続的に摩擦を引き起こす．	弱々しく動く．または最小限の介助が必要である．移動時皮膚は，ある程度シーツや椅子，抑制帯，補助具などにこすれている可能性がある．たいがいの時間は，椅子や床上で比較的良い体位を保つことができる．	自力で椅子や床上を動き，移動中十分に体を支える筋力を備えている．いつでも，椅子や床上で良い体位を保つことができる．			
*Copyright:Braden and Bergstrom. 1988					Total	

訳：真田弘美（東京大学大学院医学系研究科）／大岡みち子（North West Community Hospital. IL. U.S.A.）

図8 体圧分散寝具の選択基準

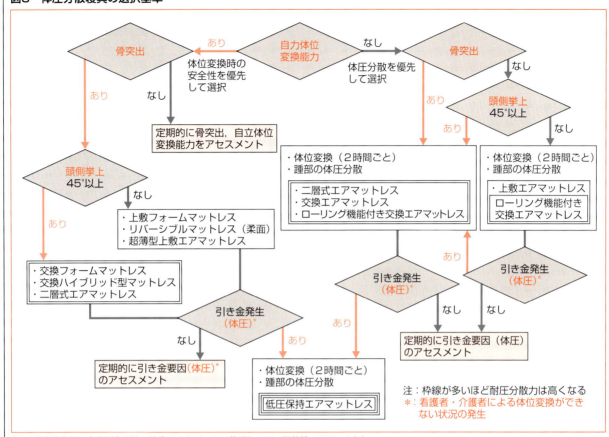

(日本褥瘡学会編:在宅褥瘡予防・治療ガイドブック,第3版,p58,照林社,2015.より)

T-P
① 皮膚の清拭または洗浄には,低刺激性の洗浄剤を使用して,泡を置いて20〜30秒程度待ってから静かに洗い流す
② 洗浄後は,皮膚保護のために皮膚保護クリームまたは,撥水効果のある皮膜剤を使用して皮膚の保護をする
③ 排泄量に応じたパッド,紙おむつを選択する
④ 骨突出部位にポリウレタンフィルム,すべり機能付きドレッシング材,ポリウレタンフォーム,ソフトシリコンドレッシング材の貼付をする
⑤ 褥瘡治療に応じた薬剤・創傷被覆材が選択される.軟膏は,潰瘍のサイズに,創傷被覆材は,潰瘍の一回り大きく使用する
⑥ 創部の洗浄は,創部洗浄前に沿う周囲皮膚を洗浄剤を用いて洗浄をする.次に創部を十分な量で洗い流す
⑦ 栄養アセスメント後,全身状態を考慮して必要な場合には,褥瘡治療に特定の栄養素(亜鉛・アスコルビン酸・アルギニン・L-カルニチン・n-3系脂肪酸・コラーゲン加水分解物など)を補給する
⑧ NSTとの連携を図る

E-P
① 治療の説明を行う

● 高度栄養不良患者,腎疾患,肝臓疾患などを保有している患者への褥瘡治療に特定した栄養素を投与する場合には,管理栄養士ないしは,NSTと相談しながら慎重に投与する

表3　DESIGN-R　褥瘡経過評価用

カルテ番号（　　　　　　　　　　　　　）

患者氏名（　　　　　　　　　　　　　　）　月日　／　／　／　／　／　／

Depth 深さ　創内の一番深い部分で評価し，改善に伴い創底が浅くなった場合，これと相応の深さとして評価する										
d	0	皮膚損傷・発赤なし	D	3	皮下組織までの損傷					
	1	持続する発赤		4	皮下組織を越える損傷					
				5	関節腔，体腔に至る損傷					
	2	真皮までの損傷		U	深さ判定が不能の場合					

Exudate 滲出液										
e	0	なし	E	6	多量：1日2回以上のドレッシング交換を要する					
	1	少量：毎日のドレッシング交換を要しない								
	3	中等量：1日1回のドレッシング交換を要する								

Size 大きさ　皮膚損傷範囲を測定：〔長径（cm）×長径と直交する最大径（cm）〕										
s	0	皮膚損傷なし	S	15	100以上					
	3	4未満								
	6	4以上　16未満								
	8	16以上　36未満								
	9	36以上　64未満								
	12	64以上　100未満								

Inflammation/Infection 炎症/感染										
i	0	局所の炎症徴候なし	I	3	局所の明らかな感染徴候あり（炎症徴候，膿，悪臭など）					
	1	局所の炎症徴候あり（創周囲の発赤，腫脹，熱感，疼痛）		9	全身的影響あり（発熱など）					

Granulation 肉芽組織										
g	0	治癒あるいは創が浅いため肉芽形成の評価ができない	G	4	良性肉芽が，創面の10%以上50%未満を占める					
	1	良性肉芽が創面の90%以上を占める		5	良性肉芽が，創面の10%未満を占める					
	3	良性肉芽が創面の50%以上90%未満を占める		6	良性肉芽が全く形成されていない					
g	0	治癒あるいは創が浅いため肉芽形成の評価ができない	G	4	良性肉芽が，創面の10%以上50%未満を占める					
	1	良性肉芽が創面の90%以上を占める		5	良性肉芽が，創面の10%未満を占める					
	3	良性肉芽が創面の50%以上90%未満を占める		6	良性肉芽が全く形成されていない					
g	0	治癒あるいは創が浅いため肉芽形成の評価ができない	G	4	良性肉芽が，創面の10%以上50%未満を占める					
	1	良性肉芽が創面の90%以上を占める		5	良性肉芽が，創面の10%未満を占める					
	3	良性肉芽が創面の50%以上90%未満を占める		6	良性肉芽が全く形成されていない					

Necrotic tissue 壊死組織　混在している場合は全体的に多い病態をもって評価する										
n	0	壊死組織なし	N	3	柔らかい壊死組織あり					
				6	硬く厚い密着した壊死組織あり					

Pocket ポケット　毎回同じ体位で，ポケット全周（潰瘍面も含め）〔長径（cm）×長径と直交する最大径（cm）〕から潰瘍の大きさを差し引いたもの										
p	0	ポケットなし	P	6	4未満					
				9	4以上16未満					
				12	16以上36未満					
				24	36以上					

部位〔仙骨部，坐骨部，大転子部，踵骨部，その他（　　　　　　　）〕　合計

＊深さ（Depth：d，D）の得点は合計点には加えない.

© 日本褥瘡学会／2008

表4　主観的包括的アセスメント（SGA）

A　病歴

1．体重変化
過去 6 カ月間の体重減少：＿＿＿＿＿kg，減少率＿＿＿＿＿％
過去 2 週間の体重変化：☐ 増加　☐ 無変化　☐ 減少

2．食物摂取変化（平常時との比較）
☐ 変化なし
☐ 変化あり（期間）＿＿＿＿＿＿＿＿＿＿＿＿（月，週，日）
食事内容：☐ 固形食　☐ 軽腸栄養　☐ 経静脈栄養　☐ その他

3．消化器症状（過去 2 週間持続している）
☐ なし　☐ 悪心　☐ 嘔吐　☐ 下痢　☐ 食欲不振

4．機能性
☐ 機能障害なし
☐ 機能障害あり：（期間）＿＿＿＿＿＿＿＿＿＿＿＿（月，週，日）
タイプ：☐ 期限ある労働　☐ 歩行可能　☐ 寝たきり

5．疾患と栄養必要量
診断名：
代謝性ストレス：☐ なし　☐ 軽度　☐ 中等度　☐ 高度

B　身体（スコア：0 ＝正常；1 ＝軽度；2 ＝中等度；3 ＝高度）

皮下脂肪の喪失（三頭筋，胸部）：＿＿＿＿＿＿＿＿
筋肉喪失（四頭筋，三角筋）：＿＿＿＿＿＿＿＿
くるぶし部浮腫：＿＿＿＿＿＿＿＿　　仙骨浮腫：＿＿＿＿＿＿＿＿　　浮腫：＿＿＿＿＿＿＿＿

C　主観的包括評価

A.　☐栄養状態良好（ただしリスクあり）
B.　☐中等度の栄養不良（または栄養不良の疑い）
C.　☐高度の栄養不良

（Detsky AS, McLaughlin JR, Baker JP, et al: What is subjective global assessment of nutritional status? JPEN J Parenter Enteral Nutr 11(1): 8-13, 1987. より一部改変）

---

［4］褥瘡や褥瘡治療に対する不安がある

［問題解決のための視点］　　　　　　　　　　検討する
☆不安の内容，程度を把握してその状況に応じた援助を

看護目標・成果	考えられる援助方法	個別化のポイント
●不安を言語化できる ●不安が緩和できる	**O-P** ①表情：けわしい，視線を合わせない，緊張 ②言動：苦悩，心配，いらだち，落ち着きがないなど **T-P** ①不安の程度をアセスメントする ②患者に話しかけやすい環境を作る ③褥瘡の経過や治療に対する不安について説明をする	●不安は漠然としたものから具体的なことまでさまざまである．できるだけ言語化し改善できるように支援していく

B　褥瘡をもつ患者の看護

表5　簡易栄養状態評価表

簡易栄養状態評価表
Mini Nutritional Assessment-Short Form
MNA®

Nestlé
NutritionInstitute

氏名：

性別：　　　年齢：　　　体重：　　　kg　身長：　　　cm　調査日：

下の□欄に適切な数値を記入し、それらを加算してスクリーニング値を算出する。

スクリーニング

A 過去3ヶ月間で食欲不振、消化器系の問題、そしゃく・嚥下困難などで食事量が減少しましたか？
0 = 著しい食事量の減少
1 = 中等度の食事量の減少
2 = 食事量の減少なし

B 過去3ヶ月間で体重の減少がありましたか？
0 = 3 kg 以上の減少
1 = わからない
2 = 1〜3 kg の減少
3 = 体重減少なし

C 自力で歩けますか？
0 = 寝たきりまたは車椅子を常時使用
1 = ベッドや車椅子を離れられるが、歩いて外出はできない
2 = 自由に歩いて外出できる

D 過去3ヶ月間で精神的ストレスや急性疾患を経験しましたか？
0 = はい　　　2 = いいえ

E 神経・精神的問題の有無
0 = 強度認知症またはうつ状態
1 = 中程度の認知症
2 = 精神的問題なし

F1 BMI　　体重(kg)÷[身長(m)]^2　□
0 = BMI が19 未満
1 = BMI が19 以上、21 未満
2 = BMI が21 以上、23 未満
3 = BMI が 23 以上

BMI が測定できない方は、F1 の代わりに F2 に回答してください。
BMI が測定できる方は、F1 のみに回答し、F2 には記入しないでください。

F2 ふくらはぎの周囲長(cm)：CC
0 = 31cm未満
3 = 31cm以上

スクリーニング値
(最大：14ポイント)

12-14 ポイント：□　栄養状態良好
8-11 ポイント：□　低栄養のおそれあり (At risk)
0-7 ポイント：□　低栄養

保存します
印刷します
リセットします

Ref.　Vellas B, Villars H, Abellan G, et al. *Overview of the MNA® - Its History and Challenges.* J Nutr Health Aging 2006;10:456-465.
Rubenstein LZ, Harker JO, Salva A, Guigoz Y, Vellas B. *Screening for Undernutrition in Geriatric Practice: Developing the Short-Form Mini Nutritional Assessment (MNA-SF).* J. Geront 2001;56A: M366-377.
Guigoz Y. *The Mini-Nutritional Assessment (MNA®) Review of the Literature - What does it tell us?* J Nutr Health Aging 2006; 10:466-487.
Kaiser MJ, Bauer JM, Ramsch C, et al. *Validation of the Mini Nutritional Assessment Short-Form (MNA®-SF): A practical tool for identification of nutritional status.* J Nutr Health Aging 2009; 13:782-788.
® Société des Produits Nestlé, S.A., Vevey, Switzerland, Trademark Owners
© Nestlé, 1994, Revision 2009. N67200 12/99 10M
さらに詳しい情報をお知りになりたい方は、**www.mna-elderly.com** にアクセスしてください。

④ドレッシング材交換時に声かけを行う
⑤臨床心理士や精神看護専門看護師など専門チームの介入を検討する

E-P

①褥瘡の治療経過についての説明や苦痛なことなどは声をかけるように説明する

---

[5] 社会的支援の不足による褥瘡治癒遅延

[問題解決のための視点]
☆在宅で褥瘡保有しながら生活をするためのリソースパーソンを明らかにして在宅療養環境を整える

看護目標・成果	考えられる援助方法	個別化のポイント
●在宅での褥瘡管理体制が整う	**O-P** ①在宅での介護者の有無・関係 ②利用できる社会資源・保健サービス **T-P** ①療養環境が整えられるように退院調整看護師，在宅ケアマネジャー，MSWと調整を行う **E-P** ①在宅で必要な褥瘡ケア用品の説明をする ②褥瘡ドレッシング材交換方法と必要物品の管理について説明する ③在宅での褥瘡ケア管理に必要なソーシャルサポートについて紹介する	●在宅での療養環境が整えられるよう介護認定の状況確認をしながら退院に向けての調整を行う

〈引用文献〉
1）日本褥瘡学会編：褥瘡予防・管理ガイドライン. p18, 照林社, 2009
2）日本褥瘡学会編：在宅褥瘡予防・治療ガイドブック，第2版. p58, 照林社, 2012
〈参考文献〉
1）日本褥瘡学会編：褥瘡予防・管理ガイドライン，第4版. 褥瘡会誌17（4）：487-557, 2015
2）一般社団法人日本褥瘡学会編：褥瘡ガイドブック，第2版. 照林社, 2015
3）真田弘美・他編：進化を続ける！褥瘡・創傷治療・ケアアップデート. 照林社, 2016
4）ヨーロッパ褥瘡諮問委員会・他著，真田弘美・他監訳：褥瘡の予防と治療—クイックリファレンスガイド日本語版. メンリッケヘルスケア, 2014
5）林章敏・他編：がん性疼痛ケア完全ガイド. 照林社, 2015
6）シスター・カリスタ・ロイ・他原著，松木光子監訳：ザ・ロイ適応看護モデル. 医学書院, 2002
7）日本看護診断学会監：NANDA-I看護診断—定義と分類2015-2017　原著第10版. 医学書院, 2016

第Ⅲ章 生体防御機能障害と看護
1 生体防御機能障害

C 感染リスクの高くなる侵襲的処置を受ける患者の看護

輿石光希

1. アセスメントのポイント

[身体的]
①年齢
②カテーテルの種類・挿入部位・挿入時期
③既往歴，合併症はないか
④感染徴候はないか
⑤栄養低下の徴候はないか

[精神的]
①不安はないか
②家族のサポートは得られているか

[社会的]
①周囲が患者の状況を理解し，協力体制ができているか

[自己管理]
①手洗い，手指消毒，うがいなどの感染防止が行えているか
②カテーテルの管理が行えているか
③異常出現時の対応がとれるか

2. 医療問題（問題の根拠・なりゆき）

①カテーテル（血管内留置カテーテル）挿入時の皮膚汚染による感染
- カテーテルの挿入・管理
▶清潔操作

②尿道留置カテーテル挿入時の粘膜損傷による感染
- 感染予防
▶皮膚
▶粘膜
▶カテーテル接続部

③カテーテル管理不十分による感染
- 感染症状
▶発熱
▶疼痛
▶滲出液の増加
▶刺入部の発赤

④栄養状態低下・悪化による，感染誘発および症状の悪化
- 栄養状態
▶貧血
▶低蛋白
▶体重減少

3. 考えられる問題点

[1] 感染のリスク：皮膚・粘膜を損傷する処置およびその後の管理不十分による感染
- 皮膚を損傷する処置およびその後の管理不十分により血流感染が起こりやすい
- 粘膜を損傷する処置およびその後の管理不十分により尿路感染が起こりやすい

[2] 栄養低下により，免疫の低下が起こり感染のリスクが高くなる

[3] 処置による不安の増強

[VIEW]
●生体防御機能障害をもつ患者は感染リスクが非常に高い．感染リスクを最小限に抑えるために侵襲的処置を受ける前から処置後の援助を行う，一連の看護である

[看護の方向性]
◆処置について十分説明し，不安なく処置が受けられるように援助する
◆感染管理について患者に説明し，患者自身も感染予防について管理できるように指導する
◆カテーテル挿入などの処置により，体外と体内の交通が起こることで感染のリスクが高くなる．そのため，処置前後の感染対策を十分に行う
◆粘膜は，消化器・泌尿器・生殖器などの表面を覆い，微生物の侵入を防ぐ役割があるが，カテーテルが挿入されると，粘膜の浄化作用が阻害され感染が起こりやすくなる．そのため，カテーテルの適正使用，および管理を十分に行う
◆患者の症状やデータを把握し観察することで感染症の異常の早期発見，早期対処に繋げる

4. 看護目標・成果	5. 考えられる援助方法
[1] ●感染予防行動がとれる ●二次感染に対する対処行動がとれる	[1] 感染のリスクを回避するための援助 O-P ●感染傾向　●刺入部の状態 TP/EP ●皮膚の微生物を最小限にし，侵入を防ぐ援助 〈血管留置カテーテル〉 ●カテーテル挿入部の清潔（入浴・シャワー・石鹸清拭） ●適切な挿入処置（消毒・挿入方法・ガウンテクニック） ●接続部の汚染予防 ●刺入部の管理（刺入部の観察とドレッシング材交換2回/週） ●ラインの交換は2回/週 ●刺入部に異常がある場合早期に主治医に報告 ●カテーテルが不要になったら，早期に抜去 〈尿道留置カテーテル〉 ●挿入時 　・尿道留置カテーテル挿入部の清潔保持（入浴・シャワー・陰部洗浄） 　・手洗いを確実に行い，厳密な清潔操作で挿入 　・尿道留置カテーテルの無理な挿入による尿道粘膜の損傷に注意 ●挿入後 　・尿道留置カテーテルバッグは膀胱より低い位置で管理 　・クランプはしない 　・尿道留置カテーテルバッグは8時間ごとに空にする 　・1日1回陰部洗浄を行う 　・尿道留置カテーテルが必要なくなったら，早期に抜去 　・尿道感染を起こすと，敗血症や腎盂腎炎を起こし，重篤な状態に移行する（カテーテル挿入患者の1%が死に至る）ため十分な感染管理
[2] 栄養状態を悪化させない	[2] 栄養状態低下による感染増悪予防のための援助 O-P ●血液データ：蛋白，アルブミン　●身長，体重 TP/EP ●栄養状態の改善　●消化がよいものを摂取 ●少量で栄養価の高いものを摂取
[3] ●不安の緩和 ●ストレスの緩和	[3] 不安・ストレス緩和のための援助 O-P ●不安，ストレスの症状 TP/EP ●不安，ストレスの緩和 ●処置の必要性を十分説明　●管理方法の説明

この領域に条件によってはよくみられる看護診断

●侵襲的処置自体が医療の範ちゅうである**

●処置オリエンテーションの中で説明を行い，処置に対する不安，自己管理について説明する**

●皮膚統合性障害リスク状態

●栄養摂取消費バランス異常：必要量以下

●不安

＊：治療・処置に関わるもの

第Ⅲ章 生体防御機能障害と看護

1 生体防御機能障害

Ⓒ 感染リスクの高くなる侵襲的処置を受ける患者の看護　309

6. 病態関連図

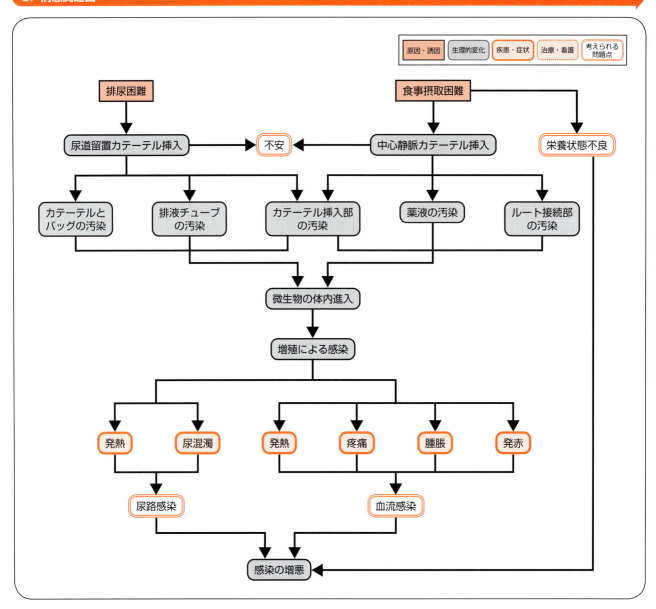

7. 看護計画

[1] 感染のリスク：皮膚・粘膜を損傷する処置およびその後の管理不十分による感染（血流感染）

[問題解決のための視点]
☆血管内留置カテーテルに関連した感染のうち90％が中心静脈カテーテルに関連しており，その大半は，非皮下トンネル式中心静脈カテーテルによるものであるため，清潔操作・管理・指導を行う
☆処置の方法や処置中の状況から処置後に予測される問題点に着眼して観察，指導を行う

看護目標・成果	考えられる援助方法	個別化のポイント
●感染を起こさない ・発熱しない ・刺入部の疼痛，発赤，腫脹，滲出液の増加が起きない ●カテーテルの管理ができる ・刺入部の異常出現時，早期発見ができる ・接続部が外れない ・刺入部の安静が保持できる ・ラインを引っ張ったり，からませたりせず日常生活が送れる ・安全な方法で歩行できる	**O-P** ①感染徴候：発熱，悪寒戦慄，血圧低下，疼痛 ②刺入部の皮膚の状況：発赤，腫脹，滲出の有無，熱感 ③検査データ：白血球数，炎症反応（CRP） ④カテーテル挿入後の日常生活行動：行動範囲，ルートの長さ，ルートの屈曲 **T-P** 〈中心静脈カテーテル〉 ＊微生物が体内に侵入する経路は，①カテーテル挿入部位の汚染，②薬液の汚染，③ルート接続部である（図1） **図1　血管留置カテーテルの微生物侵入経路** 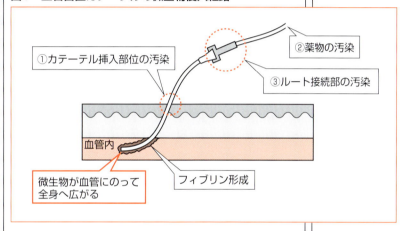 ①カテーテル挿入時の注意点 　●処置部位に付着している微生物を最小限にする 　　・刺入部位を清潔にする（シャワーまたは石鹸清拭） 　　・石鹸成分が残らないように十分洗い流す 　　・清拭時皮膚を傷つけないよう注意する 　　・処置部位に傷などないか皮膚の観察を十分に行う 　●除毛が必要であれば，処置前に電動クリッパーを使用し処置する（かみそりは使用しない） 　●処置が清潔操作で実施できるよう準備する 　　・ベッド周囲の環境整備 　　・高度無菌的感染予防策で実施する ②カテーテル挿入後の管理 　●挿入部の消毒はポピドンヨードを使用する 　　・ポピドンヨード消毒時2分間乾燥させることにより消毒の効果があがる．また消毒範囲は，ドレッシング材よりも広くまた，カテーテルも消毒することが必要 　●抗生物質含有軟膏は使用しない 　●ドレッシング材は微生物の進入を防ぎ刺入部が観察しやすい滅菌ドレッシング材を使用する（滲出が多い場	●挿入部位の選択：カテーテル挿入部位は患者の状態に応じて選択する（第1選択は鎖骨下静脈，第2選択を内頸静脈とし，大腿静脈からの挿入はできるだけ避ける） ●ドレッシング材の選択 　・発汗やテープかぶれな

合はガーゼを使用する）
●ドレッシング材の交換は曜日を決めて定期的に実施する
・ドレッシング材1回/週（ドレッシング材が剝がれた場合はすぐに交換する）
・ガーゼ1〜2日ごと
③輸液とライン管理
●ライン管理は手洗い，手袋を使用する
●輸液セットは2回/週交換
●輸液ラインと接続部，三方活栓使用時は，消毒用エタノールか70%イソプロパノールを使用する（一包化したものがよい）
④ライン管理の工夫
●歩行できる患者について
・点滴ラインが床に付かないよう長さの工夫をする
・歩行時足に引っかからないようラインを点滴スタンドにかけるなど工夫する
●ベッド上安静の患者について
・ベッド上での生活に支障にならないラインの長さにする
・ラインが引っ張られたりしないようラインの確保をしっかり行う
・無意識にラインを引っ張ったりしないよう，固定の方法や，ラインの出し方など工夫する
E-P
①処置の必要性を説明
②感染予防に関しての説明
③刺入部の観察について
●異常時すぐに看護師に報告する
④ライン管理の注意点について

ど皮膚の状態に応じてドレッシング材を選択する

●患者の生活に合わせたライン管理
・患者の安静度に合わせたラインの長さの工夫
・理解度を把握した上で，安全なライン管理ができるよう固定方法を工夫する
・大腿部の場合：ラインを大腿部にしっかり固定しパジャマの足元から出すなど

---

[1] 感染のリスク：皮膚・粘膜を損傷する処置およびその後の管理不十分による感染（尿路感染）

[問題解決のための視点]
☆院内感染の40%が尿路感染であり，80〜90%が尿路カテーテル挿入に関連しており，感染のリスクが高いため，適正使用と管理を行う

☆処置についての理解度と処置後の適応能力について把握しておき指導につなげる
☆尿路留置カテーテルを入れなくてもよい工夫や，早期に抜去する援助を行う

看護目標・成果	考えられる援助方法	個別化のポイント
●尿路感染を起こさない ・早期に尿道留置カテーテルが抜去できる ●1日の尿量が1000〜1500mLになる ・飲水の必要性がわかり	O-P ①感染徴候：発熱，悪寒戦慄，恥骨上部の疼痛 ②挿入部の異常：発赤 ③尿の性状の変化：尿混濁，血尿尿量 ④検査データ：白血球数，炎症反応（CRP） ⑤カテーテル挿入後の日常生活行動：尿道バルーンカテー	

摂取できる ●カテーテルの管理ができる	テルの屈曲，尿漏れ，疼痛 **T-P** ＊感染経路は，(1) カテーテル挿入部，(2) カテーテルとバッグの接続部，(3) 排液チューブである（図2）	

図2 尿道留置カテーテルの微生物侵入経路

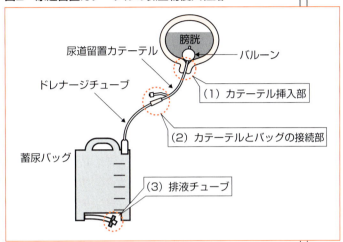

①不要な尿道留置カテーテルの挿入を避ける
　●本当に必要かどうか検討する
　●尿道留置カテーテルが不要になったらすぐに抜去する
②尿道留置カテーテルは感染リスクが高いため挿入前からその後の管理を十分に行う
　●挿入前
　　・処置の必要性を説明し協力を得る
　　・陰部洗浄を十分に行う（粘膜を傷つけないように注意する）
　●挿入時
　　・尿道留置カテーテルと蓄尿バッグは閉鎖系を用いるほうがよい
　　・無菌手技と滅菌器具を用いて挿入する
　　・尿道留置カテーテルを無理に挿入すると尿道損傷のリスクが高くなるため注意する
　●挿入後
　(1) 固定方法
　　・尿道留置カテーテル挿入後はカテーテルを適切に固定する
　　・固定の場所は，尿道口とカテーテルが長期に当たらないよう毎日変更する
　　・皮膚固定の場所もかぶれがないか観察する
　(2) 蓄尿バッグの管理
　　・蓄尿バッグは膀胱より低い位置にし，逆流を防ぐ（移動時などバッグを持ち上げてしまうことがあるので，注意する）
　　・尿道留置カテーテルと蓄尿バッグはできるだけつな

●尿道留置カテーテルは細いものを選択する
●尿道留置カテーテルが必要かどうか判断する
　・尿閉や創部の保護，確実な尿量把握以外は排尿援助を検討する
　・可能なら導尿を選択する
●尿道留置カテーテル挿入患者で感染している患者と感染していない患者は別の部屋か離れたベッドに配置する

●尿道留置カテーテルの固定は，患者の行動範囲や蓄尿バッグの固定方向を考慮する
　・カテーテルが引っ張られたり，屈曲しないよう工夫する
●自尿が確立するよう援助する
　・4時間ごとに排尿誘導する

いでおきはなさない（蓄尿バッグをはずすことにより，カテーテル内に微生物が侵入するため）．入浴もつないだままにする工夫が必要である
・蓄尿バッグから尿を廃棄する場合，廃液口が不潔な容器に接触しないよう注意する
・廃棄用に使用した容器は，1回使用ごとに洗浄する（使いまわしはしない）
・廃液口は，使用毎に消毒をする
(3) カテーテル交換について
・尿道留置カテーテルが詰まっている可能性がある時（尿漏れや尿流出不良）は，交換するが，定期的な交換はしない

（E-P）
①尿道留置カテーテルの必要性について説明する
②感染予防対策について説明する
③尿道留置カテーテルの管理について説明する
④疼痛や違和感がある場合は看護師に伝えるよう説明する
⑤飲水について説明する

・膀胱上部を軽く圧迫し排尿を促す
・病態にあわせ，可能な範囲で飲水を進める

● 陰部洗浄は感染のリスクを抑えないが定期的に洗浄し，清潔を心がける．尿量減少時や高齢者では尿路感染を起こしやすいので洗浄する

---

[2] 栄養状態不良により感染が起こりやすい

[問題解決のための視点]　　　　　　　　　　　☆嗜好品など取り入れた工夫を行う
☆現在の栄養状態を把握し，状態にあわせた栄養補給を
　考える

看護目標・成果	考えられる援助方法	個別化のポイント
●栄養低下が起こらない ・体重が減少しない ・1日の必要カロリーが維持できる ・血清総蛋白値が6.0g/dL以下にならない ・食後に安静がとれる	（O-P） ①栄養状態：身長，体重，血清総蛋白値，アルブミン値，貧血の有無 ②食事摂取状況：食事摂取量，悪心・嘔吐，胃部不快感 ③これまでの食習慣：食事摂取量，食事回数，食事時間，食事内容，嗜好品 （T-P） ①食事摂取できる環境を整える 　●ベッド上で摂取する場合 　・ベッド上の環境整備 　・患者の状態に合わせ，安楽に食事ができるよう，背上げなど行う ②温かいものは温かく，冷たいものは冷たくして摂取できるようにする ③栄養士と相談し，患者の嗜好を取り入れた食事の工夫をする ④消化がよく，栄養価の高いものの摂取をすすめる ⑤気分転換を図り食欲増進を促すために散歩や食事摂取の場所を工夫する	●今までの食習慣を考慮して指導する ・食事摂取量が少ない場合，たくさんの食事量を見るだけで食欲が減退することもあるため，半量にするなど工夫す

⑥バランスのよい食事を心がける
⑦1日に必要なカロリーがとれているか，食事，点滴含め計算し，不足分が補充できるようにする

E-P
①体力の維持増進のために必要な栄養について説明する
②食事前の水分補給は控えるよう説明する
③生ものは控えるよう説明する
④食事前の手洗いと，食後の口腔ケアをしっかり行うよう説明する

・食事が少しでも進むよう栄養士との相談を行い，経口摂取が進むよう工夫する
・患者にあった食事形態の工夫をする

[3] 処置による不安の増強

[問題解決のための視点]
☆処置についての理解度と適応能力を把握し指導につなげる
☆患者が不安に思っていることを十分把握する

看護目標・成果
- 不安なく処置が受けられる
  ・不安言動が聞かれない
- 処置の必要性について理解し，協力できる
  ・処置中動かず安全に処置ができる
- 処置後の注意点が理解できる
  ・注意点が実施できる

考えられる援助方法
O-P
①観察：表情，言動，拒否的な姿勢はないか
②処置前から処置後の注意点についての理解度

T-P
①処置前に必要性をわかりやすい言葉で十分説明し理解を得る
②処置中はそばにいることを伝え安心感をもたせる

E-P
①処置前から処置後までの経過および注意点について説明する
②不安な点はすぐに看護師に聞くよう指導する

個別化のポイント
- 説明は患者のペースに合わせて行う
  ・不安がある場合訴えをよく聞く
  ・納得がいくまで十分時間をとり説明する

〈引用・参考文献〉
1) 荒川宜親主任研究者：医療機関における院内感染対策マニュアル作成のための手引き（案）(070828 ver. 5.0). 平成18年度厚生労働科学研究費補助金（新興・再興感染症研究事業）「薬剤耐性菌等に関する研究」, 2007
2) 竹末芳生, 藤野智子編：術後ケアとドレーン管理. pp244-264, 309-330, 照林社, 2011
3) 永井秀雄, 中村美鈴編：臨床に活かせるドレーン&チューブ管理マニュアル. pp2-14, 80-92, p154, 学研メディカル秀潤社, 2011
4) 窪田敬一編：ナースのための最新全科ドレーン管理マニュアル. pp3-28, 108-113, 照林社, 2005
5) 廣瀬千也子監, 芳尾邦子編：感染防止と看護ケア. pp2-6, 24-38, 中山書店, 2005

第Ⅲ章 生体防御機能障害と看護
② 免疫機能障害

免疫機能が障害を受けたとき

會田みゆき

★1 免疫担当細胞の3つのグループ
● リンパ球（T細胞・B細胞）
● 抗原提示細胞
● 抗原排除細胞

免疫機能障害の定義

免疫機能障害とは，自分ではないもの（非自己，not-self）と自分（自己，self）をはっきり区分し，非自己を身体から取り除き自己を護る身体のメカニズムの障害である．免疫機能障害として，免疫機能の低下，免疫バランスの崩壊（異常な免疫反応）があげられる．

a 免疫機能障害のメカニズム

1. 非自己（抗原）の処理（識別・排除）機能のメカニズム

★2 細胞傷害性T細胞
＝キラーT細胞

免疫とは，自己（self）と非自己（not-self）を認識し，非自己を排除して自己を護るシステムである．自己とは正常に自己の生体を構成している成分である．微生物，寄生虫などの外来生物，生体正常構成成分以外の異物や他の個体細胞，自己正常細胞が変化した細胞（がん細胞，ウイルス感染細胞，老廃化した細胞など）は，非自己となり排除の対象になる．
免疫系が非自己として反応する相手を抗原（antigen）という．抗原の刺激が引き金になり，免疫系の細胞[*1]間で連鎖反応的に情報（シグナル）交換がなされ，免疫系の働きが発現，調節される．

1）免疫系を担当する器官と細胞

免疫系は，リンパ球や食細胞をつくる胸腺や骨髄などの中枢リンパ組織と，そこでつくられた細胞が移動して集まる脾臓やリンパ節などの末梢リンパ組織から成り立っている．

免疫系の細胞はいずれも血液幹細胞から分化する（図1）．免疫反応の中心はリンパ球であり，この他にもリンパ球が集まる重要な場所として皮膚・粘膜付属リンパ組織があげられる．

末梢組織に集まるリンパ球には胸腺でつくられるT細胞（Tリンパ球）と骨髄でつくられるB細胞（Bリンパ球）とがある．T細胞は免疫応答の調節を行っているヘルパーT（Th）細胞と標的細胞を破壊する細胞傷害性T（Tc）細胞[*2]に分かれる．またB細胞は形質細胞に分化し，IgG・IgM・IgA・IgE・IgDの5つの抗体（免疫グロブリン）をつくる．これら免疫系の細胞間の分化・増殖・活性発現はサイトカイン[*3]というホルモン様物質により調節されている（表1）．

このようなさまざまな細胞と分子の連携によって，自己と非自己を識別し，非自己を選択的に攻撃するという免疫系の重要な働きがなされている．

★3 サイトカイン（cytokine）：免疫応答や炎症反応での細胞間相互作用の情報伝達物質．調節性サイトカインと炎症性サイトカインに大別される．リンパ球が産生する因子をリンホカイン，単球やマクロファージが産生する因子をモノカインと呼ぶ

2）免疫機能の過程（図2）

抗原が侵入すると自己と区別して識別し，

図1 免疫担当細胞の生成過程

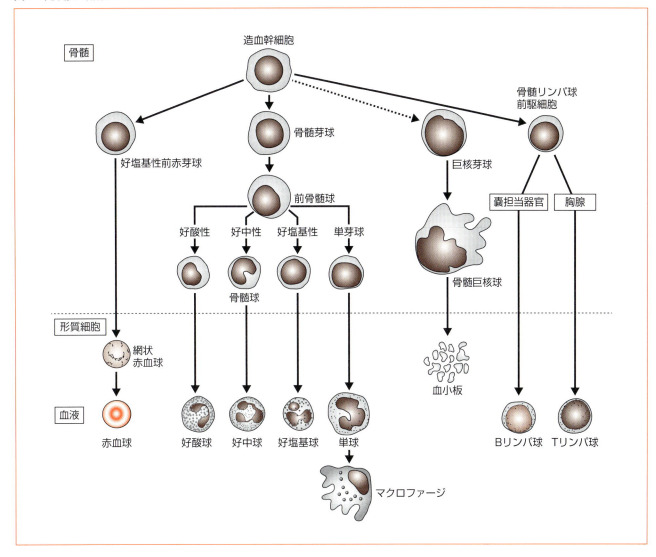

その抗原に特異的な抗体やレセプターをつくるリンパ球が選択的に分裂増殖して数を増やすとともに，多量の抗体を分泌したり，サイトカインを放出したりする．この抗体やサイトカインによって，好中球やマクロファージなどの食細胞は，抗原が侵入する場所に効果的に動員され活性化される．

1 侵入を阻止する局所免疫（粘膜免疫）

第一のバリアを突破して侵入してきた外来由来の抗原（微生物など）と反応したリンパ球は，リンパの流れや血流にのってほかの粘膜や腺組織に移行する．そこでIgA抗体を産生し，再び粘膜に戻って分泌型IgAを含む粘液・唾液・涙液などを分泌し，侵入阻止のための局所免疫を担っている．中でも腸管粘膜は，粘膜免疫として重要である．

IgAを中心とした免疫応答が成立するとIgGやIgE抗体を主とした全身性免疫に対しては免疫寛容[★4]状態になってしまう（経口免疫寛容）ため，この機構が破綻するとアレルギー反応や自己免疫などが生じてくる．

2 自己と非自己の識別

侵入した抗原は複数の種類の抗原決定基[★5]

★4 免疫寛容：通常なら免疫応答を起こす条件で抗原の追加免疫を行っても免疫応答が生じず，異物が自己成分として認識された状態

★5 抗原決定基：抗原の特異性を決める分子表面の凸型の立体構造

表1　主なサイトカイン

名称		主な産生細胞
T細胞調節	IL-1 (153, 159) IL-2 (133) IL-10 (160×2) IL-12 (197, 306のヘテロ二量体)	マクロファージ (MΦ) T細胞 T細胞 マクロファージ (MΦ)
B細胞活性化	IL-4 (129) IL-5 (115×2) IL-6 (184)	T細胞 T細胞 T細胞, 線維芽細胞 (Fb)
造血作用	IL-3 (133) GM-CSF (127) G-CSF (174) M-CSF (149, 214×2)	T細胞 T細胞, マクロファージ (MΦ) マクロファージ (MΦ)
炎症性	IFN-γ (143) TNF-α (157×3) TNF-β (171×3)	T, NK細胞 マクロファージ (MΦ) T, B細胞
走化性	IL-3 (133) IL-8 (69〜79×2) MCAF (76) MIF (115)	T細胞 マクロファージ (MΦ) マクロファージ (MΦ) T, B細胞
その他	TGF-β (112×2)	T細胞

＊カッコ内の数字は構成アミノ酸塩基数を示す．また，×2は二量体，×3は三量体を示す
(小山次郎：免疫のしくみ．p82，化学同人，1998より)

（エピトープ）をもち，リンパ球（T細胞とB細胞）の抗原レセプター（受容体）と1対1の対応をし，結合することによって，働きの抗原特異性を決める．抗原の認識には，抗原提示細胞が重要な役割を担っている．抗原提示細胞によって，抗原の情報（シグナル）はヘルパーT細胞に伝えられる．抗原認識したヘルパーT細胞は活性化されていく．

● **抗原提示細胞**

①**B細胞**：抗原を捕らえて抗原提示を行う．抗原レセプター（表層抗体）をもつB細胞により，抗原提示されたヘルパーT細胞は，抗原を認識して感作ヘルパーT細胞となる．一部のB細胞は記憶細胞として残る

②**マクロファージ**[★6]：抗原物質を取り込み消化後，その抗原情報をヘルパーT細胞に提示する

③**樹状細胞**[★7]：他の抗原提示細胞より，効率よくT細胞に抗原を提示できる．初期の免疫応答で重要な細胞である．

積極的に異物を取り込む能力はない．

3 非自己の排除

B細胞，マクロファージにより提示された抗原を認識した感作ヘルパーT細胞は，サイトカインを分泌して，周辺の感作B細胞を形質細胞へと分化させ抗体産生を促す．また，マクロファージの作用を増強する．

● **抗体による凝集・沈降・中和反応**

抗原の初回刺激により，抗原に対するIgM抗体が産生され，やや遅れてIgG抗体が産生される（免疫一次応答）．再度同一抗原で刺激すると，1回目の抗原刺激よりも早く，より抗原認識力の強いIgG抗体が大量に産生される（免疫二次応答）．

抗体である免疫グロブリンは定常部とその機能の違いによって，IgG・IgM・IgA・IgE・IgD5つのクラスに分類される（**表2**）．

抗体と抗原が結合した抗原抗体複合体（免疫複合体）は補体とよく結合し，貪食細胞によって速やかに除去される（オプソニン[★8]効果）．また，抗体が抗原へ結合することで，直接中和効果をもたらす場合（細

★6 マクロファージ：血液中の単球，組織中のマクロファージ，肝臓のクッパー細胞，脳のミクログリア細胞，肺胞マクロファージなどの総称

★7 樹状細胞：皮膚ランゲルハンス細胞，脾臓相互連結細胞，濾胞樹状細胞，リンパ節ベール細胞

★8 オプソニン：細菌などの表面に結合し，補体共存下で食細胞の貪食を受けやすくする血清抗体（感染初期の重要な防御反応物質）

図2 免疫機能の過程

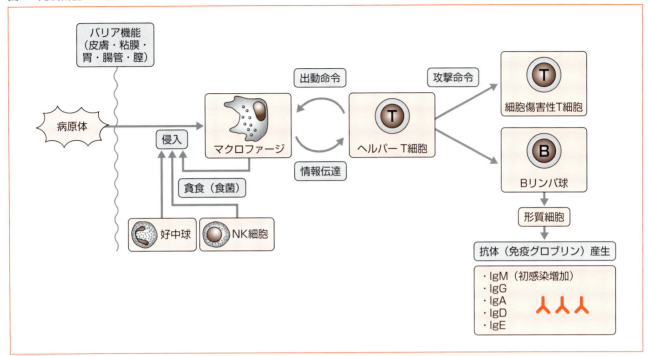

菌の毒素や細胞に侵入するウイルスに対する効果など）がある．

●細胞傷害性T細胞による殺傷

細胞傷害性T細胞（キラーT細胞）は，ヘルパーT細胞により増殖・活性化され，ウイルスや細菌感染細胞の排除，がん細胞の破壊など，細胞傷害作用によって直接排除する能力をもつ．

●補体による非自己細胞壁の穿孔

抗体の働きを補う血清蛋白群である補体は，抗原抗体複合体によって活性化される．

主な働きは，補体が細菌の表面に覆うように取り付くことで食細胞による貪食を助ける作用（オプソニン化），細菌の細胞膜を破壊することにより死滅させる作用（溶菌作用），補体反応によって生じる小さな分子の化学物質が拡散して好中球やマクロファージを炎症部位へ誘導する作用（細胞膜走化）などである．

●食細胞による貪食

抗原の刺激を受けると，マクロファージは抗原を原形質内に取り込み消化後，その膜上で抗原情報をヘルパーT細胞に提示する．ヘルパーT細胞はサイトカインを分泌することにより，B細胞を活性化し，形質細胞および記憶細胞へと分化させ，産生された抗体やサイトカインによって，好中球やマクロファージなどの食細胞は，抗原が侵入する場所に効果的に動員され活性化される．

顆粒球のうち好中球と好酸球にも食作用がある．好中球は主に細胞外で増殖し寄生する細菌などの小型の微生物を殺すのに対して，好酸球は寄生虫などの大きな寄生体を攻撃する．好中球は感染症が成立し炎症が生じると炎症巣の血管内皮に集まり，サイトカインの働きによって血管外の炎症巣に向かって遊走する．

補体の働きでオプソニン化された微生物を好中球は貪食し，細胞の中に取り込んだのち食胞のなかで酵素が活性化し殺菌が行われる．

表2　免疫グロブリンの性質

	IgG	IgM	IgA	IgE	IgD
分子量	約15万	約90万	約16万	約19万	約18〜19万
サブクラス	IgG1, IgG2, IgG3, IgG4		IgAα₁, IgAα₂		
抗原結合部位数	2	10	2 (4)	2	2
補体結合性*1	あり*2	あり	なし	なし	なし
胎盤通過性*1	あり*3	なし	なし	なし	なし
オプソニン作用*1	あり	なし	なし	なし	なし
正常血中濃度	8〜15mg/mL	約1.5mg/mL	約3mg/mL	約0.0003 mg/mL	0.02〜0.04mg/mL
特徴	・血中半減期が長い ・二次免疫応答で大量に産生される	・五量体 ・凝集能大 ・一次免疫応答で重要	・腸管には分泌型（二量体），局所免疫に寄与	・肥満細胞，好塩基球への結合能があり，アレルギー発症に関与 ・寄生虫感染で増加	・機能未知

＊1：作用や特性が強いものを「あり」，弱いもしくはないものを「なし」と表現している
＊2：IgG4は補体結合性はない
＊3：IgG2，IgG4は胎盤通過性はない

（植田正・他：薬系免疫学，改訂第2版．p24，南江堂，2012より）

2. 自己変性細胞（がん細胞）排除機能のメカニズム

　がん細胞の表面にはがん関連抗原が出現するので，細胞傷害性T細胞がヘルパーT細胞の促進作用によって，がん細胞を破壊し排除する．また，ナチュラルキラー（NK）細胞は，抗原の種類に無関係に強力な細胞傷害性を発揮する．

　細胞傷害性T細胞に先だってNK細胞は，比較的選択的に特定のがん細胞の膜を破壊する働きをもつ物質を分泌し，標的となる異常細胞の膜に穴を開け細胞死（アポトーシス）を誘導する．

　限定された特定のT細胞レセプターとNK細胞の特性をあわせもつNKT細胞も，強い抗腫瘍活性を示すことも知られている．

b　免疫機能障害の原因と症状

　免疫は感染症やがん細胞の発生から生体を守る働きをしている．免疫は本来生体防御のために働く生体にとって有利な現象である．免疫担当細胞の生成過程の障害または機能の障害により，免疫系の働きの一部または全てが障害されると，感染症にかかりやすくなり，腫瘍が発生しやすくなる．

　非自己の識別・排除が不可能になってしまい生体防御ができない状態になることを免疫不全という（図3）．

　一方，生体にとって大きな影響のない非自己が侵入した際や何らかの原因で自己の組織に対して，非自己と認識して抗体を作ってしまう不利な現象を引き起こすことが

図3　免疫と病気の関係

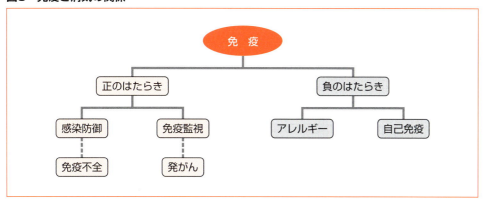

図4　免疫機能の変化・障害

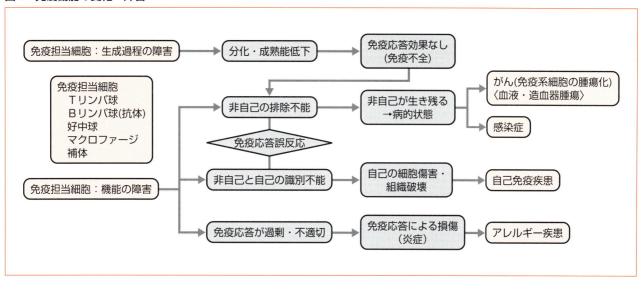

ある．

　免疫を担当しているリンパ球・抗体・補体・マクロファージ・好中球などがさまざまな要因により，自己と非自己の識別・非自己の排除の機能障害を起こすことで，自己の組織や細胞を攻撃し傷害を引き起こすという異常な反応となる(アレルギー反応)．

　外来由来の異物に対し，排除しようとする強い反応（過剰反応）をアレルギー疾患，自己組織に対する抗体を作った結果，自己組織に傷害を与える誤反応を自己免疫疾患という．免疫系による組織傷害は輸血や臓器移植などにおいても現れる（図4）．

1. 異常な免疫反応による障害（アレルギー反応）

　外来の微生物などを排除する免疫の働きは，多かれ少なかれ正常な自己の組織や細胞をも傷害する．傷害の程度が一定のレベルを超えると疾病状態（アレルギー）となる．アレルギーは，4つの型に分類される（表3）．

　Ⅰ～Ⅲ型は抗体が関与し，Ⅳ型では抗体が関与せず細胞性免疫が病変を引き起こす．Ⅱ，Ⅲ型は，自己免疫疾患（膠原病）の発生機序として重要である．

表3　アレルギーの分類

アレルギー分類	抗体	メカニズム	疾患
Ⅰ型 （即時型，アナフィラキシー型）	IgE	IgEクラスの抗体と抗原との反応で肥満細胞からヒスタミンなどが放出.	アトピー，蕁麻疹，気管支喘息，薬剤アレルギー，アレルギー性鼻炎，アナフィラキシー
Ⅱ型 （細胞障害型）	IgM，IgG	細胞・組織に向けられた抗体によってその細胞・組織が障害.	不適合輸血による溶血性貧血，グッドパスチャー症候群，自己免疫性溶血性貧血，特発性血小板減少性紫斑病
Ⅲ型 （免疫複合型，アルサス型）	IgG	免疫複合体（抗原抗体結合物）の形成により臓器が障害.	血清病，糸球体腎炎，全身性エリテマトーデス
Ⅳ型 （遅延型，ツベルクリン型）	T細胞	T細胞と抗原と反応しリンホカインを放出することで炎症が起きる.	移植反応，接触性皮膚炎

（大塚由美子：身体防御機能障害の把握と看護. 野口美和子・他編. 新体系看護学全書〈別巻〉機能障害からみた成人看護学③内部環境調節機能障害/身体防御機能障害，第2版，p287，メヂカルフレンド社，2007より）

1）外来由来の抗原に対する過剰反応（アレルギー疾患）

アレルギー疾患とは，初回刺激によって準備され，2回目の刺激に対する強い過敏反応であり，狭義ではⅠ型アレルギーを指す. 過敏反応が基礎となる疾患で，発症が遺伝的素因に左右される喘息や湿疹などはアトピーと呼ばれる.

■ Ⅰ型アレルギー（図5）

Ⅰ型はアナフィラキシー型ともいわれ，IgEを介した即時型アレルギー反応である. 特定の抗原（アレルゲン）に対して生体が抗原特異的IgE抗体をつくると，アレルゲンが再侵入してきた時に，肥満細胞と好塩基球表面の抗原特異的IgE抗体に結合し，肥満細胞からヒスタミンなどの化学伝達物質（ケミカルメディエーター）★9を放出する.

同時に炎症を引き起こす物質（プロスタグランジンやロイコトリエン）が新たに産生される.

これらの物質が相まって，血管透過性亢進，平滑筋収縮，粘液分泌亢進，白血球遊走，上皮細胞障害，神経刺激などさまざまな症状を引き起こす（図6）. アレルギーの症状は単一に現れるよりも複合的に現れる場合が多く，単に煩わしいだけのものから生命の危機を感じるものまでさまざまである.

血管内で化学伝達物質が多量に放出されると全身血管拡張による血圧の低下，意識消失などのショック症状を呈するアナフィラキシーショックに陥ることがある.

アレルゲンとしては，吸入による花粉・家ダニなど，食物摂取による牛乳，肉，魚，ソバ，大豆，卵など，接触による動物の毛，金属など，注射による薬物などがある（表4）.

アレルゲンが侵入して，数分から数十分で症状が出現する. 発症も早いが治まり方も早い. しかし一度治まった症状が数時間後から再びぶり返して，数時間から数日症状が持続することがある. それを**遅発アレルギー反応**という. これは化学伝達物質によってその部分に集まってきた好酸球が組織傷害物質を放出することによる.

■ Ⅱ型アレルギー

細胞や組織の抗原成分とIgGまたはIgM抗体が結合し，そこに補体が結合することによって，補体が活性化され細胞溶解し組織傷害を起こす.

また，マクロファージなど貪食細胞上にある，Fcレセプター★10への抗体の結合と貪食，Fcレセプターをもつ細胞傷害性T細胞による抗体依存性細胞傷害によって組織傷害を起こす.

★9 ケミカルメディエーター
- 貯蔵メディエーター（肥満細胞などの顆粒中に貯えられているもの）：ヒスタミン，プロテアーゼ，プロテオグリカン，化学遊走因子
- 産生メディエーター（刺激により合成されるもの）：ロイコトリエン，プロスタグランジン，血小板活性化因子（PAF）

★10 Fcレセプター：免疫グロブリンのFc部位と特異的に結合し，生物学的活性を発現させる細胞膜上のレセプター. B細胞，一部のT細胞，マクロファージ，好中球の表面にはIgGに対するレセプターが存在する。肥満細胞や好塩基球はIgEに対するFcレセプターをもつ

図5　I型アレルギーの機序

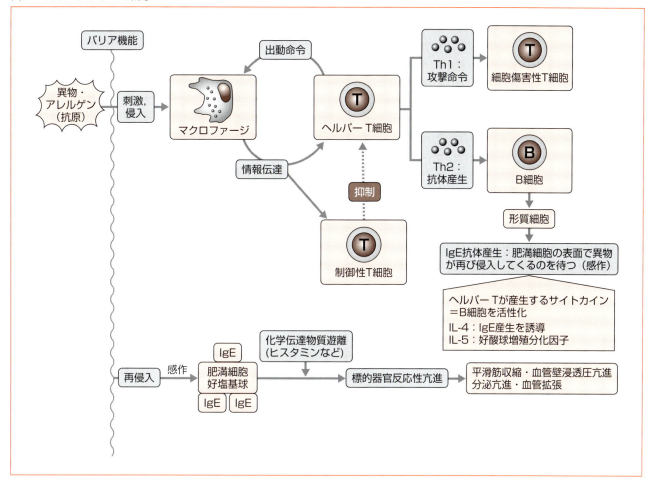

　自己の正常細胞に対する抗体（自己抗体）や他の個体の細胞に対する抗体（同種抗体）が産生され，これにより細胞や組織が攻撃を受け破壊される．赤血球，白血球，血小板などの血液細胞が標的になることが多く，腎臓，皮膚組織の基底膜抗原も標的になる．

3 III型アレルギー

　抗原と抗体が結合して形成される免疫複合体による組織障害である．**アルサス型または免疫複合体型反応**という．

　生体内で常に起こっている免疫反応により，免疫複合体は常に生じているが，通常は脾臓や肝臓などの生理的な網内系，肺のマクロファージにより処理され，血液から除去される．

　しかし，可溶性の抗原とIgGまたはIgM抗体との免疫複合体は，抗原過剰域で形成されると小さくなり，生理的な網内系の処理機構を免れ，腎臓や肺などの組織に沈着する．組織に沈着した免疫複合体は，補体を活性化して直接細胞を傷害したり，補体が活性化される過程で産生される物質がアナフィラトキシンとして，肥満細胞や好塩基球からの化学伝達物質遊離を起こし，血管透過性亢進，平滑筋収縮などI型アレルギー様の反応を引き起こす．

　さらに，走化性因子により集積した好中球やマクロファージが免疫複合体を貪食し，活性酵素やリソソーム酵素を遊離することなどにより，組織障害を引き起こす．

　また，免疫複合体は血小板の凝集を引き起こすため，局所微少血栓を形成すること

図6 I型アレルギーの発症プロセスとI型アレルギー疾患

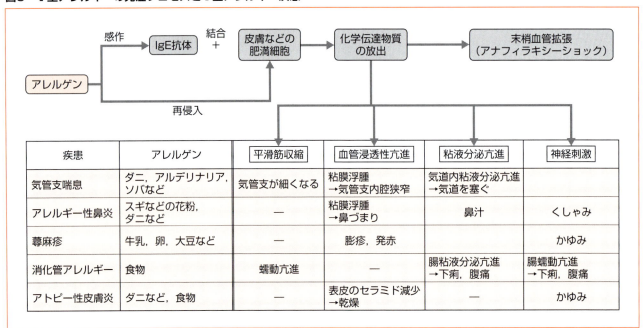

(大塚由美子:身体防御機能障害の把握と看護. 野口美和子・他編. 新体系看護学全書〈別巻〉機能障害からみた成人看護学③内部環境調節機能障害/身体防御機能障害, 第2版, p288, メヂカルフレンド社, 2007より)

表4 アレルゲンの種類

①動物性のアレルゲン		ダニの死骸・糞, 動物の毛・フケ(犬, 猫, ウサギ, マウス, モルモット), 羽毛(ガチョウ, ニワトリ), 繊維(絹, 羊毛)
	食物	魚(サバ, サンマ, イワシ, アジ, カツオ), 牛乳, 卵, 肉, 豚肉, カキ, エビ, イカ
	虫	蜂, 蚊
②植物性のアレルゲン		花粉(スギ, ブタクサ, ヨモギ, カモガヤ, カナムグラ, イチゴ, オオアワガエリ), キノコ(シイタケ胞子), ソバガラ, スギ材, 桑, 漆
	食物	コンニャク, ソバ, 小麦粉, パン, タケノコ, ヤマイモ, フキ, ホウレン草, ナス, ピーナツ, 大豆, コーヒー, チョコレート, ココア
③その他		薬(抗生物質:ペニシリン, セファロスポリン, サルファ剤, ホルモン剤, 酵素剤, ピリン剤), 染料, 化粧品, ニッケル, コバルト, クロム, ゴム

(今西二郎:免疫学の入門 第7版. p85, 金芳堂, 2012より)

がある.

4 IV型アレルギー

IV型は,活性化T細胞が組織を障害する.抗原が入ってから24〜48時間で反応がピークになることから,遅延型アレルギー反応,ツベルクリン型という.

抗原特異的なTリンパ球が活性化されて,種々のサイトカインを放出し局所へ顆粒球やマクロファージなどの炎症細胞を集積させ,標的細胞を傷害する.

これらのサイトカインのなかで,Th1細胞が産生するインターロイキン-2とインターフェロン-γが重要である.インターロイキン-2は,T細胞増殖因子としてTh1細胞の自己増殖を促し,インターフェロン-γは,マクロファージ,血管内皮細胞,線

維芽細胞を刺激して，炎症性サイトカインを放出させる．

2）自己組織に傷害を与える誤反応（自己免疫疾患）

何らかの原因で自己の成分（自己抗原）に対して免疫反応が強く現れ，自己抗体やTリンパ球が自己を攻撃し組織傷害を起こす反応を自己免疫疾患という（図7）．

自己抗体は正常でも存在し，傷害された組織や老化組織を除去したりしている．しかし，薬剤や感染によって自己組織が自己抗原となり異物と認識される誤反応や制御性T細胞の減少や機能不全による過剰な免疫反応により自己抗体が産生され，自己組織を傷害する．

自己の蛋白質に反応するレセプターをもつ自己反応性T細胞の増殖・活性化により，サイトカインを放出し，自己反応性B細胞を活性化することで，自己抗体産生が誘導される．

産生された自己抗体は，直接に標的臓器を傷害したり，補体やFcレセプターを保有する細胞を介して細胞傷害を起こしたり（Ⅱ型アレルギー），自己抗原と結合した免疫複合体が補体を活性化して組織傷害を起こしたりする（Ⅲ型アレルギー）．また，自己反応性の細胞傷害性T細胞によるⅣ型アレルギーを起こすこともある．

自己免疫疾患は遺伝的素因をもっている人に何らかの環境要因が関与することで発症すると考えられている．自己免疫疾患には，ある特定の臓器に対する臓器特異的自己免疫疾患と，多くの組織に共通する成分（核内物質や細胞内物質など）に対して反応する臓器非特異的自己免疫疾患に分類される（表5）．

自己免疫疾患の中で，全身の結合組織や血管壁に特徴的な変化が見られるものを膠原病（結合組織病）という．膠原病に類似した疾患は，膠原病類縁疾患という（表6）．

膠原病は，全身性の多臓器疾患であり，全身に多彩な症状が現れたり，いくつかの疾患が重複したり，合併症を併発したりする例も少なくない（表7）．

共通の症状としては，関節炎・関節痛・手のこわばり・筋痛・レイノー現象・発熱などがある．膠原病の症状は，①全身症状，②リウマチ性症状（運動器の症状），③皮膚症状，④内臓の炎症性病変による症状に分けられる．

■1 全身症状

全身症状としては，発熱をはじめ倦怠感，易疲労感，体重減少などがある．発熱は，全身の血管炎，関節炎，肺炎，筋炎などの局所に浸潤したマクロファージ，好中球，滑膜細胞などから分泌される炎症性サイトカインが体温中枢に作用した結果生じる．

膠原病では免疫異常があり，治療としてステロイド薬や免疫抑制薬などを使用するため，感染症を合併しやすく，それによる発熱の場合もある．易疲労感，全身倦怠感は全身の消耗や炎症性サイトカインの作用など全身性の場合と，筋病変による筋力低下や特定の臓器病変による場合がある．

炎症が慢性的に続けば，次第に体力を消耗し食欲低下も重なり，体重減少が生じる．低栄養や疼痛からの運動制限により，筋肉萎縮，骨粗鬆症なども生じる．

■2 リウマチ性症状（運動器の症状）

関節炎による腫脹，圧痛，運動時痛があり，関節炎が強ければ熱感，発赤，安静時痛がみられる．

関節炎初期ではキニン，セロトニンが，進行するとプロスタグランジンなどの発痛物質が大量に生成され，関節包の侵害受容器を刺激し疼痛が生じる．関節痛のために関節を動かさないでいると短期間で筋肉の拘縮，萎縮を引き起こす．

長期経過した関節痛，関節炎の患者は，関節靭帯の断裂，ゆるみなどにより，関節が亜脱臼，脱臼を起こすため，関節の変形★11，軟骨・骨破壊を生じる．

筋肉痛は，筋膜に分布する神経線維終末

★11 関節変形：尺側偏位，ボタン穴変形，スワンネック変形，外反母趾，槌趾変形など

Ａ 免疫機能が障害を受けたとき　325

図7 自己免疫疾患の機序

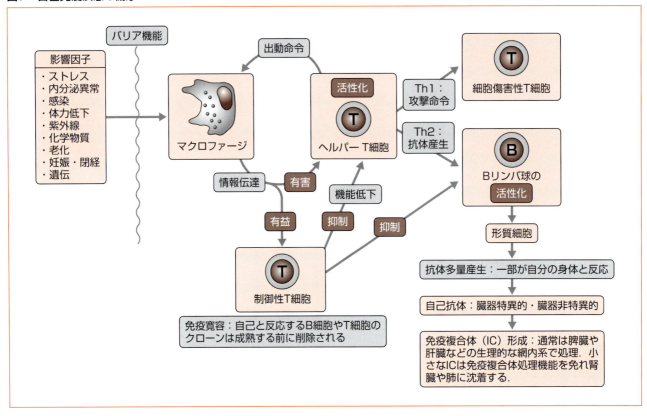

が筋の過大な収縮，炎症，代謝障害，血管障害などの刺激を受けることで生じる．筋肉痛が生じても筋力低下を伴う場合と伴わない場合がある．

3 皮膚症状

皮膚血管の充血による紅色〜暗赤色の紅斑，皮膚内出血による紫斑，皮膚真皮層の膠原線維の増生により生じる皮膚硬化，皮下結節，色素沈着・脱失，レイノー現象[★12]，皮膚潰瘍，口腔潰瘍，脱毛，爪上皮の点状小出血，爪囲紅斑など多彩な皮膚症状をみる．

皮膚症状は原疾患の病勢と並行して出現することが多い．

4 内臓の炎症性病変による症状

血液が腎臓の糸球体で濾過される過程で，糸球体基底膜に血中の免疫複合体が沈着し腎炎を生じる．胸膜炎による胸水貯留，間質性肺炎（肺線維症），肺高血圧症，肺動脈梗塞により，呼吸困難・咳嗽・胸痛など呼吸器症状が出現する．心膜炎による心嚢水貯留，心筋炎による不整脈も生じる．

活性化された好中球が血管内上皮細胞で有害代謝物を生成し，血管炎による組織傷害を誘発する．動脈血栓や静脈血栓を形成し，血流障害を引き起こす．

血管炎や血流障害による，中枢神経系障害として，抑うつ，幻覚，妄想などの精神症状，けいれん，頭痛，麻痺などが起こる．

末梢神経障害として，知覚低下，知覚異常，運動麻痺等が起こる．末梢神経が圧迫されて手根管症候群が生じることもある．

消化管の平滑筋萎縮と線維化により，拡張・蠕動運動低下を起こし，食道の通過障害（嚥下障害）や逆流性食道炎（胸焼け），腸閉塞，便秘，腹部膨満などが起こる．

腸管や腸管膜動脈の血管炎により，激しい腹痛，悪心・嘔吐，粘膜潰瘍，消化管穿

★12 レイノー現象：四肢小動脈と細小動脈が発作性にれん縮し，間欠的な皮膚の冷感とチアノーゼをきたすが，れん縮の回復により，充血が起こり皮膚が発赤する現象

表5　代表的な自己免疫疾患と自己抗体の対応抗原

		疾患	自己抗体の対応抗原
臓器特異的自己免疫疾患	内分泌腺	自己免疫性甲状腺疾患（橋本病，バセドウ病）	サイログロブリン，ミクロソーム，濾胞上皮細胞，甲状腺刺激ホルモン（TSH）レセプター
		アジソン病	ステロイド産生細胞
		1型糖尿病	膵島細胞
		2型糖尿病	インスリンレセプター
		自己免疫性精巣炎	精子
		自己免疫性卵巣炎	卵透明帯
	血液	自己免疫性溶血性貧血	赤血球
		寒冷凝集素症	赤血球（I抗原）
		発作性寒冷血色素尿症	赤血球（P抗原）
		特発性血小板減少性紫斑病	血小板
		悪性貧血	内因子ビタミンB$_{12}$結合部と非結合部，胃の壁細胞
	消化管	自己免疫性萎縮性胃炎	胃の壁細胞
		潰瘍性大腸炎	大腸上皮リポ多糖体，リンパ球
	肝臓	ルポイド肝炎	ヒストン，他の核物質，平滑筋，ミクロソーム
		原発性胆汁性肝硬変症	ミトコンドリア，平滑筋，細胆管上皮
	腎臓	グッドパスチャー症候群	基底膜（腎糸球体，肺胞）
		尿細管間質性腎炎	腎尿細管基底膜
		膜性腎炎	近位尿細管上皮の刷子縁抗原
	神経，筋肉	重症筋無力症	神経筋接合部アセチルコリンレセプター
		多発性硬化症	ミエリン塩基性蛋白，ガラクトセレブロシド
	心筋	リウマチ熱	心筋とA群溶連菌との共通抗原
		心筋梗塞後症候群	心筋
	皮膚，眼球	尋常性天疱瘡	皮膚扁平上皮有棘細胞膜
		交感性眼炎	ぶどう膜，網膜色素上皮
		原田病	ぶどう膜色素，メラニン，ガングリオシド
		水晶体誘発性ぶどう膜炎	水晶体αクリスタリン
全身性自己免疫疾患		全身性エリテマトーデス（SLE）	核物質（DNA，RNA，核蛋白）細胞（赤血球，リンパ球，好中球，血小板）
		関節リウマチ	IgG，核物質，シトルリン化蛋白
		シェーグレン症候群	核物質（SS-A，SS-B），外分泌腺導管上皮
		多発性筋炎，皮膚筋炎	核物質（アミノアシルtRNA合成酵素）
		強皮症	核物質（特に核小体関連物質）
		混合性結合組織病	核物質（U1snRNP）

（山本一彦：免疫応答と組織障害．山本一彦編，看護のための最新医学講座　第11巻　免疫・アレルギー疾患，第2版，p33，中山書店，2009より）

孔を生じ，急性腹症を呈することがある．
　結膜炎，乾燥性角膜炎，強膜炎，ぶどう膜炎，網膜の血管炎など多彩な眼病変が見られることもある．

表6　膠原病と膠原病類縁疾患

膠原病	主な膠原病類縁疾患
全身性エリテマトーデス	混合性結合組織病
全身性硬化症（強皮症）	シェーグレン症候群
多発性筋炎・皮膚筋炎	ベーチェット病
結節性動脈周囲炎（結節性多発動脈炎）	結節性動脈周囲炎関連疾患 ・多発血管炎性肉芽腫症（ウェゲナー肉芽腫症） ・血管炎症候群など
関節リウマチ	関節リウマチ関連疾患 ・悪性関節リウマチ・若年性関節リウマチなど
リウマチ熱	

（大塚由美子：身体防御機能障害の把握と看護．野口美和子・他編．新体系看護学全書〈別巻〉機能障害からみた成人看護学③内部環境調節機能障害／身体防御機能障害，第2版，p292，メヂカルフレンド社，2007より）

表7　膠原病の主な身体症状および臓器障害

部位	症状・臓器障害	
全身性	発熱，体重減少，食欲低下，易疲労感，こわばり，貧血，リンパ節腫脹，白血球減少，血小板減少，脱毛，易感染性など	
骨・関節・筋	関節痛，関節炎，筋力低下，筋痛	
皮膚・粘膜	皮疹，紅斑，レイノー現象，潰瘍（口腔・陰部・皮膚），皮膚硬化，結節，乾燥	
腎・泌尿器	蛋白尿，血尿	ネフローゼ症候群，腎炎，腎不全
呼吸器	息切れ，呼吸困難，咳，喀痰，胸痛	間質性肺炎，肺線維症，肺高血圧，胸膜炎
循環器	不整脈，胸痛	心膜炎，心筋炎
消化器	胸やけ，げっぷ，嚥下障害，胸痛，腹痛，便秘，下痢	
神経	頭痛，けいれん発作，感覚異常・麻痺などの中枢・末梢神経障害，精神症状	
眼	乾燥，眼痛，羞明，異物感	ぶどう膜炎，胸膜炎

（川口鎮司：膠原病　症状とその病態生理．岩田健太郎・他，系統看護学講座　専門分野Ⅱ　成人看護学11，第14版，p104，医学書院，2016より）

治療に用いられるステロイド剤によって精神症状や消化器症状が現れることもある．

2. 免疫機能を担う細胞の産生・機能低下による障害（免疫不全）

1）非自己（外来由来の抗原）処理機能の低下（感染症）

皮膚・粘膜などのバリア機能を突破して病原体が体内に侵入すると，マクロファージや好中球が侵入部位に集まってきて，細菌・ウイルス・真菌などの病原微生物を貪食する．にもかかわらず，病原微生物が体内で増殖すると，血液内でT細胞を中心に細胞性免疫が促進される．

T細胞に刺激されたB細胞では，病原微生物に特異的な抗体が産生される．抗原抗体複合体に補体が結合し活性化され，感染局所に貪食細胞を走化させ，貪食能を促進する．

このような宿主側の免疫機能が何らかの原因で機能しない状態では，感染にかかりやすくなる．免疫機能の低下した宿主をコンプロマイズドホストという．

先天性疾患や後天性の疾患によって，さまざまな免疫機能異常が起きるが，薬剤や

表8　免疫不全の種類と感染症

免疫不全の種類	原因	病原体
食細胞異常	●特発性好中球減少 ●薬剤性好中球減少 ●抗がん薬 ●慢性肉芽腫症	●黄色ブドウ球菌 ●緑膿菌 ●大腸菌 ●カンジダ ●アスペルギルス
Bリンパ球異常	●無γグロブリン血症 ●抗がん薬 ●悪性リンパ腫 ●慢性リンパ性白血病 ●多発性骨髄腫	●肺炎球菌 ●インフルエンザ桿菌 ●髄膜炎菌 ●大腸菌
Tリンパ球異常	●AIDS ●免疫抑制薬 ●ステロイド ●抗がん薬	●リステリア ●レジオネラ ●結核菌 ●カンジダ ●クリプトコッカス ●カリニ原虫 ●ヘルペスウイルス
補体異常	●補体欠損症	●肺炎球菌 ●インフルエンザ桿菌 ●髄膜炎菌

（青木眞：レジデントのための感染症マニュアル．p484, 医学書院, 2000より改変）（青木眞・他：わかりやすい微生物学・感染症学．p37, ヌーヴェルヒロカワ, 1993より）

医療器具設置などの医療行為によっても免疫機能異常の原因となることがある（表8）.

1 食細胞の異常

好中球や単球，マクロファージなど貪食能をもつ細胞数の減少または質的な機能の低下により，感染症のリスクが高くなる．好中球には，粘着能・遊走能・貪食能・殺菌能があり，それらの機能異常は感染のリスクとなる．

2 T細胞の異常

T細胞の減少または機能低下により，細胞性免疫の機能低下を引き起こす．その結果，さまざまな細菌感染，ウイルス感染，真菌感染を頻発するようになる．

T細胞の異常を示す重要な疾患として，後天性免疫不全症候群（AIDS）がある．エイズウイルス（HIV）はCD4陽性細胞に感染する．CD4陽性細胞はヘルパーT細胞であり，免疫調節の中心を担っている．HIVの感染により，細胞性免疫は低下し，病気の進行に伴いCD4陽性細胞は減少し，さまざまな日和見感染を併発する．

3 B細胞の異常

B細胞の異常は，適応免疫における抗体産生の低下につながるため，種々の感染症に対する抵抗力の低下を引き起こす．免疫グロブリン（抗体）産生障害または正常リンパ球の欠乏による正常な抗体産生が減少し，感染症が起きやすくなる．

4 補体の異常

補体の欠乏では，一部の細菌感染に対して抵抗力が低下し感染症にかかりやすくなる．エンカプセルド・バクテリアと呼ばれるグループの細菌および髄膜炎菌は，細胞膜の外側が厚い莢膜のため食細胞によって貪食されにくいため，補体などによるオプソニン化が必要とされる．補体の減少または欠損は，オプソニン化ができないため，これらの細菌に対して感染を起こしやすくなる．

感染症は病原体攻撃力が生体の防御機能より大きくなった結果生じる．そのため侵入菌数や患者の菌に対する感受性などにより，発症までの期間，症状の程度が異なる．

図8　造血器腫瘍の分類

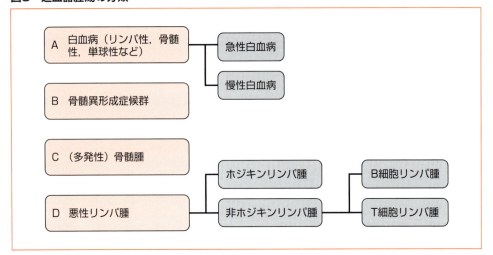

感染症は発熱に始まり頭痛，悪心・嘔吐，腹痛など全身にわたって苦痛を伴う症状を引き起こす．また，急激に悪化する場合も少なくない．場合によっては隔離を必要とされる．

2）自己変性細胞（がん細胞）の処理機能低下（免疫系細胞〈血液・造血器〉の腫瘍）

免疫系の細胞も他の臓器細胞と同様で，時に腫瘍性に増殖する．免疫系の細胞はいずれも血液幹細胞から分化している（図1参照）．

さまざまな細胞型の血液細胞が各分化段階で腫瘍化することがある．骨髄由来の白血病やリンパ節由来の悪性リンパ腫，多発性骨髄腫などがそれである．

原因は十分に解明されていないが，放射線や薬物によって免疫が抑制される場合に好発する．成人T細胞白血病やバーキット（Burkitt）リンパ腫のように，ウイルスによって発症する疾患もある．免疫系細胞の代表的な腫瘍は図8にまとめた．

造血幹細胞から分化する過程で腫瘍化するため，免疫系を担当する細胞だけでなく免疫系以外の細胞，赤血球や血小板も影響を受ける．血液成分の絶対数の減少あるいは機能障害に伴って，生命維持に重要な酸素の運搬，栄養の補給，感染防御，止血などの機能が阻害される．

そのため，感染を起こしやすく（易感染），出血しやすく止血しにくい（出血傾向）．その程度は，生命に危機的状況をもたらす場合が多い．

また，動悸，息切れ，頭痛，眩暈，呼吸困難，全身倦怠感など，さまざまな苦痛を伴う症状が現れやすい．

C 免疫機能障害の症状とその影響

1．アレルギー疾患（Ⅰ型アレルギー）

アレルゲン曝露後，数分～十数分で反応が発現する即時アレルギー反応といったん症状が治まった後，数時間後に再び症状が出現し数時間～数日症状が持続する遅発アレルギー反応がある．最も重篤な全身症状（血圧低下，頻脈，意識消失など）をきた

す病態としてアナフィラキシーがある（図9）.

1）呼吸器症状

呼吸器は気道および肺をはじめ，生命維持に欠くことができない呼吸機能をつかさどる重要な器官である．呼吸機能が障害されることによって，呼吸・循環系のみならず，全身に重大な影響を及ぼすため緊急処置を要することが多い．呼吸困難に直面すると，その苦痛から死につながる恐怖をもちやすい.

また，労作時に呼吸困難等が増強しやすく，日常生活動作（ADL）の自立が規制される．くしゃみや鼻閉・鼻汁が持続することにより，活動意欲が低下する場合もある.

2）消化器症状

平滑筋である消化管の収縮，消化液増加によって，腸運動の蠕動亢進や逆蠕動などが起こり，下痢，悪心・嘔吐，腹痛が出現する．嘔吐や下痢によって，体液喪失による脱水や栄養素の吸収障害が起こりやすい.

また，下痢の持続により肛門周囲の皮膚のトラブル（発赤，腫脹，びらん，疼痛）が生じることもある.

吐物や便などが関与することもあり，恥ずかしい，情けない，申し訳ないなどの感情が起こり，羞恥心や他者への気兼ねや遠慮が症状を悪化させることもある.

3）循環器症状

アナフィラキシーでは，血圧低下や脈拍の異常（頻脈，微弱）のために，循環血液量が減少し，顔面蒼白，冷汗，尿量減少，意識障害が起こり，急激なショック状態に陥り，生体に不可逆的な変化をもたらす可能性がある.

4）皮膚症状

皮疹には斑，丘疹，結節，水疱，膿疱，蕁麻疹がある．皮疹により皮膚による免疫機能に悪影響を及ぼす.

皮膚は他者の視線に触れやすい部位であり，外観の変化により劣等感や疎外感を感じ，患者の尊厳を傷つけるなど心理的負担が生じる．心理的負担によって，活動意欲が低下し行動範囲を狭めていってしまう.

また，掻痒感が強い場合は，掻破によって感染を受けやすいばかりではなく，患者の集中力を阻害し学習や業務の効率に悪影響を及ぼす．落ち着きがなく学習や業務が遅いなど，他者の誤解をまねく可能性もある.

5）眼症状

眼の充血や掻痒感・流涙は，比較的軽くとらえられがちな症状ではあるが，患者にとっては苦痛であり，他者の目を気にしたり活動は抑えられる.

6）行動の変化

直接目に見える外観の変化によって，活動意欲や活動範囲，活動内容が変化することがある．長期にわたる闘病生活によって性格傾向などが変化し，家族関係や社会生活に影響を及ぼす場合がある.

2. 自己免疫疾患（膠原病）

膠原病は複数の臓器に障害が現れる全身性かつ炎症性の疾患であり，その症状は複雑である．症状の出現は，病変の部位，進行経過によって，さまざまに異なる．また，長期的な経過の中では，無気力や依存，闘病意欲の低下，経済的問題，家族や介護者の負担などの問題をかかえる（図10）.

1）全身症状

発熱した状態が続くと基礎代謝が亢進するため，体力が消耗し全身倦怠感，脱力感が出現する．発汗しやすく脱水，電解質異

図9 アレルギー疾患の病態関連図

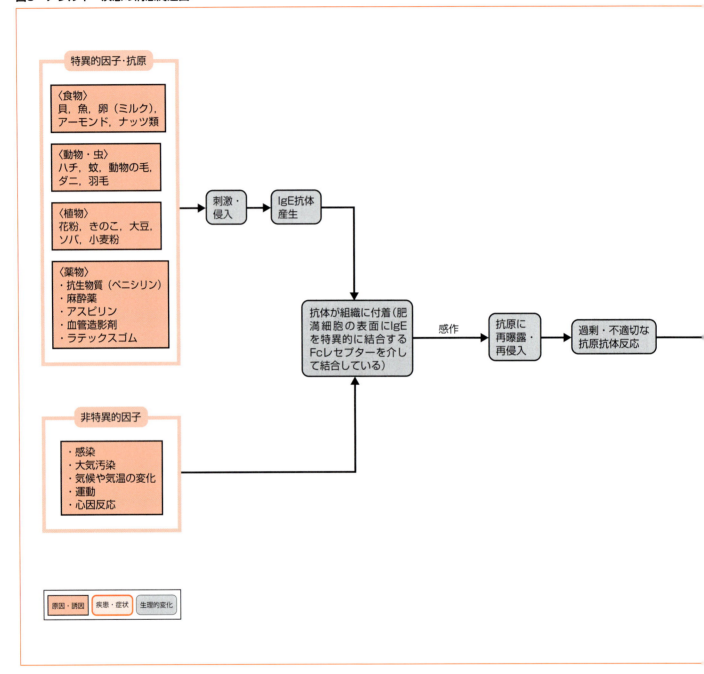

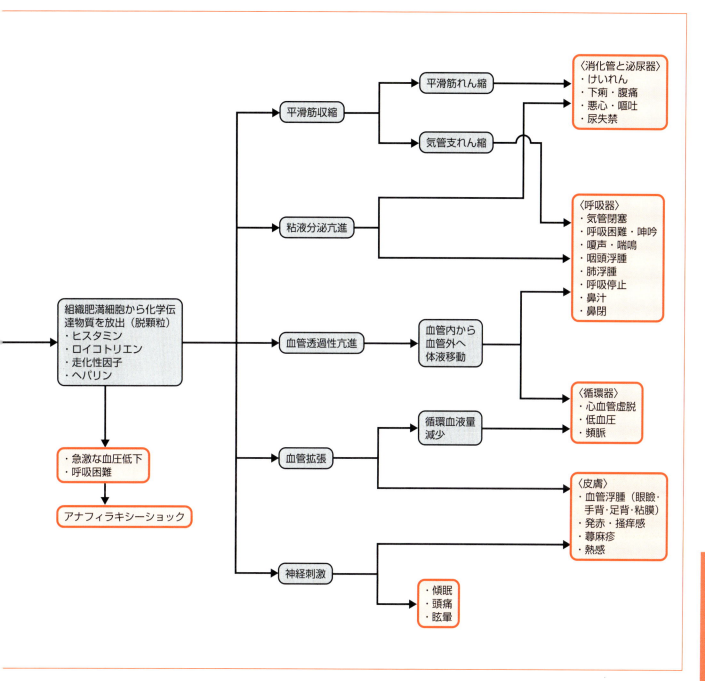

図10 自己免疫疾患の病態関連図

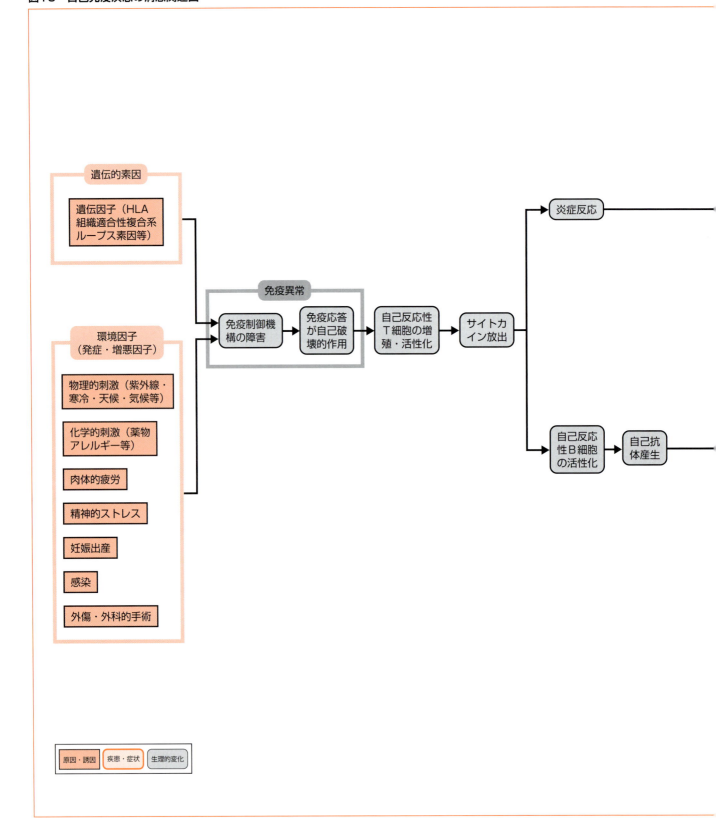

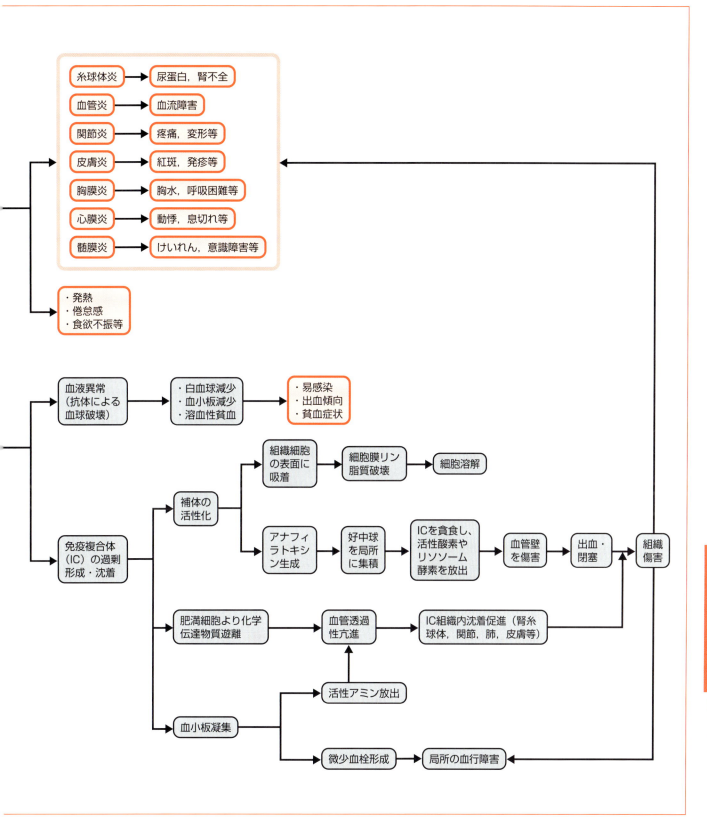

A 免疫機能が障害を受けたとき

常が生じやすい．消化酵素減少により消化機能が減退，口渇，舌の乾燥により舌苔ができて食欲不振となり，栄養状態が低下する．発熱時に関節痛や筋肉痛を伴うことが多い．頭重感や頭痛，眩暈など自覚的に苦痛を伴い精神作業能力が低下する．診断がつくまでは「不明熱」と診断され，とまどいや不安を抱く．

2) リウマチ症状

痛みや腫脹による苦痛が増し，日常生活行動に支障をきたす．拘縮・変形による機能障害，運動量の低下によって，不活動性の筋力低下や筋拘縮が起こり，さらに日常生活行動が制限される．

3) 皮膚症状

膠原病は若年層から中年に至る女性に多く発症する．この年代は美容・整容に関心の高い時期でもある．皮膚症状は外観の変化を伴うため，消極的になったり劣等感を抱きやすい．特に顔面に現れた場合，紅斑や色素沈着などが非常に気になり，誰にも会いたくないなどと考えている患者もいる．

潰瘍など皮膚・粘膜症状がある場合，バリア機能が破綻し感染の原因になりやすい．粘膜症状は痛みを伴う場合が多い．口腔潰瘍の痛みにより，食事を十分に摂取できなかったりする．

4) 内臓の炎症性病変による症状

1 腎・尿路系障害

腎機能の障害により，蛋白尿，赤血球尿などが出現し，血漿蛋白質が低下し，膠質浸透圧の低下から浮腫が生じる．腎の排泄機能が障害され，高窒素血症や電解質異常を呈する．高窒素血症や浮腫が生じると，食欲や消化・吸収能力が低下し，低栄養状態になりやすく，低蛋白血症をきたしやすい．

2 呼吸器系・循環器系症状

呼吸困難・胸痛など呼吸器系症状，動悸・息切れ・前胸部不快感などの循環器系症状は，不安感や生命の危機感を抱きやすく，労作困難など日常生活行動にも制約が生じやすい．また，咳嗽・胸痛は睡眠を妨げる．

3 神経症状

中枢神経，末梢神経障害のために，多彩な神経症状を呈することにより，重病感，生命の危機感を覚え，さらに不安が増強しやすい．機能障害による日常生活行動の障害や家族的・社会的役割の喪失感から，闘病意欲を失い悲観的になることもある．

4 消化器症状

嚥下困難，胸やけ，腹痛，悪心・嘔吐，下血，便秘などの症状の程度によっては，食物摂取の禁止または減少により，栄養状態の低下・体力の低下をきたしやすい．

---

3. 感染症 （図11）

1) 全身症状

感染症は発熱を主徴として発症することがほとんどで，体温の上昇とともに呼吸，脈拍，血圧も変化することが多い．

発熱[13]は不眠，頭痛，悪心，発汗，口渇などの苦痛を引き起こし，精神的にも不安定な状態となる．食欲不振，脱水により，尿量減少がみられることもある．発熱により皮膚・粘膜が乾燥し傷つきやすく不潔になりやすい．体力が著しく消耗するため，一時的にセルフケアが低下する．

高熱が長期にわたって持続した場合，脳に不可逆的な変化を起こすこともある．

2) 皮膚症状

皮疹（膿疱，痂皮，水疱など）が出現し，掻痒感，疼痛，腫脹，熱感など苦痛を伴う．滲出液や落屑は患者にとって不快であるばかりではなく，感染源ともなりうる．

皮疹によるボディイメージの変化や掻痒感などの苦痛により，ストレスが増強され

★13 発熱
● 微熱：37.9℃まで
● 中等度熱：38.0〜38.9℃
● 高熱：39.0℃以上
● 短期発熱：2週間以内
● 長期発熱：2週間以上持続

やすい.

3）呼吸器症状

鼻汁，咽頭痛などの上気道症状に引き続いて急性に咳嗽がみられた場合，気管・気管支炎のことが多い．感染性の咳嗽は湿性であり，喀痰は膿性のことも漿液性のこともある．咳嗽・喀痰喀出の持続は呼吸困難および体力の消耗をまねく．労作困難となる場合もある．

4）消化器症状

腹痛，悪心・嘔吐，下痢のため食欲が低下し，電解質バランスが崩れ，栄養障害を引き起こしやすい．嘔吐や下痢によって脱水状態となり，全身倦怠感，頻脈，尿量減少，皮膚粘膜乾燥，発熱などの苦痛症状が増強し，不眠状態を呈したり，精神的にも不穏状態になりやすい．

排泄物が感染源である場合がある．

5）尿路系症状

頻尿，排尿時痛，排尿困難などが出現し，普段のあたりまえの行為に困難を感じることから，あせりや不安が生じる．放置すると，水腎症など上行性に影響し，腰痛の出現など苦痛が増大する．

6）意識障害

髄膜炎，脳炎，脳膿瘍などが原因で意識障害が生じることがある．意識障害時には咀嚼や嚥下運動が障害され，食事摂取が困難になったり，尿意や便意が不明になり失禁状態になりやすい．体動が困難であったり制限されるために，関節拘縮や筋力低下も起こしやすい．

また，自分の意思を正確に伝えることが困難となり，不穏状態になることもある．意識障害の進行によって，舌根が沈下し，気道が閉塞されての窒息や，呼吸機能の低下から呼吸停止の危険がある．

7）行動の変化

隔離が必要となった場合，隔離による外界からの刺激減少，行動制限により拘束感や疎外感をもつ人もいる．孤独感のために自己を否定的にとらえたり，無気力になる場合もある．

刺激の減少により，思考・判断のパターンが変化したり，心身の活動性が低下してしまう．特に高齢者は認知症の状態になる場合もある．

4. 血液・造血器腫瘍（図12）

1）貧血に伴う苦痛症状

貧血[★14]とは末梢血の単位容積の赤血球数，ヘモグロビン量，ヘマトクリット値が正常以下に減少したことにより，血中の酸素運搬能力が低下し，組織の酸素欠乏が生じた状態である．組織の酸素欠乏による症状と酸素欠乏の代償機序による症状が出現する（図13）．

症状の強さは貧血の程度・進行の速さに影響される．急激に生じた場合や心肺機能が低下している場合などは，症状がより強く自覚され，苦痛が増大する．安静時には無自覚でも酸素需要が増大する活動時に症状が強く現れ，活動耐性の低下が生じる．

酸素不足による代謝障害により末梢の循環不良が引き起こされたり，組織の抵抗力が減弱し易感染状態になる．長期間持続すると心臓に過度の負担がかかり，心不全を起こす危険も生じる．

2）出血しやすく止血しにくい

血小板の減少あるいは機能障害，凝固因子の不足あるいは欠如，血管壁の異常などのため，わずかな外力（摩擦，打撲，圧迫など）によって，出血傾向や出血が起こりやすい．

出血傾向・出血は全身のあらゆる部分に

★14 貧血の症状
●酸素欠乏による症状：脳（頭痛，眩暈，耳鳴り，失神，集中力欠如，傾眠，不眠，うっ血乳頭），皮膚と粘膜（蒼白），心筋（狭心症，心不全），筋肉（脱力感，易疲労感）
●代償機序による症状：肺（息切れ，起座呼吸），心臓（動悸，頻脈，心雑音），皮膚（血管収縮による蒼白）

図11 感染症の病態関連図

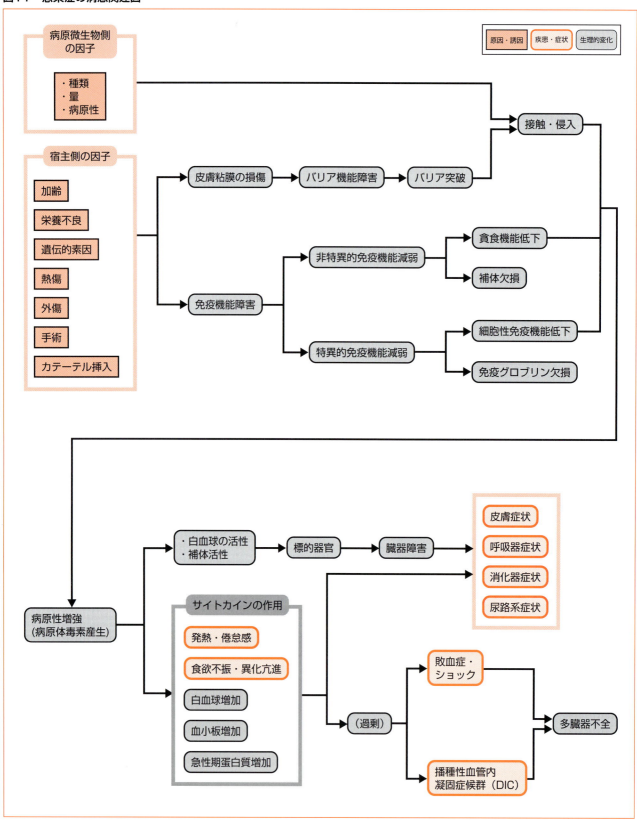

図12 血液・造血器疾患の病態関連図（免疫系細胞の腫瘍化）

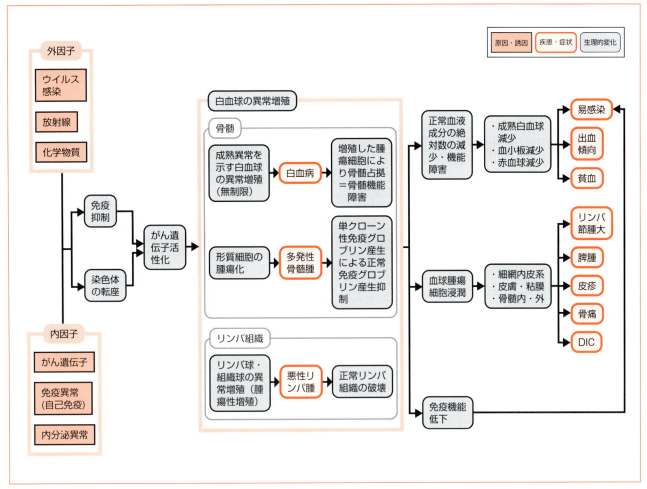

生じる（図14）.

　出血の仕方は，内出血・外出血・皮下出血（点状・斑状）など，さまざまである．少量の出血であっても長期間出血が続く場合は，循環血液量が徐々に減少して貧血が進行する．失血[*15]が急激で全血量の20～30％になると，血圧低下，心拍出量の減少をきたし，意識混濁，血圧低下など軽度のショック状態を呈する．失血が40～50％を超えるとショックとなり死に至る．

　出血による血液が組織や臓器を圧迫して，さまざまな障害を起こしやすい．胸腔内に貯留すると，肺や心臓を圧迫して呼吸困難が生じる．頭蓋内出血の場合は，視野狭窄や失明に陥ることがある．口腔内に貯留し

た場合は，不快なだけでなく誤嚥により，気道の閉塞や肺炎を起こすことがある．

　出血した部位は不潔になりやすく，細菌の増殖に最適な培地となり，細菌感染の危険性が高まる．

　流れる血液は生命に対する危険信号として，生体に重大なことが起こっていることを感じさせ，不安や恐怖におそわれる．そのため興奮したり，混乱したりする．

　特に急激な大量の出血は，身体的苦痛とともに強烈な不安と恐怖からパニック状態を呈し，自制心を失わせたりする．そのために，胸部圧迫感や手指の振戦，悪心・嘔吐など急性の身体症状が出現したりする．

★15 急性出血（失血）の症状
● 500～1000mL→無症状
● 1000～1500mL→無症状（臥位），起立性低血圧（立位），頻脈（運動時）
● 1500～2000mL→口渇，息切れ，意識混濁または喪失，発汗，頻脈，血圧低下
● 2000～2500mL→ショック，乳酸性アシドーシス，死亡

図13 貧血による症状と看護

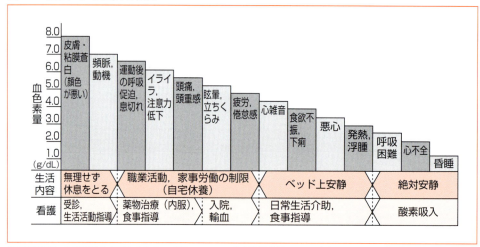

(奥宮暁子編：生活調整を必要とする人の看護Ⅱ, p194, 中央法規出版, 1996より)

図14 出血の部位とその症状

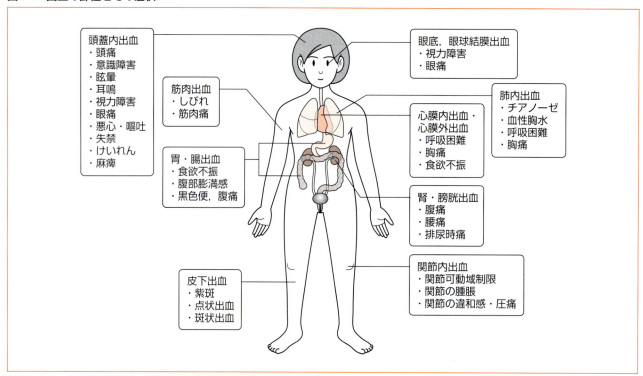

(大塚由美子：自己防衛機能障害の把握と看護. 野口美和子・他編. 新体系看護学全書〈別巻〉機能障害からみた成人看護学③内部環境調節機能障害/身体防御機能障害, 第2版, p306, メヂカルフレンド社, 2007より)

3）感染を起こしやすい

好中球が1000/μL以下では感染の頻度が増し，500/μL以下では重症感染症が多い．100/μL以下では致命的な感染症が発症しやすい．白血球減少は，正常な血球減少お

よび化学療法に伴う骨髄抑制による．

感染が出現した時は，発熱，局所の発赤，痛み，腫脹などが出現する．

感染予防のため，個室に収容され重症感をもったり，入院が長期化することなどか

ら，予後や死に対する不安・恐怖が強い．また，経済的負担も大きい．

化学療法の副作用[★16]としては，悪心・嘔吐，口内炎，全身倦怠感，肝腎機能障害などをきたし，それらによる苦痛が大きい．

つらい治療に対するとまどいや疑問，不安が出現したり，脱毛などのボディイメージの変容に伴う心理的葛藤が生じたりする．これらのことから闘病意欲を継続できなくなるという問題も起こりうる．

★16 化学療法の副作用
- 急性発症（投与直後〜数日）：アレルギー，ショック，血管外漏出による組織壊死，悪心・嘔吐，腎障害，心毒性，肝障害
- 亜急性発症（数日〜数カ月）：骨髄抑制（白血球，血小板減少），脱毛，心筋障害，肝障害，腎不全，神経障害
- 晩期障害（数カ月〜数年）：不妊症，二次性発がん，肺線維症，うっ血性心不全

d 免疫機能障害に対する看護

i アレルギー疾患（Ⅰ型アレルギー）

1. 身体的影響に対する看護

身体的影響に対する考えられる問題点，看護目標・成果，援助方法を挙げる．

1) 考えられる問題点［1］の看護

考えられる問題点	看護目標・成果	考えられる援助方法
［1］アレルギーの局所[★17]・全身反応[★18]により，種々の不快症状が生じる	● 種々の不快症状による苦痛が緩和する	〈呼吸器症状〉 ①観察：症状の出現場所・出現時期・持続時間，呼吸困難の状態（急性・慢性），呼吸（回数・パターン・リズム），呼吸音（湿性・乾性ラ音の有無），チアノーゼの有無と程度，痰の有無，くしゃみ・鼻汁・鼻閉の有無 ● 検査所見：胸部X線写真，血液ガス分析値（動脈血酸素飽和度），肺活量，一回換気量（ピークフロー値），アレルゲンの種類，気管支拡張薬の血中濃度 ③安楽な体位：起座位を確保．枕や毛布を利用して体位を安定させる ④呼吸法：衣服による圧迫をといて，腹式呼吸を促す ⑤排痰：喀痰喀出困難な場合，ネブライザーの使用，圧迫法（スクイージング）など適切な排痰法を用いる ⑥与薬：気管支拡張薬，去痰薬，血管収縮薬（点鼻薬），補液などが処方された場合，迅速に対処する ⑦酸素療法：酸素カニューレやマスクは煩わしさを伴うため，必要性を説明し患者の協力を得る ⑧アレルゲン回避のためのアドバイス：患者，家族に対し，日常生活上の注意事項について指導する

〈消化器症状〉

①観察

- 症状の出現時間・持続時間・程度，食事内容，食事摂取量，薬剤の服用，吐物や排泄物の量・性状・混入物の有無
- 腹痛の部位（心窩部・季肋部・上腹部・下腹部など）と範囲，腹痛の種類（鈍痛・仙痛・内臓痛・体壁痛・関連痛など）と強弱
- 肛門周囲の皮膚の状態（発赤・びらん・表皮剥離など）

②体位の工夫

- 嘔吐がある場合は，安楽で誤嚥が防止できる体位（側臥位など）を工夫し安静を保つ
- 腹痛が出現している場合は，痛みが最も和らぐ体位を工夫し，必要に応じて温罨法を行う

③嘔吐時

- 枕元にガーグルベースン・膿盆・ティッシュペーパーなどを置き，いつでも嘔吐できるように整える
- 嘔吐を誘発するようなにおいのするもの除去し，吐物はすみやかに片づける
- 嘔吐後は，口腔内が不潔になり，不快感・口渇が増す原因となるため含嗽を促し，口腔内を清潔に保つ

④下痢時

- 一時的に脱水状態になり，口腔内乾燥・口渇の増強が起こるため，含嗽水や飲料水を準備する
- 飲水する場合，冷水・氷水などは腸管を刺激し下痢を誘発するため避ける
- トイレ付きの個室やトイレに近い病室を選び体力の消耗を避ける
- トイレまでの歩行の際はふらつきによる危険を防止する
- ポータブルトイレの使用の際は，同室者への気兼ねなど心理面を十分配慮し，患者が安心して排泄できる環境を調整する
- 頻回の排便により，肛門周囲の皮膚が不潔になったり損傷されたりするため，温水洗浄便座・陰部用洗浄綿などの使用を促し清潔保持に努める

⑤不快感への配慮：排泄物でシーツや衣類が汚染され，汚れや臭いが不快感をまねき心理的安静を損なう．汚れた場合は即交換し，心身ともに安静が保持できるようにする

⑥自尊心・羞恥心への配慮：吐物や便などが関係する症状により，恥ずかしい・情けない・申し訳ないなどの感情が起こり，羞恥心や他者への気兼ねが症状の悪化をまねく場合がある．患者の感情を十分くみとり，患者が苦痛をありのまま表出できるよう接する

⑦食品の選択・調理の工夫

- 柔らかく刺激の少ないものから始める．低アレルゲン食品や無添加食品を利用する
- 生食は抗原性が高いので，煮る・焼くなどの加熱をしてから食べるようにするなどアドバイスを行う

〈皮膚症状〉

①観察：皮疹の部位・出現場所・出現時間・持続時間，皮疹の推移（皮疹の部位からの広がりの程度と範囲），随伴症状の有無（掻痒感・疼痛・熱感など）

- 検査所見：貼付試験・皮内反応の結果，血液中のIgE・IgA・IgG抗体価，抗原特異的IgE抗体価

②掻痒感の緩和

- 掻痒感は刺激物の摂取・暖かい室内・皮膚の汚染・衣類の刺激などで増強する．また，掻いたり強くこすったりすると掻痒感が増強するだけでなく皮疹が広がる誘因になる
- 掻痒感緩和のためには，冷罨法を用いたり室温の調整をする．飲酒やカフェイン含有量の多いコーヒー・紅茶は制限し，唐辛子や胡椒は控える

③滲出液の対処：ガーゼや柔らかい綿の布を用いて保護する．ガーゼや布をはがす時は表皮剥離しないように慎重に行う

④薬剤の管理

●抗ヒスタミン薬は眠気を催すため，運転など危険が予測される行動は慎重に行うよう説明する

●抗ヒスタミン薬やステロイド薬の自己判断による内服中断は，症状の改善を阻害する要因になりかねないことを患者に説明する

●ローションや軟膏などによる衣類の汚染，皮膚のべたつきが気になり，指示量を塗布しないこともあるため，外用薬の効果の説明とともに衣類の汚染やべたつきを防ぐ工夫についてアドバイスする

⑤消化管への配慮：皮膚症状とともに消化管の粘膜にも浮腫や損傷が起こり，消化吸収能力が低下する場合がある．水分を多めにとり代謝を促すとともに，消化吸収のよい食事を摂取するよう説明する

⑥外観への配慮：患者は目に見える皮膚の変化に一喜一憂したりする．だれよりも患者自身が最も気にしていることを十分認識し，心理的負担を考慮しながら対応する

⑦皮膚の保護

●皮膚への刺激や圧迫時間を極力減らすよう，衣類や肌着の種類・着用の仕方について説明する

●化粧品は通常使用しているもの以外は使用せず，必要以外は控えるなどの説明をする

〈眼症状〉

①観察：症状の発現場所・発現時期・持続時間・程度と推移，眼瞼・結膜・網膜の損傷の有無，視野への影響の有無（眼脂・流涙など）

②掻痒・充血の緩和

●眼鏡やサングラスを着用し，アレルゲンからの直接的な刺激を避ける

●眼疲労を避けるため，一定時間ごとに目を閉じて安静を図ること，眼周囲を冷やすことなどアドバイスをする

③点眼と内服管理：抗ヒスタミン薬やステロイド薬の内服，抗アレルギー薬の点眼は医師の指示を守り，自己判断で中断したり，増量したりしないよう説明する

④充血と眼瞼浮腫への配慮：顔のイメージの変化は患者の活動意欲を低下させる誘因になる．症状はアレルゲンの回避や薬剤の効果的な投与によって改善することを十分説明し心理的負担の軽減に努める

⑤感染予防

●手指の手洗いを心がける

●タオルの共用は避ける．清潔なタオルを使用する

★17 アレルギー局所症状

●眼：掻痒感，異物感，流涙，眼瞼浮腫，充血
●耳：難聴，耳鳴，耳閉感，眩暈，悪心・嘔吐，耳管閉塞，鼓膜腫脹，漿液性中耳炎
●鼻：掻痒感，くしゃみ，漿液性鼻汁，鼻づまり，蒼白性浮腫
●副鼻腔：頭痛，頭重，鼻漏，副鼻腔炎（漿液性・化膿性）
●咽喉頭：掻痒感，異物感，吸気性呼吸困難，充血，浮腫
●下気道（気管支）：喘鳴，発作性呼吸困難（呼気性），喀痰，咳嗽，気管支攣縮，浮腫

●口腔：掻痒感，びらん，アフタ，浮腫，口内炎
●胃腸管：悪心・嘔吐，腹痛，下痢，便秘，胃腸炎，びらん，潰瘍
●泌尿・生殖器：膀胱炎，月経異常
●皮膚：掻痒感，蕁麻疹，皮疹，湿疹，浮腫

★18 アレルギー全身反応：微熱，倦怠感，頭痛，筋・関節痛，不安感，頻脈，アナフィラキシーショック

2）考えられる問題点［2］の看護

考えられる問題点	看護目標・成果	考えられる援助方法
［2］アナフィラキシーにより，急激なショック状態に陥る可能性がある	●血液循環が維持され，ショックを起こさない	〈観察〉 ①血圧の変化：多くの場合は血圧低下となる ②脈拍の変化：頻脈もしくは徐脈となり，微弱に触知される ③尿量の変化：尿量が減少するため，1時間尿量の測定 ④意識状態の変化：ショック状態では混濁もしくは消失する

Ⓐ 免疫機能が障害を受けたとき　343

⑤皮膚の変化：ショック状態では顔面は蒼白となり，冷汗のために湿潤する

⑥呼吸困難の有無：咽頭浮腫による気道閉塞，気管支攣縮などによる

⑦蕁麻疹，全身紅潮の有無

〈援助〉

①症状の早期発見：全身状態を観察し，異常を早期に察知し早期に対処につなげる

②救急処置

● 気道の確保：前顎部を引き上げ舌根沈下を防ぐ．必要に応じてエアウェイを挿入する．気道閉塞が強い場合は，即座に気管挿管を準備し介助する．口腔内に吐物が貯留している場合は，吸引をして気道への流れ込みを防ぐ

● 酸素吸入：気道確保後に酸素吸入がなされる．人工呼吸器の準備はいつでも使用できるよう準備しておく

● 点滴管理：末梢静脈に2カ所以上血管確保する．体動の際にも血管を損傷しないように留置針を用いる．点滴ルートの連結部分・刺入部は確実に固定する

● 薬剤の投与：投与量・投与時間を確認し準備する．投与前後の状態観察をする

● 言葉かけとタッチング

・意識が混濁または消失していたとしても，尊厳をもって接する

・名前を呼びかけ，励まし・ねぎらいの言葉かけや身体をさする・手を握るなどのタッチングによって，患者の不安や恐怖を緩和する

・家族に対しては，患者の状態を適時説明し，不要な不安を抱かないですむよう配慮する

2. 精神的影響に対する看護

精神的影響に対する考えられる問題点，看護目標・成果，援助方法を挙げる．

考えられる問題点	看護目標・成果	考えられる援助方法
[1] 症状出現，持続にともない不安，抑うつが増す	● アレルゲン・誘因の回避行動および症状緩和法により，症状コントロールできることを理解する	〈観察〉 ①患者，家族の不安に関する表出内容 ②疾患や治療に対する理解度，受け止め方 ③表情，言動 ④食欲，睡眠状況 〈援助〉 ①現在の病状と行われている治療，今後の予測を伝え不安を緩和する ②可能な限り症状出現・悪化の原因を患者とともに考えるという姿勢で指導に臨む ③アレルゲン・誘因の回避行動を具体的に患者とともに考える ④疾患およびアレルゲン・誘因についての理解を促す．アレルゲン・誘因を適切に回避することで症状の発現は予防できることを説明し，日常生活上の注意事項を説明する ⑤アレルゲン・誘因の回避行動に伴う患者の身体的・心理的負担感を理解する ⑥患者がセルフケア行動を継続できるよう，行動に伴う負担を軽減できる対策を支援する ⑦症状出現時は症状悪化を防ぐため，適切な対処行動がとれるよう指導する(症状緩和の対処法など) ⑧指導的な関わりを行う際は，患者がアレルギー疾患をどのように受け止めているのかを十分把握して臨む
[2] 持続する症状により集中力や活動意欲が低下する		
[3] アレルギー反応，急激に重篤な事態に陥ることへの，恐怖・緊張もっている		
[4] 日常生活の中でアレルゲンの回避行動をとらなければならないストレスがある	● 回避行動に伴うストレス対処方法を習得できる	

3. 社会的影響に対する看護

社会的影響に対する考えられる問題点，看護目標・成果，援助方法を挙げる.

考えられる問題点	看護目標・成果	考えられる援助方法
[1] 直接目に見える外観の変化や症状によって活動範囲が狭くなったり，活動内容が変化する	●症状を受け止め，症状コントロール感を持ちながら生活できる	〈観察〉 ①患者の訴え ②表情や言動 ③活動状況，意欲 ④アレルギー疾患の受け止め方 〈援助〉 ①患者と同様家族にも知識と方法の指導を行い，闘病生活において家族が協力できるよう調整する ②患者が主体的・積極的に予防に取り組めるよう，必要に応じて上司や会社の同僚に病態・治療・体調管理などについて正しく説明し，理解と協力を得る
[2] 長期にわたる闘病生活によって，家族関係や社会生活に影響を及ぼす（役割の変更や仕事の喪失など）		

4. 自己管理と予防

自己管理と予防について示す.

考えられる問題点	看護目標・成果	考えられる援助方法
[1] セルフケア不足により症状が悪化する可能性がある	●症状の出現および悪化にいたった要因・誘因について日常生活を振り返り，誤った行動を修正し，新たな行動を習得できる	〈観察〉 ①セルフケアの理解度，実行能力 ②セルフケア実践状況 〈援助〉 ①アレルゲンの予防的回避：両親や兄弟にアレルギー反応がみられる場合は，アレルギーが起こりやすいといえるため，妊娠中からアレルゲンを回避する ②症状増悪の予防：ストレスや感染，睡眠不足，栄養状態の低下，体力消耗などを起こさないよう生活を調整する ●アレルゲン除去食：食品の選択，調理上の注意 ●アレルゲンの吸入・接触の回避：ハウスダスト，ダニ，カビの除去，花粉，金属類，衣類，化粧品 ●免疫機能の安定化：感染の予防，ストレスの緩和 ●体力低下の予防：体力の保持・増進，栄養摂取，休息 ●刺激の回避：大気汚染物質，化粧品・装飾品，たばこの煙などによる刺激を避けた生活

A 免疫機能が障害を受けたとき　345

ii　自己免疫疾患（膠原病）

1．身体的影響に対する看護

身体的影響に対する考えられる問題点，看護目標・成果，援助方法を挙げる．

1）考えられる問題点［1］の看護

考えられる問題点	看護目標・成果	考えられる援助方法
［1］発熱や倦怠感，痛みなど多彩な症状の出現に伴う苦痛がある	●多彩な症状による苦痛が緩和する	〈発熱〉 ①観察：熱型★19，日内変動，発熱の徴候の有無（体熱感，口渇，顔面紅潮，悪寒戦慄），随伴症状（呼吸や脈拍数の増加，発汗，頭痛，食欲不振，脱力感，関節痛，筋肉痛，関節の腫脹など），水分出納状態 ②安静の保持 　●悪寒がある時には温罨法，熱感がある時には冷罨法を用いる 　●安静の指示が出されることが多いため，患者が不自由を感じないよう洗面，食事，排泄などの環境を調整する 　●検査などの移動時は車いすやストレッチャーを使用し，体力の消耗を防ぐ ③清潔の保持 　●発汗により痒みや汗疹ができやすいため，発汗後には清拭・更衣を行う 　●洗面や食後の歯磨き，含嗽の準備をし促す 　●定期的に洗髪，手浴，足浴などを行い，保清につとめ不快感を緩和する ④栄養・水分バランス 　●発熱により消化酵素が減少し消化機能が低下するため，消化吸収のよい食事を準備する 　●食欲低下を伴い，病院食が食べられない患者もいるため，制限がなければ患者の意向を確認し家族の協力を得て，患者の好みにあった食事を工夫する 　●発汗によって脱水状態になりやすいため，いつでも水分補給ができるように吸い飲みやコップに飲料水を準備しておく ⑤痛みの緩和 　●関節痛・筋肉痛を伴っている場合には，温湿布・マッサージの施行，体位の工夫をして痛みの緩和につとめる 　●必要に応じては医師の指示のもと，解熱・鎮痛薬を投与する 〈関節症状〉 ①観察：関節症状の有無（疼痛，腫脹，発赤），関節の部位，左右対称性か一則性か，症状出現時間（持続性，周期性），関節可動域と変形・拘縮の有無や程度，脱臼の有無，こわばりの程度と持続時間，日常生活行動への影響 ②苦痛の緩和 　●急性期には疼痛緩和と炎症の増悪予防のため，患部の安静を保つ 　●関節部にスプリント（副木）を装着し，患者が最も安楽に感じる位置に固定する 　●関節部への体重負荷を減少し，屈曲を制限し保温するためサポーターの使用をすすめる 　●ホットパックや温湿布は血行をよくし疼痛を和らげる．処方されている内服薬を確実に服用する 　●医師の指示のもと，鎮痛薬を用いて疼痛コントロールする

③機能低下の予防
- 関節の拘縮，屈曲，変形を最小にするため，就寝時には良肢位に固定する
- 治療薬や鎮痛薬の効果が現れた後に，関節可動域（ROM）の訓練を開始する．あらかじめ関節を温めておくと訓練効果が高まる
- 痛みの程度を確認しながら，可能な範囲の日常生活行動を含む運動を行う
- 運動によって，疲労が残らないように休息を十分にとる

④日常生活への援助
- 食事や排泄，清潔，移動等の行動に支障がある場合は，その援助を行うが，できる限り患者自身が行い行動範囲をせばめないようにする
- 必要があれば，食器・衣類・履き物・日常生活用品など自助具を用いる
- 日常生活の注意事項について指導する

〈皮膚・粘膜症状〉
①観察：紅斑・紫斑・色素沈着などの有無と部位・色調，浮腫やレイノー症状・潰瘍の有無と部位，皮膚の硬さ（患者が異常に感じている部位の有無），随伴症状の有無（発熱・掻痒・浮腫），皮膚症状の誘因となるものの有無（日焼け・太陽光線など）

②感染予防
- 清拭，入浴，シャワー浴によって，皮膚の清潔を保持する
- 手指の潰瘍や化膿創の包帯交換は毎日行い，感染予防に努める
- 手指に潰瘍がある場合には，汚染を防ぐため手袋を用いるようにすすめ，日常生活に支障をきたす場合には適宜援助する

③手指の保温
- レイノー症状のある時は，手足を冷やさないための工夫を具体的に指導する
- 水仕事を行う時は温水を使用すること，ゴム手袋を使用すること，手袋や靴下で保温につとめること，冷房の効きすぎには注意することなどなどを説明する

④皮膚のセルフケア
- 皮膚の露出および化学繊維の下着を避ける
- 受傷しないよう注意を促す
- 日光過敏の場合は，紫外線（UV）が強い時間帯の外出を避け，UVカットの衣類を着る．日傘・帽子・サングラスなど遮光の工夫をする
- 入浴やシャワー浴の時は強くこすらないようにし，ナイロンタオルは使用しない．石けんは低刺激性の物を用いるよう指導する

⑤粘膜の保護
- 口腔潰瘍がある場合には，柔らかい歯ブラシを使用するか温水で含嗽する
- 陰部の場合，排泄後は温水洗浄便座を使用するか清浄綿で拭き，処方されている軟膏を塗布する

⑥外観への配慮
- 患者は目に見える皮膚の変化に一喜一憂したりする．だれよりも患者自身が最も気にしていることを十分認識し，心理的負担を考慮しながら対応する
- 皮膚症状の観察は清拭時や処置時にさりげなく行う

〈呼吸器症状〉
①観察：呼吸困難・咳嗽・胸痛の有無と苦痛の程度，呼吸（回数・パターン・リズム），呼吸音（断続性副雑音〈湿性ラ音〉・連続性副雑音〈乾性ラ音〉の有無），チアノーゼの有無と程度，日常生活行動への影響の有無とその程度，呼吸器感染症の合併の有無（発熱，咽頭痛，咳嗽，喀痰など）

②苦痛の緩和：吸入療法や酸素療法，薬物療法などが行われるため，それらを的確に行う．安楽な体位の工夫，腹式呼吸の指導，環境の調整を行う

③日常生活行動への援助
- 清潔，排泄などの日常生活行動によって苦痛が強くなる場合は介助し，酸素消費量の減

A 免疫機能が障害を受けたとき 347

少を図る
- 酸素療法中は，動作時にはずれないようにし，また動作に支障をきたさないようにチューブの長さや固定方法に配慮する

④感染予防
- 疾患から生じる呼吸器症状に呼吸器感染症が加わると一層苦痛が増すため，感染予防に努める．含嗽をすすめ口腔内の保清に努めるとともに，室内の空気を清浄に保つ
- 感染症患者との同室は避ける
- 体力を維持できるよう，栄養価の高い食事を準備する

〈消化器症状〉
①観察：嚥下困難，胸痛，胸やけ，腹痛，悪心・嘔吐，下血，便秘などの症状の有無と程度，食事摂取量，体重の変化
②苦痛の軽減
- 苦痛の訴えには速やかに対応し，不安や不振による苦痛の増強を避ける
- アレルギー疾患「苦痛緩和〈消化器症状〉」参照
③栄養状態の改善
- 病態に適した食事内容の範囲で，できるだけ摂取量の増加を図る．
- 摂取量の増加が期待できない場合や摂取を禁じる場合は輸液によって栄養補給されるため，輸液管理を行い栄養状態を維持していく

★19 熱型・日内変動
- 稽留熱：体温が持続的に高く，その日内変動が1℃を超えないもの．腸チフスなど
- 間欠熱：日内変動が1℃を超えて，しかも低い時は37℃以下まで低下，発熱と平熱が交互にくるもの．マラリアなど
- 弛張熱：日内変動が1℃を超えて変動するが，最も低い時でも37℃以下にならないもの．敗血症など
- 周期的発熱：規則正しく周期的に繰り返す発熱
- 波状熱：不規則に繰り返す発熱で，無熱期と有熱期を繰り返す

2) 考えられる問題点［2］の看護

考えられる問題点	看護目標・成果	考えられる援助方法
［2］免疫機能低下に伴い易感染状態である	● 感染予防行動がとれ，感染を起こさない	〈観察〉 ① 「c）免疫機能障害の症状とその影響　3．感染症」，p336参照 ● バイタルサイン（特に熱型） ● 感染徴候の有無：呼吸器系（咽頭痛，咽頭発赤，咳嗽，喀痰，肺雑音など），消化器系（腹痛，下痢，悪心・嘔吐など），中枢神経系（頭痛，意識障害など），泌尿・性器系（頻尿，排尿痛，腰痛など），口腔粘膜（口内炎，歯肉の腫脹，疼痛など），皮膚・陰部・肛門周囲（発赤・傷など） ● 感染予防の重要性に対する理解 ● 含嗽，手洗い，皮膚の保清など感染予防行動の実施状況 〈援助〉 ①症状の早期発見：患者自身も全身状態を観察し，異常を早期に察知し早期に対処につなげられるよう指導する ②予防行動への支援：病原体の侵入部位を遮断するための具体的行動の指導および実施評価をする．また，その結果をフィードバックする ● 含嗽，歯ブラシ，手洗い，マスクの着用（施行回数・時間・やり方など） ● 皮膚の保清（清拭または入浴毎日，傷をつくらないなど） ● 食事内容（生ものは避ける・加熱食） ● 陰部洗浄，肛門部浴，排泄後は温水洗浄便座を使用 ③環境の調整：感染症をもつ患者との同室は避ける．外出時は人混みを避けるよう指導する．多数の面会者や感染症のある面会者の面会はできるだけ避け，面会する場合には，面会者にも手洗いとマスクの着用を促す

3）考えられる問題点［3］の看護

考えられる問題点	看護目標・成果	考えられる援助方法
［3］安静，炎症性の体力消耗による筋力低下・筋萎縮から日常生活行動が制限される	●機能的リハビリテーションにより，ADLが自立できる	〈観察〉 ①痛みの程度や関節の腫脹，熱感の有無，関節の拘縮，変形の程度と関節可動域，姿勢，関節の炎症の活動性の評価，リハビリテーション後の疲労度，日常生活への影響 〈援助〉 ①運動療法：痛みに耐えられる範囲内で，翌日に疲れを残さない程度に運動を行う．関節可動域の維持・拡大のためのROM訓練は，全身の関節について行う．訓練は痛みなど症状の程度を確認しながらすすめる ●筋力の強化・筋の萎縮予防のための筋力増強訓練としての等尺性運動はベッド上で臥床したままいつでも行えるので，患者が自ら行えるよう方法をわかりやすく指示し，積極的に促す ②物理療法：温熱療法，赤外線照射などにより，運動療法を容易に行える ③ADL訓練：全身的に無駄な動作を避け，関節に負担をかけないよう関節を保護しながら生活行動が行えるよう指導する ●大関節を用いる動作の仕方，弱い関節や疼痛のある関節を支持しながら動作する方法について指導する ●関節に負担がかからないための生活様式工夫などについて患者の生活に合わせ具体的に指導する（家事での働きやすい工夫・入浴の際の工夫・トイレの工夫など） ④具療法 ●関節の保護，変形予防のため，日常生活において装具を活用することをすすめる ●自助具を活用し，ADLを拡大することができる．それがQOLの改善につながる

4）考えられる問題点［4］の看護

考えられる問題点	看護目標・成果	考えられる援助方法
［4］知識不足，自己管理の不備により症状増悪の可能性がある	●増悪因子の回避や除去のための行動がとれ，寛解状態が維持できる	〈観察〉 ①病態や治療に対する関心と認識 ②治療に対するコンプライアンス ③自己管理の重要性に対する理解 ④セルフケア行動の獲得，実践状況 〈援助〉 ①疾患理解への援助：疾患の特徴と経過，合併症と予後，現在の病態，薬物療法の作用と副作用（特にステロイド薬・免疫抑制薬について），副作用出現時の対処法，薬物の管理法などについて，患者の理解度にあわせながら指導する ②増悪因子や合併症への対処法，再燃・増悪をまねく因子を避けた生活指導 ●刺激の回避 ・紫外線：カーテン・ブラインドにより直射日光を遮る．天気のよい日の外出は避ける．外出時は肌の露出は避け，つばの広い帽子や日傘を使用する．雪，砂，水などによる照り返しにも気をつける ・寒冷：水仕事をする時は温水を使用する．ゴム手袋を用いる．靴下や手袋で保温に努める．冷房のききすぎには注意する（冬は20℃，夏は25℃が目安）．レイノー現象がある時は要注意である ・薬物アレルギー：感冒薬，抗生物質など薬剤の使用については主治医と相談する．ピルなどのホルモン剤は用いない ●免疫機能の安定化 ・感染予防：インフルエンザや風邪の流行時は外出を避ける．口腔内を清潔に保つ（う

第Ⅲ章 生体防御機能障害と看護

2 免疫機能障害

Ａ 免疫機能が障害を受けたとき　349

がい，歯磨きの励行）．入浴，清拭をこまめに行う（皮膚を傷つけない）．汗が出たらすぐ着替える．生もの，生水，食中毒に注意する．ステロイド薬使用時は特に注意すること
- ・計画的な妊娠：主治医と相談し，計画的な妊娠を指導する
- ・外傷予防：衣服や生活環境を整える
- ・ストレスの軽減：悩みを相談できる機会をもつよう指導する（家族・友人などの協力を得る）．過労にならない程度のスポーツやレクリエーションを行う
- ●体力の保持増進
  - ・安静（休養）と運動（作業）量のバランス：疲労を感じたら無理せず安静にする．疲れた感じがしたらすぐに横になる．睡眠は十分にとる．重いものはなるべく持たない．過度の安静は筋力低下につながるため，筋力が保持でき，疲れが残らない運動がよい
- ③医療の継続：服薬の継続，外来通院の継続の必要性を説明する．受療を中断した場合はその理由を知り，継続のための方策を患者とともに考える
- ④患者をとりまく人々への援助：家族の理解と協力，職場や友人の理解と協力が得られるよう，患者の病状や自己管理の必要性について，説明可能な範囲内で説明する
- ⑤自己管理の実施可能な範囲を確認し合い，具体策や工夫を示しながら，確実に実施できるよう動機づけ・指導・支援を行う

---

2. 精神的影響に対する看護

精神的影響に対する考えられる問題点，看護目標・成果，援助方法を挙げる．

考えられる問題点	看護目標・成果	考えられる援助方法
[1] 突然の発症や寛解と増悪を繰り返す予後に対する不安や恐れがある	●不安や病気に対する思いを表出し，軽減するための対策を医療者と検討できる ●病気を受け止め，症状コントロール感を持つことができる	〈観察〉 ①患者の言動・表情・目線 ②食欲，睡眠状況，治療の継続状況 ③患者の心理状態の変化 ④患者の疾患に対する理解度や受け止め方 ⑤増悪因子の回避行動に伴う患者の身体的・心理的負担感
[2] 疾患の長期化，行動制限によって闘病意欲の低下，将来への絶望感をもつ		〈援助〉 ①患者が心の内をありのままに表現できるような関係を心がける ②共感的，支援的な態度で接する ③現在の病状と行われている治療，今後の予測など適時適切な情報を伝え理解を得る
[3] 徐々に悪化する中で身体の一部や機能喪失により予期的悲嘆が起こる		④疾患および増悪因子についての理解を促す．増悪因子を回避することで症状の発現は予防できることを説明し，増悪因子の回避行動を具体的に患者とともに考える ⑤日常生活，学校や職場環境などを患者とともに見直し，改善が必要な点について調整できるようかかわる ⑥必要に応じて，家族や学校，会社の関係者と連絡をとる
[4] 日常生活の中で増悪因子の回避行動をとらなければならないストレスがある	●回避行動に伴うストレスへの対処方法を習得できる	⑦セルフケア行動に伴う負担を軽減できる対策を支援する ⑧病気と共に生きていく自分を受容できるよう(自己概念の修正)，患者が自分の気持ちを自己調整できる支援をしていく

3. 社会的影響に対する看護

社会的影響に対する考えられる問題点，看護目標・成果，援助方法を挙げる．

考えられる問題点	看護目標・成果	考えられる援助方法
[1] ボディイメージの変化によって活動範囲が狭くなったり，対人関係が変化する	●周囲の理解が得られ，協力を求めることができる	〈観察〉 ①家族，周囲の人々のサポート体制 ②本来の家庭および社会的役割 ③環境，生活背景 ④疾患や治療に対する認識の確認
[2] 長期にわたる闘病生活によって，家族や社会生活において役割を変更または喪失する場合がある	●人生設計の編み直しができ，社会の中で自分の役割を果たすことができる	〈援助〉 ①患者と家族，患者と周囲の人々との調整を図り，適切な情報を提供し理解を得ていく ②闘病生活において家族が協力できるよう調整する ③必要に応じて臨床心理士・医療ソーシャルワーカー（MSW）などの専門家に協力を依頼し，患者と協力・協同して問題解決する
[3] 長期化する介護や世話により，家族の負担が大きくなる	●社会資源を活用し，家族が負担を軽減しながら生活できる	①家族と悩みを分かち合い共に考え解決していこうとする姿勢でかかわる ②膠原病患者と家族の支持組織や団体に関する情報，訪問看護や介護などの公共サービスの利用方法，治療費の一部公費負担の申請方法など具体的な情報を提供する ③患者の状態に適した介護技術の習得を家族に促す

4. 自己管理と予防

自己管理と予防について示す．

考えられる問題点	看護目標・成果	考えられる援助方法
[1] セルフケア不足により症状が悪化する可能性がある	●増悪因子について日常生活を振り返り，自己管理の実施可能な範囲を確認し合い，具体策や工夫を示しながら，確実に実施できる	〈観察〉 ①セルフケアの理解度，実行能力 ②セルフケア実践状況 ③症状の程度，日常生活動作（ADL）状況 〈援助〉：**自己管理のための生活指導** ①疾患についての正しい知識とセルフケアの方法についての情報提供 ②定期的な受診の継続 ③服薬の継続：作用，副作用や合併症などについての十分な説明 ④患者会や自助グループなどを紹介する ⑤増悪因子を回避すること：日光，寒冷，感染，疲労など 　●運動と安静 　　・活動期や炎症反応亢進時期は安静を保つ 　　・安静中でも負荷をかけながら自動・他動的に関節の屈伸運動を行う 　　・就眠時は関節の変形などを予防するため，スプリントや枕を用い良肢位を保つ 　　・寛解期には廃用性の筋力低下や筋萎縮を予防するためADLを含む適度の運動を積極

A 免疫機能が障害を受けたとき　351

的に行うようすすめる．ただし増悪因子の1つである疲労が残らない程度にする
● 危険防止
　・患者の機能障害の程度に合わせたベッドを用意し，骨折しやすい患者の場合は，ベッドの昇降時の事故や転落を防ぐために柵を取り付ける
　・つまづいて転倒したり，打撲傷をつくらないために通路やベッドの周囲を整頓する
● 栄養
　・病態の活動期には，蛋白異化作用による体力消耗を補うため，栄養不足のないよう十分な食事摂取を促す
　・蛋白・ビタミン・ミネラルに富む易消化性の規則正しい食事がのぞましい．
● 排泄
　・急性期は安静にしている必要性があるため，運動不足や腸蠕動の低下による便秘が生じやすい．腹部のマッサージや十分な水分補給を促す．
　・排泄動作が困難な場合は，洋式トイレやポータブルトイレの使用を工夫し，排泄しやすい環境を考慮する
　・家庭に温水洗浄便座の設置をすすめることもある

iii　感染症

1．身体的影響に対する看護

身体的影響に対する考えられる問題点，看護目標・成果，援助方法を挙げる．

1）考えられる問題点［1］の看護

考えられる問題点	看護目標・成果	考えられる援助方法
[1] 感染症に伴う症状による苦痛，体力消耗がある	● 症状に伴う苦痛が緩和する	〈発熱〉 ①観察 ● 発熱の程度と持続している期間・熱型，脈拍・呼吸・血圧の変化などのバイタルサイン，発熱に伴う随伴症状（全身倦怠感，頭痛，関節痛，悪寒戦慄，発汗など），尿量・飲水・輸液量など水分出納バランス，食事摂取量，食欲不振の程度，ADL自立の程度 ● 病歴（薬物や輸血の有無，渡航歴，性感染症の有無，職業，生活習慣，ペット飼育の有無，集団の場での感染者の有無など） ②安静の保持 ● 体温の変動による体力消耗を最小限にし，症状悪化を防ぐためにも安楽な体位で安静を保持する ● 悪寒戦慄，熱感，発汗を伴うため，室内の環境を整え，状況に応じ寝具や寝衣の調節，罨法の援助を行う ③水分・栄養補給 ● 発汗時は電解質のバランスをくずしやすく脱水に傾きやすいため，水分摂取を促すようにする．水分の出納バランスの評価は重要である ● また，消化機能の低下や食欲不振から食事摂取量が減少しやすいため，高エネルギー・高蛋白・高ビタミンの食事で，消化吸収の良いものを摂取するよう促す．患者が好むものを少しずつ摂取できるよう工夫をする

●経口摂取が困難な場合は，輸液をすることがある．輸液管理も重要になってくる

④清潔の保持
●発熱により皮膚や粘膜が乾燥し傷つきやすく，不潔になりやすいため，清拭した上で寝衣交換をする
●陰部は不潔になりやすいため，排泄後清拭または洗浄する
●口腔内は細菌が増殖しやすいため，含嗽や口腔内清拭などの口腔ケアをする．舌苔[20]は無理に取り除かない

⑤薬物療法・輸液療法の管理
●解熱・鎮痛薬や抗生物質が投与されることが多いため，確実に与薬を実施し，薬物の効果や副作用に留意する
●輸液をしているときには，十分な輸液管理および輸液による患者の行動規制への援助が重要である

⑥セルフケアの低下に対する援助：体温の変動による体力消耗のため，一時的にもしくは長期的にセルフケアが低下する場合がある．患者のセルフケア状況に合わせ適切に援助を行う

〈皮膚症状（発疹）〉
①観察
●発疹の部位・大きさ・色調・広がり・境界の有無・出現時間と持続時間
●随伴症状の有無（掻痒感，疼痛，発熱，全身倦怠感，知覚障害など）
●発疹の発生状況（発疹性疾患の流行，感染者との接触，食事内容，薬物服用の有無など）

②苦痛（掻痒感，疼痛）の緩和
●掻痒感や疼痛などの苦痛が緩和されるよう安静を保つとともに，掻痒感を誘発する刺激を除去する
●掻痒感は血管拡張や皮膚の乾燥，機械的刺激により誘発されるため，寝衣やリネン類のしわや縫い目が刺激とならないように工夫する．寝衣は軽く保湿性のあるものを選択し，ゴムはきつすぎないようにする
●高温度，低湿度を避けるよう，室内の温度や湿度を調節する
●冷罨法は掻痒感を軽減でき，局所的に使用すると効果がある
●疼痛が強い場合は，医師の指示によって鎮痛薬を与薬する．患者の表情や言動に留意する

③感染の予防
●感染力が強い疾患が疑われる場合は，個室に隔離する
●物品の取り扱いや感染予防の手順は，スタンダードプリコーションと感染経路別予防策を併用する

④二次感染の予防：掻痒感を伴い皮膚を掻きむしることによって皮膚を傷つけ，そこから二次感染を起こす危険がある
●爪を短く切り，夜間は手袋をするなどの工夫をする
●発疹部位にガーゼや包帯を巻いて，直接掻破できないよう保護するなどの工夫をする

〈消化器症状（下痢）〉
①観察
●下痢の回数・量・性状，下痢に伴う症状（腹痛，悪心・嘔吐，発熱など），水分摂取量と尿量，水分出納バランス
●下痢が発生した時の状況（食事内容，感染者との接触，薬物服用の有無など）
●ADL自立の程度

②安静の保持：下痢や悪心・嘔吐により体力を消耗するため安静を保つよう援助する．ADL自立の程度にあわせ適切に援助し，安静を保てるような工夫をする．腹部の保温，苦痛の緩和に努める

③水分・栄養補給：消化器症状が続く場合は飲食を禁じ，輸液によって栄養や水分を補給する
●経口摂取が可能になった場合は消化の良いものを少量ずつ摂取できるように準備をする．食品は衛生的に処理されたものを使用し，十分加熱する

Ⓐ 免疫機能が障害を受けたとき 　353

④清潔保持：頻回の排便により，肛門周囲の皮膚が不潔になったり損傷されたりするため，温水洗浄便座，陰部用洗浄綿などの使用を促し清潔保持に努める
- 水分を拭き取る際は，肌にやさしいものを使用する．必要に応じては軟膏やオリーブオイルなどを塗布し皮膚を保護する

⑤薬物療法・輸液の管理

〈意識障害〉

①観察
- 意識障害の程度と経過（Japan Coma Scaleなどを使用）
- バイタルサインおよび気道の確保
- 神経症状および随伴症状（髄膜刺激症状，アニソコリー[21]や対光反射，項部硬直，ケルニッヒ徴候，麻痺，頭痛，悪心・嘔吐，便や尿失禁，けいれんなど）の有無
- 活動性（咀嚼や嚥下運動，体動など），可動性（関節拘縮，筋力低下など）

②安全・危険防止：意識障害がある場合，自分の現在の状況を的確にとらえ危険を防止するための行動をとることが困難になる
- 転倒やベッドからの転落を防止するためベッド柵を設置したりする
- 治療に必要なカテーテル類を抜去したりしないよう注意する
- 気道の閉塞や吐物による窒息に注意する
- 呼吸が障害されている場合には，気道の確保，酸素療法，人工呼吸器の装着，循環動態を維持するための輸液が行われるため慎重に管理する

③清潔の保持：意識障害によって便・尿失禁を起こしやすい．膀胱カテーテルを留置するため，感染防止など管理する殿部・陰部は不潔になりやすいため，陰部洗浄・清拭を行い，発赤やびらんが生じないように注意する．口腔内の清潔にも留意する

④合併症の予防：意識障害により，自ら体位変換することが困難になる
- 褥瘡や沈下性肺炎を起こしやすいため，予防のため体圧分散式エアマットを使用し徐圧したり，2～3時間ごとに体位変換を行ったりする
- 良肢位を保持できるような工夫も必要である

★20 舌苔：剝離した表層上皮，食物残渣，長くなった乳頭間に棲息する微生物叢，壊死物質および炎症細胞などからなる舌表面にみられる苔状物．十分な咀嚼運動が営まれない時に舌の乾燥，口内炎や抗生物質投与による口腔内細菌叢の変化，ビタミン不足などで舌苔形成が促進される．発熱性疾患では褐色の痂皮状舌苔が認められることもある．

★21 アニソコリー：瞳孔不同．左右の瞳孔の径に0.2mm以上の差がみられる場合．

★22 感染予防の3原則
- 感染経路の遮断
  - ・病原体の侵入防止
  - ・病原体の伝播防止
- 感染源の除去
  - ・病原体の消毒・滅菌
- 個体抵抗力の強化
  - ・生活調整

2）考えられる問題点［2］の看護

考えられる問題点	看護目標・成果	考えられる援助方法
［2］免疫機能低下に伴い，二次的感染症を引き起こす可能性がある	● 感染予防行動がとれ，二次的な感染を起こさない	〈観察〉 ①バイタルサイン（特に熱型） ②他の感染徴候の有無：呼吸器系（咽頭痛，咽頭発赤，咳嗽，喀痰，肺雑音など），消化器系（腹痛，下痢，悪心・嘔吐など），中枢神経（頭痛，意識障害など），泌尿・性器系（頻尿，排尿痛，腰痛など），口腔粘膜（口内炎，歯肉の腫脹，疼痛など），皮膚・陰部・肛門周囲（発赤・傷など） ③感染予防の重要性に対する理解と感染予防行動の実施状況：患者自身が他の感染症に罹患しないための感染予防（含嗽，手洗い，皮膚の保清など） ④伝染予防の重要性に対する理解と伝染予防行動の実施状況：患者自身が他者への感染源にならないための伝染予防

〈援助〉

①症状の早期発見：患者自身も全身状態を観察し，異常を早期に察知し早期に対処につなげられるよう指導する

②感染症についての正しい知識獲得のための指導：疾患や病原体の知識，感染経路，他者への感染力を有する期間，隔離の必要性など

③感染予防行動への支援：患者自身が二次感染を起こさないための具体的行動の指導および実施評価，その結果のフィードバックをする

- 含嗽，歯ブラシ，手洗い，マスクの着用（施行回数・時間・やり方など）
- 皮膚の保清・保護（発汗後の清拭，寝衣交換，掻痒感から掻破により傷をつくらないため爪を短く切ったり，夜間は手袋をするなどの工夫をするなど）
- 陰部の保清（排泄後の洗浄または清拭，温水洗浄便座の使用）
- 食事内容（生ものは避ける・加熱食）
- 環境の調整（感染症をもつ患者との同室は避ける）

④伝染予防行動への支援：患者の家族や周囲の人に二次感染を起こさないため，指導的関わりおよび医療従事者として二次感染・院内感染防止のための援助を行う

- スタンダードプリコーションの遵守（表9）
- 感染経路別予防策（表9）
- 面会者にも手洗いとマスクの着用を促す

表9　CDCガイドラインに基づいた病院における隔離予防策

	標準予防策（全患者共通）	空気感染予防策	飛沫感染予防策	接触感染予防策
手指衛生	● 血圧，体液，分泌物，排泄物に触れたあと ● 手袋を外した直後 ● 患者と患者のケアの間			
手袋	● 血圧，体液，分泌物，排泄物に触れる場合 ● 粘膜や傷のある皮膚に触れる場合			● 部屋に入るときには手袋を着用する ● 汚染物に触れたあとは交換する ● 部屋を出るときは外し，手指消毒をする
マスク・ゴーグル・フェイスシールド	● 血圧，体液，分泌物のはねや飛沫をつくりやすい処置や患者ケアの間（とくに吸引，気管挿管）	● 部屋に入るときはN95マスクを着用する	● 1 m以内でケアをするときは，サージカルマスクを着用する	
ガウン	● 衣類／露出した皮膚が血液，体液，分泌物，排泄物に接触することが予想される処置および患者ケアの間			● 患者や周囲の環境に接触しそうなときは，部屋に入るときに着用し部屋を離れるときに脱ぐ
汚染した器具	● ほかの人や環境への微生物の伝播を避ける方法で取り扱う ● 肉眼的に汚染していれば手袋を装着する ● 手指衛生を実施する			● できれば患者専用にする ● できなければ，ほかの患者へ使用する前に消毒する
環境表面	● 環境表面（とくに患者ケア区域の高頻度接触表面）の日常ケア，洗浄，消毒のための手順を作成する			● 患者の周辺環境（とくに高頻度接触表面）は清掃または必要に応じて環境消毒薬で清掃する

A 免疫機能が障害を受けたとき

表9 （つづき）

	標準予防策（全患者共通）	空気感染予防策	飛沫感染予防策	接触感染予防策
リネン	●ほかの人や環境への微生物の伝播を避ける方法で取り扱う			
鋭利器材	●針などをリキャップしない, 曲げない, 折らない, 使用後の針を手で扱わない ●利用できれば安全器材を用いる ●使用した鋭利物は耐貫通性専用廃棄容器に入れる ●リキャップが必要な場合は, 片手ですくう手技のみ使用			
患者配置	●伝播の危険が高い, 環境を汚染させやすい, 適切な衛生を保持できない, 感染後に発症したり不運な結末になる危険性が高い人は優先的に個室を使用する	●個室隔離：部屋の条件 ①部屋の換気は陰圧に設定 ②1時間あたり6〜12回の換気 ③適切な方法で戸外へ排気あるいは, 空気再循環は高性能濾過フィルターを通して行う ●入室時以外はドアを閉めておく	●個室隔離あるいは集団隔離あるいは1m以上離す	●個室隔離あるいは集団隔離あるいは病原体の疫学と患者人口を考えて対処する
患者移送		●制限する ●必要なとき, 患者にサージカルマスクを着用させる	●制限する ●必要なとき, 患者にサージカルマスクを着用させる	●制限する
呼吸器衛生／咳エチケット	●症状のある人には, くしゃみ／咳をするときは, 口／鼻をおおうように指導する ●ティッシュペーパーを用い, 手を触れなくてもすみ容器に廃棄する ●気道分泌物に触れたあとに手指衛生を行う ●咳をしている人に外科用マスクを着用してもらう ●可能であればほかの患者と1m以上離れて座るようすすめる		●呼吸器症状のある患者を診察する人は, 濃厚接触に備えてサージカルマスクを着用する	
安全な注射手技	●1つの注射器から複数の患者へ薬剤投与はしない ●注射溶液および投与セットは1人の患者のみに用い, 使用後は適切に廃棄する			
腰椎穿刺手技	●脊柱管や硬膜下腔にカテーテルを留置したり薬剤を注射するときは外科用マスクを装着			

（古谷直子：患者の看護感染予防. 岩田健太郎・他, 系統看護学講座　専門分野Ⅱ　成人看護学11　アレルギー膠原病感染症, 第13版, pp304-305, 医学書院, 2012より）

3) 考えられる問題点［3］の看護

考えられる問題点	看護目標・成果	考えられる援助方法
［3］隔離により身体の行動規制が生じる	●隔離室という環境の変化や隔離生活に順応できる	〈観察〉 ①異常の早期発見：隔離室に出入りする人数が限られているため，接した看護師が身体的状態および心理的状態を観察し，異常を早期に察知し早期の対処につなげられるようにすることは重要である ●身体症状（感染症症状の出現の有無および苦痛の程度，体力消耗の程度） ●表情や口調の変化（狭い範囲に限定された空間での行動規制から孤独感・孤立感・拘束感を抱きやすく，多弁や寡黙・攻撃的傾向や無気力・依存的傾向などが出現することがある） ●感覚遮断による症状の有無（不眠，イライラ，集中力の低下，見当識障害，幻覚，幻聴などの精神機能の障害） ●疾病に対する理解および受け止め方 ●孤独感，孤立感，拘束感 ②身体症状の緩和：症状を緩和し（［1］参照），安楽に十分な治療を受けられるよう，病状に合わせ日常生活の援助を行う ③孤独感・孤立感を抱かない配慮 ●家族，友人への面会の依頼（直接の面会は極力制限し，面会は短時間とする） ●面会できない場合は，メールメッセージやカセットテープなどを活用する ●家族に近況を伝えるよう依頼したり，社会の状況について話題を提供したりする． ④拘束感への援助：患者の趣味を生かすよう援助したり，慣れ親しんでいる所持品を持参してもらってもよい ●患者の受ける規制をできる限り緩やかにするのと同時に，規制や検査・処置などが，隔離状態から早期に脱するために必要であることを説明する ●病状の変化や隔離解除の予測などについて話し合う機会を定期的にもち，希望をもちながら闘病できるように援助する

2. 精神的影響に対する看護

精神的影響に対する考えられる問題点，看護目標・成果，援助方法を挙げる．

考えられる問題点	看護目標・成果	考えられる援助方法
［1］症状の変化に伴い生命に関する不安やおそれがあり，心理的抑うつ状態となる	●症状やなりゆきを理解し，病状の見通しがもてる ●不安が軽減し，安定した日常生活が送れる	〈観察〉 ①患者の言動，表情，目線 ②不安に対する表出内容 ③患者の心理状態の変化 ④疾患に対する理解度，受け止め方 〈援助〉 ①適宜，医師や看護師から患者および家族に対して病状の説明がなされるように配慮する ②気分転換を図ったり，十分な睡眠がとれるよう援助し，精神的な安定を促す ③誤った知識に対しては，修正できるよう関わる
［2］自分が気をつけていれば感染しなかったなど自責心，罪悪感を抱きやすい	●疾患や病状を理解し，自己を受け入れられる	

Ⓐ 免疫機能が障害を受けたとき　357

考えられる問題点	看護目標・成果	考えられる援助方法
[3] 自分が感染源となってしまう, 周囲の人々へ感染させてしまったのではないかという不安をもつ	●感染を拡大させないための感染予防策を理解し実施する	

3. 社会的影響に対する看護

社会的影響に対する考えられる問題点, 看護目標・成果, 援助方法を挙げる.

考えられる問題点	看護目標・成果	考えられる援助方法
[1] ボディイメージの変化や他者への感染拡大の不安から, 活動範囲が狭くなったり, 対人関係が変化する	●正しい知識をもち, 感染予防行動をとりながら, 周囲の人々と付き合うことができる	〈観察〉 ①患者の訴え ②表情や言動 ③活動状況, 意欲 ④疾患の受け止め方 〈援助〉 ①患者と家族, 患者と周囲の人々との調整を図り, 患者と同様に家族などにも病状の説明と感染症に対する指導を行う ②適切な情報を提供し理解を得ていく ③家族などにも学習の機会となるように関わる ④同居者が最も感染を受ける可能性が高いため, 必要に応じて検査を行い異常の早期発見に努める ⑤患者のプライバシー保護には十分に配慮する ⑥活用できる社会資源を紹介する
[2] 感染症の社会への影響の大きさ, 診断名発覚による差別や偏見の危惧から, 他者に知られることへの恐れ		
[3] 長期療養による仕事・経済面などへの影響がある	●家族の協力, 社会資源の活用により, 生活を再設計できる	

4. 自己管理と予防

自己管理と予防について示す.

考えられる問題点	看護目標・成果	考えられる援助方法
[1] セルフケア不足による発症または再感染の可能性がある	●セルフケアが行え, 感染症発症予防, 他者への感染拡大を防ぐことができる	〈観察〉 ①セルフケアの理解度, 実行能力 ②セルフケア実践状況 ③症状の程度, ADL状況 〈援助〉 ①日常生活上での留意点および予防行動を指導

- 疾患についての正しい知識：病原体・感染経路，他者への感染力を有する期間，発症・経過など
- 感染源の除去：汚染物質の洗浄・消毒・滅菌，清掃など
- 感染経路の遮断：食品の取り扱いや調理の仕方，水の殺菌，害虫駆除，手洗い，マスクの着用など
- 抵抗力強化：適度な運動・休養，適切な食事，ストレス解消など健康管理
- 服薬の継続：作用，副作用や合併症などについての十分な説明
- 感染を受けない，他者へ感染させないための生活上の注意点，生活調整の方法

②**予防対策**
- 感染症発症動向調査などの情報から，現在流行している感染症を知り，適切な予防対策を行い，必要に応じて予防接種を受ける
- 感染予防のための生活を調整する
- 感染症の初期徴候が出現した場合，早期受診をする

iv　血液・造血器腫瘍

1. 身体的影響に対する看護

　身体的影響に対する考えられる問題点，看護目標・成果，援助方法を挙げる．

1）考えられる問題点［1］の看護

考えられる問題点	看護目標・成果	考えられる援助方法
［1］化学療法による白血球低下に伴う感染の危険がある	●感染予防行動[★23]がとれ，感染症状が起こらない	●「ii　自己免疫疾患（膠原病）/1. 身体的影響に対する看護［2］」p348参照

[★23] 白血球数による感染予防
- 好中球500/μL未満（WBC1000/μL以下）：感染の頻度が増加する．手洗い・マスク・口腔ケアなど患者自身のセルフケア必
要，生もの禁止，加熱食，行動範囲は病室内
- 好中球100/μL以下：致命的な感染症が起こりやすい．感染予防を患者が自立して実行できなければ援助が必要である

2）考えられる問題点［2］の看護

考えられる問題点	看護目標・成果	考えられる援助方法
［2］化学療法による血小板減少に伴う出血の危険の可能性がある	●日常生活行動の中で出血予防行動をとることにより，出血を起こさない	●「第Ⅲ章-③-Ⓐ-d 止血機能障害に対する看護/1. 身体的影響に対する看護〈出血の発症予防のための援助〉」p410参照

3) 考えられる問題点［3］の看護

考えられる問題点	看護目標・成果	考えられる援助方法
［3］化学療法による貧血に伴う活動耐性低下の可能性がある	●動悸・息切れが出現しない活動がとれ、生活行動が維持できる	〈観察〉 ①自覚症状の有無：動悸，息切れ，耳鳴，眩暈，倦怠感，集中力の低下，イライラ，食欲不振，狭心痛など ②他覚症状の有無：頻脈，心雑音，皮膚・粘膜色，爪床色，発熱，浮腫，活動レベルなど ③検査所見：赤血球数，ヘモグロビン量，ヘマトクリット値，網赤血球数，MCV・MCH・MCHC，酸素飽和度，骨髄検査（骨髄穿刺・骨髄生検） ④増悪因子の有無：月経，出血，栄養不足など ⑤貧血によって生じている苦痛の感じ方，受け止め方 〈援助〉 ①酸素需要減少への援助：安静（休息促進・体動制限）を促す．動悸や息切れ，頭痛，眩暈などの症状が出現しない範囲で日常生活を行うよう指導する ②酸素供給増加への援助：保温，マッサージ（湯たんぽ，あんか，足浴）を行い，末梢循環を促進し，全身の保温に努める ③苦痛・症状の緩和 　●酸素の供給増加と需要の低下を促す（安静，保温，マッサージなど） 　●増悪因子への対策を行う（月経と骨髄抑制期が重ならないよう調整，出血の予防など） ④合併症および二次障害の予防 　●心不全・出血・感染などの重篤な合併症を早期に発見し対処するため，循環器系の症状や出血および感染の症状について，系統的に観察を行う 　●特に粘膜，口腔，陰部の感染予防につとめる 　●転倒などの事故を防止するためにも環境整備を行う 　●倦怠感・ふらつきが強い時は，ベッドサイドでの排泄とする ⑤輸血時の援助：化学療法による骨髄抑制が強く，貧血症状が強い場合，不足した赤血球を補うため行う．正確かつ安全に行われるよう援助する 　●読み合わせ（患者の氏名・血液型，輸血製剤の血液型，製造番号，有効期限，交差試験の適合）を行い，不適合輸血を避ける 　●アレルギー反応（悪寒戦慄，発熱，発疹）など副作用の予防と早期発見のため，適切な観察および処置を行う（開始後5分はベッドサイド観察，15分後再観察） 　●輸血速度が速くなりすぎないように調節する（急性心不全，肺水腫予防） 　●加温してから輸血する（コールドショックを予防） 　●輸血の必要性，方法副作用とその対応についての説明を行う

4) 考えられる問題点［4］の看護

考えられる問題点	看護目標・成果	考えられる援助方法
［4］化学療法による悪心・嘔吐から食欲低下があり，栄養必要量低下の可能性がある	●悪心・嘔吐の誘因の除去と制吐薬により，食事摂取量が維持できる ●気分転換により，悪心・嘔吐に意識が集中しない	〈観察〉 ①悪心・嘔吐の有無，頻度，持続時間，誘発要因，患者の苦痛のレベル ②水分と食事摂取状況，量，種類 ③排便状態など ④体重減少の有無，総蛋白量 ⑤症状出現に伴う患者のセルフケア行動 〈援助〉 ①予防的な援助：薬理作用に基づいて効果的に制吐薬を使用する．治療前に患者に悪心・嘔吐の出現の可能性，時期，それに対する対処法などを指導しておく．刺激物，嘔気誘発物質を除去する

②食事の援助：気分が良く，悪心・嘔吐のないときに，栄養価の高い食物と水分を1回量を
少なく，回数を多く摂取するよう促す．持ち込み食を依頼する場合は，問題点①感染予防
のためにも，生ものは禁止とする

③嘔吐時の援助：排泄物をできるだけ早く片づけて環境を整える．含嗽により口腔の不快感
を除去するとともに清潔保持に努める

④気分転換：症状に意識が集中しすぎないよう，リラックスして治療が受けられるような環
境調整などの配慮を行う

---

2. 精神的影響に対する看護

精神的影響に対する考えられる問題点，看護目標・成果，援助方法を挙げる．

考えられる問題点	看護目標・成果	考えられる援助方法
[1] 予後や死に対する強い不安や恐怖を感じる（家族も同様の心理状態となる）	●不安を表出し，心理的に安定できる ●不安が軽減され，治療を継続することができる	〈観察〉 ①患者の言動・表情・目線 ②患者，家族の不安の表出内容 ③患者，家族の心理状態の変化 ④患者，家族の病気に対する認識 ⑤ストレス源とコーピング状況
[2] 急な入院やつらい治療に対するとまどいや疑問，不安がある		〈援助〉 ①患者が心のうちをありのままに表現できるような関係を心がける ②共感的，支援的な態度で接する ③患者の訴えをよく聞き不安を受けとめるとともに，疑問には具体的に対応する
[3] 入院が長期化すること，再発や入退院を繰り返すことによるストレスがある	●ストレス軽減のための対処行動を見出し，日常生活を送ることができる	④病態の悪化を連想させる苦痛や症状は，積極的に緩和につとめる ⑤不安の原因を明確にし，患者の不安の原因に対する援助を行う ⑥少しでも希望を見いだせるように，闘病の目標をともに考える ⑦ストレス源から回避できる対策をともに考える ⑧家族に対して，言葉かけを行い話をよく聞く ⑨家族が医師と円滑にコミュニケーションがとれるよう調整する ⑩家族の患者に対するニーズを明らかにし，できるだけ実現するよう援助する ⑪家族を周囲から支えていけるような人的，物的，精神的な支援のためのサポートシステムを強化する
[4] 化学療法による脱毛などボディイメージの変容に伴う心理的葛藤がある	●現在の状況を受け止め，肯定的な自己概念をもつことができる	①脱毛，色素沈着，体重減少，味覚異常など化学療法により，形態的・機能的にボディイメージが変化しやすいため，積極的に副作用の緩和と悪化防止につとめる ②不可避の症状に対しては，十分な情報提供を行う

Ⓐ 免疫機能が障害を受けたとき

3. 社会的影響に対する看護

社会的影響に対する考えられる問題点，看護目標・成果，援助方法を挙げる.

考えられる問題点	看護目標・成果	考えられる援助方法
[1] 長期にわたる闘病生活によって，家族や社会生活において役割が果たせない [2] 治療費や長期の入院費など経済的負担が大きい	●役割の調整ができ，治療を継続することができる ●家族の協力，社会資源の活用により，生活を再設計できる	〈観察〉 ①家族，周囲の人々のサポート体制 ②本来の家庭および社会的役割 ③環境，生活背景 ④疾患や治療に対する認識の確認 〈援助〉 ①患者と家族，患者と周囲の人々との調整を図り，適切な情報を提供し理解を得ていく ②闘病生活において家族が協力できるよう調整する ③経済的負担が大きいため，日常ケアや処置の中で，できる限り患者に経済的不安や重圧がかからないよう考慮する ④高額医療費制度の利用の申請方法など具体的な情報を提供する ⑤必要に応じて医療ソーシャルワーカー（MSW）を紹介し，患者や家族が円滑に相談できるよう配慮する

4. 自己管理と予防

自己管理と予防について示す.

考えられる問題点	看護目標・成果	考えられる援助方法
[1] 易感染状態，出血傾向の状況にあり，セルフケア不足により，リスクが高まる	●患者自身が（家族も含む）疾患とうまくつきあいながら，健康を管理していくことができる ●生活習慣を見直し，自ら防衛できる	〈観察〉 ①セルフケアの理解度，実行能力 ②セルフケア実践状況 ③症状の程度，ADL状況 〈援助〉 ①患者が病気によくない生活習慣やライフスタイルを見直し，生活設計を立てられるように援助する ②感染の予防：個人衛生を守り，感染予防の方法を指導する ③出血の予防：入院中より行動範囲が広がり，打撲や外傷が起こりやすいため，行動時の注意点について指導する ④異常の早期発見と対処：感染徴候，出血徴候など起こりうる症状について理解を促し，患者自身が自己の身体的異常に気づき受診できるよう指導する 〈予防対策〉 ①外出後は手洗いや含嗽を必ず行う ②毎食後の歯磨き，毎日の入浴など常に清潔を心がける ③規則正しい生活，バランスのとれた食事をする ④感染症の人との接触は避ける ⑤過労や暴飲暴食はつつしむ

〈引用・参考文献〉
1）中島泉・他：シンプル免疫学，改訂第2版．pp3-18，177-194，南江堂，2001
2）矢田純一：初学者のための免疫学問答．pp1-16，128-153，中外医学社，1997
3）青木眞・他：わかりやすい微生物学・感染症学．pp31-39，ヌーヴェルヒロカワ，1993
4）大島弓子・他監，神谷茂著：シリーズ看護の基礎科学　微生物・寄生虫とのかかわり　感染症学．pp129-136，日本看護協会出版会，2000
5）大島弓子・他監，霜山幸雄・他著：シリーズ看護の基礎科学　第2巻　からだのしくみ　生理学・分子生物学Ⅱ．pp73-114，日本看護協会出版会，2000
6）今西二郎：免疫学の入門，第5版．p89，金芳堂，1999
7）竹田美文・他：新体系看護学　第9巻　疾病の成り立ちと回復の促進7　感染症／アレルギー・免疫疾患／膠原病と類縁疾患／骨・関節・筋疾患．メヂカルフレンド社，2003
8）野口美和子編：新体系看護学　第23巻　成人看護学4　内部環境・調節機能障害をもつ成人の看護／身体防衛機能障害をもつ成人の看護．メヂカルフレンド社，2003
9）中島泉：新免疫学入門．南江堂，2002
10）金井弘一編：臨床看護セレクション1　病態生理Ⅰ　症候編．へるす出版，1997
11）山本一彦編：看護のための最新医学講座　第11巻　免疫・アレルギー疾患．中山書店，2001
12）北村聖編：看護のための最新医学講座　第9巻　血液・造血器疾患．中山書店，2001
13）溝口秀昭・他編：血液病学　第4版．医学書院，1996
14）高木永子監：改訂版看護過程に沿った対症看護——病態生理と看護のポイント．学習研究社，1999
15）洪愛子編：Nursing Mook9　感染管理ナーシング．学習研究社，2002
16）前原澄子・他監，桑名佳代子・他編：図説新臨床看護学全書　第10巻　防衛機能の障害と看護．同朋社出版，1992
17）山口瑞穂子・他監：看護診断をふまえた経過別看護1　急性期．学習研究社，1995
18）山口瑞穂子・他監：看護診断をふまえた経過別看護2　慢性期．学習研究社，1995
19）河野茂：感染症のとらえかた．pp264-265，文光堂，2000
20）小山次郎：免疫のしくみ．化学同人，1998
21）溝口秀昭・他編：新体系看護学全書　成人看護学④　血液・造血器．メヂカルフレンド社，2010
22）小野寺綾子・他編：新看護観察のキーポイントシリーズ　成人内科Ⅲ．中央法規出版，2011
23）小野寺綾子・他編：新看護観察のキーポイントシリーズ　成人内科Ⅳ．中央法規出版，2011
24）岩田健太郎・他：系統看護学講座　専門分野Ⅱ　成人看護学11　アレルギー　膠原病　感染症．医学書院，2012
25）足利幸乃・他訳：ナーシングタイムセイバー　免疫障害・感染症と看護ケア．pp22-23，南江堂，2000
26）日野原重明監：一目でわかる内科学．メディカルサイエンスインターナショナル，2004
27）矢田純一：免疫からだを護る不思議なしくみ，第3版．東京化学同人，2003
28）村川裕二監：新・病態生理できった内科学6　免疫・アレルギー・膠原病．医学教育出版社，2009
29）J.H.L. プレーフェア・他，田中伸幸訳：一目でわかる免疫学，第4版．メディカルサイエンスインターナショナル，2007
30）Burmester GR，奥村康・他監訳：カラー図解臨床に役立つ免疫学．メディカルサイエンスインターナショナル，2006
31）小安重夫：免疫学はやっぱりおもしろい．羊土社，2008
32）北村聖総編：臨床病態学　1巻．ヌーヴェルヒロカワ，2006
33）北村聖総編：臨床病態学　2巻．ヌーヴェルヒロカワ，2006
34）飯野京子・他：系統看護学講座　専門分野　成人看護学4　血液・造血器，第13版．医学書院，2011
35）池松裕子・他編：症状・症候別アセスメントと看護ケア．医学芸術新社，2008
36）竹田津文俊・他監：Nursing Selection 血液・造血器疾患．p24，学習研究社，2003
37）佐藤昭夫・他編：人体の構造と機能，第2版．医歯薬出版，2003
38）矢野久子・他編：ナーシンググラフィカ　健康の回復と看護③　造血機能障害／免疫機能障害．メディカ出版，2014
39）宮川義隆・他：新看護学10　成人看護2　血液 内分泌・代謝 脳・神経 運動器［特論］看護にいかすリハビリテーション，第12版．医学書院，2013
40）村井勝・他：新看護学11　成人看護3　腎・泌尿器 女性生殖器 皮膚 アレルギー・膠原病 感染症 [特論]放射線診療と看護，第13版．医学書院，2013
41）浅里嘉延・他編：看護のための臨床病態学，改訂2版．南山堂，2014
42）植田正・他編：薬系免疫学，改訂第2版．p24，南江堂，2012

第Ⅲ章 生体防御機能障害と看護
② 免疫機能障害

B ステロイドパルス療法を受け，易感染状態にある患者の看護

吉田尚代

1. アセスメントのポイント

[身体的]
①感染の徴候はないか
- 全身状態
- 呼吸器症状
- 消化器症状
- 尿路系症状
- 皮膚症状

②感染症以外の副作用の出現はないか
- 消化性潰瘍，糖尿病，骨粗鬆症，精神症状，満月様顔貌など

[精神的]
①疾患・治療に対する不安はないか
②闘病意欲の低下や喪失はないか
③家族のサポートが得られているか

[社会的]
①社会生活に適応できているか
②周りの人に自己の状況が理解され，協力を得られているか

[自己管理]
①感染予防の必要性の理解度
②感染予防行動の実行能力
③感染予防行動の実施（実行度）とそれに影響する要因

2. 医療問題（問題の根拠・なりゆき）

①ステロイド薬→免疫抑制作用→感染症の発症→症状出現→臨床症状の重症化
▶肺炎・敗血症・細菌性ショックなど
▶回復の遅延

②薬剤の副作用や疾患に対する不安
▶精神不安定
▶ストレス
▶抑うつ，せん妄

③ステロイドパルス療法
▶免疫力低下
▶生活調整の必要

3. 考えられる問題点

[1] パルス療法（ステロイド薬）による免疫機能低下に伴い，易感染状態である（呼吸器系感染症，消化器系感染症，尿路・泌尿器系感染症，皮膚・軟部組織感染症）

[2] 薬剤の副作用や疾患に対する不安により，精神的ストレスとなりやすい

[3] 認識不足による感染予防行動を継続するための生活調整の困難

[VIEW]

●ステロイドパルス療法中，後は生体の免疫反応が抑制され，生体の防御機能が減弱するため，感染を起こしやすくなっている．生体と外界とのバリアである皮膚・粘膜を清潔に保ち，細菌の侵入・繁殖を阻止することが重要である

●パルス療法を受け，易感染状態にある患者に対しての感染予防管理に関する看護過程である

[看護の方向性]

◆ステロイドパルス療法中・後は生体の防御機能の減弱により，易感染状態であり，原疾患において，すでに易感染状態である場合も多く，感染症を併発すると急激に増悪するため感染を予防することが重要である

◆直接，外界に面している呼吸器系，消化器系，尿路系の感染予防が重要である

◆過剰なストレス状態は生体防御機能のバランスを崩すため，ストレス対処についての関わりも必要である

4. 看護目標・成果	**5. 考えられる援助方法**
[1] 以下の状態を回避するために援助する ●感染症が起こらないよう予防対策ができる ●感染症を早期発見し，悪化を防ぐ	[1・3] 感染予防のための指導，感染予防行動に対する援助 （O-P） ●バイタルサイン（特に熱型），感染徴候の有無，感染症症状出現の有無および苦痛の程度，体力消耗の程度・感染予防の重要性，必要性（易感染性の可能性・期間）について （TP/EP） ●感染予防的ケア ・感染源の除去（感染源からの隔離：面会制限，個室，手洗い，ガウンテクニックなど） ・病原体の滅菌・消毒：汚染リネンや汚染器具の消毒・滅菌） ・感染経路の遮断（病原菌の侵入防止：全身の清潔，口腔ケア，陰部ケア，手洗い，無菌操作など，病原体の伝播防止：環境整備など） ・抵抗力の強化（生活調整：十分な栄養摂取，心身の安静，休息，睡眠，事故防止，ストレスの発散など） ●感染症の初期症状と早期発見，報告の重要性および対処方法について ・患者の理解度，必要に応じた自己管理指導，生活調整の指導 ・具体的行動の実施評価とその結果のフィードバック
[2] 以下のように援助する ●検査や治療に対する不安やストレスが言葉で表現できる ●疾患，治療について理解でき，治療への取り組みについて前向きな表現ができる	[2・3] ●不安，ストレスの緩和 ・治療計画の説明 ・薬剤の作用・副作用の説明 ●社会的支援 ・家族の理解，協力への援助
[3] 以下のように援助する ●生活を調整し，感染予防行動を習慣化できる	

＊：治療・処置に関わるもの

この領域に条件によってはよくみられる看護診断

●不安

B ステロイドパルス療法を受け，易感染状態にある患者の看護

6. 病態関連図

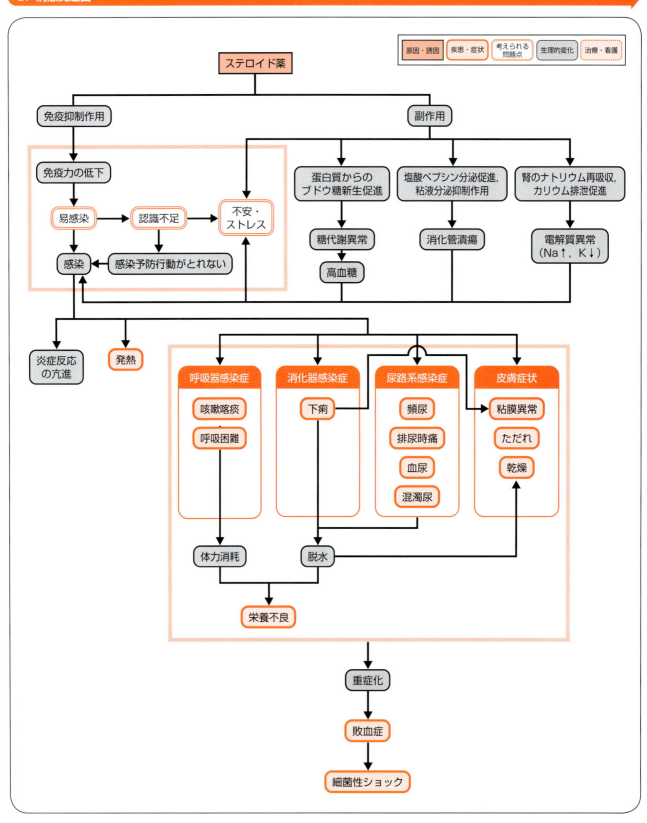

7. 看護計画

---

[1] パルス療法（ステロイド薬）による免疫機能低下に伴い，易感染状態である（呼吸器系感染症，消化器系感染症，尿路・泌尿器系感染症，皮膚・軟部組織感染症）

[問題解決のための視点]

☆気道や粘膜の防御機能低下があり，易感染状態であり，肺炎等を起こすと重症化しやすい．重症化すると敗血症，細菌性ショックなど生命への危険もでてくる．感染を起こさないように感染予防プランを実施する

☆免疫機能の低下により，腸内常在細菌の病原化があり，下痢を起こしやすい．下痢により，脱水，栄養状態低下など，全身状態への影響も出てくる．また，尿路感染も併発しやすいため，尿路感染防止プランも必要である

☆パルス療法を受ける患者の原疾患は皮膚病変をもっていることがある．皮膚は生体防御機能の最前線であり，皮膚の損傷は病原菌の侵入を容易にしやすい．かゆみのコントロールをして，皮膚の損傷を防ぐ

看護目標・成果	考えられる援助方法	個別化のポイント
●以下の状態を回避するために援助する ・感染症が起こらないよう予防対策ができる ・感染症を早期発見し，悪化を防ぐ	**O-P** 〈全身症状〉 ①バイタルサイン（特に熱型） ②発熱に伴う随伴症状：倦怠感，口渇，発汗，活動性の低下 ③感染徴候の有無 　●呼吸器系 　・呼吸の状態：回数，深さ，呼吸音，パターン 　・咳嗽の有無（乾性か，湿性か） 　・気管内分泌物の量，性状 　・口腔内の状態：乾燥の有無，口内炎はないか，舌苔の有無 　●消化器系 　・排便回数，性状 　・下痢に伴う随伴症状：食欲不振，倦怠感，口渇，活動性の低下 　・腹痛，悪心・嘔吐 　・脱水の有無（皮膚や口腔内の乾燥） 　・栄養状態 　・食事摂取状況：水分，食事摂取量 　●尿路系 　・排尿回数（頻尿になっていないか），性状 　・排尿時痛の有無 　◎中枢神経系 　・意識レベル 　●皮膚 　・皮膚の状態：乾燥，湿潤，損傷の有無，発赤，腫脹，疼痛 　・陰部粘膜の異常の有無：発赤，びらん 　・掻痒感の有無，程度，どのような時にかゆみが出るか ④感染症症状出現の有無および苦痛の程度 ⑤体力消耗の程度 〈検査〉 ⑥血液検査：白血球増加，CRP上昇，BUN上昇，血清総	

蛋白値，アルブミン値
⑦各種培養検査：血液，尿，喀痰
⑧尿一般検査，尿比重
⑨胸部X線，血液ガス分析：PaO_2 低下，代謝性アシドーシス

T-P

〈感染源の除去〉
①パルス療法中の患者は易感染状態なのでできれば個室管理とし，感染源から隔離する
②面会は家族のみ短時間とする．家族でも感染の危険のある場合（幼少者，風邪を引いているなど）面会は避ける

〈感染経路の遮断──身体の清潔保持〉
③症状に合わせた清潔方法の選択
　●含嗽・手洗い・身体の清潔が保持できるケアを提供する
④口腔内の清潔保持
　●含嗽，歯磨きを行う
　●起床時，毎食前・後に行う
　●患者の症状に合わせた洗口液，含嗽薬（イソジンガーグル，ファンギゾンシロップなど）を使用する
　●歯磨きは，歯垢や食物が残らないようにブラッシングを行う（汚れが残りやすいところは，歯の上部（咬合面）の溝の部分，歯と歯肉の境目，歯と歯の間など）
　●歯ブラシは口腔粘膜を傷つけにくい柔らかめのもので，ブラシの先は細かいところが磨きやすいように小さめのほうがよい
　●義歯を装着している場合は，義歯と歯の境目に食物が残りやすいので，義歯をはずしてブラッシングする

　●舌は舌苔に付着した汚れを落とす目的で，舌ブラシなどで軽くブラッシングを行う．オキシドール原液または2倍希釈で口腔ケアを行う．乾燥している場合は人工唾液を使用する

⑤皮膚の清潔保持，かゆみのコントロール
　●清潔保持のため，入浴シャワーは可能である．倦怠感などにより入浴できない場合は清拭を行う
　●搔破して傷ができると感染のリスクになるので，爪は常に短く切っておく
　●かゆみは発汗，乾燥などで強くなるため，清潔，保湿に努める
　●かゆみのある部分は軽く叩くか，あるいは冷やす
⑥陰部ケア
　●排尿，排便後はその都度洗浄（温水洗浄便座）し，清

●患者の負担が強い場合は起床時，各食間でもよい

●免疫機能の低下により，口腔カンジダ症やヘルペス性口内炎などの口腔領域での日和見感染，呼吸器系感染症，特に肺炎などを起こしやすい．したがって口腔内の変化を早期に発見すると同時に個々の患者に合った口腔ケアを行うことが重要である

●舌苔を落とそうとして強くブラッシングすると傷を作り，細菌感染の原因となる

●咳嗽，喀痰がある場合は有効な咳嗽をさせ，喀痰を促す

●高齢者の場合は皮脂を落としすぎるとかゆみにつながるので石鹸でごしごしこすらないようにする

	潔を保つ ●下痢により，粘膜の発赤，びらんがある場合は，軟膏塗布し，悪化させないようにする ●膀胱留置カテーテル挿入中の場合，陰部洗浄を石鹸を用いて，1日1回以上は行う（やさしく行う．強く洗浄すると粘膜を傷つけ，感染のリスクになる） ●排泄後は手洗いをきちんと行う ⑦環境整備 ●室内の環境調整 ●温度24～26℃，湿度40～60％，暖房による乾燥に注意する ●清潔なリネンを使用してベッドメーキングを行う ●下着や寝衣は，皮膚への刺激が少ない絹や綿の柔らかいものを使用する **〈抵抗力の強化〉** ⑧栄養のバランスのとれた食事を摂取する ●免疫力の低下により，腸内の常在細菌も病原化して，下痢を起こしやすくなっているため，食事内容を消化，吸収のよいものとする（粥食，軟菜，保温状態のよいもの） ⑨食欲不振が出現し，食事摂取量が低下した場合は，流動食（重湯やスープなど）で水分摂取を促す ⑩脱水の徴候がある場合は，医師に相談し，静脈点滴注射（以下，点滴）により，水分，栄養補給を行う ⑪排便回数，性状を観察し，下痢が出現したら，止痢薬の投与を医師に相談し，正常な排便となるようコントロールする ⑫活動と休息の調整 ●十分な睡眠時間をとる ●長期臥床を避け，体調に合った活動を行う	●体温が上昇するとかゆみが増すので，気温に合わせた適切な着衣をする
	E-P ①感染予防の必要性を説明する ●大量のステロイド薬を使用することにより，免疫力の低下があり，容易に感染しやすい状態である ●口腔内が汚染されていると口腔細菌が増殖して，肺炎を起こす．そのため口腔内の清潔の保持が必要である ●皮膚のかゆみがある場合は掻かずに叩く，冷やすなどで対処する ●爪は短く切っておく ●夜間，睡眠中に掻く恐れのある場合は手袋を使用する ②感染症の初期症状に注意し，早期発見できるようにする． ●発熱（37.5℃以上）や随伴症状出現時は報告するように説明する ③感染予防の具体的方法 ●起床時毎食前後の手洗い・含嗽の励行 ●マスクの着用（部屋から出る時，面会時） ●身体の清潔の保持（排泄後の洗浄，清潔な下着の着用）	●理解力が低下している患者の場合は何を感染予防として実施するのかを図示して説明するとよい

[2] 薬剤の副作用や疾患に対する不安により，精神的ストレスとなりやすい

[問題解決のための視点]
☆精神的ストレスは生命防御機能を低下させ，健康に障害をきたすようになる．ステロイド薬の副作用により，精神的に不安定な状態になりやすい．患者の訴えをよく聴き，不安の原因を知る．疾患や治療の理解を深めることで不安を緩和する

看護目標・成果	考えられる援助方法	個別化のポイント
●検査や治療に対する不安やストレスが言葉で表現できる ●疾患，治療について理解でき，治療への取り組みについて前向きな表現ができる	O-P ①疾患・治療に対する不安はないか ②闘病意欲の低下や喪失はないか（表情，言動，活気の状態） ③家族のサポートが得られているか T-P ①不安が表出できるような落ちついた態度で接する ②治療や処置を行う場合は説明を十分行い心配や質問がないか聞き，丁寧に答える ③感染予防行動をとりながらも生活の中でできる楽しみや遊び，リラックスできることを探し，継続する ④強度の不安の場合は医師に相談し精神科医や臨床心理士からの支援を得る E-P ①治療計画を説明する ②薬剤の作用，副作用を説明する ③感染予防をきちんと行えば，重篤な感染症を起こすことはないと説明し，感染予防行動が実施できるようにする	

[3] 認識不足による感染予防行動を継続するための生活調整の困難

[問題解決のための視点]
☆感染予防や感染に対する抵抗力増強のための生活調整に対して，患者と家族が自ら実践し，習慣化できるように説明・指導する

看護目標・成果	考えられる援助方法	個別化のポイント
●生活を調整し感染予防行動を習慣化できる	O-P ①感染予防の必要性の理解度 ②感染予防行動の実行能力 ③感染予防行動の実施（実行度）とそれに影響する要因 ●これまでの生活習慣 ●仕事など社会的環境 T-P ①体調が悪いなど何らかの理由で身体の清潔を患者自身が保てない場合，全身清拭や口腔ケア，陰部洗浄などを介助する ②何らかの理由で服薬を自己管理できない場合は，服薬を介助する	

E-P

〈感染予防行動に対する援助——患者の理解度，必要に応じた自己管理指導，生活調整の指導〉

①口腔，陰部，皮膚の清潔保持
- 外出後は手洗い，含嗽を行う
- 感冒，インフルエンザ流行期などは外出をできるだけ避ける．外出時はマスクを着用する
- 排泄後は温水洗浄便座を使用し，陰部の清潔を保つ．温水洗浄便座がない場合は清浄綿を使用する

②体力保持
- 規則的な摂食の習慣をつけ，バランスのよい食生活を維持する
- 適度な運動
- 十分な睡眠

③感染予防行動を生活の中に組み込めるよう患者の生活習慣を情報収集し，実施できる方法をともに考える

④仕事の内容により，職場を調整する必要がある（例えば空気汚染のある職場では気道感染を起こしやすい）

〈引用・参考文献〉
1) 井上智子・他編：緊急度・重症度からみた症状別看護過程＋病態関連図．医学書院，2011
2) 高木永子監：看護過程に沿った対症看護—病態生理と看護のポイント．学研メディカル秀潤社，2010
3) 小田正枝編著：症状別　アセスメント・看護計画ガイド．照林社，2008
4) 小野寺綾子・他編：新看護観察のキーポイントシリーズ　成人内科Ⅳ．中央法規出版，2011
5) 矢野久子・他編：ナーシング・グラフィカ⑫　健康の回復と看護—生体防御機能障害．メディカ出版，2006
6) 岩田健太郎・他：系統看護学講座　専門分野Ⅱ　成人看護学11　アレルギー 膠原病 感染症．医学書院，2012

第Ⅲ章 生体防御機能障害と看護
② 免疫機能障害

C 免疫機能の安定化（増悪因子の回避）のために生活調整が必要な患者の看護

吉田尚代

1. アセスメントのポイント

[身体的]
① 再燃の微候がないか
- 全身状態
- 関節症状
- 皮膚，粘膜症状
- 内臓の炎症性病変による症状（腎・泌尿器系，呼吸・循環器系，神経系，消化器系）

② 感染の微候はないか
③ 抗DNA抗体価，補体価，血算・生化学データ（LDH等），胸部X線

[精神的]
① 疾患・治療・予後に対する不安の有無
② 長期化・行動制限による闘病意欲低下や心理的抑うつ状態の有無
③ 徐々に悪化することによる予期的悲嘆の有無
④ 日常生活調整によるストレスの有無

[社会的]
① 長期療養の心構えができているか
② 社会生活に適応しているか
③ 周囲の人に状況を理解され，協力を得られているか

[自己管理]
① 薬物療法の継続ができるか
② 再燃因子を理解しているか
③ 規則正しい生活管理ができているか
④ 状態の変化を判断でき，必要な対処がとれているか

2. 医療問題（問題の根拠・なりゆき）

① 免疫機能障害
▶ 自己免疫疾患
▶ 活動期
▶ 各症状の出現・発熱・倦怠感・疼痛

▶ 再燃

② 原因不明の疾患
▶ 長期療養，予後への不安

▶ 在宅療養の問題

3. 考えられる問題点

[1] 再燃による炎症症状の出現のおそれ

[2] 疾患や治療に対する知識不足のため，治療を継続できないおそれがある

[3] 長期療養に対するストレスや不安

[4] 増悪防止のための生活調整に関連したノンコンプライアンス

[VIEW]

● 免疫機能障害疾患は活動期（再燃）と非活動期（寛解）を繰り返す．この状況は非活動期（寛解）における日常生活指導が中心の看護過程である

[看護の方向性]

◆ 非活動期の生活調整ができるように活動期の看護から，患者が正しい知識を得られるように援助する
◆ 薬物療法が継続されるように服薬の必要性や副作用などを指導する
◆ 長期療養が必要になるので，家族の支援も重要である

4. 看護目標・成果	5. 考えられる援助方法
[1] ● 再燃の徴候を早期発見し，増悪を防ぐ ● 炎症症状が消失あるいは緩和する **[2]** 疾患や治療を正しく理解し，治療に取り組むことができる	**[1・2]** **O-P** ● 現在の症状 ・全身症状：発熱，全身倦怠感，易疲労感，体重減少 ・皮膚症状 ・口腔内粘膜（口内炎，潰瘍） ・関節痛，筋肉痛 ・腎症，中枢神経症状，心症状，呼吸器症状 ● 再燃の徴候を見逃さない観察と指導 ・微熱，発熱 ・粘膜の状態（発赤，びらん，潰瘍） ・咳，痰，息切れ，呼吸困難 ・頻尿，排尿困難，血尿，混濁尿 ・下痢，便秘 ● 病態や治療に関する認識，治療に対するコンプライアンス，自己管理の重要性に対する理解，セルフケア行動の獲得・実践状況 **TP/EP** ● 疾患，治療に対する受け止め方と正しい知識の提供 ・疾患の特徴と経過，合併症と予後，現在の病態 ・薬物療法の作用と副作用，副作用の予防および出現時の対処法，薬物の管理法
[3] 長期療養に対する心構えができ，ストレスの対処行動がとれる **[4]** ● 増悪因子を理解できる ● 増悪因子を回避した生活設計ができる	**[3・4]** **O-P** ● 病気やライフスタイルに対する理解内容 ● 情動や自立度 ● 学習のニーズ ● コーピング反応 **TP/EP** ● 増悪因子を回避した生活調整のための指導 ・刺激の回避（紫外線，寒冷，薬物アレルギー） ・免疫機能の安定化（感染予防，外傷予防，ストレスの軽減，計画的妊娠） ・体力の保持増進（休養と活動のバランス） ● 医療の継続への援助 ● 患者を取り巻く人々（家族，職場，友人）への理解と協力のための援助 ● 不安，ストレスの緩和 ・患者および家族への治療計画の説明 ・増悪因子の回避行動に伴う身体的，心理的負担を軽減できる対策への支援

この領域に条件によってはよくみられる看護診断

● 日常生活指導が中心である場合，退院指導として指導強化する（知識を与える）（家族を含めて）**

● 不安

＊：治療・処置に関わるもの

C 免疫機能の安定化（増悪因子の回避）のために生活調整が必要な患者の看護　373

6. 病態関連図

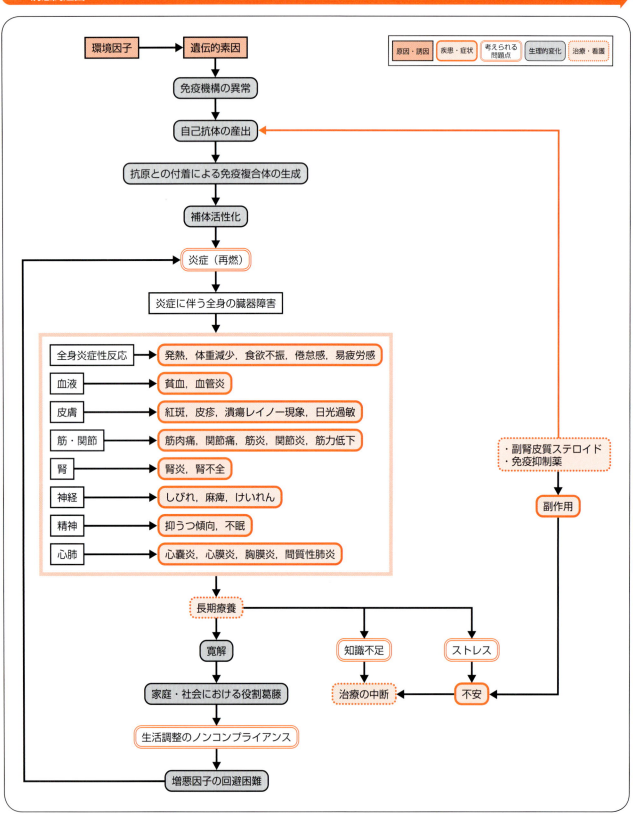

7. 看護計画

［1］再燃による炎症症状の出現のおそれ

[問題解決のための視点]

☆再燃の徴候を見逃さないように症状を把握し，観察する　☆患者本人が再燃の徴候を理解できるように指導する

看護目標・成果	考えられる援助方法	個別化のポイント
●以下の状態を回避するために援助する ・再燃の徴候を早期発見し，増悪を防ぐ ・炎症症状が消失あるいは緩和する	**O-P** ①発熱（37℃以上の体温の持続状況） ②全身倦怠感・疲労感 ③食欲不振・体重減少 ④関節・筋肉症状：関節痛，部位，持続時間，関節可動時の疼痛，運動障害の有無，こわばり，拘縮，変形，筋肉痛，筋力 ⑤皮膚粘膜：蝶形紅斑，日光過敏，脱毛，爪，手掌紅斑，レイノー現象，口腔粘膜潰瘍，皮膚潰瘍 ⑥呼吸・循環：咳嗽，喀痰，息切れ，浮腫 ⑦消化器症状：悪心・嘔吐，腹痛，便秘，下痢 ⑧腎機能：尿量減少，蛋白尿 ⑨精神症状：イライラ，不安，抑うつ **T-P** 〈刺激を回避できるように環境調整する〉 ①心身の安静を保つ 　●午前午後2時間程度の安静時間を設ける．疾患活動性が鎮まるにしたがって安静時間を短縮する ②日光は疾患を増悪させる因子であるので，当たらないように注意する 　●ベッドの位置を考える 　●カーテン，ブラインドなどを利用する ③室内温度を適温に保つ 　●冷暖房の効きすぎに注意する 〈免疫機能の安定化〉 ④身体の清潔を保ち，感染予防する 　●手洗いや含嗽を行う 　●外出時はマスクを着用する 　●発熱・発汗がある場合は適宜清拭を行う 　●脱毛があるときは粘着テープでベッド清掃を行う 　●口内炎や口腔粘膜潰瘍のある場合は，イソジンガーグルで起床時，毎食前後の含嗽を行う ⑤ストレスの軽減 　●身体に負担のかからない軽度な運動を行う 　●趣味などでストレスを緩和する 　●同じ病気で苦しむ人との交流をもち，互いに励ましあえるような環境作りをする	●身体の清潔保持は感染予防として重要なことであるが，全身状態が悪い場合は体力消耗につながるので，患者の状態に合わせて計画を考える

Ｃ 免疫機能の安定化（増悪因子の回避）のために生活調整が必要な患者の看護

〈体力の保持増進〉

⑥食欲不振，食事摂取量が少ない場合は食事内容を工夫する
- 良質の蛋白質，ビタミン，ミネラルなどを多く含んだ消化のよい食事を摂取する
- 口内炎や口腔粘膜潰瘍があり，疼痛により食べられない場合は全粥軟菜食，流動食や高カロリー流動食を考える

⑦適度な運動を行う
- 疲労感，関節痛が残らない程度に運動を行う
- 関節痛などは医師と相談し，疼痛コントロールを行う

E-P

①症状があるときには無理して動かないように説明する
②安静にする時期と活動をしてもよい時期があることを説明する
③感染予防行動を説明し，その方法を指導する

- 鎮痛薬は耐性や習慣性の問題もあるが，鎮痛により，ADLやQOLが向上することを考えると，我慢させずに疼痛コントロールを患者とともに考える

---

[2] 疾患や治療に対する知識不足のため，治療を継続できないおそれがある

[問題解決のための視点]

☆自分の状況を受け入れ，生涯必要とされる療養生活を維持していくには病気を正しく理解するということが

重要である

☆長期間の内服管理と日常生活調整など疾患や治療をどのようにとらえているのか把握し，援助する

看護目標・成果	考えられる援助方法	個別化のポイント
● 疾患や治療を正しく理解し，治療に取り組むことができる	O-P ①疾患，治療に対する受け止め方 ②疾患の特徴と経過，現在の病態，合併症と予後についての理解 ③治療法に対する考え方 ④薬物療法の作用（副腎皮質ステロイド，免疫抑制薬）の作用副作用の理解 ⑤副作用の予防および出現時の対処法を理解しているか ⑥薬物の管理法を理解しているか T-P ①患者の訴えを傾聴する ②訴えやすい雰囲気，場を設けて患者の思いが引き出せ，闘病意欲がもてるように援助する ③医師や薬剤師などと連携をとり，チーム医療を推進する E-P ①疾患に対する受け止め方を知り，正しい知識を提供する 　● 原因不明であることから，難病，予後不良と考えられがちだが，診断，治療法の進歩により，生存率は上がっている 　● 再燃，寛解を繰り返し，再燃予防のために，生涯にわたり，生活調整をする必要がある	● 患者によってはデータを示して説明したほうがよい

●生涯にわたり，療養生活を送るためには家族の協力が必要である

②治療法に対する受け止め方を知り，正しい知識を提供する

●副腎皮質ステロイド
・強力な抗炎症作用と免疫抑制作用を有する
・主な副作用（表1）

表1　副腎皮質ステロイドによる主な副作用

重篤な副作用	ほとんどの例に見られる副作用
・感染増悪，誘発 ・糖尿病，高血糖 ・消化性潰瘍 ・血栓，動脈硬化，血管炎 ・精神変調 ・骨折	・多毛症 ・骨粗鬆症 ・発疹 ・満月様顔貌 ・体重増加 ・多尿 ・白血球増多 ・月経異常 ・成長障害（小児） ・創傷治癒遅延

●免疫抑制薬
●血漿交換療法

●副腎皮質ステロイドは副作用が多い薬剤だが，副作用ばかり説明すると不安を助長してしまうので，疾患に対する強力な作用があることを説明する

---

[3] 長期療養に対するストレスや不安

[問題解決のための視点]
☆疾患や今後の療養について患者の受け止め方を知り，不安の解消に努める

看護目標・成果	考えられる援助方法	個別化のポイント
●長期療養に対する心構えができ，ストレスの対処行動がとれる	O-P ①疾患に対する受け止め方 ②疾患の経過についての理解 ③治療法に対する考え方 ④今後の療養生活に対する考え方 T-P ①患者の訴えを傾聴する ②同じ疾患，体験をしている人と話をする機会を設ける ③今後の生活設計を患者，家族とともに考える E-P ①不安の原因となっていることを知り，知識不足であれば，正しい知識を提供する ②家族やキーパーソンからの支援が受けられるように調整する	

C 免疫機能の安定化（増悪因子の回避）のために生活調整が必要な患者の看護

[4] 増悪防止のための生活調整に関連したノンコンプライアンス

[問題解決のための視点]

☆免疫機能障害疾患は活動期（再燃）と非活動期（寛解）を繰り返す. 非活動期（寛解）において増悪因子をいかに抑えるかが, 再燃予防につながる

☆生活調整は家庭生活, 社会生活, 役割に及ぼす影響が

あり, 役割葛藤があると生活行動との折り合いをつけることが困難となる. 生活調整に対する効力感があるかどうかも見極め, コンプライアンス行動がとれるように援助する

看護目標・成果	考えられる援助方法	個別化のポイント
●増悪因子を理解できる ●増悪因子を予防する行動がとれる	**O-P** ①病態や治療に関する認識 ②治療に対するコンプライアンス ③自己管理の重要性に対する理解 ④セルフケア行動の獲得・実践状況 ⑤今までの生活行動（タイムスケジュール） ⑥社会的役割（ライフサイクル, 職業） ⑦家族のサポート状況 **T-P** ①患者の訴えを傾聴する ②生活調整について, 患者・家族が考えられるようサポートする ③退院後の生活を想定したADLの援助を行う 　●住環境, 買い物, 通勤の手段などの把握 ④増悪因子を回避した生活行動計画を患者とともに考える **E-P** ①再燃する危険性があることを説明する ②定期受診 ③再燃を誘発する因子として, 日光曝露, 寒冷曝露, 妊娠, 分娩, 抜歯, 手術, 外傷, 感冒, 感染症, 特殊薬物などがある 　●直射日光や寒冷を避ける 　　▶外での作業が多い職業は, 室内での仕事に変更してもらう 　　▶職場には長期入院, 療養のため, 休暇が必要になることを説明する 　●抜歯, 手術, 妊娠, 分娩は医師と相談してから, 計画を立てる 　●感染予防 　　▶人ごみを避ける, 外出後は手洗いや含嗽を行う 　　▶身体の清潔保持：毎日入浴（シャワー）を行う. 排泄後は温水洗浄便座を使用する ④服薬管理を行い, 医師の指示どおりに服薬を続ける 　●指示量や回数を説明し, 自己判断で中止や増減量しない 　●作用・副作用を指導し, 副作用出現時は医師, 薬剤師と相談する	●その人のライフサイクルにより, 社会的役割が異なり, 援助の方向も異なってくる ●ADLが低下している場合はできるだけ身体の清潔が保てるように家族の協力を依頼する

●薬の手帳などを記録し，他の病気で処方された場合に
薬の内容を説明できるようにしておく
⑤筋力維持のため，痛みがない程度に適度な運動を行う（特
別の運動というのではなく日常生活の中で体を動かす）
⑥家族にも再燃因子を説明し，防止対策に協力してもらえ
るよう働きかける
⑦必要時には社会的支援も活用し，生活の組み立てを家族
とともに考える

●増悪因子を回避した生活
調整のための指導

表2　指導内容例

指導日	指導内容
1〜2日目	・刺激の回避 ・再燃を誘発する因子（紫外線，寒冷，薬物アレルギー） ・誘発因子を避ける方法
3〜4日目	・免疫機能の安定化（感染予防，外傷予防，ストレスの軽減，計画的妊娠） ・体力の保持増進（休養と活動のバランス）
5〜6日目	・服薬指導：用量用法，作用副作用 ・食事：栄養管理 ・定期受診について

〈引用・参考文献〉
1）小野寺綾子，陣田泰子編：新看護観察のキーポイントシリーズ成人内科Ⅳ．中央法規，2011．
2）矢野久子，御供泰治編：ナーシンググラフィカ⑫健康の回復と支援—生体防御機能障害．メディカ出版，2006．
3）山口瑞穂子，関口恵子監：疾患別看護過程の展開．学研メディカル秀潤社，2008．
4）中野榮子：疾患別看護過程セミナー，統合改訂版．pp666-684，医学芸術新社，2006．
5）佐藤栄子編：シリーズナーシング・ロードマップ疾患別成人看護．中央法規，2006．
6）洪愛子：ナーシングムック9　感染管理ナーシング．学習研究社，2002．
7）浦部晶夫編：今日の治療薬—解説と便覧2013．pp240-260，南江堂，2013．

第Ⅲ章 生体防御機能障害と看護
2 免疫機能障害

D 隔離を要する肺結核患者の看護

畑中伸子

1. アセスメントのポイント

[身体的]
① 肺実質の病変により，肺機能に障害はないか
- 呼吸困難の程度
- 呼吸困難の随伴症状

② 2週間以上続く咳，（痰）血痰，発熱，食欲不振，体重減少，悪寒，寝汗，倦怠感，喀血

③ 喀痰塗抹検査（3回），胸部X線（陰影），CT（1cm以下の原発巣）
- 喀痰培養による菌量：4週間後，8週間後確認（ガフキー号数）

④ 抗結核薬内服後の副作用の有無（図2）
- RFP：皮疹，肝障害
- INH：末梢神経障害
- EB：視神経障害
- PZA：肝障害，関節痛

[精神的]
① 疾患・治療・予後に対する不安はないか
② サポートが得られているか
③ 家庭復帰，社会復帰への不安
④ 隔離による孤独感，拘束感はないか

[社会的]
① 隔離が受容できているか
② 保健所の職員による面接：接触者調査

[自己管理]
① 内服が確実にできているか
② 再燃予防，他者への感染予防のための生活管理ができているか

2. 医療問題（問題の根拠・なりゆき）

① 空洞による肺容積の減少
▶ 肺換気不足
▶ 呼吸困難
　　　　　　　　　　▶ 呼吸不全

② 肺結核に伴う症状
▶ 咳，発熱，痰，倦怠感，体重減少
　　　　　　　　　　▶ ADL低下

3. 考えられる問題点

[1] 肺実質の病変により肺機能障害が起こりやすい

[2] 持続する発熱や咳により体力を消耗しやすい

[3] 長期間，抗結核薬を内服することにより副作用が起こりやすい

[4] 隔離による行動制限，長期間の入院によるストレスや不安が生じやすい

[5] 退院後の生活をコントロールする必要がある

[VIEW]
- この状況は肺結核により隔離を必要とされる患者の入院から退院に向けてまでの一連の看護である

[看護の方向性]
◆ 結核菌による空気感染であり，陰圧空調を備えた個室に収容する
◆ 部屋のドアは閉めておき，医療従事者は入室時には濾過マスク（N95）を着用し，患者は，サージカルマスクを使用し拡散を防ぐ
◆ 長期入院となるため，不安を表出できる環境をつくる
◆ 自分自身で確実に内服ができるように指導する
◆ 早期に家庭復帰・社会復帰できるよう支援する

4. 看護目標・成果	5. 考えられる援助方法
[1] 呼吸困難が増悪しない ● 呼吸困難の程度に応じた活動ができる	[1・2・3・4・5] O-P ● バイタルサイン（特に熱型），発熱，冷汗，胸部圧迫感 ・胸内苦悶，疲労感，不眠，ADL動作，不安・緊張感 TP/EP ● 呼吸困難の緩和 ・安静 ・体位の工夫 ・呼吸理学療法による効果的な排痰法 ・酸素吸入の準備
[2] 以下の状態を回避するために援助する ● 持続する咳や発熱による苦痛を軽減し，体力が消耗しない	● 随伴症状の緩和 ・保温，冷罨法，環境調整 ・水分，栄養補給 ・感染予防
[3] 長期間，抗結核薬を継続して服用できる ● 抗結核薬の副作用を，理解できる	● 感染予防行動の必要性の指導 ・隔離生活について ・陰圧に空調設備が整えられ1時間に6〜12回の換気が設定されている ● マスクの着用 ・喀痰の廃棄方法
[4] 治療に対する不安が言葉で表現でき，必要時援助を求めることができる ● 行動制限の必要性を理解し，隔離生活に順応し安楽に過ごすことができる	● 治療継続への援助 ・患者および家族への治療計画の説明 ・身体の行動規制，拘束感に対する援助（生活空間の環境調整）
[5] 服薬の重要性を認識でき，継続できる ● 結核菌を飛散させないため，指示された行動がとれる	● 社会的支援 ・家族の理解，協力への援助 ・結核予防法の申請（48時間以内に保健所へ報告）

この領域に条件によってはよくみられる看護診断

● 排菌をしている結核（TB）に関する問題は医療の範ちゅうである**

● 退院後の生活においての内服のコントロールは退院指導として行う**

● 不安

＊：治療・処置に関わるもの

D 隔離を要する肺結核患者の看護　381

6. 病態関連図

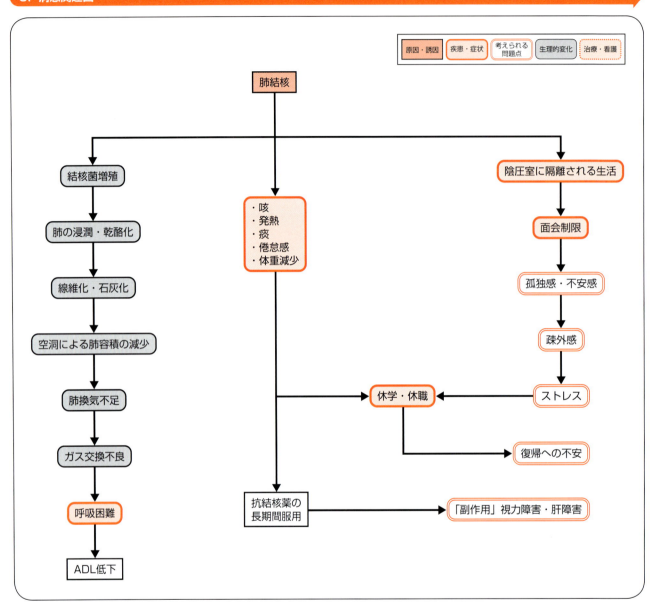

表1　感染の様式と対応策

	空気感染	飛沫感染	接触感染
特別の看護システム	必要	不必要	不必要
個室	必要（ドア閉鎖）	必要（ドア閉鎖）	必要（ドア閉鎖）
N95マスク着用	必要	不必要	不必要
ガウン	不必要	不必要	必要（接触の可能性）
手袋	不必要	不必要	必要（必ず着用）
主な感染症	麻疹，水痘，結核	百日咳，インフルエンザ	赤痢，O157

＊結核の感染対策では「陰圧室」「換気」「特別のマスク」「紫外線照射」などの対応が求められる

7. 看護計画

[1] 肺実質の病変により肺の機能障害が起こりやすい

[問題解決のための視点]
☆入院前の生活状況を確認する

☆患者の障害部位と症状を観察する

看護目標・成果	考えられる援助方法	個別化のポイント
●呼吸困難が増悪しない ●呼吸困難の程度に応じた活動ができる	**O-P** ①バイタルサイン：体温・脈拍・血圧・呼吸）呼吸数，呼吸の深さ，呼吸型，リズム，呼吸音，SpO_2 ②意識レベル，患者の表現内容，ショック症状，発声状況，血圧低下，けいれん，頸静脈怒張，浮腫，乏尿 ③呼吸困難の有無，咳嗽の有無・程度，肺の雑音の有無，空気流入（エア）入りの状態，痰の量，性状，血痰の有無，胸痛 ④血液ガス分析：pH，PCO_2，PO_2，SaO_2 ⑤検査データ：白血球，ヘモグロビン，赤血球，電解質，SpO_2 **T-P** ①陰圧個室に隔離する ②心身の安静を保つ 　●運動量のコントロール 　●不安と孤独感を受け入れる ③体位の工夫 　●ベッドのギャッチアップ，起座呼吸，口すぼめ呼吸，前傾姿勢 ④気道内分泌物の喀出：呼吸理学療法，加湿，口腔ケア，含嗽，歯磨き，痰の性状，水分補給 ⑤酸素療法，低酸素血症予防 ⑥採痰の容器の蓋はしっかりと閉める（ラベルに結核疑いや陽性であることを記入する） ⑦発熱時：クーリング，解熱薬使用 ⑧咳が激しい時：指示の鎮咳薬 **E-P** 〈入院時より〉 ①家族に対して 　●結核は空気感染でありリネンの特別扱いはしないことを説明する 　●食器・便器・尿器も同じ扱いであることを説明する ②定期検査（X線，視力，聴力，痰）の検査について説明する ③結核菌が付着した布や紙類は専用の蓋つきのごみ箱に入れる．入れない場合は，ビニール袋に入れ密閉して感染性廃棄物として処理する	●肺の器質疾患の有無を確認する ●禁煙指導：入院前まで喫煙していた患者には，痰や咳が増加するため禁煙指導する

[2] 持続する発熱や咳により体力を消耗しやすい

[問題解決のための視点]
☆発熱や咳が長期間にならず体力の消耗を防ぐ
☆抗結核薬の内服により症状が軽減している

看護目標・成果
- 規則正しい入院生活を送る
- 症状が軽減し苦痛がない
- 体重が減少しない
- 持続する咳や発熱による苦痛が軽減し,体力が消耗しない

考えられる援助方法

O-P
①症状の観察:バイタルサイン測定,咳,発汗,痰の性状,胸痛,脱力感,疲労感,不眠,寝汗
②随伴症状:疲労感,不眠,ADL動作,意識レベル,頭痛
③抗結核薬の内服との関係:発熱,咳,内服後の症状
④食事摂取状況:食欲,倦怠感
⑤高齢者,るいそう患者の転倒転落への危険の予測
⑥体重測定(1回/週)

T-P
〈清潔〉
①発熱時・寝汗をかいた時:清拭後に更衣する
②ふらつきの症状がある時は安静臥床とする
③発熱時:クーリング
④毎日清拭を行い,清潔な衣類に更衣する.洗髪後はドライヤーで髪を乾かす
〈食事・水分摂取〉
⑤食事摂取量の記録
⑥食欲・食思の記録
⑦食欲・飲水量の記録
〈感染予防〉
⑧病室から出るときはサージカルマスク(図1)を使用する
⑨手洗い・含嗽を行う
⑩小児や体力の低下している人の面会は避ける

個別化のポイント
- 発熱時は適宜行う
- 糖尿病合併症があれば栄養士による食事指導を行う
- 高齢者のベッドは,柵付きとし,なるべく低く設定する

図1 しっかりフィットするN95マスク

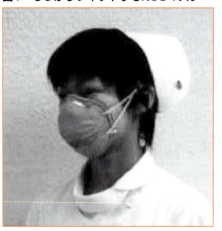

図2 咳の方法

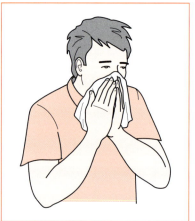

E-P

①食事指導：少量でも栄養価の高い食品の摂取を勧める

②家族の協力が得られ，合併症がなければ患者の希望食品を入れる

③咳の飛散防止について説明する（図2）

④症状が出現した時は看護師に連絡する

⑤発汗による更衣回数が多い時期には衣類は多めに準備しておくように家族に説明する

● 高齢者・家族には入院による環境変化により，転倒・転落の危険性を説明する

---

[3] 長期間，抗結核薬を内服することにより副作用が起こりやすい

[問題解決のための視点]

☆退院後も医師の許可が出るまで薬を飲み続けなければならない

☆内服は自分の身体を守ること，家族を守ることを指導

する

☆化学療法は必ず2～4剤の併用で行い，治療期間は短くても6カ月である（図3・4）

看護目標・成果	考えられる援助方法	個別化のポイント
● 長期間，抗結核薬を継続して服薬できる ● 抗結核薬の副作用を早期発見できる	**O-P** ①神経系 　● 聴神経：会話の成立，返答状況 　● 視神経：視力障害，視野狭窄 　● 脳神経：顔のしびれ，顔面神経麻痺 　● 末梢神経：四肢しびれ感，関節痛，知覚異常，運動麻痺，運動失調，しびれ感，脱力感 　● 自立神経：排尿障害，喘息発作，心悸亢進，動悸，多汗，顔面浮腫 　● 中枢神経：頭痛，不眠，酩酊感，けいれん，過敏症 ②アレルギー反応：発疹，発熱 ③消化器症状：悪心・嘔吐，食欲不振，便秘，下痢 ④腎：蛋白尿，機能障害 ⑤血液：出血傾向，血小板減少症，顆粒球減少 ⑥内分泌系：女性化乳房，血糖低下，月経異常 **T-P** ①内服を確実に行う ②清潔ケアの援助の際は，皮膚の観察も行う ③患者との会話の際に返答状況を確認する **E-P** ①結核薬の副作用について，パンフレットなどを使用して患者に説明する 　● イソニアジド（INH）：指先のしびれ，食欲不振，肝障害 　● リファンピシン（RFP）：肝障害，胃腸障害，尿便が赤く着色する 　● ストレプトマイシン（SM）：眩暈，耳鳴，難聴 　● エタンブトール（EB）：視力低下，下肢のしびれ，視	● 肝障害，アレルギー，皮膚炎，視覚障害，脳神経障害の発生時は，すぐ知らせる ● 糖尿病の患者がPZAを服用すると血糖値が不安定になることがある→継続的血糖チェック ● 痛風の患者がPZAを服用すると痛風発作が起こることがある

野狭窄
- ピラジナミド（PZA）：肝障害，関節痛，悪心，食欲不振

②内服を確認する
③眼科，耳鼻科を入院翌日に受診することを説明する．ただし，受診は他の患者の診察終了後，最後であることを前もって説明しておく
④眼科は経過観察を要するため4週間後に再診する
⑤RFPを内服することにより，尿，便，唾液，痰が橙赤色に着色することやコンタクトレンズが着色することを説明する
⑥3～4種類の結核薬を内服すれば短期間に退院でき治癒することを説明する

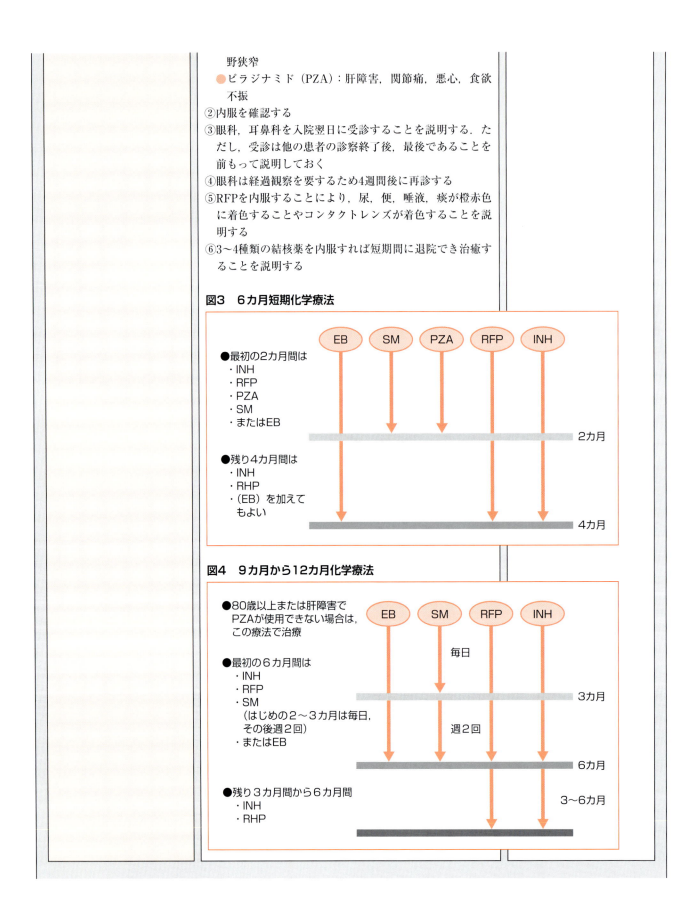

図3　6カ月短期化学療法

図4　9カ月から12カ月化学療法

[4] 隔離による行動制限，長期間の入院により精神的にストレスや不安が生じやすい

[問題解決のための視点]

☆隔離された入院生活に対する患者の受け止め方を知り，ストレスが増強しないようにする

看護目標・成果	考えられる援助方法	個別化のポイント
●治療に対する不安が言葉で表現でき，必要時援助を求めることができる ●行動制限の必要性を理解し，隔離生活に順応し，安楽に過ごすことができる	**O-P** ①言動の観察 ②不満・不安の有無 ③患者のこれまでの生活習慣：趣味，余暇の過ごし方 **T-P** ①ストレスをためない生活指導 ●患者同士の会話，家族の面会，読書（許可があればラジオ体操や周辺の散歩） ②院外の家族や友人との連絡：郵便・電子メール交換 ③家族の面会に際してはN95マスクを着用することを説明する．ただし15歳以下の子供の面会は原則として禁止する **E-P** ①制度の対象（感染症法患者医療費公費負担）の適応であることを告げ，公費負担に伴う必要書類等を知らせる	●理解度の低い患者の場合は，家族による予防行動の協力を求める． ●住民票・源泉徴収票

[5] 退院後の生活をコントロールする必要がある

[問題解決のための視点]

☆入院中にDOTS（直接内服確認法）ができ，退院後も継続できる

看護目標・成果	考えられる援助方法	個別化のポイント
●服薬の重要性を認識でき，内服を継続できる ●結核菌を飛散させないため,指示された行動がとれる	**O-P** ①内服が自己管理できていることを保健所の職員に伝える **T-P** ①社会復帰上の問題：患者が抱えている問題を知る ②社会的弱者の（ホームレス，生活困窮者，孤老）退院に当たり院内外の担当者と打ち合わせをする **E-P** ①退院後は必ず，外来を受診することを説明する ②医師の指示があるまで，内服は継続する	●退院前に必ず担当保健師に連絡し場合によっては入院サマリーを送付する ●本人も参加した退院調整会議を開催する

〈引用文献〉
1）青木正和：結核の院内感染．p13，財団法人結核予防会，1998
〈参考文献〉
1）保健師・看護師の結核展望　2013年後期号　公益社団法人結核予防会（VOL.51　No.2）
2）青木正和著，森亨追補：医師・看護師のための結核病学　①基礎知識，平成25年度改定版．
3）青木正和著，森亨追補：医師・看護師のための結核病学　②感染・発病の診断，平成25年度改定版．
4）青木正和著，森亨追補：医師・看護師のための結核病学　3治療　①結核化学療法の原則と実際，平成25年度改定版．
5）青木正和著，森亨追補：医師・看護師のための結核病学　4治療　②結核化学療法の原則と実際，平成25年度改定版．
6）青木正和著，森亨追補：医師・看護師のための結核病学　6肺外結核症・非結核性抗酸菌症，平成25年度改定版．

第Ⅲ章 生体防御機能障害と看護

2 免疫機能障害

E 化学療法を受け易感染状態にある ADLが低下した患者の看護

須田利佳子，市川ひろみ

1. アセスメントのポイント

[身体的]
①感染徴候はないか
- 全身症状
- 呼吸器症状
- 消化器症状
- 尿路系症状
- 皮膚症状

②感染症の発症や増悪の症状は見られないか

③ADLの低下がないか
- 化学療法の副作用（悪心・嘔吐，口内炎，全身倦怠感など）による体力消耗の程度
- 感染症症状出現の有無

④感染リスクの評価

[精神的]
①安定しているか
②ADLの低下によるストレスは見られないか
③サポートは得られているか
④化学療法を受ける意欲が低下していないか
⑤闘病意欲が低下していないか
⑥疾患・治療・予後に対する不安はないか
⑦隔離による孤独感・拘束感はないか

[社会的]
①周りの人に状況を理解され協力を得られているか
②周りの人が正しい感染予防行動をしているか

[自己管理]
①感染徴候を自覚し，それに伴う身体症状を知らせることができているか
②正しい対処行動ができているか
③感染予防の必要性の理解度

2. 医療問題（問題の根拠・なりゆき）

①骨髄抑制
- 白血球減少
- 感染徴候

- 赤血球減少
- 貧血

- 血小板減少
- 出血傾向

②その他の副作用
- 粘膜細胞への影響
- 消化管粘膜刺激（口内炎，悪心・嘔吐，食欲不振，下痢など）

3. 考えられる問題点

[1] 化学療法による骨髄抑制に伴い，易感染状態である

[2] 感染症の発症・重症化に伴い苦痛症状が出現する

[3] ADLの低下や行動制限によるストレスや不安により，闘病意欲が低下する

[VIEW]

● 抗がん薬は分裂中の細胞を攻撃するが，がん細胞だけでなく骨髄中の白血球などの正常細胞も攻撃する．白血球は身体を感染から防ぐ役割をするが，極端に減少すると感染症のリスクが増大する．感染症が発症するとその症状などによりADLが低下し患者自身で感染防止のための行動がとれなくなる

● 化学療法を受け骨髄抑制が引き起こされ，ADLが低下した患者に対しての，日常生活援助，患者自身の望ましい対処行動を促す一連の看護である

[看護の方向性]

◆ 骨髄抑制による易感染状態に対して，感染症を防止する援助が重要である

◆ 骨髄抑制による易感染状態により感染症が発症した場合は，その諸症状の悪化を防ぐことが重要である

◆ 化学療法による副作用，感染症発症によりADLが低下している場合は，感染症の増悪を防ぐための日常生活援助を行う

◆ 感染症の発症予防やADLの回復過程において，患者自身が行う望ましい対処行動の理解を促す

◆ 闘病意欲や化学療法を受ける意欲を失わないような精神的援助を行う

4. 看護目標・成果	5. 考えられる援助方法
[1] 感染症を起こさない ● 感染症を予防するために必要な行動を理解し実践することができる ● 感染症の早期発見および悪化を防止することができる	[1] 感染症の早期発見，予防に関する援助 O-P ● バイタルサイン（特に熱型） ● 感染徴候の有無 ● 検査データ ● 苦痛の程度 TP/EP ● 化学療法および化学療法の副作用，感染予防の必要性に関する説明 ● 感染予防行動に関する説明
[2] 苦痛症状が消失あるいは緩和する	[2] 苦痛症状の緩和に関する援助 O-P ● 感染徴候の有無 ● 検査データ ● X線 ● 苦痛症状の有無 T-P ● 苦痛症状への対処 ● 感染症の悪化への対処 E-P ● 苦痛症状への対処に関する説明 ● 感染症の悪化の予防に関する説明
[3] 治療に前向きに取り組むことができる ● 治療に対する不安を表現でき，必要時に援助を求めることができる ● 行動制限の必要性を理解し，制限された生活に適応し安楽に過ごすことができる	[3] 治療に前向きに取り組むための援助 O-P ● 副作用の症状や程度，感染症の症状や程度についての理解 ● 感染予防の必要性に関する理解と実際の対処行動 ● 苦痛，ストレス，不安を示すような言動・表情・身体症状の有無 ● ADLの自立度 ● 活動意欲・闘病意欲の有無・程度 ● 疾患や治療に関する知識 ● 家族・社会からの支援状況 T-P ● 苦痛症状への対処 ● ストレス，闘病意欲低下への対処 E-P ● 疾患や治療による身体の変化に関する説明 ● 症状悪化の予防に関する説明

この領域に条件によってはよくみられる看護診断

● 化学療法を入院して受けている場合は医療問題の範ちゅうである**

● 入院中は，医療問題として考える**

● 感染症の増悪を防ぐための日常生活援助は，ADLケアとして対応する．看護診断とはならない**

● 口腔粘膜障害（リスク状態）

● 皮膚統合性障害（リスク状態）

● 不安

＊：治療・処置に関わるもの

第Ⅲ章 生体防御機能障害と看護

2 免疫機能障害

［E］化学療法を受け易感染状態にあるADLが低下した患者の看護 389

6. 病態関連図

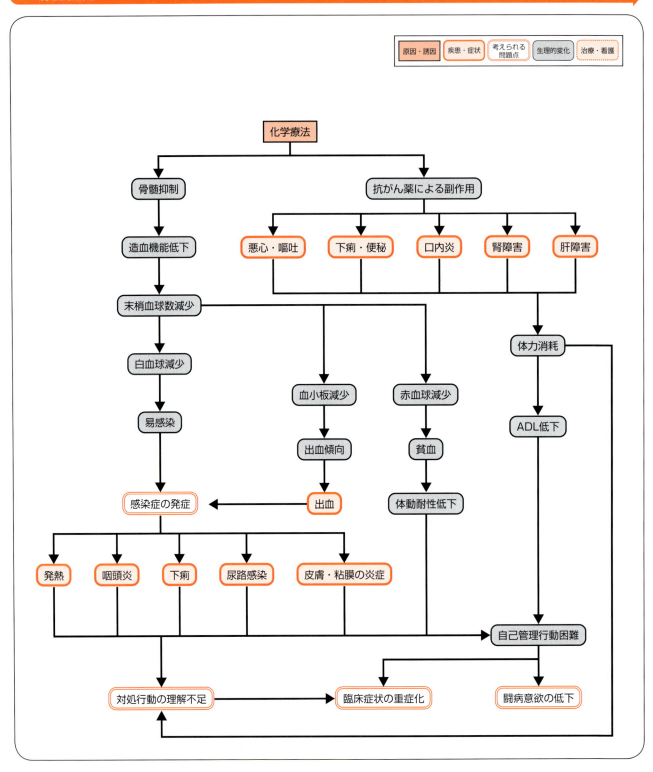

7. 看護計画

[1] 化学療法による骨髄抑制に伴い，易感染状態である

[問題解決のための視点]

☆検査データから骨髄抑制の程度を知り，感染の危険性を予測する

☆化学療法の副作用による体力の消耗を防ぐ

☆感染症予防のための環境が整備できる

☆感染症予防のため，患者や周りの人が正しい対処行動を理解し行えるように援助する

看護目標・成果	考えられる援助方法	個別化のポイント
●感染症を起こさない ・感染症を予防するために必要な行動を理解し実践することができる ・感染症の早期発見および悪化を防止することができる	**O-P** ①感染徴候 　●38℃以上の発熱 　●悪寒戦慄，発汗 　●咽頭痛，咽頭発赤，咳嗽，喀痰，肺雑音，鼻閉感，息苦しさ，肺雑音 　●排尿時の灼熱感，頻尿，血尿 　●肛門周囲の発赤・腫脹・疼痛 　●皮膚損傷部の疼痛・発赤・腫脹・熱感 　●カテーテル挿入部，ストーマなどの疼痛・発赤・腫脹・熱感 　●陰部の滲出液，疼痛，かゆみ 　●腸管運動の減弱，腹痛，下痢，悪心・嘔吐 　●唇や皮膚の水疱，疼痛 　●口腔内の発赤・腫脹・疼痛，歯肉の腫脹・疼痛 　●眼脂，耳垂れ 　●頭痛，関節痛 ②化学療法の副作用（表1） 　●悪心・嘔吐 　●下痢，便秘 　●口内炎の有無・程度（表2） 　●貧血，出血傾向 　●腎障害 　●肝障害 ③検査データ：白血球・好中球・血小板・ヘモグロビン，CRP，細菌培養（血液，尿，痰，便，咽頭，膿など） ④X線撮影による肺炎像 ⑤感染防止の対処行動：手洗い，含嗽，歯磨き，マスクの着用，排泄後の陰部の洗浄，身体の清潔，下着や衣服の交換 ⑥面会者の感染予防行動：手洗い，含嗽，生花・生ものなどの持ち込みの制限 ⑦ADLの状況：食事摂取，清潔行動，活動状況，睡眠状況 ⑧病室の環境整備：換気はされているか，吐物や排泄物の放置はないか，生花は置いてないか	●好中球が500/μL以下になると重篤な感染症を引き起こすことがある．このため好中球が1000/μL以下になるとG-CSF（顆粒球コロニー刺激因子）を投与することが多い

第Ⅲ章 生体防御機能障害と看護

2 免疫機能障害

E 化学療法を受け易感染状態にあるADLが低下した患者の看護　391

表1　副作用発現の時期

経過	副作用
当日	過敏症／アレルギー反応，サイトカイン症候群，血管外漏出による皮膚炎
	下痢，便秘，悪心・嘔吐，腎毒性，腫瘍崩壊症候群
2〜3日	全身倦怠感，食欲不振，悪心・嘔吐
7〜14日	口内炎，味覚異常，下痢，食欲不振，悪心・嘔吐
14〜28日	骨髄抑制，皮膚障害，脱毛，神経障害
2〜6カ月	肺線維症，うっ血性心不全
5〜6年	二次発がん

（飯野京子：化学療法の基礎知識．大西和子・他編，がん看護学—臨床に活かすがん看護の基礎と実践，p162，ヌーヴェルヒロカワ，2011より）

表2　NCI-CTCAEv3.0 の分類（口内炎）臨床所見/機能

Grade 0	正常
Grade 1	粘膜の紅斑/わずかな症状で摂食に影響なし
Grade 2	斑状潰瘍または偽膜/症状があるが，食べやすく加工した食事を摂取し嚥下することはできる
Grade 3	融合した潰瘍または偽膜：わずかな外傷で出血/症状があり，十分な栄養や水分の経口摂取ができない
Grade 4	組織の壊死，顕著な自然出血；生命を脅かす/生命を脅かす症状がある
Grade 5	死亡

（厚生労働省：重篤副作用疾患別対応マニュアル　抗がん剤による口内炎．pp11-12，2009．http://www.mhlw.go.jp/topics/2006/11/dl/tp1122-1l09.pdfより）

T-P

〈体力の消耗を最小限にする〉
①食欲や嗜好の変化を考慮した食事内容とし，経口からの食事の摂取を促す．嗜好の変化に対しては，家族に協力を依頼し食事の持ち込みなどを考慮する
②口内炎に対する予防や清潔ケアを行い，経口からの食事の摂取を促す
③悪心・嘔吐を誘発しないような環境を整える
④悪心・嘔吐に対する薬物投与や補液を確実に行う
⑤下痢が起きた時は，消化吸収の良い食事を考慮する．また，腹部をホットパックなどで温め腸蠕動を鎮静する
⑥下痢が強い時は，薬物投与や補液を確実に行う
⑦便秘に対しては，水分の摂取や食事内容の考慮，適度な運動などを取り入れ，必要に応じて下剤などを投与する
⑧疲れを感じた時は，日中でも休息をとるように指導する
⑨休息や睡眠がとれるような環境整備を行う

〈身体の清潔が保たれる〉
⑩洗髪は定期的に行い，頭皮の汚れを取り除く．洗髪後はドライヤーなどで手早く乾燥させる
⑪入浴またはシャワーにより身体を清潔にする．また，そ

● 化学療法を開始する前にう歯や歯周病の治療をすませるように指導する
● 義歯を装着している場合は，毎日義歯洗浄剤などを使用し清潔を保つ．また合わない義歯は機械的刺激により口内炎を併発しやすくなるので化学療法前に調整しておくよう指導する
● 下痢を併発しやすい抗がん薬では，腸管粘膜の損傷をきたしやすくなっている．白血球が低下して

の後は湯冷めや冷えを防ぐように留意する

⑫歯磨きなどで口腔内を清潔にする．食後は歯磨き後に消毒用含嗽剤を用いる．市販の含嗽剤を用いる時はアルコールを含まないものを用いる．出血傾向や口腔粘膜に損傷がある場合は清拭や含嗽を行う．含嗽の回数は 起床時，毎食前後，就寝時などに1日7〜8回を目安とする（表3）

⑬洗面を起床時および就寝時に定期的に行い，目の清潔を保つ

⑭爪切りや手洗いを行い，手指を清潔にする

⑮外陰部は入浴，または石鹸と微温湯による洗浄を行う

⑯女性は，タンポンよりも生理用ナプキンを使用するよう指導する

⑰ひげ剃りは皮膚の損傷を防ぐため，電気かみそりを使用するよう指導する

⑱浮腫のある場合は，皮膚の乾燥を避け清潔を保つ．皮膚を傷つけないように爪を短く切る．また衣類での圧迫を避け熱傷や凍傷に注意する

⑲夜間睡眠が取れない患者に対しては，個別に工夫できる事を相談する．また，医師と相談し睡眠薬の投与を考慮する

〈外部からの感染を防ぐ〉

⑳感染の危険性に応じて個室隔離あるいは高性能微粒子フィルター（HEPA：high efficiency particulate air filter）装置の病室管理とする

㉑環境表面（壁や床）は，汚れや埃を除去する

㉒衣類・リネンは，一般的洗濯をし十分に乾燥した物を使用し毎日交換する

㉓スタンダードプリコーション（標準予防策）を厳守する．医療者は処置の前後は十分な手洗いを行う．患者への接近や湿性体液による曝露が予測される処置では，手袋や非透過性のエプロンを使用する．また，清潔な白衣，爪切り，整髪に注意する

㉔感染の危険性のある者の面会は制限する．また，流行性耳下腺炎，麻疹，ポリオなどのワクチン接種を受けた人との接触を避ける

㉕面会者には十分な手洗いを指導し，マスクを着用するように指導し，実施できているかを確認する

㉖吐物や排泄物は，部屋に放置しないようにする

㉗生活用品は埃をふき取れる物とし，ぬいぐるみや植物（ドライフラワーを含む）などの埃の集積，細菌繁殖や昆虫の混入する恐れのある物は持ち込まないようにする

㉘検査などで不特定多数の人と接触する場合は，マスクを着用し短時間で済むように配慮する

㉙持ち込みの食物は，生ものなどを避ける

いる時は，損傷部から感染を起こし腸炎になることがあるので腸管を刺激しない．食事の考慮，水分の補給，適切な薬物投与などを行い，同時に肛門周囲の清潔を保持する．強度の下痢では腸管の安静のため絶食とする

第Ⅲ章 生体防御機能障害と看護

2 免疫機能障害

E 化学療法を受け易感染状態にあるADLが低下した患者の看護　393

表3　主な含嗽剤と使用方法

一般名	商品名	使用方法
アズレンスルホン酸ナトリウム水和物，重曹	ハチアズレ	ハチアズレ10g（5包），グリセリン60mL精製水（加水全量500mL）に溶解し，1回50mL含嗽する
リドカイン塩酸塩，アズレンスルホン酸ナトリウム水和物，重曹		リドカイン塩酸塩50mL，ハチアズレ5g，精製水（加水全量500mL）で適宜含嗽する
アロプリノール		アロプリノール500mg，ポリアクリル酸ナトリウム0.5g，リドカイン塩酸塩100mLを精製水400mLに溶かして適宜含嗽する
スクラルファート		スクラルファート水和物1回10mLを2分間以上口腔内に含ませる
アルギン酸ナトリウム		アルギン酸ナトリウム内用液（5％）1回30mL，毎食前含嗽する

（厚生労働省：重篤副作用疾患別対応マニュアル　抗がん剤による口内炎．pp13-14，2009．http://www.mhlw.go.jp/topics/2006/11/dl/tp1122-1l09.pdfより）

(E-P)

〈感染徴候が自覚された時は早期に知らせる〉

①感染徴候の症状を自覚した時は，早期に知らせるように指導する

②体熱感がある時は，体温を測定するように指導する

③検査結果を知らせ，自ら骨髄抑制の程度や回復状態を認識できるようにする

〈患者や周りの人に正しい感染防止行動の理解を促す〉

④感染防止行動の必要性が理解できるように指導する

⑤正しい感染防止行動の方法を指導する

- 排泄後・食事前・内服前には，手洗いを正しい方法で行うように指導する
- 不特定多数の人に近づく時は，マスクを着用する
- 食後は歯磨きを行い，必要に応じて消毒用含嗽剤（アルコールを含まないもの）で含嗽するように指導する．また口内炎がある場合は，柔らかい歯ブラシを使用するように指導する
- 発熱がなければシャワーを浴び，皮膚や頭皮の清浄を保つ
- 排便の後は，温水洗浄便座やシャワーで肛門を清潔にする
- 下着や衣服は，毎日交換するよう指導する
- 腸炎防止のため，加熱を十分に行い，生の食肉類・魚介類・卵，発酵食品，カビを含むチーズ，生野菜，生水の摂取を避ける．調理したものは2時間以内に食べる．冷蔵庫での長期保存を避ける．缶・ビン・ペットボトルなどは開封後24時間で処分する．缶詰め，レトルト食品などは開封時に食べきれなければ処分するように指導する
- 感染防止の必要性について説明する

⑥面会者に正しい感染防止行動の方法を指導する
- 手洗いの手技，マスクの着用について説明する
- 腸炎防止のため持ち込み食について，内容を説明する
- 感染を疑われる面会者には，接触しないように説明する
- 生花の持ち込みをしないように説明する
- 感染防止の必要性について説明する

[2] 感染症の発症・重症化に伴い苦痛症状が出現する

[問題解決のための視点]

☆感染症発生に伴う諸症状の悪化を防ぐ援助をする

☆ADLの低下に伴う日常生活援助を行う

☆ADLの回復に向けた援助を行う

看護目標・成果	考えられる援助方法	個別化のポイント
● 苦痛症状が緩和・消失する	**O-P** ①感染徴候 　● 38℃以上の発熱 　● 悪寒戦慄，発汗 　● 咽頭痛，咽頭発赤，咳嗽，喀痰，肺雑音，鼻閉感，息苦しさ，肺雑音 　● 排尿時の灼熱感，頻尿，血尿 　● 肛門周囲の発赤・腫脹・疼痛 　● 皮膚損傷部の疼痛・発赤・腫脹・熱感 　● カテーテル挿入部，ストーマなどの疼痛・発赤・腫脹・熱感 　● 陰部の滲出液，疼痛，かゆみ 　● 腸管運動の減弱，腹痛，下痢，悪心・嘔吐 　● 唇や皮膚の水疱，疼痛 　● 口腔内の発赤・腫脹・疼痛，歯肉の腫脹・疼痛 　● 眼脂，耳垂れ 　● 頭痛，関節痛 ②検査データ：白血球・好中球・血小板・ヘモグロビン，CRP，細菌培養（血液，尿，痰，便，咽頭，膿など） ③X線撮影による肺炎像 ④ADLの状況：食事摂取行動，清潔行動，活動状況，睡眠状況 ⑤感染防止の対処行動：手洗い，含嗽，歯磨き，マスクの着用，排泄後の陰部の洗浄，身体の清潔，下着や衣服の交換 ⑥面会者の感染防止行動：手洗い，含嗽，生花の持ち込み，生ものなどの食物の持ち込み ⑦病室の環境整備：換気，吐物や排泄物などの放置はないか，生花は置いてないか	

E 化学療法を受け易感染状態にあるADLが低下した患者の看護　　395

T-P

〈口内炎の悪化を防ぐ〉

①口腔内は歯磨きができる場合は，柔らかい歯ブラシを用い行う．出血傾向や口腔粘膜に損傷がある場合は，綿棒での清拭や含嗽を行う

②薬理作用をふまえた適切な含嗽薬を用いる（表3参照）

③栄養状態の低下・闘病意欲の低下を防ぐため，可能な限り食事の工夫をし経口摂取できるようにする

④口内炎の悪化から疼痛が強い場合は，非麻薬・麻薬性鎮痛薬にて除痛を図り，可能な限り口腔内のケアを行い感染の悪化を防ぐ

⑤口腔内の乾燥を防ぎ，自浄作用の低下を防ぐため含嗽，人口唾液の噴霧を行う

〈上気道炎や肺炎の悪化を防ぐ〉

⑥起床時，毎食前後，就寝時などに1日7～8回を目安に含嗽を行う（表3参照）

⑦呼吸困難がある場合は，安楽な体位の工夫をする

⑧室温や湿度，換気に注意し環境を整える

⑨薬物投与，酸素投与の指示がある場合は確実に行う

⑩気管内挿管をする時は，挿管前に可能な限り口腔内の洗浄を行うことで肺炎の防止に努める．挿管中も口腔ケアを毎日数回行う

⑪人工呼吸器の装着中において，気道内分泌物を吸引する時は手洗いを厳守し，手袋やマスク・非透過性のエプロンを着用し感染を防ぐ

〈腸炎の悪化を防ぐ〉

⑫生の食肉類・魚介類・卵，発酵食品，カビを含むチーズ，生野菜，生水の摂取を禁止する

⑬缶・ビン・ペットボトルなどの飲み物は開封後24時間で処分する．缶詰め，レトルト食品などは開封時に食べきれなければ処分する

⑭下痢が起きた時は，消化吸収の良い食事を考慮する

⑮下痢が強い時は，薬物投与や補液を確実に行う

⑯会陰や肛門周囲は，排便のたびにふき取りによる皮膚の摩擦を避けるため，温水洗浄便座を使用するか陰部洗浄を行う

〈尿路感染の悪化を防ぐ〉

⑰陰部は1日1回，石鹸と微温湯で洗浄する

⑱水分の摂取を促し，尿量を保つ

⑲膀胱留置カテーテルが挿入される場合は，外陰部の石鹸洗浄を行い清潔にしてから挿入する．また留置中は陰部を1日1回，石鹸を用い洗浄する

⑳膀胱留置カテーテルが不要になったら直ちに抜去する

㉑尿の排出時は，清潔に取り扱う．また膀胱留置カテーテルの接続部はなるべく外さない

〈感染性眼疾患の悪化を防ぐ〉

㉒可能な限り洗顔を行う

㉓洗面介助が必要な場合は，清潔なタオルなどを用いる

● 入浴やシャワーが望ましいが，好中球500/mm^{3}以下や血小板20000mm^{3}以下，高度な貧血状態の時は清拭や足浴，陰部洗浄などを行う

㉔ベッド上安静で，排泄や食事前後の手浴やウェットティシュなどで手指を清潔に保つ

〈皮膚の清潔ケアを行い悪化を防ぐ〉

㉕毎日清拭やシャワーなどを行い，皮膚を清潔にする

㉖頭皮は発熱などで汚染しやすいので，高熱が出ていなければシャンプーをして清潔を保つ

㉗手指は，食事前後や排泄後は手洗いをし清潔にする．ベッド上安静の場合は，手浴やウェットティシュなどで手指を清潔に保つ

〈発熱に伴う体力の消耗，倦怠感を最小限にする〉

㉘クーリングにより解熱を助ける

㉙解熱時の発汗時は，素早く清拭し更衣する

㉚指示の解熱薬や補液は確実に行う

〈外部からの感染を防ぐ〉

㉛個室隔離あるいは高性能微粒子フィルター(HEPA：high efficiency particulate air filter)装置の病室管理とする

㉜環境表面（壁や床）は汚れや埃を除去する

㉝衣類やリネンは，一般的洗濯をし，十分に乾燥した物を使用・毎日交換する

㉞スタンダードプリコーションを厳守する．医療者は処置の前後は十分な手洗いを行う．患者への接近や湿性体液による曝露が予測される処置では，手袋や非透過性のエプロンを使用する．患者の1m以内に近づいてケアする時はマスクを着用するまた，清潔な白衣，爪切り，整髪に注意する

㉟感染の危険性のある者の面会は制限する．また十分な手洗いを指導し，マスクを着用するように指導し，実施できているかを確認する．病室内での飲食やベッドに座らないように指導する

〈血流感染を防止する〉

㊱血管カテーテルに対するアクセス時は，手洗い，手袋の着用，非透過性の清潔なエプロンの着用を徹底する

㊲一処置一手洗いを徹底する

㊳輸液管理については，閉鎖式輸液ラインが有効である．また，静脈カテーテル刺入部は透明ドレッシング材で保護し，静脈炎の観察が行き届くようにする

㊴中心静脈栄養や末梢からの点滴刺入部の観察を行い，7日ごとにドレッシング材の交換を行う

〈ADLの低下の改善を行い自立に向ける〉

㊵可能な限りの筋力トレーニングを行う

㊶できることから始め，徐々にADLの拡大を図る

㊷苦痛のない程度から始め，ADLの自立を促す

㊸励まし，認めるなどの継続的支援を行い焦らせない

㊹長期臥床や貧血状態のある場合は，転倒防止に留意しADLの拡大を援助する

E-P

〈日常生活援助について協力が得られる〉

①援助内容が，感染症状の悪化を防ぐことを理解できるよ

うに説明する

②日常生活行動の援助に対して，協力を得られるように説明する

〈日常生活行動の自立に向けた行動がとれる〉

③日常生活行動で，自らできることは行えるように自立に向けた援助する

④回復期においては，筋力回復のためのリハビリテーションを指導する

---

[3] ADLの低下や行動制限によるストレスや不安により，闘病意欲が低下する

[問題解決のための視点]

☆治療前より副作用について理解し，前向きに取り組めるように支援する

☆ADLの低下に対し，日常生活援助を行い苦痛を緩和する

☆行動制限の必要性を認識でき，見通しを立てられるように援助していく

☆さまざまなストレスへの緩和を行い，闘病意欲の低下を防ぐ

看護目標・成果	考えられる援助方法	個別化のポイント
●治療に対する不安が言葉で表現でき，必要時に援助を求めることができる ●行動制限の必要性を理解し，制限のある生活に順応し安楽に過ごすことができる	**O-P** ①副作用の症状や程度についての理解 ②感染症状や程度についての理解 ③易感染状態の起きる時期および改善時期の理解 ④対処行動の理解 ⑤対処行動の状況 ⑥苦痛やストレスの有無，程度 ⑦抑うつや不安に伴う言動・表情・身体的症状 ⑧治療や闘病に対する意欲 ⑨日常生活行動の自立の程度 **T-P** 〈感染症状から起きる苦痛の緩和をする〉 ①口内炎による痛みに対し，口腔ケアを行い改善を助け，適切な鎮痛薬の投与を確実に行う．また，経口摂取を促す食事を考慮する ②腸炎による下痢症状に対して食事を考慮し，悪化時は補液などを確実に行う ③皮膚や粘膜の炎症に対し，適切な清潔ケアや消毒を行い改善に努める ④発熱に対してはクーリングや補液などを行い，解熱時の発汗が見られるときは素早く清拭や更衣を行う 〈ストレスが緩和し，意欲の低下を防ぐ〉 ⑤苦痛やストレスが，表現できるような環境を整える	●がん患者のうつは喪失体験に関連して生じることの多い精神的反応である ●抑うつの早期発見と適切な対処は，患者のQOLを維持するうえで重要である

⑥患者自身の頑張りを認める支持的な姿勢で対応する

⑦家族への協力を求める．また家族に対しては，支援が継続できるように支持的にかかわる

⑧可能な方法で清潔ケアを行い，爽快感を与える

⑨睡眠や休息のとれるよう環境を整備する

⑩気分転換を図る

⑪落ち込みを感じるのは，普通であることを説明する．不眠やいらつきなどの具体的な症状に触れ，患者の希望を取り入れた対応を工夫する

E-P

〈治療前より副作用について予期できる〉

①投与する抗がん薬の特徴をふまえ，予測される副作用症状や程度について説明する

②易感染状態の出現時期や感染症状について説明する

③回復時期について説明し，目標が立てられるようにする

④症状悪化を防ぐ正しい対処行動について説明する

〈引用文献〉

1) 大西和子・他編：がん看護学—臨床に活かすがん看護の基礎と実践. p162, ヌーヴェルヒロカワ, 2011

2) (厚生労働省：重篤副作用疾患別対応マニュアル　抗がん剤による口内炎. pp11-12, 2009.
http://www.mhlw.go.jp/topics/2006/11/dl/tp1122-1l09.pdf（2017年4月アクセス）

3) 厚生労働省：重篤副作用疾患別対応マニュアル　抗がん剤による口内炎. pp13-14, 2009.
http://www.mhlw.go.jp/topics/2006/11/dl/tp1122-1l09.pdf（2017年4月アクセス）

〈参考文献〉

1) 矢野邦夫監訳：血管内留置カテーテル由来感染の予防のためのCDCガイドライン2011.
http://www.medicon.co.jp/views/pdf/CDC_guideline2011.pdf（2017年4月アクセス）

2) 西條長宏・他編：がん看護BOOKS　がん化学療法看護. pp32-114, 南江堂, 2008

3) 濱口恵子・他編：ベスト・プラクティスコレクション　がん化学療法ケアガイド, 改訂版. pp108-279, 中山書店, 2012

4) 長場直子・他編：がん看護セレクション　がん化学療法. pp116-194, 学研メディカル秀潤社, 2012

5) 大西和子・他編：がん看護学—臨床に活かすがん看護の基礎と実践. pp157-177, ヌーヴェルヒロカワ, 2011

第Ⅲ章 生体防御機能障害と看護
③ 止血機能障害

 止血機能が障害を受けたとき

會田みゆき

止血機能障害の定義

止血は，血管壁と血液中の血小板，血液凝固因子によって行われる．止血機能は，血管壁が損傷したときに働く機能であり，血管壁の損傷部が修復された後，不要になった止血栓を溶解する線溶系の機能も含まれる．この血液凝固（フィブリン）と線維素溶解（プラスミン）両方の物質が血中でバランスを保っている．

止血機能に何らかの障害が加わり，出血傾向として現れる．止血機能障害は，血管壁，血小板，血液凝固因子，線溶系に異常が起こり発生する（表1）．

出血傾向がある場合，出血時は止血困難であり，出血性ショックを起こすと生命の危機に直結するため，輸血や止血剤の使用で救命処置を行う．まずは，出血を起こさないよう予防的な生活をおくることが重要となる．

表1 止血機能障害

	障害の種類	止血機序への影響
血管壁の異常	・構造の異常 ・脆弱化	血管収縮の障害
血小板の異常	・血小板減少 ・血小板機能異常	血小板血栓の形成障害
血液凝固因子の異常	・生成障害 ・過剰消費 ・機能障害	フィブリン血栓の形成障害
線溶系の異常	・亢進 ・障害	血栓溶解の障害

止血機能障害のメカニズム

1. 一次止血機能のメカニズム

一次止血は，出血が起きた時に最初に作動する止血機序である．主として血管壁・周囲支持組織と血小板が関与している．血管が損傷すると反射的に収縮し，血流を抑え出血をくい止めるように働く．細小血管からの出血は，これによって十分止血が行われることが多い．

さらに血管内皮細胞がはがれ，血管腔内にその膠原線維（コラーゲン・マイクロフィブリル）が露出すると，血小板は粘着して活性化され，流血中の他の血小板を損傷した血管部位に粘着・凝集させる．

このような一連の反応により，血管損傷部位を塞ぐように血小板凝集塊が形成される．この血小板血栓は不安定で血流により血管壁からはがれやすいが，応急的な止血の役目をする（図1）．

2. 二次止血機能のメカニズム

二次止血は，一次止血を補強して止血を完成させるために，局所に血液凝固が起こ

図1 止血機序

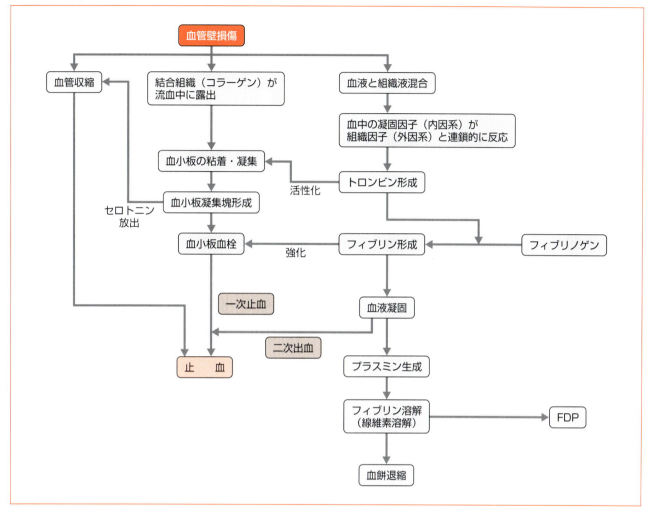

り、止血血栓を強固にする。局所に粘着凝集した血小板の表面は、血液凝固反応を促進する場として重要である。

血液が組織液と混じり合うと、血中の凝固因子[*1]（表2）（第VII因子・カルシウム因子）が組織因子（組織トロンボプラスチン・第III因子）と複合体をつくり、第X因子を活性化する。活性化第X因子（Xa因子）は、他の因子と複合体をつくり、プロトロンビン（第II因子）をトロンビンに活性化する。

トロンビンは血小板を活性化し凝集させると同時に、血小板周囲のフィブリノゲン（第I因子）をフィブリンに転換し、フィブリン網で血小板血栓を補強する。トロンビンはまたXIII因子（フィブリン安定化因子）を活性化し、フィブリン分子間に架橋を形成して、フィブリン網を機械的にも化学的にも安定化させる。

止血が終わったのち、不要となった不溶性のフィブリンは、蛋白分解酵素の1つであるプラスミンによって溶解され除去される（線維素溶解現象）（図2）。この機能が適度に作用することが必要であるが、亢進するとできあがったフィブリンが十分固まらないうちに溶解されると、再出血を起こす。

★1 血液凝固因子（表2参照）
● 血漿中14因子、計15因子
● 血小板第3因子

表2 血液凝固因子

因子番号	慣用名，一般名	機能
I	フィブリノゲン	ゲル化
II	プロトロンビン	プロテアーゼ
III	組織因子（組織トロンボプラスチン）	補助因子
IV	Ca^{2+}	補助因子
V	不安定因子	補助因子
VII	安定因子	プロテアーゼ
VIII	抗血友病因子 antihemophilic factor（AHF）	補助因子
IX	Christmas因子	プロテアーゼ
X	Stuart-Prower因子	プロテアーゼ
XI	PTA（plasma thromboplastin antecedent）	プロテアーゼ
XII	Hageman因子（接触因子）	プロテアーゼ
XIII	フィブリン安定化因子	トランスグルタミナーゼ
―	プレカリクレイン	プロテアーゼ
―	高分子キニノゲン	補助因子
―	リン脂質	補助因子

赤字はビタミンK依存性凝固因子．I～IVまでは通常一般名で呼ばれる．VIは欠番．
（東田俊彦著：iMedicine（アイメディスン）5．血液．p37，リブロ・サイエンス，2010より）

図2 血液凝固系と線溶系

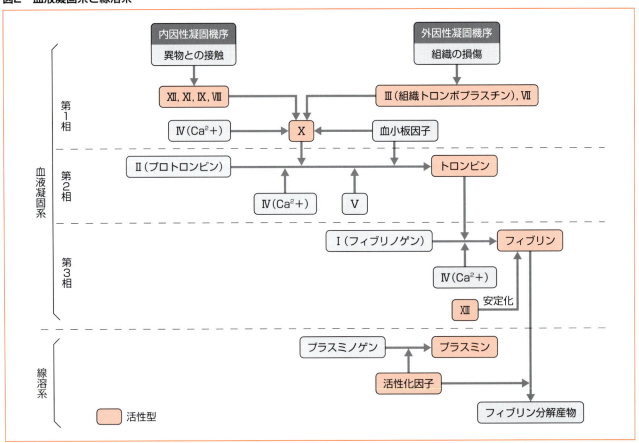

（佐藤昭夫，佐伯由香編：人体の構造と機能．第2版．p36，医歯薬出版，2003より）

表3 出血傾向の分類

	先天性	後天性
●血管の異常	オスラー病，エーラーズ-ダンロス症候群，マルファン症候群	アレルギー性紫斑病，老人性紫斑病，クッシング症候群，ビタミンC欠乏症，単純性紫斑病
●血小板減少	ファンコニ症候群	再生不良性貧血，白血病，特発性血小板減少性紫斑病，DIC，肝硬変，抗癌剤副作用，悪性貧血，TTP
●血小板機能異常	ベルナール-スーリエ症候群，ストレージ-プール病，血小板無力症	骨髄増殖症候群，尿毒症，薬剤
●血小板機能に関連する血漿因子異常	フォン・ヴィルブランド病，無フィブリノゲン血症	───
●血液凝固異常	VIII因子欠乏症（血友病A），IX因子欠乏症（血友病B），VII，X，V，II因子欠乏（異常）症，無（異常）フィブリノゲン血症，XIII因子欠乏症	ビタミンK欠乏症，薬剤（ワーファリン，ヘパリンほか），阻害因子発生
●線溶亢進	α_2-PI欠損症	前立腺がん，ショック，薬剤
●複合的障害	カザバッハ-メリット症候群	DIC，肝硬変，異常蛋白血症，アミロイドーシス

（吉田信彦：出血傾向．金井弘一編，臨床看護 病態生理I 症候編．臨床看護セレクション01，p112，へるす出版，1997より改変）

止血機能障害の原因と症状（図3）

止血機能が障害され，ごく軽度の外力や特にはっきりした誘因なしに出血したり，いったん出血すると止血が困難な状態を，出血傾向（出血性素因）という．出血性素因は，4つの止血機構（血管収縮，一次止血，二次止血，線維素溶解）のどれかに異常をもっている（表3）．出血傾向の原因と出血形式を図4に示す．出血性素因の診断を図5に示す．

1）血管壁の障害

血管は破綻しても自ら修復して止血する機能をもつ．しかし，血管壁の構造上の変化や血管周囲支持組織に異常が生じると，血管壁の透過性が亢進したり，血管壁がもろくなったりして出血が起こる．

血管形成不全，アレルギー反応による血管内皮障害，血管の抵抗性低下，毛細血管の透過性亢進などにより，点状出血・小斑状出血[★2, 3]などがみられる．

2）血小板の障害

血小板は，骨髄において造血幹細胞から生成され，脾臓にて崩壊される．その寿命は8～10日であり，健康な人の血小板数は15万～35万/μLである．

しかし，この血小板の数が減少したり，機能が障害されることにより止血の凝固過程に支障をきたし出血が起こる．骨髄の造血機能障害による血小板産生の障害，末梢での血小板消費や破壊の亢進，血小板寿命の短縮，血小板粘着凝集の低下，血小板体内分布の異常，血小板喪失などにより出血をきたす．

3）血液凝固因子の障害

先天性・後天性の凝固因子の欠如，凝固因子の産生低下，凝固因子の過剰消費，凝固因子の溶解亢進などにより血液の凝固障害が起こる．

4）線溶系の障害

線溶亢進では出血傾向が，線溶低下では血栓傾向が起こる．

★2 出血斑：真皮ないし皮下組織内の出血．浅いと鮮紅色，深いと暗紫色．経過とともに暗紫色から褐色，黄色となる．
●点状出血：皮下・粘膜下の毛細血管からの出血．直径3mm以下
●斑状出血：点状出血より深部の血管からの出血．直径3mm以上

★3 血腫：比較的大きな血管が破綻して生じる．局在性に相当量の血液が組織内に貯留し，血管や神経を圧迫して循環障害や疼痛を起こす

図3 止血機能障害の病態関連図

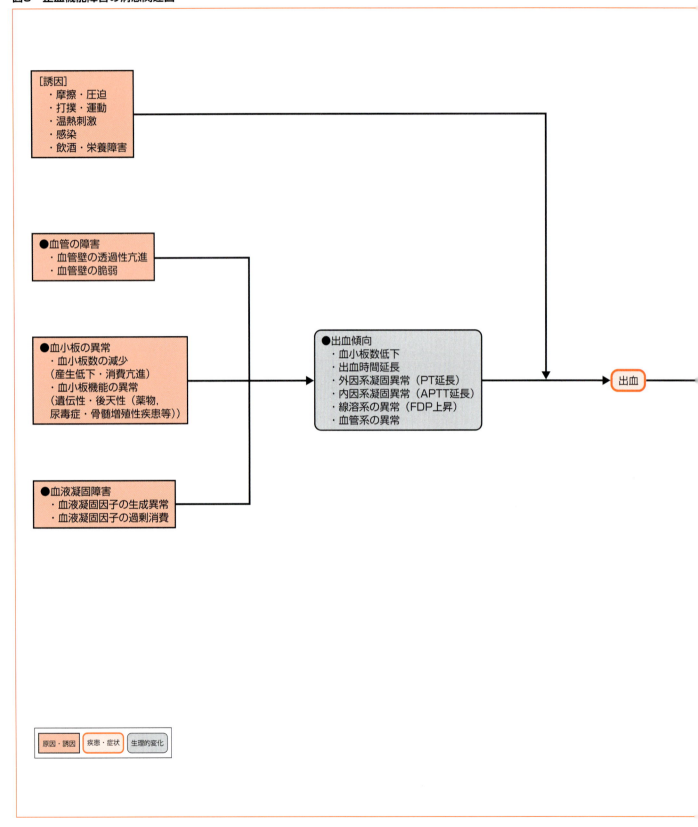

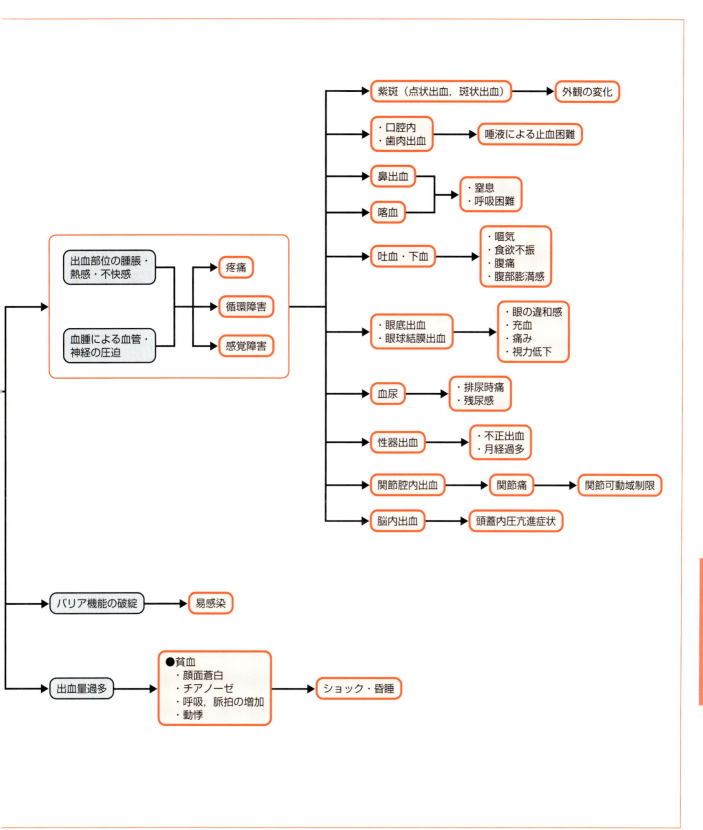

A 止血機能が障害を受けたとき

図4 出血傾向の原因と出血形式

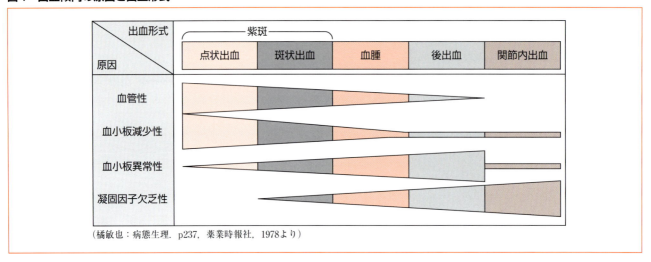

(橘敏也：病態生理．p237, 薬業時報社, 1978より)

図5 出血性素因の診断

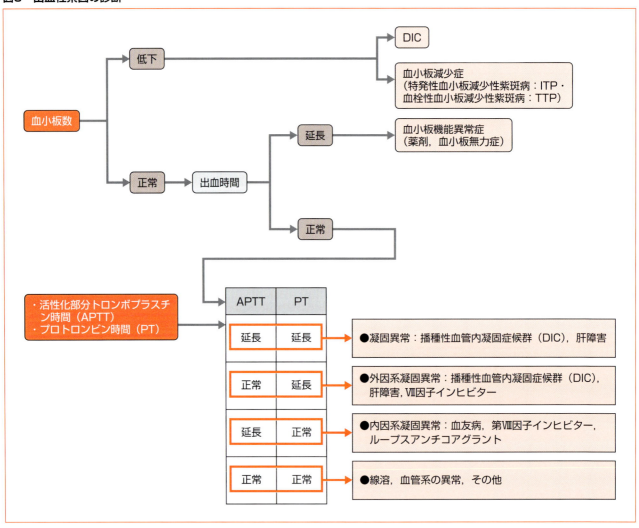

表4　出血しやすい部位とその特徴

	出血部位	特徴
皮膚・粘膜	点状出血	●表在性の皮下での静脈圧の高い部位，特に下肢に多い（衣服などで締め付けられている部位に発生しやすい）
	斑状出血	●点状出血よりも深部の血管からの出血（採血，静脈注射，筋肉注射後に起こりやすい）
	口腔内・歯肉出血	●止血が困難なため流血しやすい（歯磨き刺激，入れ歯，かたい食事などで誘発されやすい）
	鼻出血	●キーゼルバッハ部位（鼻中隔下端に毛細血管集中している部位）の出血が多い（くしゃみや鼻をかむことで誘発される）
臓器	喀血	●肺・気道からの出血．咳嗽，胸痛を伴い鮮紅色で泡沫状の血痰を喀出する．呼吸困難・チアノーゼが現れる
	吐血・下血	●消化管の出血．悪心，食欲不振，腹痛，腹部膨満などを伴う ・吐血：暗赤色かコーヒー残渣様． ・下血：上部消化管からは黒色（便），下部消化管からは鮮紅色
	眼底出血，眼球結膜出血	●目の不快・痛み，頭痛，視力低下 ●目の違和感，充血（咳嗽で誘発されやすい）
	血尿	●腎・腎盂・尿管・膀胱・尿道からの出血で尿に血液が混じる ●肉眼的には血尿を認めないこともある（潜血反応陽性）．排尿時痛・残尿感を伴う
	性器出血	●月経以外の不正出血，月経過多（経血量の増加と期間の延長）
	関節腔内出血	●疼痛を伴い，関節可動域制限が起こる（物理的刺激で誘発される）
	脳内出血	●頭痛，悪心・嘔吐，頸部硬直，発熱，けいれん，意識障害，血圧上昇，興奮，バビンスキー反射，運動麻痺，瞳孔異常などを伴う ●頭蓋内圧亢進し致命的となる場合がある（打撲や排泄時の怒責によって誘発される）

C　止血機能障害の症状とその影響

1. 出血傾向

出血の部位としては，表在性出血（皮膚，粘膜），深部性出血（皮下，関節，筋肉，深部組織），全身性出血（皮膚粘膜の広汎な出血，全身性の深部出血）がある．

出血により，出血部位の熱感，疼痛，腫脹，不快感などの症状を伴う．出血血液により組織や臓器が圧迫され，しばしば疼痛を引き起こし臓器障害をもたらす．また，出血部位や体腔内に漏れ出た血液は，細菌の増殖に最適な培地となりやすく，細菌感染の危険性が高くなる．

少量でも長期間出血が続くと，徐々に循環血液量が減少し貧血が進行する．失血が比較的急激な場合★4，血圧低下や心拍出量の減少をきたし，軽度のショック状態となる．失血が全血量の40〜50％を超えると死に至る．出血しやすい部位とその特徴について，表4にまとめた．

出血傾向のある患者は，ほんのささいな外力を受けただけで容易に出血するため，日常での生活行動が制限される．少量でゆるやかであっても持続的な出血は，不快であり，生命の危機を感じさせ不安・恐怖におそわれる．急激な大量の出血は，身体的苦痛とあいまって生命の危機を感じさせ，不安の増強からパニック状態を呈し，思考が混乱したり自制心を失わせたりする．安心して自由な生活が送れなくなる．家族も患者と同様な不安感や恐怖感をもつ．

★4 急性出血の症状（出血量mL）
●500〜1000：無症状
●1000〜1500：起立性低血圧頻脈
●1500〜2000：口渇，息切れ，意識混濁または喪失血圧低下，頻脈
●2000〜2500：ショック，乳酸性アシドーシス，死亡

2. 血栓形成

血液凝固阻止因子の低下，線溶低下などにより，血管内凝固が活性化されると，静脈または動脈に血栓症を起しやすい．血栓が全身の血管に多発することもあれば，局所の血管に限局する場合もある．血栓形成により，激しい疼痛が持続したり，血流遮断により酸素供給が遮断されるため，末梢の細胞での栄養や呼吸の低下をきたし，壊死が起こり生体の機能を急激に障害する．

通常筋肉は数時間血流を遮断しても細胞が死滅することはないが，心臓の場合はすぐに，脳の場合は数分間で死滅してしまう．下肢の深部静脈血栓症や肺梗塞，腸管膜静脈血栓症などがある．

身体的苦痛や他の機能への障害が拡大し，患者の不安は増強される．

d 止血機能障害に対する看護

1. 身体的影響に対する看護

身体的影響に対する考えられる問題点，看護目標・成果，援助方法を挙げる．

考えられる問題点	看護目標・成果	考えられる援助方法
[1] 出血しやすく，止血しにくい	● 出血傾向を知り，予防的な対策が実行できる（出血の発症予防） ● 出血量・範囲・回数・時間が減少し，合併症を起こさない（出血の悪化予防・障害の影響の拡大防止）	〈観察〉 ①全身状態：血圧・脈拍（頻脈・血圧低下の有無），呼吸，体温など一般状態の変化 ②出血徴候の有無：皮下・粘膜下出血，歯肉・鼻出血，血尿，血便，吐血，性器出血，眼底出血，神経学的状態の変化（頭痛，視力，見当識障害等） ③出血の有無と程度：出血部位，出血量，出血範囲，出血回数，出血様式（持続的・断続的・徐々・突発的），色（鮮紅色，暗赤色） ④出血時の随伴症状の有無と程度：出血部位の熱感・疼痛・腫脹など，貧血症状（顔面蒼白，チアノーゼ，呼吸，脈拍の増加，動悸など），感染徴候の有無，ショック徴候 ⑤検査データ★5：血液一般検査（赤血球数，白血球数，ヘモグロビン，ヘマトクリット値，血小板数など），血小板・血管の検査（出血時間，血小板凝集能，毛細血管抵抗試験など），凝固能の検査（プロトロンビン時間〈PT〉，活性化トロンボプラスチン時間〈APTT〉，トロンビン時間，フィブリノゲン定量など），線維素溶解系の検査（フィブリン分解産物〈FDP〉測定法など） ⑥治療内容と効果・副作用 ⑦誘因・増悪因子：転倒，打撲などの受傷，採血や注射部位の止血不完全，歯の治療，ブラッシング，便秘時の努責，皮膚の摩擦，精神的興奮，咳嗽発作，月経など ⑧患者（家族）の出血傾向に対する認識の程度，理解度：現在の治療方針，生活上の注意点など

〈出血の発症予防のための援助〉

①患者自身が出血しやすい状態であり，出血予防が大切であることを認識し，出血しやすい部位とその理由，予防方法がわかり予防行動がとれるように，②③について説明する．出血予防のセルフケア行動が確立するよう援助する

②心身の安静

- 心身の安静
  - ・生活行動の制限：血小板数により生活行動を制限する（表5）．行動制限に応じた日常生活の援助を行う
- 精神の安静

表5　血小板数と日常生活の基準

血小板数	出血傾向の程度		日常生活上の制限
万/μL			
8	打撲や外傷により紫斑や出血をきたしやすい	→	激しいスポーツや打撃を避ける
7			
6	やや出血傾向は強くなるが，異常出血を起こすとは限らない	→	打撲や転倒の危険性のない生活を送る
5	摩擦による点状出血や歯肉出血を起こしやすい	→	外出は禁止し，歯ブラシは柔らかいものを使用する
4	軽い刺激でも出血が起こる可能性がある	→	安静の保持，体動はゆっくりと行う
3	自然に出血をきたしやすい状態．安静にしていても紫斑が出現する	→	生活は保護・監視下におく必要がある．入浴は禁止，日常生活の介助必要
2		→	予防的な血小板輸血が必要，歯ブラシの使用禁止
1			
	刺激がなくても容易に出血しやすい状態	→	ベッド上臥床安静が必要

（大澤健司，百瀬千尋：出血傾向．関口恵子・他編，根拠がわかる症状別看護過程，改訂第3版—こころとからだの69症状・事例展開と関連図，p94，南江堂，2016より許諾を得て転載）

③出血の誘因となるものは避ける

- 打撲，外傷の予防
  - ・環境整備により事故防止に努める．転倒などによる打撲・外傷のないように注意する．ベッド柵をつけ転落しないようにする．ベッドや椅子の角などをタオルなどで覆う．廊下やトイレの床に滑り止めをする
  - ・爪切りは深爪したり傷つけたりしないようにする
  - ・ひげそりは電気カミソリを使用する
  - ・安定した履き物で歩く
- 摩擦・機械的刺激の防止
  - ・清拭や洗髪時に皮膚を強くこすらない
  - ・寝衣は肌触りのよいものを選び，シーツ類はのりのききすぎやしわに気をつける
  - ・歯ブラシは柔らかい材質（ぶた毛など）のものを使用する．出血傾向の強いときは歯ブラシを使わず，綿棒かウォーターピックで口腔内を洗浄する
  - ・楊枝は使用しない
  - ・食事は柔らかく，熱すぎないものにする
- うっ血の予防
  - ・長時間の起立や同一体位による圧迫は避ける
  - ・締め付けない衣類を着用する

・血圧測定や採血，静脈注射などの際の駆血は可能な限り短時間にする．必要以上に長く加圧しない
● 努責・咳嗽の防止
・食事内容の配慮，規則正しい排便習慣，起床時の冷水の飲用，緩下剤の使用などで便通を整え，便秘に傾かないようにする（排便コントロール）
・鎮咳薬の服用，室内の温度・湿度の調整などに注意し，強いあるいは頻回の咳嗽が起こらないようにする
④処置後の止血促進，処置時の注意点
● 採血時，できるだけ細い針を使う．末梢を選ぶ
● 止血するまで十分に圧迫する（マッサージ，強い圧迫は禁止）
● 皮下注射・筋肉注射は禁止，アスピリン系解熱鎮痛薬（インダシン坐薬）禁忌
● 輸血療法の管理

〈出血悪化予防の援助（出血時の処置）〉
①安静：出血部位への刺激を防ぎ，出血部位の凝固を促進して止血を助長させる
● 環境の調整
● 出血した血液の除去
● 血液付着物の交換（寝衣・寝具など）
● 換気
②圧迫による止血：破綻した血管壁の収縮を強め，血液凝固を促進する
● タンポン，手指などにより出血部位を圧迫する
● 滅菌ガーゼあるいはオキシフル綿，ボスミン綿球などで圧迫する
③体位による止血：出血部位の循環血液量を減少させ，圧迫固定による止血促進
● 四肢からの出血の場合は，出血部位を心臓より高くする
● 喀血時には，病巣部を下にした半側臥位をとらせたりして正常な肺を保護する
④冷却・冷罨法：出血部の末梢血管を収縮させ止血を図る
● 氷嚢，氷枕，アイスノンなどを使用する
⑤急変に対する備え
● 突然の大量出血，ショック，気道閉鎖，意識消失などが起こり得ることを念頭において，急変に備え常日頃より，的確な判断力を養うとともに迅速に適切な対処（応急処置）ができるようにしておく

〈障害の影響の拡大予防〉
①感染防止
● 口腔・上気道の清潔（常に開放状態となっているうえに細菌増殖に適している）
・出血を誘発させないようにしながら，歯みがきあるいは綿棒で口腔内清拭や含嗽を行う
● 陰部の清潔
・血尿や性器出血などで陰部が汚染された場合，頻回に陰部を温水などで洗浄または清拭をする
● 環境整備
・出血，再出血の誘因となる咳嗽を誘発しないように，室温，湿度，空気清浄などに留意し，上気道感染などを予防する
● 全身の抵抗力を高める
・栄養補給：患者の嗜好を考慮し食欲を増進させる．必要に応じて食事介助する．吐血で経口摂取が制限されている時は，経静脈的に輸液や輸血が行われるため，確実に行われるよう管理する
・全身清拭：再出血を誘発しないよう清潔につとめることも大切である
②貧血
● 安静，体動制限：酸素運搬能力の低下により，活動耐性が低下するため，貧血症状（動

悸・息切れなど）が出現しない範囲で日常生活が行えるようにする
- 保温・マッサージ：循環を促進し，末梢酸素供給を増加させる．出血している場合は出血を助長させるため行わない
- 感染予防：特に粘膜，口腔，陰部
- 事故防止：環境調整，倦怠感，ふらつきが強い時はベッドサイドでの排泄とする

③疼痛：痛みが患者のストレスを増強し，それによるストレス反応が止血機能を低下させるため，疼痛を最小限に抑える．特に頭部，関節，粘膜など
- 体位の工夫や局所の冷却，鎮痛薬の指示を得る
- 関節痛などで，日常生活行動が制限される場合は，日常生活の援助を行う

④ショック：大量出血時の救急処置
- 一次救命処置
  - ・気道の確保：エアウェイ挿入，頭部後屈，下顎挙上，一時的吸引
  - ・呼吸管理：酸素吸入
  - ・人工呼吸（呼吸が停止している場合）
  - ・胸骨圧迫心臓マッサージ（心停止またはそれに近い状態の場合）
- 静脈路確保と輸液・輸血の準備と管理
- 薬物療法の管理
- 検査，治療に伴う処置への援助
  - ・膀胱留置カテーテル留置，心電計装着など
- 不穏状態に対する援助（ショックの増悪因子）
  - ・検査，治療，処置に対する説明
  - ・不安を取り除く言葉かけ
  - ・ベッドの柵の使用，部分抑制などにより，転落などの事故防止
  - ・音，光などに対する環境調整
- 安静，体位の工夫
  - ・水平仰臥位で下肢のみ挙上する
  - ・移動は状態を観察しながら静かに行う
  - ・保温（全身）と寝衣交換
  - ・飲水の援助（意識障害・悪心・内臓出血時以外）
  - ・排泄の援助（意識障害時失禁することあり）

★5 検査データ
- 内因系の凝固時間：APTT（活性化部分トロンボプラスチン時間）：27〜40秒
- 外因系の凝固時間：PT（プロトロンビン時間）：11〜13秒
- 出血時間：2〜5分
- 全血凝固時間：6〜15分
- フィブリノゲン分解産物（FDP）：10μg/mL未満（total-FDP）

A 止血機能が障害を受けたとき 411

2. 精神的影響に対する看護

精神的影響に対する考えられる問題点，看護目標・成果，援助方法を挙げる．

考えられる問題点	看護目標・成果	考えられる援助方法
[1] 出血によりパニックに陥ったり，思考が混乱したり，自制心を失ってしまうことがある [2] 出血による不快感があり，持続・繰り返される出血は心理的に負担となる [3] 大量出血による生命に対する危機感から，恐怖心や不安が増強する（患者，家族）	● 迅速な止血処置により，生命の安全の保障を実感でき，安心して医療処置を受けることができる	〈観察〉 ①患者の言動・表情・目線 ②患者，家族の不安の表出内容 ③患者，家族の心理状態の変化 ④患者，家族の病気に対する認識 ⑤ストレス源とコーピング状況 〈援助〉 ①患者の現在の状態や今後行われる治療について説明をし，どのようなときに出血しやすいか，出血の起こったときの対処法を患者・家族ともに理解してもらう ②止血のための処置，輸液や輸血の準備などを素早く行い，冷静沈着な態度，行動をする ③出血した血液は目に触れないよう素早く取り除き，換気を十分に行い血液臭を取り除くなど，環境調整する
[4] 日常生活行動が制限され，ストレスが増強する	● 出血予防の必要性を理解し，気分転換できる	①生活行動の制限についてわかりやすく説明するとともに，行動の自由を制限された患者の気持ちを理解し，共感的関わりをする

3. 社会的影響に対する看護

社会的影響に対する考えられる問題点，看護目標・成果，援助方法を挙げる．

考えられる問題点	看護目標・成果	考えられる援助方法
[1] 出血の恐れのある行為を避けた生活により，役割を果たせない	● 役割を調整し，薬物療法を継続しながら生活できる	〈観察〉 ①家族，周囲の人々のサポート体制 ②本来の家庭および社会的役割 ③環境，生活背景 ④疾患や治療に対する認識の確認 〈援助〉 ①どのような病気か，出血の頻度，対応策など家族，学校，職場などの人々の理解が得られるよう働きかける ②薬物療法の中断がないよう薬物の必要性，作用，副作用を理解してもらう ③生活の中でセルフケアの負担や担っていることを改善していけるよう支援する

4. 自己管理と予防

自己管理と予防について示す.

考えられる問題点	看護目標・成果	考えられる援助方法
[1] セルフケア不足による出血，止血困難のリスクが高まる	●セルフケアにより，出血予防，出血時の適切な対処ができる	〈観察〉 ①セルフケアの理解度，実行能力 ②セルフケア実践状況 ③症状の程度，ADL状況 〈援助〉：自己管理のための生活指導 ①出血の早期発見について ②出血予防手段 ③出血増悪の予防手段 ④出血時の緊急処置の方法 ⑤出血傾向の直接の原因となっている疾患の治療の継続 〈予防対策〉 ①出血の形態，量，範囲，回数，様式，色，出血しはじめた時期，状況など観察し，出血を早期発見し報告できるように指導する ②前記の［出血の発症予防のための援助］［出血悪化予防の援助（出血時の処置）］の項目について，自己管理できるように患者や家族に指導する

〈引用・参考文献〉
1) 高木永子監：看護過程に沿った対症看護—病態生理と看護のポイント. 学研メディカル秀潤社, 2010
2) 山口瑞穂子・他監：看護診断をふまえた経過別看護1 急性期. pp112-115, 学習研究社, 1995
3) 溝口秀昭・他：血液病学. 医学書院, 1996
4) 野口美和子・他編：新体系看護学全書 別巻 機能障害からみた成人看護学③ 内部環境調節機能障害／身体防衛機能障害. メヂカルフレンド社, 2009
5) 村川裕三総監：新・病態生理できった内科学 5血液疾患, 第3版. pp170-228, 医学教育研究社, 2011
6) 北村聖編：看護のための最新医学講座9 血液・造血器疾患. 中山書店, 2001
7) 黒川清・他編：臨床検査データブック2013-2014, 医学書院, 2013
8) 井上泰訳：これだけは知っておきたい疾病のなりたち. 医学書院, 2000
9) 金井弘一編：臨床看護 病態生理I 症候編. へるす出版, 1997
10) 日野原重明監：一目でわかる内科学. メディカルサイエンスインターナショナル, 2004
11) 佐藤昭夫・他編：人体の構造と機能, 第2版, 医歯薬出版, 2003

第Ⅲ章 生体防御機能障害と看護
③ 止血機能障害

出血傾向のある患者の看護

小川栄子

1. アセスメントのポイント

[身体的]
①出血傾向の原因・誘因の有無と程度
- 血管の障害の有無
- 血小板の異常の有無
- 血液凝固障害の有無

②出血の有無と程度
- 部位，量，範囲，色，発生時期

③出血の随伴症状の有無と程度
- 出血部位の腫脹，疼痛，熱感，不快感

[精神的]
①出血に対する不安や恐怖はないか
②日常生活行動制限によるストレスはないか

[社会的]
①周りの人に自己の状況が理解され，協力を得られているか
②家族の支援体制

[自己管理]
①患者自身が身体状況を理解し，セルフコントロールできているか
②患者自身が出血予防と早期発見について行動できているか
③異常な状況が判断でき，出血増悪の予防手段がとれているか

2. 医療問題（問題の根拠・なりゆき）

①血管障害，血小板減少，血液凝固障害　▶出血の危険
▶易出血状態　▶止血困難

②失血，圧迫　▶貧血
▶循環血液量の減少　▶ショック状態

③便秘時の怒責，強い咳嗽
▶出血の誘因

④抵抗力の低下
▶出血部位，体腔内での出血
▶易感染状態

⑤口腔や鼻腔からの出血　▶気道感染
▶不快感　▶尿路感染
▶食欲低下
▶易感染状態

⑥止血困難　▶ショック状態
▶貧血

⑦口腔や鼻腔からの出血

3. 考えられる問題点

[1] 易出血状態にあり，出血を起こしやすく，止血しにくい

[2] 皮膚・粘膜のバリア機能破綻により，感染を起こしやすい

[3] 出血による不快感や不安感，恐怖感がある

[VIEW]

- 出血傾向とは，血管，血小板，または血液凝固系の障害により出血しやすくなっている状態であり，わずかな刺激やはっきりした原因がないにもかかわらず出血し，いったん出血をすると止血が困難になる状態をいう
- 出血傾向のある患者に対して，出血の予防や生命の危機に伴う不安への働きかけなどの援助により，低下しがちなQOLの向上へ向けた看護過程である

[看護の方向性]

- 患者自身が出血や感染の予防方法を理解でき，早期発見により自分の身を守る行動を実践できるよう援助することが重要である
- 全身のどこからでも出血する可能性があるため，患者の訴えをよく聴くとともに，処置や検査また，日常生活の援助を通し観察が必要である

4. 看護目標・成果	5. 考えられる援助方法
[1] ●出血が起こらないよう予防対策ができる ●出血徴候を早期発見し，出血悪化を防ぐ ●出血に伴う障害の拡大を防止する	**[1～2]** 出血予防と止血，出血に伴う障害の改善への援助および患者自身で出血予防および出血時の対応行動を身につけるための援助 **O-P** ●バイタルサイン（特に脈拍・血圧），出血徴候の有無，出血の有無と程度，出血時の随伴賞状の有無と程度，出血の誘因・増悪因子，検査データ（血算，血小板・血管・血流の検査，凝固機能の検査，線維素溶解系の検査），出血予防行動の理解度・実施状況 **TP/EP** ●日常生活での出血予防の指導 ・心身の安静について ・出血の誘因となるものの除去（打撲や外傷予防，摩擦・機械的刺激の防止，うっ血の予防，努責・咳嗽の防止） ・処置後の止血確認，処置時の注意点（採血時など）
[2] 皮膚，粘膜の保護と清潔保持により，感染が予防できる	●出血悪化予防に対する援助（出血時の援助） ・安静 ・圧迫による止血促進 ・体位による止血促進 ・冷却，冷罨法による止血促進 ・急変に対する備え ●障害の影響拡大予防に対する援助 ・感染防止（口腔・上気道の清潔，陰部の清潔，環境整備など） ・貧血への援助（安静・活動制限，保温・マッサージ，事故防止など） ・疼痛への援助（体位の工夫，局所の冷却，鎮静薬の投与，日常生活の援助など） ・大量出血時の救命処置
[3] ●出血傾向の状態，出血しやすい状況，出血時の対処法について理解できる ●出血に対する不安が言葉で表現でき，必要時援助を求めることができる	**[3]** 出血傾向の程度に応じた生活上の注意点の理解と自己管理行動への援助 ●不安感，恐怖感の緩和 ・病態，治療計画，生活行動の制限について説明 ・冷静沈着で迅速な止血のための処置，輸液や輸血の準備 ・出血した血液の除去，血液付着物の交換や換気 ●社会的資源 ・家族の理解，協力への援助

この領域に条件によってはよくみられる看護診断

- ●血液凝固系の障害のある患者（入院中）に関しては医療の範ちゅうである**
- ●患者自身が自己管理できるようにするには（退院）指導を行う**
- ●口腔粘膜統合性障害
- ●不安（恐怖）

＊：治療・処置に関わるもの

Ⓑ 出血傾向のある患者の看護　415

6. 病態関連図

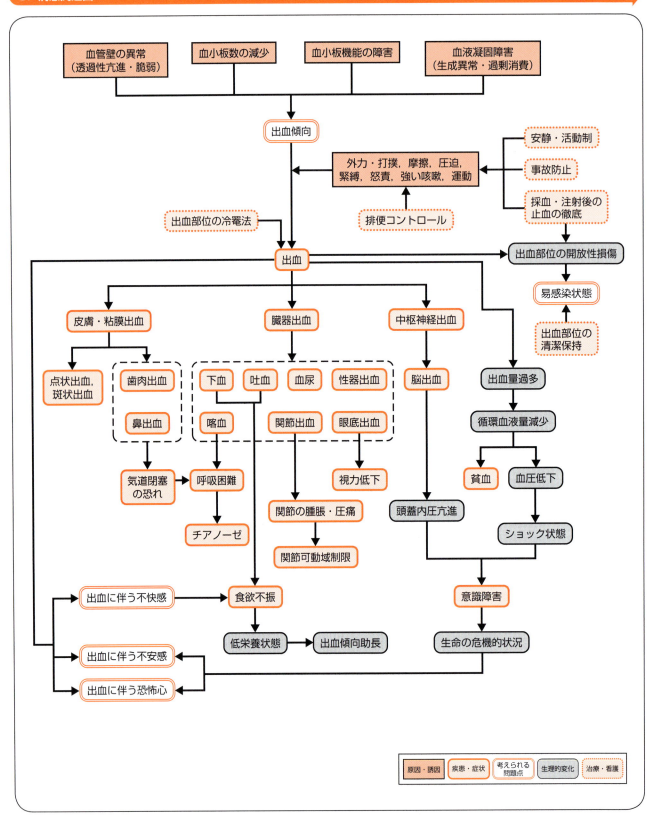

7. 看護計画

[1] 易出血状態にあり，出血を起こしやすく，止血しにくい

[問題解決のための視点]

☆患者の出血傾向（データなどを含む）を把握して，出血の予防に努める

☆出血した場合は速やかに止血に努め，出血に伴う障害

を最小限となるように援助する

☆患者自身が，日常生活での出血予防行動ができるように指導する

看護目標・成果	考えられる援助方法	個別化のポイント
●出血傾向を予測し，出血を起こさない ●出血の予防行動ができる ●出血時の対応を患者自身でできる	**O-P** ①バイタルサイン（とくに頻脈，血圧低下） ②皮膚出血徴候の有無 　●皮膚出血の有無：点状出血，斑状出血 　●粘膜出血の有無：歯肉，口腔内，鼻，眼，性器など 　●排泄物の出血の有無：血尿，下血，タール便 　●脳内出血：頭痛，悪心・嘔吐，意識レベル，血圧異常，麻痺，瞳孔異常など 　●喀血，吐血の有無 　●関節腔内出血の有無 ③出血時の状態：原因，状況，部位，量，速度，持続時間，随伴症状など ④止血状態：検査，採血，注射の部位 ⑤検査データ：血液（RBC（赤血球），WBC（白血球），Hb（ヘモグロビン），Ht（ヘマトクリット），PL（血小板），トロンボプラスチン，出血時間，プロトロンビン時間，FDP，生化学検査など） ⑥女性：月経周期の確認 ⑦排便状況：努責により出血が誘発される ⑧出血の予防行動の理解度・実施状況 〈輸血時の観察〉 ①バイタルサイン，副作用症状 　●輸血反応：発熱，蕁麻疹，一過性低酸素症，血圧低下，乏尿，不穏，気管支けいれん 　●血液型不適合：輸血開始直後に，血管に沿った熱感，顔面紅潮，腰背部痛，腹痛，軽静脈の怒張，胸部絞厄感，頻脈，呼吸速迫 ②本人言動（患者の訴えをよく聴く） 　●不快な症状の有無 　●表情 　●睡眠 　●活動状況 　●食欲の有無	●血小板数と出血の出現状況 ・5万/μL以下：出血傾向 ・3〜5万/μL以下：皮下出血，粘膜出血 ・3万/μL以下：臓器出血の可能性，消化管，膀胱，胸腔内，眼，性器，関節内 ・1万/μL以下：致命的な出血の可能性 ●輸血による効果 ・血小板濃厚液10単位：Plt2〜3万/μL ・新鮮凍結血漿：凝固因子活性20〜30%

第Ⅲ章 生体防御機能障害と看護

3 止血機能障害

Ⓑ 出血傾向のある患者の看護　417

T-P

〈出血の予防〉

①心身の安静
- 寝衣，寝具は柔らかいものを使用する
- 血小板3万/μL以下の場合は液体歯磨きに変更する
- 排便時の努責は，肛門出血や脳出血の誘因となるため便通を整え，便秘を避ける
- 生活行動の制限

②出血の誘因除去
- ベッド周囲の環境（整理・整頓）を整え，打撲や外傷を予防する
- 安定した履き物
- 洗髪時，皮膚を強く擦らないようにする
- 陰部洗浄を行う（温水洗浄便座など）
- かたい食事を避ける
- 寝具・寝衣の調整（やわらかい素材の布地のものにする）

③処置時の注意点
- 清拭時は，皮膚を強く擦らないようにし，軽く押さえるように拭く
- 口腔ケア：柔らかい歯ブラシ，綿棒の使用，楊枝は避ける
- 剃刀による髭剃りはしない（電気カミソリを使用）
- 爪切りの使用を避ける（深爪はしない）
- 注射，採血時はできる限り小さいゲージの針を使用する
- 点滴ルートの固定などによる局所の固定は，部位を変えるなど工夫する
- 注射，採血後の止血は確実に行う（止血バンドの使用）
- 駆血帯や血圧測定のマンシェットは必要以上に強く巻いたり長時間巻くことを避ける
- 血圧測定時のマンシェットは，150mmHg以上の加圧は避ける

④家族への支援

〈出血時の対応〉

①安静
- 出血部位の刺激を防ぎ，止血を図る
- 吐血の場合は，安静臥床とし，会話や食事を制限し安静を保持し，止血を図る

②圧迫による止血
- 圧迫（滅菌ガーゼ，ボスミン綿球など）

③体位による止血
- 高挙

④冷却による止血
- 出血部位には冷罨法（氷囊・氷枕など）で止血を図る

⑤急変に対する備えとする
- 出血部位の感染に注意する
- 落ち着いた態度で速やかに対処し，不安除去に努める
- 出血した血液は，患者の目にふれないように手早く片付ける

- 患者の生活習慣や理解度に合わせて，出血予防の指導方法を選択する
  - シャワー浴時，自分で皮膚を観察し出血斑などを早期に発見できるように指導する
  - 本人だけでの自己管理が難しい場合は，家族に説明し協力を得る
  - 体動が激しい場合は，ベッド柵に厚めのマット，クッションなどを使い打撲を予防する
  - 義歯を使用している場合は，外すほうが良い
  - 排便習慣を考慮し便秘を防ぐ

- 血小板が1万/μL以下：致命的な出血の可能性があるため意識して安静を図る

〈輸血時の看護〉

①準備：患者に説明をし，同意を得る

②カルテと輸血伝票，血液製剤，血液型プレートを準備する

③患者氏名，ID番号，血液型（ABO，Rh）・血液製剤名とLotNo・有効・単位・交差結果・照射日期限を確認し，照合する

④輸血製剤を決められた輸血セットに装着する

⑤輸血ラインを確保する

⑥輸血開始5分間は患者のそばに付き添い，ゆっくり輸血し，副作用の出現の有無を観察する

⑦医師には，輸血開始後はすぐに対応ができる場所にいてもらう

⑧輸血開始後15分は観察を密に行う

⑨輸血副作用が発生したら直ちに輸血を中止し，適切な処置を行う

⑩ベッドサイドを離れる時はナースコールが患者の手元にあることを確認してから離れる

⑪輸血中は定期的に訪室し，副作用の出現の有無を観察し，記録に残す

　例：「輸血副作用チェックシート」等使用（さいたま市立病院）

⑫副作用症状（表1）

- 輸血反応：発熱，蕁麻疹，一過性低酸素症，血圧低下，乏尿，不穏，気管支けいれん，ショック，呼吸困難など
- 血液型不適合：輸血開始直後に，血管に沿った熱感，顔面紅潮，腰背部痛，腹痛，頸静脈の怒張，胸部絞厄感，頻脈，呼吸速迫

〈障害の影響拡大予防〉

①感染防止

- 口腔内の細菌の増殖を防ぐため清潔に注意する
- 陰部汚染（血尿）により尿路感染を起こしやすいため，陰部洗浄を行う（温水洗浄便座など）
- 食事・栄養の補給に努める
- 食べやすい環境を整える

②貧血への援助

- 安静・活動制限
- 保温・マッサージ（強い圧迫にならないように）
- 事故防止

③疼痛への援助

- 体位の工夫
- 局所の冷却
- 鎮静薬の投与
- 日常生活の援助

④大量出血時の救命処置

E-P

①出血の予防の必要性を説明し理解させる

- 出血しやすい部位とその理由，予防方法について説明
- 慎重に行動し，転倒打撲を避けることを説明する

B 出血傾向のある患者の看護

表1 輸血副作用チェックシート

Excelチャートを使用し，輸血副作用のチェックをする．
ナビゲーションマップ→Excelチャート→新規作成→輸血関連

輸血副作用チェックシート

輸血日 年 月 日 輸血開始時間	1パック目 :				2パック目 :				3パック目 :			
副作用チェック	開始時	5分後	15分後	終了時	開始時	5分後	15分後	終了時	開始時	5分後	15分後	終了時
血圧　拡張期												
収縮期												
脈拍												
Spo2												
1) 発熱／コメント	□有	□有	□有	□有	□有	□有	□有	□有	□有	□有	□有	□有
2) 悪寒・戦慄／コメント	□有	□有	□有	□有	□有	□有	□有	□有	□有	□有	□有	□有
3) 熱感・ほてり／コメント	□有	□有	□有	□有	□有	□有	□有	□有	□有	□有	□有	□有
4) 搔痒感・かゆみ／コメント	□有	□有	□有	□有	□有	□有	□有	□有	□有	□有	□有	□有
5) 発赤・顔面紅潮／コメント	□有	□有	□有	□有	□有	□有	□有	□有	□有	□有	□有	□有
6) 発疹・蕁麻疹／コメント	□有	□有	□有	□有	□有	□有	□有	□有	□有	□有	□有	□有
7) 呼吸困難／コメント	□有	□有	□有	□有	□有	□有	□有	□有	□有	□有	□有	□有
8) 嘔気・嘔吐／コメント	□有	□有	□有	□有	□有	□有	□有	□有	□有	□有	□有	□有
9) 胸痛・腹痛・腰背部痛／コメント	□有	□有	□有	□有	□有	□有	□有	□有	□有	□有	□有	□有
10) 頭痛・頸重感／コメント	□有	□有	□有	□有	□有	□有	□有	□有	□有	□有	□有	□有
11) 血圧低下／コメント	□有	□有	□有	□有	□有	□有	□有	□有	□有	□有	□有	□有
12) 血圧上昇／コメント	□有	□有	□有	□有	□有	□有	□有	□有	□有	□有	□有	□有
13) 動悸・頻脈／コメント	□有	□有	□有	□有	□有	□有	□有	□有	□有	□有	□有	□有
14) 血管痛／コメント	□有	□有	□有	□有	□有	□有	□有	□有	□有	□有	□有	□有
15) 意識障害／コメント	□有	□有	□有	□有	□有	□有	□有	□有	□有	□有	□有	□有
16) 赤褐色尿（血色素尿）／コメント	□有	□有	□有	□有	□有	□有	□有	□有	□有	□有	□有	□有
17) 上記1〜16の項目すべて該当／コメント	□有	□有	□有	□有	□有	□有	□有	□有	□有	□有	□有	□有

輸血開始時・5分後・15分後・終了時のバイタルサイン・輸血副作用を観察する．項目上にマウスを乗せると観察基準を見ることができる．

②口腔粘膜を刺激する食べ物を避ける（固い，熱い，冷たすぎる，味が濃い，強い酸味，辛いなど）ように指導する
③口腔内を清潔に保つ重要性を説明し，疼痛があっても食後に必ず含嗽や口腔内清拭を行うように指導する
④シャワー浴時，自分で皮膚を観察し出血斑などを早期に発見できるように指導する
⑤強く鼻をかまないように指導する
- キーゼルバッハ部位（鼻中隔下端）には，毛細血管が多く鼻出血を誘発しやすい
⑥症状の早期発見への自己管理方法の指導する
- 定期的な体温測定
- 定時刻の体重測定（毎日）
- 皮下出血の有無，点状出血などの有無の観察
- 家族にも患者の状況を説明し協力してもらう
- 家族へ出血時の対処方法を指導する

---

[2] 皮膚・粘膜のバリア機能破綻により，感染を起こしやすい

[問題解決のための視点]
☆皮膚や粘膜は感染を起こしやすいため細心の注意を図り予防する
☆患者の嗜好にあった栄養価の高いものの摂取を働きかける
☆口腔内に刺激の少ない食物を選択する
☆患者，家族に，スタンダードプリコーション（標準予防策）を指導し，感染予防を図る
☆［1］の視点も考慮する

看護目標・成果	考えられる援助方法	個別化のポイント
● 感染を起こさない ● 感染予防行動が取れる ● 栄養補給ができる	O-P ①バイタルサイン ②感染症状の有無と程度 　● 発熱（熱型） 　● 発熱に伴う随伴症状 　● 咽頭痛，咳嗽 　● 皮膚・粘膜・陰部の状態 　● 排便状況，排尿状況 ③食事摂取量 ④点滴の刺入部 　● 発赤の有無 　● 疼痛の有無 　● 腫脹の有無 　● 液漏れの有無 T-P ①イソジンガーグルでの含嗽を行う ②口腔内出血後は，口腔内の清潔に努める ③食事・栄養の補給に努める 　● 食べやすい環境を整える 　● 食事の盛り付けの工夫	● 全身の抵抗力を高めるため，患者と相談しながら安静，休息を図る ● 栄養士と患者の嗜好を取り入れた食事内容を検討する

第Ⅲ章 生体防御機能障害と看護

3 止血機能障害

Ｂ 出血傾向のある患者の看護　421

- ●栄養価の高い食品の摂取をすすめる
- ●食べられるものを食べられる量だけ摂取できればよいことを伝え，リラックスさせる
④陰部洗浄を行う
⑤発熱時の感染に対する援助
- ●悪寒時は保温，希望によりクーリングを行う
- ●医師の指示により，必要時に解熱薬を投与する
- ●発汗がある時は手早く清拭し更衣する
⑥入浴，シャワー浴，清拭により皮膚の清潔を保つ
⑦手洗い励行（食事前，外出後は必ず行う）
⑧面会人への手洗い，マスク着用の協力依頼

E-P
①感染予防のセルフケアのための患者，家族への指導
②標準予防策の説明と指導
- ●手洗い（指間，手首，爪，指先などのポイントを説明して実施指導）
- ●含嗽
- ●マスク
- ●入浴，シャワー浴
③安静の保持

---

[3] 出血による不快感や不安感また恐怖感がある

[問題解決のための視点]　　　　　　　　　　　　　☆不安を表出しやすい環境，雰囲気が要求される

☆少量でも持続的な出血は，不安を感じさせる事を考慮して速やかに片付ける

看護目標・成果	考えられる援助方法	個別化のポイント
●不安を表出しやすい環境，雰囲気を作る ●冷静な態度で安心感を与える	**O-P** ①本人・家族の不安言動，不安行動の有無 ②表情，言動，疾患や治療に対する受け止め方 ③理解度，睡眠・活動状況，食欲の有無 ④治療状況とその効果 ⑤治療の副作用や症状の変化 ⑥病状説明内容 ⑦家族との関係 ⑧同室者との関係（大部屋の場合） ⑨医療従事者との関係 **T-P** 〈患者の不安に対する看護〉 ①ゆっくりと聴く姿勢，共感的な態度 ②声かけ，訪室を多くする ③初めての処置や検査に対して，その理由，必要性，方法を十分に説明する ④常に迅速な態度や行動で接する	●静かな環境作りを心がける

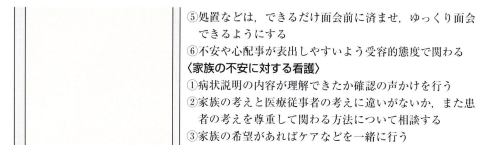

〈引用・参考文献〉
1) 江川隆子編：これなら使える看護診断—厳選NANDA-I看護診断83. pp181-184, 212-214, 237-240, 246-250, 医学書院, 2013
2) リンダ J. カルペニート＝モイエ著, 新道幸恵監, 竹花富子訳：看護診断ハンドブック, 第9版. p200, 270, 医学書院, 2011
3) T.ヘザー・ハードマン編, 日本看護診断学会監訳：NANDA-I看護診断—定義と分類 2012-2014. 医学書院, 2012
4) 江川隆子編：ゴードンの機能的健康パターンに基づく看護過程と看護診断, 第3版. ヌーヴェルヒロカワ, 2010
5) 高木永子監：看護過程に沿った対症看護—病態生理と看護のポイント, 第4版. pp513-531, 学研メディカル秀潤社, 2010
6) 医療情報科学研究所編：病気がみえるvol.5 血液. pp150-186, メディックメディア, 2008

索　引

数字・欧文

1回換気量 ……………………… 6
Ⅰ型アレルギー ……… 330, 341
Ⅰ型アレルギー疾患 ……… 324
Ⅰ型アレルギーの機序 …… 323
Ⅱ型アレルギー …………… 322
Ⅲ型アレルギー …………… 323
Ⅳ型アレルギー …………… 324
6カ月短期化学療法 ……… 386
ABI ………………………… 247
ACS ………………………… 144
ADLの低下 ………………… 398
AF …………………………… 137
AFL ………………………… 137
ALS ………………………… 94
AS …………………………… 178
AV block …………………… 137
BE …………………………… 9
B細胞 ……………………… 318
CABG ……………………… 158
CABGのクリティカル・パス
……………………………… 172
COPD ………………… 2, 54
DESIGN-R ………………… 305
Fcレセプター ……………… 322
FRS ………………………… 298
H_2CO_3 …………………… 8
HMV ………………………… 95
HOT ………………………… 83
IgA ………………………… 317
IIP …………………………… 74
LOS ………………………… 167
MPQ ………………………… 299
MR ………………………… 178
MRC息切れスケール ……… 17
MS ………………………… 178
NRS ………………………… 298
OHスケール ……………… 301
$PaCO_2$ …………………… 8
P_AO_2 …………………… 7
PaO_2 …………………… 8
PCI ………………………… 144
PSVT ……………………… 137
$P_{\bar{v}}CO_2$ …………………… 7

SA block …………………… 137
SaO_2 ……………………… 8
SGA ………………………… 306
SLE ………………………… 286
SVT ………………………… 137
Torsades de pointes …… 190
VAS ………………………… 297
VF ………………………… 137, 190
VT ………………………… 137, 189
Y字切り込みガーゼ ……… 102

和文

あ
あかぎれ …………………… 280
アジソン病 ………………… 283
足白癬 ……………………… 285
あせも ……………………… 281
アダムス・ストークス症候群
……………………………… 197
アドヒアランス …………… 242
アトピー性皮膚炎 ………… 284
アナフィラキシー ………… 331
アナフィラキシー型 ……… 322
アナフィラキシーショック
…………………………… 322, 324
アニソコリー ……………… 354
アポクリン汗腺 …………… 272
アポトーシス ……………… 320
アルサス型 ………………… 323
アレルギー局所症状 ……… 343
アレルギー疾患
…………………… 321, 330, 341
アレルギー性接触皮膚炎
…………………………… 279, 284
アレルギー全身反応 ……… 343
アレルギーの分類 ………… 322
アレルギー反応 …… 284, 321
アレルゲンの種類 ………… 324

い
易感染状態 ………… 364, 388
萎縮 ………………………… 275
易出血状態 ………… 414, 417
異所性刺激生成異常 ……… 137
痛み ………………………… 288
いびき様音 ………………… 50

易疲労性 …………………… 138
いぼ ………………………… 276
飲酒 ………………………… 154
インフルエンザ菌 ………… 50

う
ウイルス …………………… 285
右脚ブロック ……………… 137
右室肥大 …………………… 165
右房負荷 …………………… 165
運動 ………………………… 155
運動耐容能の低下 ………… 61

え
エイズ ……………………… 285
腋臭症 ……………………… 281
エクリン汗腺 ……………… 271
エコノミー・クラス症候群
……………………………… 225
酸塩基平衡障害 …………… 9
炎症期 ……………………… 288

お
横隔膜 ……………………… 10
横隔膜呼吸 ……………… 59, 70
嘔吐 ………………………… 360
悪心 ………………………… 360
おでき ……………………… 285
オプソニン ………………… 318

か
外見 ………………………… 289
外呼吸 ……………………… 3
潰瘍 ………………………… 275
化学療法 ………… 360, 386, 388
化学療法の副作用 ………… 341
下気道 ……………………… 4
角化の異常 ………………… 281
拡散 ………………………… 7
角質の肥厚 ………………… 278
喀痰 …………………… 16, 17
隔離 ………………………… 380
隔離予防策 ………………… 355
下肢筋群の運動 …………… 63
過剰塩基 …………………… 9
ガス交換 …………………… 6
ガス交換機能障害 ………… 74
ガス交換障害 ………… 47, 81
ガスの輸送 ………………… 7

喀血 ………………………… 16
活動耐性低下 …… 51, 61, 79
カテーテル ………………… 311
痂皮 ………………………… 275
カフ圧 ……………………… 102
カフ内圧測定計 …………… 102
かゆみ ……………… 276, 288
簡易栄養状態評価表 ……… 307
寛解 ………………………… 378
換気 ………………………… 6
換気障害 …………………… 42
間欠性跛行 ………………… 248
間欠熱 ……………………… 348
がん細胞 …………………… 320
間質 ………………………… 7
関節変形 …………………… 325
汗腺 ………………………… 271
感染経路の遮断 …………… 368
感染源の除去 ……………… 368
感染症 ……………………… 352
感染性眼疾患 ……………… 396
感染の様式 ………………… 382
感染のリスク ……………… 308
感染予防 …………………… 354
感染予防行動 ……… 359, 370
含嗽 ………………………… 67
含嗽剤 ……………………… 394
冠動脈 ……………………… 131
冠動脈バイパス術 ………… 158
陥入爪 ……………………… 278
肝斑 ………………………… 283

き
期外収縮 …………………… 137
気管 ………………………… 4
気管カニューレ …………… 102
気管カニューレの交換 …… 102
気管支 ……………………… 5
気管支喘息 ………………… 30
気管切開創 ………………… 101
起座位 ……………………… 221
喫煙 ………………………… 154
気道 ………………………… 3, 4
気道感染 …………………… 67
気道狭窄 …………………… 30
気道クリアランス ……… 3, 11

気道浄化能低下 …………… 49
気道損傷 ………………… 101
脚束 ……………………… 132
丘疹 ……………………… 275
急性冠症候群 ……… 144, 156
急性出血 ………… 339, 407
吸息 ……………………… 10
胸郭運動 ………………… 10
胸腔内圧 ………………… 9
胸水 ……………………… 18
胸痛 ……………………… 18
胸膜 ……………………… 9
胸膜摩擦音 ……………… 50
キラー T 細胞 ………… 316
亀裂 ……………………… 275
筋腎代謝症候群 ………… 250
筋ポンプ圧 ……………… 216

く
空気感染 ………………… 382
口すぼめ呼吸 ………… 49, 70
クララ細胞 ……………… 5

け
毛 ………………………… 272
鶏眼 ……………………… 275
経皮吸収 ………………… 270
経皮的冠動脈インターベンション
…………………… 144, 156
稽留熱 …………………… 348
血圧 ……………………… 213
血圧異常 ………………… 219
血圧コントロール ……… 236
血圧調節の障害 ………… 217
血圧の自己測定のポイント
………………………… 236
血圧の低下 ……………… 138
血液 ……………………… 212
血液逆流防止機能 ……… 130
血液逆流防止機能障害 …… 136
血液凝固 ………………… 400
血液凝固因子 …… 401, 402
血液凝固期 ……………… 288
血液・造血器腫瘍… 337, 359
血液の流れ ……………… 131
血管 ……………………… 212
血管壁の障害 …………… 403
血管留置カテーテル ……… 311
結合酸素 ………………… 8
結合組織病 ……………… 325
血腫 ……………………… 403
血小板数と日常生活の基準
………………………… 409

血小板の障害 …………… 403
結節 ……………………… 275
血栓形成 ………………… 408
血栓除去術 ……………… 244
血痰 ……………………… 16
血流感染 …………… 310, 397
血流機能 ………………… 212
血流機能障害 ……… 212, 252
血流障害 ………………… 247
毛の構造 ………………… 273
ケミカルメディエーター …… 322
ケラチノサイト ………… 269
限局性白皮症 …………… 283
健康管理日誌 …………… 104
言語的コミュニケーション障害
………………………… 105
倦怠感 …………………… 138

こ
高 LDL コレステロール血症
………………………… 227
交感神経 ………………… 133
高血圧 …………… 153, 232
高血圧症 ………………… 217
抗結核薬 ………………… 385
抗原決定基 ……………… 317
膠原線維 ………… 270, 400
抗原提示細胞 ……… 316, 318
膠原病…… 325, 328, 331, 346
膠原病類縁疾患 …… 325, 328
抗原レセプター ………… 318
紅色汗疹肥 ……………… 281
抗生物質 ………………… 50
好中球 …………………… 391
後天性免疫不全症候群 …… 285
喉頭 ……………………… 4
高トリグリセリド血症 …… 227
口内炎 …………… 392, 396
紅斑 ……………………… 275
興奮伝導障害 …………… 137
硬膜腔 …………………… 9
呼吸音 …………………… 50
呼吸器感染症 …………… 82
呼吸機能 ………………… 3
呼吸機能障害 …………… 2
呼吸筋ストレッチ体操 …… 60
呼吸筋増強訓練 ………… 62
呼吸困難 …………… 17, 137
呼吸困難時の体位 ……… 58
呼吸細気管支 …………… 5
呼吸商 …………………… 7
呼吸性アシドーシス ……… 9

呼吸性アルカローシス ……… 9
呼吸中枢 ………………… 10
呼吸調節機構 …………… 10
呼吸補助筋のストレッチ
…………………… 59, 71
呼吸ポンプ作用 ………… 216
呼息 ……………………… 10
骨髄抑制 ………………… 391
後負荷 …………………… 133
コミュニケーション手段 …… 108
コラーゲン ……………… 270
コンピューター入力支援機器
………………………… 109
コンプライアンス ……… 242
コンプロマイズドホスト…… 328

さ
在宅酸素療法 …………… 83
細動脈 …………………… 213
サイトカイン ……… 316, 318
再燃 ……………………… 378
細胞傷害性 T（Tc）細胞… 316
細胞傷害性 T 細胞 …… 316, 319
杯細胞 …………………… 4
左脚ブロック …………… 137
左室肥大 ………………… 165
左心不全 ………………… 138
サーファクタント ……… 6
左房負荷 ………………… 165
酸塩基平衡 ……………… 10
産生細胞 ………………… 318
三尖弁閉鎖不全 ………… 136
酸素 ……………………… 7
酸素運搬機能障害 ……… 252
酸素解離曲線 …………… 8
酸素分圧 ………………… 8
酸素飽和度 ……………… 8

し
紫外線 …………………… 280
紫外線による刺激 ……… 280
視覚的アナログ尺度 …… 297
色素細胞 ………………… 269
色素斑 …………………… 275
刺激生成異常 …………… 137
刺激性接触皮膚炎 ……… 279
刺激伝導系 ……………… 132
刺激伝導系機能障害 …… 136
止血機序 ………………… 401
止血機能 ………………… 400
止血機能障害 ……… 267, 400
自己効力感 ……………… 242
自己変性細胞 …………… 320

自己免疫疾患
……… 321, 325, 327, 331, 346
自己免疫疾患の機序 …… 326
脂質異常症 ………… 153, 227
四肢疼痛 ………………… 219
思春期の皮膚の変化 …… 278
姿勢保持 ………………… 300
脂腺 ……………………… 272
弛張熱 …………………… 348
失血 ……………………… 339
失神 ……………………… 219
紫斑 ……………………… 275
脂肪細胞 ………………… 271
しみ ……………………… 283
しもやけ ………………… 280
指紋 ……………………… 271
雀卵斑 …………………… 283
シャント ………………… 7
周期的発熱 ……………… 348
収縮・拡張機能障害 …… 136
修正ボルグスケール ……… 17
重炭酸緩衝系 …………… 8
主観的包括的アセスメント
………………………… 306
樹状細胞 ………………… 318
出血 ……………………… 337
出血傾向 ……… 403, 407, 414
出血傾向の程度 ………… 409
出血傾向の分類 ………… 403
出血時の対応 …………… 418
出血しやすい部位 ……… 407
出血性素因 ……………… 403
出血性素因の診断 ……… 406
出血の部位 ……………… 340
出血の予防 ……………… 418
出血斑 …………………… 403
腫瘍 ……………………… 275
上気道炎 ………………… 396
上肢筋群の運動 ………… 63
上室性頻拍 ……………… 137
掌蹠多汗症 ……………… 281
小斑状出血 ……………… 403
静脈血 …………………… 212
褥瘡 ……………… 278, 294
ショックの 5P …………… 140
自律神経 ………………… 271
脂漏性角化症 …………… 276
脂漏性皮膚炎 …………… 283
白なまず ………………… 283
心胸郭係数 ……………… 222
心胸比 …………………… 222

心筋	130	セミファーラー位	221
心筋梗塞	158	セルフケア	236
心筋収縮力	133	線維素溶解	400
心筋症	136	線維素溶解現象	401
心原性ショック	138	センシング不全	199
心原性肺水腫	92	全身性エリテマトーデス	286
人工呼吸器	95, 98	全身性自己免疫疾患	327
心室細動	137, 190	前負荷	133
心室中隔欠損症	136	喘鳴	16, 50
心室内伝導障害	137	線毛運動	4
心室頻拍	137, 189	線溶系	402

そ

侵襲的処置	308	臓器特異的自己免疫疾患	327
滲出液	18	造血器腫瘍	330
尋常性乾癬	281	創傷	288
尋常性白斑	283	僧帽弁狭窄症	178
心臓反射	133	僧帽弁閉鎖不全	136, 178
心臓ポンプ機能	130	僧房弁膜症	179
心臓ポンプ作用	213	掻痒	288
死んだ細胞	269	足関節上腕血圧比	247
心タンポナーデ	166, 180	そばかす	283
心拍数	133		

た

心拍動	132	体圧分散寝具	303
心拍動の機能障害	136	体位ドレナージ	48
真皮	270	代謝性アシドーシス	9
心不全	204	代謝性アルカローシス	9
心房細動	137	体臭	278
心房粗動	137	帯状疱疹	285
心房中隔欠損症	136	苔癬	275
蕁麻疹	284	大動脈の補助ポンプ作用	213

す

水痘	285	大動脈弁	132
水疱	275	大動脈弁狭窄症	178
水泡音	50	大動脈弁閉鎖不全	136
数値的評価尺度	298	多臓器不全	167
スキントラブル	289	脱毛の異常	284
スクウォーク	50	ターンオーバー時間	269, 281
ステロイドパルス療法	364	単純黒子	283
ストレインパターン	165	単純ヘルペス	285
ストレス	216	単純疱疹	285
ストレッチ	59	弾性線維	270
ストレッチ体操	104	弾性ラ音	50

せ

生活習慣の改善ポイント	239	炭素ガス	8
生活調整	372	痰の喀出	68
精神性発汗	271	短絡	7

ち

生体防御機能障害	266	チアノーゼ	17, 19, 219
咳の方法	384	遅延型アレルギー反応	324
接触感染	382	知覚神経	271
接触皮膚炎	279	蓄尿バッグ	313
舌苔	354, 368	致死性不整脈	189
背抜き動作	300	遅発アレルギー反応	322

中隔	130	日光による刺激	280
中心静脈カテーテル	311	日光皮膚炎	280
中枢性化学受容体	11	尿道留置カテーテル	313
腸炎	396	尿路感染	312, 396
沈下性肺炎	4		

ね

つ

ツベルクリン型	324	熱型	348
爪	273	熱傷	280

て

手足口病	285	熱中症	281
手洗い	67	粘稠性痰	47
低温熱傷	280	捻髪音	50
低血圧症	218	粘膜	274
抵抗力の強化	369	粘膜免疫	317

の

低酸素状態	81	嚢腫	275
低心拍出量症候群	167	膿疱	275
笛様音	50	膿瘍	275
テタニー症状	15	ノンコンプライアンス	378
鉄の吸収障害	287		

は

点状出血	403	肺炎	2
伝染性膿痂疹	285	肺炎球菌	50
点滴の注射漏れ	286	肺気量分画	7

と

洞結節の刺激生成異常	137	肺結核	380
倒錯型心室頻拍	190	肺呼吸	3
凍傷	280	肺サーファクタント	5
洞性徐脈	137	肺循環障害	86
洞性頻脈	137	肺水腫	86, 92
洞性不整脈	137	肺動脈弁	132
凍瘡	280	肺動脈弁閉鎖不全	136
糖尿病	153	肺胞	5
洞（房）結節	132	肺胞換気量	6
洞房ブロック	137	拍出量	130
動脈血液ガス基準値	15	白斑	275
動脈血ガス分析	15	白皮症	283
動脈血ガス分析正常値	213	波状熱	348
動脈硬化	217	ばち状指	19, 287
特発性間質性肺炎	74	発汗の異常	281
とびひ	285	発熱	336, 384
トリコチロマニア	288	抜毛症	288
ドレッシング材	297	ハフィング法	49
トロンビン	401	バリア	266
貪食	319	バリア機能破綻	421

な

内呼吸	3	パルス療法	365
ナチュラルキラー（NK）細胞	320	斑	275
		半月弁	132

に

肉芽形成期	289	瘢痕	275
二次的感染症	354		

ひ

日内変動	348	皮下組織	271
		光接触皮膚炎	281
		光老化	281
		鼻腔	4
		非効果的自己健康管理	52

皮脂欠乏性湿疹 …………… 283
非自己処理機能 …………… 328
皮脂分泌の異常 …………… 283
皮疹 ………………… 276, 285
ヒス束 ……………………… 132
ヒスタミン ………………… 270
皮膚 ………………………… 266
皮膚割線 …………………… 271
皮膚筋炎 …………………… 286
皮膚常在菌の存在 ………… 270
皮膚掻痒症 ………… 276, 288
皮膚の異常 ………………… 275
皮膚の構造 ………………… 268
飛沫感染 …………………… 382
肥満 ………………………… 153
肥満細胞 …………………… 270
日焼け ……………………… 280
表皮 ………………………… 269
表皮角化細胞 ……………… 269
表皮角化細胞の分化 ……… 269
表皮剝離 …………………… 275
表面活性物質 ………………… 5
びらん ……………………… 275
貧血 …………… 218, 252, 337
貧血による症状 …………… 340
貧血の薬物療法 …………… 258

ふ
フィブリノゲン …………… 401
フィブリン ………………… 400
フェイススケール ………… 298
不感蒸泄 …………………… 282
副交感神経 ………………… 133
副雑音 ……………………… 50
副作用 ……………………… 392
腹式呼吸 ……………… 59, 70
副腎皮質ステロイドによる主な
副作用 …………………… 377
ふけ ………………………… 269
浮腫 ………………… 138, 219
不整脈 ………… 166, 186, 194
ぶち症 ……………………… 283
プラスミン ………………… 400
プルキンエ線維 …………… 132
フレチャー・ヒュージョーンズ分類
………………………………… 17
ブレーデンスケール ……… 302

へ
閉塞性動脈硬化症 ………… 244
ペーシング不全 …………… 199
ペースメーカー植込み術 … 194
ペースメーカー症候群 ……199

ヘーリング - ブロイヤー反射
………………………………… 10
ヘルパー T（Th）細胞 …… 316
ヘルペス …………………… 285
弁 …………………… 130, 216
ヘンダーソン - ハッセルバルヒ
の式 ……………………… 8
胼胝 ………………………… 275
弁膜症 ……………… 174, 175

ほ
防衛機能 …………………… 266
房室結節 …………………… 132
房室ブロック ……………… 137
房室弁 ……………………… 130
放射線皮膚炎 ……………… 287
膨疹 ………………………… 275
放熱 ………………………… 281
ほくろ ……………………… 283
保護（バリア）機能 … 266, 269
発作性上室性頻拍 ………… 137
発作性頻拍 ………………… 137
本態性高血圧 ……………… 233
ポンプ機能 ………………… 130

ま
巻き爪 ……………………… 278
マクロファージ …………… 318
マスク ……………………… 384
マスト細胞 ………………… 270
まだら症 …………………… 283
末梢循環障害 ……………… 219
末梢性化学受容体 ………… 11
末梢性チアノーゼ ………… 18
慢性気管支炎 ……………… 42
慢性肺性心のメカニズム … 16
慢性閉塞性肺疾患 ……… 2, 54

み
みずぼうそう ……………… 285
みずむし …………………… 285

め
迷走神経 …………………… 133
眩暈 ………………………… 219
メラニン細胞 ……………… 269
メラニン色素の異常 ……… 283
メラノサイト ……………… 269
免疫一次応答 ……………… 318
免疫寛容 …………………… 317
免疫機能障害 ……… 267, 316
免疫機能の安定化 … 372, 375
免疫機能の過程 …………… 319
免疫グロブリン …………… 316
免疫グロブリンの性質 ……320

免疫複合体型反応 ………… 323
免疫不全 …………… 320, 329

も
毛細血管 …………………… 213
毛周期 ……………………… 272
毛小皮 ……………………… 272
毛包 ………………………… 272

や
薬疹 ………………………… 286

ゆ
輸血時の看護 ……………… 419
輸血時の観察 ……………… 417
輸血副作用チェックシート … 420

ら
ライフスタイル …………… 242
ラ音 ………………………… 50
ランゲルハンス細胞 ……… 270

り
リウマチ性症状 …………… 325
立毛筋 ……………………… 272
緑膿菌 ……………………… 50
鱗屑 ………………… 275, 281
リンパ球 …………………… 316

れ
レイノー現象 ……………… 326
レイノー症状 ……………… 286
連続ラ音 …………………… 50

ろ
労作時の呼吸困難 ………… 57
老人性色素斑 ……………… 276
老人性白斑 ………………… 278
老人性皮膚掻痒症 ………… 276
老人性疣贅 ………………… 276
肋間筋 ……………………… 10

わ
わきが ……………………… 281

機能障害からみる看護過程 ❶

呼吸 / 循環 / 生体防御機能障害

2018 年 9 月 10 日発行…………初版発行
2022 年 1 月 20 日発行…………初版第 2 刷発行

監　修…………………	今川詢子・長谷川真美
編　集…………………	横手芳惠・德世良重・渋谷えり子・會田みゆき
編集協力………………	江川隆子
発行者…………………	荘村明彦
発行所…………………	中央法規出版株式会社

〒 110-0016　東京都台東区台東 3-29-1 中央法規ビル
TEL 03-6387-3196
https://www.chuohoki.co.jp/

装幀・デザイン………	株式会社イオック
編集・DTP …………	有限会社エイド出版，鈴木昌弘，川上明子
イラスト………………	イオジン，メディカ
印刷・製本……………	図書印刷株式会社

ISBN978-4-8058-5732-8
定価はカバーに表示してあります．
落丁本・乱丁本はお取り替えします．

本書のコピー，スキャン，デジタル化等の無断複製は，著作権法上での例外を除き禁じられています．また，本書を代行業者等の第三者に依頼してコピー，スキャン，デジタル化することは，たとえ個人や家庭内での利用であっても著作権法違反です．

本書の内容に関するご質問については，下記 URL から「お問い合わせフォーム」にご入力いただきますようお願いいたします．
https://www.chuohoki.co.jp/contact/